Raoul Schindler

Das lebendige Gefüge der Gruppe

Forum Psychosozial

Raoul Schindler

Das lebendige Gefüge der Gruppe

Ausgewählte Schriften

Herausgegeben und eingeleitet von Christina Spaller, Konrad Wirnschimmel, Andrea Tippe, Judith Lamatsch, Ursula Margreiter, Ingrid Krafft-Ebing und Michael Ertl

Psychosozial-Verlag

Bibliografische Information der Deutschen Nationalbibliothek
Die Deutsche Nationalbibliothek verzeichnet diese Publikation
in der Deutschen Nationalbibliografie; detaillierte bibliografische Daten
sind im Internet über http://dnb.d-nb.de abrufbar.

2. Auflage 2024

E-Mail: info@psychosozial-verlag.de
www.psychosozial-verlag.de

Umschlagabbildung: Soziodynamische Grundformel (Basis der Rangdynamik)
Umschlaggestaltung & Innenlayout nach Entwürfen von
Hanspeter Ludwig, Wetzlar
Satz: metiTEC-Software, me-ti GmbH, Berlin
ISBN 978-3-8379-2514-2

Inhalt

Zur Orientierung

Wir, die sieben Herausgeber_innen, kommen aus verschiedenen beruflichen Feldern und repräsentieren als Weggefährt_innen, Nachkommen, Schüler_innen und Mitarbeiter_innen Raoul Schindlers vier Generationen österreichischer Gruppendynamik. Gemeinsam ist uns das ungebrochene Interesse an einer fundierten Auseinandersetzung mit seinen Überlegungen und Intentionen, seinen Theorien und deren Weiterentwicklung in den Originaltexten, die in dieser Form erstmalig publiziert werden. Das Buch ist das Ergebnis unserer dreijährigen Zusammenarbeit, in der wir bewusst davon Abstand genommen haben, eine Interpretation der Theorie zu präsentieren. Für dieses Projekt bekundete Raoul Schindler noch sein Interesse, doch fällt in die Zeit des gemeinsamen Arbeitens sein Tod am 15. Mai 2014.

Die Motive für diese Veröffentlichung sind vielfältig:

1. Ganz am Anfang steht der Wunsch, Person und Werk zu würdigen, denn Gruppendynamik ist in Österreich mit seinem Namen eng verbunden. Raoul Schindler engagierte sich u. a. in der Psychiatriereform, gründete den ÖAGG, den Psychosozialen Dienst und »pro mente«, die Großgruppentrainings in Alpbach und leitete den Arbeitskreis für Tiefenpsychologie.
2. Wir wollen ausgewählte Originaltexte zur Rangdynamik wieder zugänglich machen, um beim Verständnis des Modells nicht auf Sekundärliteratur angewiesen zu sein, in der dieses auch verfälscht dargestellt wird. Es erschien uns dringlich, Texte zu veröffentlichen, in denen die Entwicklung der Theorie nachvollzogen werden kann.
3. Schindlers Aufmerksamkeit galt den *Letzten* in Gruppen und Gesellschaft, den Exponent_innen. Erfahrung und Mechanismen von Ausgrenzung und Entwertung sind in aktuellen gesellschaftlichen Entwicklungen wieder

zunehmend zu beobachten. Die Texte regen zu einer kritischen Sichtweise an und eröffnen gesellschaftsrelevante Interventionsmöglichkeiten.

4. Es geht uns um die Eröffnung eines weiterführenden und widerspruchsbegrüßenden Austauschs mit Blick auf die Gegenwart und ihre Herausforderungen, nicht um ein intellektuelles Spiel, das sich selbst genügt.

Zum Gelingen des Buchs tragen zahlreiche Anregungen, Gespräche und aufmerksame Korrekturen bei. An erster Stelle sei Wolf Aull genannt, ein seit den 60er Jahren gruppendynamischer Weggefährte und kritischer Freund Schindlers, der in mehreren Gesprächen einen Einblick in die frühe Welt der Gruppendynamik in Österreich gab. Seine Anmerkungen und Korrekturen sind im zweiten Beitrag »Entwicklung der Gruppendynamik in Österreich: Schindler im Feld« berücksichtigt. Aufschlussreich war die audiovisuelle Aufzeichnung aus dem Jahre 1996 mit Raoul Schindler und seiner Frau Jutta sowie Wolf Aull und seiner Frau Margret zur Geschichte der Gruppendynamik in Österreich, geführt von Irmgard Biedermann und aufgezeichnet von Erhard Petrzelka. Weitere Dokumente und Überlegungen, Beratungen und Erinnerungen steuerten Rene Schindler, Johannes Schindler und Ruth Schindler, Raffaela Lamatsch, Reinhard Larcher, Jodok Moosbrugger, Manfred Kohlheimer, Heiner Bartuska, Bernhard Dolleschka, Maximilian Fink, Fritz Simon, Barbara Farkas-Erlacher und Cornelia Wegeler-Schardt bei.

Ein Buch könnte ohne Lektor_innen nicht erscheinen. Besonders genannt seien Lothar Jochade für seine unkomplizierte und kompetente Kooperation und Ruth Schindler für ihre sorgfältigen Korrekturen. Ein Dank gilt auch Susanna Kuschny und Günter Domian von der Geschäftsstelle des ÖAGG, die Antworten auf offene Fragen, Einblick in Originaldokumente und Fotos beigesteuert haben. Weitere Abbildungen wurden vom Sozialmedizinischen Zentrum Baumgartner Höhe (Otto-Wagner-Spital, Wien), namentlich der Kulturbeauftragten Katharina Baier, zur Verfügung gestellt. Gedankt sei auch jenen Verlagen, bei denen die Texte zum ersten Mal publiziert wurden und die ein Neuerscheinen großzügig gewährten.

Das Buch besteht aus drei Teilen. Der erste enthält eine Biografie Raoul Schindlers, dem folgt eine historische Darstellung des sich entwickelnden österreichischen Feldes der Gruppendynamik. Ein Text zur Bedeutung der Gruppe in seinem Denken rundet diese Seiten ab. Wenn im ersten Teil auf Texte von Schindler verwiesen wird, finden sich diese nicht im jeweiligen Literaturverzeichnis am Ende des Beitrags, sondern sind im Werkverzeichnis (s. Teil III) aufgelistet. Die Literaturverzeichnisse der Originaltexten sind unter Umständen unvollständig und weichen zum Teil von der Zitierweise des Werkverzeichnisses ab.

Der zweite Teil besteht aus ausgewählten Originaltexten, die entlang einer Zeitleiste im Sinn historischer Lebensabschnitte angeordnet und mit Einführungen versehen sind. Alle Texte erscheinen in der neuen Rechtschreibung, jedoch nicht gegendert. Die Zitierweise ist entsprechend den Verlagsrichtlinien vereinheitlicht.

Der dritte Teil rundet das Buch mit einem Glossar zentraler Begriffe, einem tabellarischen Lebenslauf und einem Werkverzeichnis ab.

An dieser Stelle sei noch ein Dank an Dr. Hans-Jürgen Wirth, Christian T. Flierl, Jessica Vogt und Eleonore Asmuth vom Psychosozial-Verlag ausgesprochen, die die Veröffentlichung rasch zusagten und das Buch in Behutsamkeit und Achtsamkeit entstehen ließen.

Die Herausgeber_innen
Wien, im Frühjahr 2016

I. Zur Person und ihrem Wirken im historischen Kontext

I.1 Raoul Schindler: Eine Biografie

Judith Lamatsch & Andrea Tippe

Herkunft und Ausbildungen: 1923–1949

Raoul Schindler wurde am 11. März 1923 in Wien geboren. Sein Vater, Diplomingenieur Theodor Schindler, arbeitete als Architekt am Wiener Stadtbauamt. Seine Mutter, Ida Louise Schindler (geborene Speiser), stammte aus der Schweiz. Seine Familiengeschichte war väterlicherseits durch eine starke Betonung der Disziplin im Stil der K.-u.-k.-Monarchie und mütterlicherseits durch einen kreativen, schöpferischen und künstlerischen Geist geprägt.

Seine schulische Ausbildung absolvierte er in Wien. Nach dem Besuch der Volksschule begann er seine Gymnasialzeit am Theresianum und maturierte 1941 am Gymnasium in der Albertgasse. Im selben Jahr wurde er zum Stellungstermin für den Wehrdienst einberufen und wegen eines Herzfehlers für untauglich befunden. Er erinnert sich: »Bei der Assentierung konnte ich ohne Sitzgelegenheit nicht so lange stehen, bin ohnmächtig geworden, das EKG war nicht in Ordnung« (Schindler, 2007, S. 46)[1]. So konnte er unmittelbar nach der Matura und während der Kriegsjahre sein Medizinstudium beginnen und es 1946 an der Universität Wien mit der Promotion zum Doktor der Medizin abschließen. In dieser Zeit begann er mit seiner psychoanalytischen Weiterbildung, die Grundlage seines Denkens wurde.

1 Die Werke von Raoul Schindler finden sich im Werkverzeichnis im dritten Teil des vorliegenden Buches.

Die Jahre an der Universitätsklinik für Psychiatrie: 1946–1960

Auf Einladung von Otto Kauders (Psychiater und Neurologe, Leiter der Universitätsklinik) begann Schindler 1946 als Hilfsarzt an der Wiener Psychiatrischen Universitätsklinik zu arbeiten (ebd., S. 46) und blieb dort bis 1960. Er lernte bei Kauders und bei Hans Hoff, der von 1950 bis 1969 die Klinik leitete und ausbaute. Von 1950 bis 1954 absolvierte er Praktika an den internen Kliniken und erhielt im April 1954 den Abschluss der Facharztausbildung für Psychiatrie und Neurologie der Wiener Ärztekammer.

Die Jahre nach dem Krieg waren herausfordernd: »Die Psychiatrie musste sich erst vom nachhängenden Ruf der wissenschaftlichen Euthanasie befreien und die Psychotherapie vom erzwungenen Exodus der Psychoanalytiker« (Schindler, 2004c, S. 68). Mit dem Ende des Krieges wurde jedoch die während des Nationalsozialismus leitende wissenschaftliche Mentalität im Umgang mit psychisch Kranken nicht beendet. Personen, die an Euthanasieprogrammen im Nationalsozialismus beteiligt waren, arbeiteten teils ungehindert weiter, auch mit ihren Annahmen, dass psychisch kranke Menschen eine Last seien.

> »Nach 1945 gab es kein Geld zum Renovieren (es hat ja zum Teil sogar in die Pavillons hereingeregnet), und die ganze wissenschaftliche Mentalität war eine geschlossene. Man wollte sich von außen nicht hineinschauen lassen, weil ein begreifliches großes Misstrauen herrschte. Die Heimlichkeit diente nicht zum Schutz des Patienten, sondern zum Schutz mancher der Ärzte« (Schindler, 2007, S. 47).

Schindler begann in diesem Klima der fehlenden Auseinandersetzung über die Beteiligung psychiatrischer Kolleg_innen an Euthanasieprogrammen und Experimenten an *nicht angepassten* Patient_innen (Kindern wie Erwachsenen) zu arbeiten und neue Behandlungsweisen zu entwickeln. Er reagierte damit auf den deprimierenden Zustand der Psychiatrie in Österreich, der für ihn u.a. darin bestand, dass die psychisch Kranken aus dem normalen sozialen Leben ausgesperrt und auf Stationen mit Schock-Therapie behandelt wurden (ebd., S. 46f.). Entgegen der mehrheitlich somatisch orientierten Psychiatrie bezog er seine psychoanalytischen Kenntnisse in seine Arbeit und in das Ringen um neue Behandlungsmethoden mit ein.

In Auseinandersetzung mit schizophrenen Patient_innen begann er ab 1946 mit psychiatrischen Kolleg_innen – Heimo Gastager, Edmund Frühmann, Frau Bründlmayer und Erika Hift – österreichweit die Bifokale Familientherapie zu entwickeln und das Phänomen der Übertragung auch in der Arbeit mit schizophrenen Patient_innen zu nutzen. Seine Annahme war, dass die Erkrankung nicht nur Sache der Patient_innen, sondern auch des Familiensystems sei. Dies zeigt sich im methodischen Ansatz der Bifokalen Familientherapie, da derselbe Therapeut bzw. dieselbe Therapeutin parallel einerseits die Patient_innengruppe und andererseits die Angehörigengruppe behandelt. In Abwesenheit der jeweils anderen wird in beiden Gruppen das verfestigte Familiengleichgewicht gelockert und bearbeitet. Eine Therapie in dieser Form dauerte im Schnitt ein Jahr – ein Behandlungszeitraum, der damals möglich war – und erwies sich als aufwendig. Aufgrund der veränderten Rahmenbedingungen in der Psychiatrie wird diese Methode derzeit nicht mehr praktiziert, wenn auch Schindler in einer Nachuntersuchung für die Jahre 1955–1978 aufzeigen konnte, dass durch ihre Anwendung eine signifikante Verbesserung des sozialen Lebens für alle Beteiligten erbracht wurde. Über die Bifokale Familientherapie habilitierte Schindler 1979.

Die Annahme, dass Schizophrenie nicht ausschließlich genetisch verursacht wird, sondern durch das soziale Umfeld ausgelöst oder bedingt werden kann, verbindet ihn u. a. mit Manfred Bleuler in Zürich (Psychiatrische Universitätsklinik Burghölzli). Dorthin wurde er 1949 von Kauders als Austauschassistenzarzt entsandt, um die psychohygienischen Einrichtungen der Schweiz zu studieren. Nach seiner Rückkehr – so die Absicht Kauders – sollte Schindler mit dem Aufbau einer Organisation eines Psychohygienenetzes in Wien beginnen. Doch dazu kam es nicht, da Kauders noch während Schindlers Aufenthalt in Burghölzli verstarb. Dennoch haben die Schweizer Impulse sein späteres Engagement bei der Gestaltung unterschiedlicher sozialpsychiatrischer Einrichtungen beeinflusst. Beispielsweise pflegte Bleuler, anders als in der hierarchisch geprägten Klinikkultur Österreichs, regelmäßig mit seinen Ärzt_innen und Patient_innen das Mittagessen einzunehmen. In dieser Zeit lernte er Ludwig Binswanger, Christian Müller, Gaetano Benedetti sowie Carl G. Jung und Medard Boss kennen.

Bedeutsam waren in den 50er Jahren auch seine Studienreisen in die USA und der dort stattfindende Austausch mit Familientherapeut_innen (z. B. Louis Lowy). Schindler war an der Verbindung unterschiedlicher gruppentherapeutischer Richtungen zur sozialen Gestaltung von Mensch und Gesellschaft interessiert und vermochte dies in seiner Arbeit produktiv umzusetzen. Begleitend zu seinen ersten Jahren an der Wiener Universitätsklinik studierte er zwischen 1946 und 1950 sieben Semester Psychologie (u. a. bei Hubert Rohracher und Walter Toman) und vertiefte damit sein vielseitiges Wissen.

In den Jahren 1954 bis 1960 baute Schindler als Oberarzt mit Unterstützung von Hoff eine Ambulanz für Psychotherapie an der Universitätsklinik auf und etablierte neue Methoden. »Ich träumte damals von einer österreichischen Psychiatriereform: Keiner Auflösung der stationären Schutzzone für die Psychiatrie, aber der Unterwanderung der herrschenden Pharmako-Psychiatrie durch Psychotherapie« (Schindler, 2004c, S. 68). An dieser Ambulanz waren kleine Gruppen als therapeutisches Setting vorgesehen, in denen Patient_innen eine gruppale Gegenwirklichkeit oder Gegenfamilie zur herkömmlichen Familiengruppe (Schindler, 1978a) erleben und mit sozialen Rollen experimentieren konnten. In der individuellen Erweiterung möglicher Rollen und der damit verbundenen Persönlichkeitsentwicklung sah Schindler ein Moment der Gesundung. Bei der Einrichtung von Gruppen als Gegenwirklichkeiten, in denen mitgebrachte Muster bedacht und Neues ausprobiert werden konnten, bezog er sich auf Erfahrungen und Kenntnisse der Gruppendynamik (Schindler, 2007, S. 51).

Passend dazu entwickelte Schindler während seiner Tätigkeit an der Klinik das Konzept der *schizophrenen Persönlichkeitsabwandlung*. Als Pionier der psychotherapeutischen Behandlung von psychotischen Menschen verstand er es, den Wahn und die psychotischen Denk- und Handlungsmuster als Übertragungsangebot der Patient_innen zu verstehen. Dies war ein revolutionäres Konzept, da in weiten Kreisen der Psychoanalyse, aber auch der Psychiatrie, der Wahn als unbehandelbar und psychotische Patient_innen als nicht übertragungsfähig galten.

Stationäre Behandlungsaufenthalte bewertete er als Spezialform der Krisenintervention (Schindler, 1999a, S. 30). Seiner Ansicht nach wurden Patient_innen in der Klinik aufgenommen, wenn im sozialen, bereits belasteten Bezugssystem eine Krise auftauchte, die mit den herkömmlichen familiären Mustern nicht mehr zu bewältigen war. Es kam zu Eskalationen und zur stationären Aufnahme des Patienten oder der Patientin, die üblicherweise mit Medikamenten und einer Schock-Therapie behandelt wurden. Diese Behandlung führte zu einer *Scheinanpassung* ans System. Schindler stellte dem ein psychotherapeutisches Angebot entgegen, das durch Kontakt und Gruppenerleben auf eine Veränderung des krankmachenden Zusammenhangs zielte und längerfristig ein gesellschaftlich vitales Leben der Patient_innen ermöglichen sollte.

Damit zeichnete sich Schindler als Vertreter einer psychodynamisch orientierten Psychiatrie aus, die Erbfaktoren nicht negierte, aber in ihnen nicht das krankmachende Moment sah:

> »Der Erbfaktor scheint sich daher nicht so sehr auf den eigentlichen Krankheitsverlauf als auf eine Vorstufe der Erkrankung, eine disponierende Eigenschaft hin

auszuwirken. Für die Manifestation der Erkrankung selbst ist diese Disposition nur von relativer Bedeutung, sie tritt hierbei in Relation zu einem Umwelteinfluss und dessen Verarbeitbarkeit durch das Individuum« (Schindler, 1957c, S. 148).

Gegen Ende seines Medizinstudiums begann Schindler bei der Wiener Psychoanalytischen Vereinigung seine *psychoanalytische Ausbildung* und Lehranalyse bei August Aichhorn. Dieser hatte während der Zeit des Nationalsozialismus die psychoanalytische Tradition in Wien aufrechterhalten. Nach Aichhorns Tod (1949) lernte er bei Robert Hans Jokl und Otto Fleischmann. Beide gehörten in der Zwischenkriegszeit zu den Wiener Psychoanalytikern, flüchteten zur Zeit des Nationalsozialismus und kamen nach Kriegsende (vorübergehend) nach Österreich zurück. 1946 bauten sie gemeinsam mit Aichhorn die Wiener Psychoanalytische Vereinigung wieder auf (Diercks, 2009; Nölleke, 2015). Nach Jahren der Vertreibung im Nationalsozialismus und aufgrund der weiterhin andauernden Vorurteile war es für die Psychoanalyse mühsam, in Österreich wieder Fuß zu fassen (Nölleke, 2015). »1947 ist die Psychoanalyse in Zentraleuropa so etwas wie ›entartete Kunst‹, frisch rehabilitiert, kaum mehr bekannt, mit Zukunftsträchtigkeit ambivalent belastet« (Schindler, 1980b, S. 35).

Parallel und in Konkurrenz zur Wiener Psychoanalytischen Vereinigung (Diercks, 2008) gründete Igor Caruso (1914–1981) 1947 den Wiener Arbeitskreis für Tiefenpsychologie (heute Wiener Arbeitskreis für Psychoanalyse). 1949 wird Schindler Mitglied des sich entwickelnden Arbeitskreises (Lackinger, 2015), der ihm für seine gruppentherapeutischen Interessen und seine Spezialisierung auf die Psychotherapie von Psychosekranken mehr Offenheit bot. So schreibt er:

> »Der sich bildende Kreis stellt die persönliche Beziehung vor jede Organisation, die Diskussion vor die Schulung, die mutige Frage vor die ausgewogene Antwort. Er will psychoanalytisch sein, aber er fragt sofort, was das heute eigentlich meint. Er verspürt die Herausforderung der Situation« (Schindler, 1980a, S. 36). Seiner Einschätzung nach traten philosophische Fragen hinter der Arbeit mit und am Menschen zurück. Der Arbeitskreis unterhielt internationale Kontakte, Interessierte kamen und gingen, gründeten eigene Arbeitskreise, sodass ein internationales Netz von Arbeitskreisen für Tiefenpsychologie entstand (ebd., S. 37).

Mit der Institutionalisierung des Wiener Arbeitskreises wurde er 1953 ordentliches Mitglied desselben und später auch Lehranalytiker. Nach der Berufung von Caruso 1967 an die Universität Salzburg war Schindler von 1969 bis 1973 geschäftsführender Leiter und von 1973 bis 1985 Leiter des Wiener Arbeitskreises. In seinen Texten wird deutlich, dass die Psychoanalyse die für ihn maßgebliche Theorie für seinen Wirklichkeitszugang war.

Ein weiterer Schwerpunkt betrifft sein Bemühen um eine Verbindung von *Gruppentheorien*, *Gruppentherapie* und *Gruppendynamik*. Schon bei der Methode der Bifokalen Familientherapie wird sein Interesse an Gruppen und ihrer Auswirkung auf Individuen deutlich. Aus dieser Arbeit leitet er die Theorie der Rangdynamik ab und entwickelt die soziodynamische Grundformel. Diese gilt als Kern seines Gruppenmodells, »das die organisierende Bewegung beschreibt, die zu einer gemeinsamen Identität der Gruppe führt, deren Außengrenzen bestimmt und im Zustand der ›Gruppe‹ eine innere Rangordnung herstellt« (Teutsch & Pölzl, 1999, S. 33). Schindler hatte Interesse an der Dynamik, dem bewegten Gefüge im Hintergrund, und verstand die menschliche Formation der Gruppe als ein lebendiges und prozesshaftes Geschehen. In der Arbeit mit schizophrenen Patient_innen entwickelt, erwiesen sich seine Erkenntnisse auf Gruppen jeglicher Art verallgemeinerbar und diagnostisch anwendbar. Das Modell der Rangdynamik referierte er bereits im Winter 1954/55 in einem Kreis von Personen, die an Gruppen interessiert waren, und stellte es zur Diskussion. Die dazu bekannteste Veröffentlichung wurde 1957 in der Zeitschrift *Psyche* unter dem Titel »Grundprinzipien der Psychodynamik in der Gruppe« publiziert.

1954 lernte Schindler an der Universitätsklinik Jakob Levi Moreno kennen, der auf Einladung von Hans Hoff zu einem Vortrag nach Wien gekommen war. Moreno sollte seine Methode und therapeutische Herangehensweise der *Theorie der Begegnung* an der Klinik vorführen. Im Artikel »Moreno durchbricht einen depressiven Stupor« (Schindler, 1996f) hält Schindler dieses für ihn beeindruckende Erlebnis fest. Heilung in der therapeutischen Beziehung ist nach Moreno nur möglich, wenn das Verdrängte *herausgelebt* (acting out) nicht nur *herausgesprochen* wird. Moreno demonstrierte im Hörsaal der Universität mit Leichtigkeit seine These vor Ärzt_innen in der Begegnung mit einer Patientin mit depressiven Stupor. Aus dieser Begegnung entstand eine fachliche und freundschaftliche Verbindung mit Moreno, die es Schindler ermöglichte, einander scheinbar widersprüchliche Konzepte wie Gruppendynamik, Therapie und Psychoanalyse zu verbinden.

Moreno war es auch, der ihn anregte, den Österreichischen Arbeitskreis für Gruppentherapie und Gruppendynamik (ÖAGG) im Jahre 1959 zu gründen. Mit der Gründung des ÖAGG vollzog er bewusst die Integration von zwei damals konkurrierenden wissenschaftlichen Entwicklungen: der *Gruppentherapie*, die von der Psychoanalyse beeinflusst war, und der *Gruppendynamik*, die von der Feldforschung Kurt Lewins und auch den Erkenntnissen Morenos ausging. Mit dem interdisziplinär organisierten Verein sollte ein Raum für Austausch und zur Entwicklung gruppendynamischer und -therapeutischer Erkenntnisse geschaffen werden. »Aufgrund seiner Aufteilung in Sektionen verschiedener auf dem Gebiet der Gruppenpsychotherapie wissenschaftlich arbeitenden Schulen wurde der Verein akzeptiert. Er war eine Herausforderung zur Begegnung in Konkurrenz stehender Entwicklungen« (Schindler, 2004a, S. 211). Experimentelles, spielerisches, forschendes Tun und wissenschaftsorientierte Reflexion in Arbeitskreisen zeichneten den ÖAGG aus und bildeten die Grundlage für einen Pool an Trainer_innen und Fachleuten. Dies fand Ausdruck in unterschiedlichen Kooperationen, Seminaren und Gruppenexperimenten über den ÖAGG hinaus.

Neben all diesen Tätigkeiten waren Schindler auch Lehre und Ausbildungstätigkeit ein Anliegen: Ab 1954 unterrichtete er an zahlreichen Institutionen, beispielsweise an der Wiener Akademie für Sozialarbeit, an der Wiener Akademie für Musik und darstellende Kunst (Lehrgang für Musiktherapie), bei den Lindauer Psychotherapiewochen, den Gütersloher Fortbildungswochen, an der Universität in Klagenfurt. Er hat in den Jahren auch ein thematisch weitgefasstes und publizistisch verstreutes Werk hinterlassen.

Privat waren ihm die Familie und das familiäre Geschehen wichtig. 1949 heiratete Schindler Jutta Pflanzl (1921–2002), Gymnasialprofessorin für Deutsch und Russisch und aufgrund ihrer pädagogischen Tätigkeit an Gruppen und Gruppendynamik interessiert. Sie war inhaltlich in die Gespräche und Auseinandersetzungen involviert und wirkte organisatorisch auf vielfältige Weise unterstützend.

Nach einer arbeitsreichen Woche legte Schindler großen Wert darauf, die Wochenenden bei seiner Familie, Jutta und den vier Kindern, Judith *1951, Johannes *1953, Rene *1954 und Ruth *1961, zu verbringen. Häufig ging es hinaus in die Natur, auf einen alten Bauernhof in Niederösterreich. Beide hatten große Freude daran, mit den Kindern Drachen steigen zu lassen, zu radeln und sogar Gokarts zu bauen. »Großgruppen-Feeling« stellte sich an den Wochenenden ein, wenn Nachbarskinder zu Gast waren.

Legendär beschreiben Kolleg_innen, Student_innen und Schüler_innen Schindlers die Arbeitskreistreffen in der Bennogasse, die in der Atmosphäre einer lebendigen Diskussionsrunde vonstatten gingen: Impulsreferate wurden gehalten, es wurde intensiv diskutiert, geraucht und russischer Tee getrunken.

Primarius im Psychiatrischen Krankenhaus der Stadt Wien und gesellschaftspolitisches Engagement: Ab 1960

Im Jahr 1960 scheidet Schindler aus der Universitätsklinik unter Hans Hoff aus, da es Auffassungsunterschiede über den Ausbau der Psychotherapeutischen Ambulanz gab. Mit diesem Schritt verzichtete er auf eine übliche Klinikkarriere, unterbrach tradierte Wege und habilitierte erst im Jahre 1979. Nach seinem Ausscheiden konzentrierte er sich vorerst auf seine private Ordination, die er bis ins späte Lebensalter führte.

Am 1. August 1961 übernahm er die Leitung des Referats Psychohygiene des Gesundheitsamts der Stadt Wien (MA 15/Referat XII) und baute dieses als eigene Abteilung auf (heute *Psychosozialer Dienst*). In dieser Zeit organisierte Schindler ein Netz von sieben Beratungsstellen, die später als Gerüst einer Sektorisierung für die psychiatrische Versorgung Wiens dienten. Dies entsprach seinem Engagement zur Nachbetreuung psychisch Kranker im Alltag. Zum 15-jährigen Jubiläum schreibt er:

> »Das Referat Psychohygiene wurde als Ausdruck der sozialpsychiatrischen Epoche vom Magistrat eingerichtet, um den außerhalb stationärer Betreuung befindlichen Geisteskranken, -behinderten oder psychisch Gefährdeten eine Hilfestellung geben zu können, ihr Zusammenleben mit den sich gesund Fühlenden zu verbessern und die Notwendigkeit stationärer Betreuung durch Ausschöpfung der modernen psychiatrischen Hilfemöglichkeiten tunlichst unnötig zu machen« (Schindler & Waitusch, 1977, S. 20).

Vor dem Hintergrund der Antipsychiatriebewegung war er auch maßgeblich an den Vorbereitungen der *Psychiatriereform* beteiligt, die unter dem Wiener Gesundheitsstadtrat Alois Stacher eingeleitet wurde. Schindler war von Ideen der Reformpsychiatrie aus Italien (Franco Basaglia), Frankreich, Großbritannien und Deutschland beeinflusst. In diese Ansätze eingebettet sieht er seine Position bzw. sein Ringen um die Öffnung der Psychiatrie (Schindler, 1978a). Sein Ziel war nicht die Abschaffung der Psychiatrie, sondern eine Öffnung der Anstalt:

> »Ich verstehe darunter vielmehr einen mehrschichtigen Prozess der Durchdringung isolierter Anstaltsordnungen mit normalen, allgemeinen gesellschaftlichen Ordnungen und Interessen. Es handelt sich also um einen Aufbruch der Psychiatrie aus dem gesellschaftlichen Ghetto, das sie bisher gebildet hat, gleichgültig ob dies zum Schutze der sog. gesunden Gesellschaft oder der Kranken gedacht war« (Schindler, 1966d, S. 87).

Er nennt drei Leitlinien, auf die die Reformer_innen sich stützten:

> »– die Entwicklung von der ›Sonder-Anstalt‹ zur sozial-dynamischen Betreuung,
> – die Entwicklung einer partnerschaftlichen Psychotherapie, die von der Korrektur einzelner Eigenschaften zur Entwicklung einer mündigen Persönlichkeit im Bezug ihrer Gruppe führen soll, also zur Beziehungsdynamik,
> – die Organisation der Therapie insgesamt von der technischen Perfektion (und Professionalität) zur sozialen Kompetenz« (Schindler, 1999a, S. 26).

Noch Ende der 90er Jahre formuliert er: »Die Aufgabe der Psychiatrie liegt nicht im Abnehmen von Kompetenzen, im Ent-mündigen, sondern im Be-mündigen, im Wiederbefähigen zu Vertrauen und Delegation« (ebd., S. 30).

Ab April 1963 wurde Schindler Primarius der VII. Abteilung des Psychiatrischen Krankenhauses der Stadt Wien (heute *Otto-Wagner-Spital*), die aus den Pavillons 24, 25 und 26 bestand. Er übte diese Funktion bis zu seinem Ruhestand 1988 aus und führte in diesen Jahren moderne klinische Arbeitsmethoden ein. Revolutionär waren beispielsweise die auf den Stationen eingerichteten *Patientenparlamente* (oder Hausparlamente) und die Einrichtung von gemischtgeschlechtlichen Tagräumen. Zweimal wöchentlich fanden Selbsterfahrungsgruppen für Student_innen statt, die gemeinsam mit ausgewählten Patient_innen und Klinikpersonal durchgeführt wurden. So brachte er Studierende in Kontakt mit Patient_innen und arbeitete auf eine Öffnung der Anstalt hin. Die Einführung der Psychotherapie in den stationären Behandlungsplan stellte eine große Neuerung dar. Er baute das Zentrum 24, ein selbstverwaltetes Patient_innencafè im Pavillon 24 (heute KOMM 24), und das Zentrum 25 (heute Psychosoziales Zentrum Regenbogen) auf. Diese Initiativen folgten einem sozial-rehabilitativen Behandlungsstil, der in einer umfangreichen konsequenten Organisationsarbeit durchgesetzt wurde.

Ausgehend von der Notwendigkeit, dass Patient_innen nach der Entlassung weiterhin an Gruppenaktivitäten teilnehmen können und betreut werden, initiierte er im Jahre 1965 die Gesellschaft pro mente infirmis (heute pro mente). Diese Organisation stellt eine bedeutsame Integrationshilfe für Menschen nach der stationären Behandlungsphase dar. Im Rahmen von pro mente infirmis wurden die Laienhelfer_innen in Kursen geschult und arbeiteten unter Supervision mit den psychisch Erkrankten.

> »Diese Hilfe soll dazu dienen, psychisch Leidende, die aus dem Zusammenhalt ihrer gesellschaftlichen Gruppe gefallen sind und die Hilfe einer psychiatrischen

> Station erfahren haben, nun nicht neuerdings in den leeren Raum zwischen unsere Menschlichkeit abzuschieben, sondern ihnen neuen Anschluss anzubieten« (Schindler, 1973d, S. 2).

Schindler war überzeugt, dass Kontakt und Bezogenheiten auf Patient_innen heilend wirken.

> »Man muss sich vor Augen halten, dass es sogar eine Krankheit gibt, die nur von solchen Laienhelfern therapiert wird, die sogenannte Kontaktmangelkrankheit. Menschen, die keine Ansprache mehr haben und allein in ihrer Wohnung leben, kriegen paranoide Erlebnisse und beginnen zu halluzinieren« (Schindler, 2007, S. 54).

Die 60er Jahre waren in Österreich gesellschaftlich geprägt von Wirtschaftsaufschwung und Reformwillen, bei gleichzeitiger Verhärtung der internationalen politischen Positionen.

> »Damals, 1968, war eine herrliche Gründerzeit. Es war einfach alles überholt und im Wege stehend. Jedes Jahr gab es eine neue Psychotherapiemethode, und die allgemeine Grundhaltung war eben ›anti‹, anti-autoritär, anti-psychiatrisch, anti-bürgerlich, anti-familiär, anti-patriarchalisch. Und der Inbegriff dieses ›anti‹ war ›Gruppe‹, nämlich wir selbst, wir Frauen, wir Studenten, wir Unterdrückten, wir, die Potenten in Antipotenz, also wir, die Angst haben können, wir, die Nicht-Wissenden, die versagen können, die aber nicht davonlaufen, sondern standhalten« (Schindler, 1993d, S. 59).

In dieser Zeit fanden gruppendynamisch orientierte Seminare statt, insbesondere im Feld der Ausbildung von Erzieher_innen und Sozialarbeiter_innen. Gruppendynamik bot nach den Unruhen in der Jugendhaftanstalt Kaiser-Ebersdorf 1952 eine neue Orientierung im Beratungsstil. Die *Großgruppe* als Setting gewann an Bedeutung.

Auf Einladung von Otto Wilfert (1924–1998), Psychologe und Leiter der Vereinigung Österreichischer Erzieher, trainierte Schindler ab 1960 als Trainer des ÖAGG gemeinsam mit Wilfert T-Gruppen, u. a. 1962 in Baden, 1962 in Innermanzing und 1966 in Linz. Die gemeinsame Erfahrung führte zur Gründung des Internationalen Seminars über Gruppenarbeit, Gruppentheorie und Praxis der Menschenführung in Alpbach (Tirol) im Oktober 1967. Diese Seminare mit Laborcharakter, die er ab 1968 gemeinsam mit Wolf Aull (geb. 1926, Sozialpädagoge und Leiter der Sektion Tirol und Vorarlberg der Vereinigung Österreichischer Erzieher) leitete, widmeten sich zunehmend der Großgruppenforschung, die u. a. für Gesellschaft, Wirtschaft und Politik wichtige Erkenntnisse brachte.

> »Das größte solche Training entwickelte sich in Alpbach. Es zog Aufmerksamkeit und Beteiligung aus dem ganzen deutschen Sprachgebiet an sich, umfasste längere Zeit über 100 Teilnehmer und war ab den 80er-Jahren auch der größte Erfahrungs- und Übungsbereich für Großgruppen, Organisationen und Begegnungen von Gruppen« (Schindler, 2004c, S. 69).

Trainer_innen aus Österreich, Deutschland und der Schweiz trainierten in Alpbach und pflegten den gemeinsamen Austausch.

Das Bedürfnis nach interdisziplinärer Verknüpfung zwischen Sozialpsycholog_innen und Gruppenpsychotherapeut_innen führte 1967 in der Bundesrepublik Deutschland zur Gründung des Deutschen Arbeitskreises für Gruppendynamik und Gruppenpsychotherapie (DAGG) durch Anneliese Heigl-Evers. Das Ehepaar Heigl-Evers war freundschaftlich und kollegial mit Schindler verbunden, ihr gruppentherapeutisches *Göttinger Modell* (Fliedl & Krafft-Ebing, 1999, S. 49–52) orientierte sich an Modellen Schindlers und fand in Deutschland Verbreitung. Solche Impulse zur Verknüpfung von Personen und Modellen bestimmen auch weitere Initiativen: so organisierte Schindler 1986 mit dem ÖAGG den IV. Internationalen Kongress für Gruppenpsychotherapie in Wien. Es gelang ihm, die konkurrierenden amerikanischen gruppenpsychotherapeutischen Gesellschaften um Samuel Slavson und Jacob L. Moreno dafür zu gewinnen, Vorträge in Wien zu halten. Auf Anregung von Schindler gründete Erich Pakesch gemeinsam mit Ingrid Krafft-Ebing 1969 das erste Integrative Seminar für Psychotherapie in Bad Gleichenberg. 1974 wurde die Schweizerische Gesellschaft für Gruppentherapie und Gruppendynamik (SGGG) gegründet. Der 2. Europäische Kongress für Gruppenpsychotherapie und Gruppendynamik, der gemeinsam von ÖAGG, DAGG und SGGG durchgeführt wurde, fand in Innsbruck vom 27. Februar bis zum 2. März 1986 statt. So auch sein *Engagement für die Institutionalisierung der Psychotherapie:* Anfang der 80er Jahre entwickelte Schindler zusammen mit Hans Strotzka, Erich Pakesch, Walter Pieringer, Erwin Ringel, Wilhelm Solms-Rödelheim, Walter Spiel und anderen sowie mit allen wissenschaftlich arbeitenden Psychotherapievereinen Österreichs Pläne für einen Dachverband für Psychotherapie bzw. für die etablierten psychotherapeutischen Ausbildungsvereine. 1982 kam es zur Gründung des Dachverbands Österreichischer Psychotherapeutischer Vereinigungen, dessen Vorsitzender Schindler in der Nachfolge von H. Strotzka bis 1991 war. Diese Organisation war zusammen mit der 1987 gegründeten Gesellschaft Österreichischer Psychotherapeuten maßgeblich an der Entwicklung des Österreichischen Psychotherapiegesetzes beteiligt, das am 1. Januar 1991 in Kraft trat (Datler & Felt, 1996, S. 62). Schindler selbst erinnert sich:

> »Inzwischen entstand in Österreich ein Dachverband der psychotherapeutischen Vereinigungen aus einer Initiative von Pakesch (Graz) [...]. Als Vorsitzender führte Strotzka vorsichtige Verhandlungen mit dem Ministerium, trat dann aber unter dem unsichtbaren Druck der IPA [International Psychoanalytic Association; Anm. d. Hrsg.] zurück, so dass es nochmals mir überlassen blieb, das sogenannte Psychotherapie-Gesetz 1990 zum Abschluss zu bringen« (Schindler, 2004c, S. 70).

In diesem Gesetz wurden u. a. Kriterien für Personen festgehalten, die befugt sind, Psychotherapie auszuüben. Ein absolviertes Studium der Medizin, Psychologie oder Pädagogik ist für die Berufswahl eines Psychotherapeuten bzw. einer Psychotherapeutin keine Voraussetzung. Ein eigener Berufsstand wurde eingeführt und definiert, der im Österreichischen Bundesverband für Psychotherapie (ÖBVP), gegründet 1992, eine Standesvertretung erhielt (Datler & Felt, 1996, S. 62f.). Kritisch eingestellt gegenüber Institutionalisierungen sieht Schindler in diesem Gesetz dennoch eine »österreichische Alternative zur Auflösung der psychiatrischen Stationen bei der Psychiatrie-Reform« (Schindler, 2004c, S. 70). Für seine leitende Funktion bei der Einführung des Psychotherapiegesetzes wurde er 1992 vom Bundespräsidenten mit dem Goldenen Ehrenzeichen für die Verdienste um die Republik Österreich ausgezeichnet. Maria Majce-Egger, Generalsekretärin des ÖAGG (2004–2010), fasst sein Wirken mit folgenden Worten zusammen:

> »Seine wissenschaftliche Forschung umfasst Beiträge zur Gerontopsychiatrie und Schizophrenieforschung sowie sozialpsychiatrische, gruppenpsychologische, organisations- und gesellschaftstheoretische Arbeiten. Schindler gilt als ein Pionier der Sozialpsychiatrie und wurde durch sein Engagement für gesundheitspolitische Belange Wegbereiter der österreichischen Psychiatriereform« (Majce-Egger, 2008, S. 27).

Bis 1991 blieb Schindler Sekretär (Generalsekretär) des ÖAGG und unterstützte diverse Entwicklungen und Vereinstätigkeiten, beispielsweise die Gründung eines Propädeutikums unter der Leitung von Ursula Margreiter.

2007 zog sich Schindler zunehmend aus der Öffentlichkeit zurück und verstarb am 15. Mai 2014 in Wien.

Persönlichkeit: Zwei Impressionen

Es gäbe eine Vielzahl von Beschreibungen und Anekdoten über Raoul Schindler. Zwei davon haben wir ausgewählt, die einen Blick auf sein Tun wie auch seinen Interventionsstil ermöglichen.

An der Klinik praktizierte er wiederholt einen unorthodoxen Umgang mit Patient_innen und deren Angehörigen im Blick auf die Krankheitsrolle. So erinnert Michael Ertl:

Ein Ehepaar kommt ins Spital zu Raoul Schindler. Im Aufnahmegespräch moniert der gesunde Ehepartner, dass die Kranke aufgenommen gehört, sie sei zu Hause sehr schwierig, würde nicht schlafen, in der Hausarbeit immer alles Mögliche verlegen, sei durcheinander, desorientiert, also eindeutig krank und behandlungsbedürftig. Die kranke Ehepartnerin stellt die Sache gegenteilig dar: Sie sei etwas kreativ, sicherlich etwas unruhig und aufgeregt, das habe aber mit bestimmten Dingen zu tun, keineswegs sei es so, dass sie krank sei und ins Spital aufgenommen werden müsse. Nach Abwägung etwaiger Gefährdungsaspekte schlägt Schindler dem gesunden Ehepartner vor, sich doch aufnehmen zu lassen, damit die häusliche Situation sich etwas entspanne. – Dies hatte im Regelfall zwei mögliche Folgen: Entweder wurde der gesunde Ehepartner so ärgerlich und wütend auf Schindler und dessen unmöglichen Vorschlag, dass er mit seiner kranken Ehepartnerin von dannen zog. Dies bewirkte, dass der Ärger-Affekt bei der Person Schindler und auf der Psychiatrie blieb. Die dadurch erreichte emotional dynamische Entlastung half der Ehepartnerin, sich zu Hause wiederum zu stabilisieren. Oder der gesündere Ehepartner ließ sich tatsächlich aufnehmen und die kränkere Partnerin schaffte den Haushalt auch alleine.

Die Bennogasse war für viele Menschen ein Ort für Austausch, Begegnung und Auseinandersetzung. Nach Arbeitskreissitzungen, gegen 22 Uhr, fanden oftmals Nachsitzungen in der Küche statt, bei denen auch die adoleszenten Kinder der Kollegen_innen anwesend waren. Cornelia Wegeler-Schardt erzählt anlässlich der Verabschiedung im Mai 2014:

Die Jugendlichen diskutierten mit Raoul, prüften ihn, ja forderten ihn heraus mit ihren Ideen, wilden und wütenden Gedanken über Autoritäten, die Schule, das Leben, die Psychiatrie, die Gruppenanalyse, die Institutionen, die Politik, die Literatur und die Philosophie. Raoul hörte gelassen, belustigt und aufmerksam zu. Dann stellte er seine provokanten Fragen, die quer zu den Gedanken der Jugendlichen lagen. Diese, davon überrascht, strengten sich noch mehr an, solange bis sie –

am Ende ihrer Gedankenkräfte angelangt – plötzlich des eigenen Furors gewahr wurden, der Gegenposition eine Chance gaben und sich für eine dritte Position öffneten. Denn in dieser Küche gab es kein Denk-Tabu. So lernten die Jugendlichen die Sündenbock-Projektionen an sich selbst zu erkennen, hellhörig für Ohnmacht und Ausschließung des jeweils Anderen zu sein und dies annehmen zu können. An diesen Abenden in der Schindler'schen Küche spielte eine eigene vielstimmige adoleszente Musik, die er hören konnte und wollte. Das war in den 60er Jahren für Wiener Verhältnisse ungewöhnlich.

Literatur

Datler, W. & Felt, U. (1996). Psychotherapie – eine eigenständige Disziplin? In A. Pritz (Hrsg.), *Psychotherapie – eine neue Wissenschaft vom Menschen* (S. 45–73). Wien: Springer.

Diercks, C. (2008). *Dis-Kontinuitäten. Wiener Psychoanalytische Vereinigung 1908–2008.* Abgerufen am 3. September 2015 von http://www.psyalpha.net/chronik/wpv-wiener-psychoanalytische-vereinigung/diercks-christine-2008-dis-kontinuitaeten-wiener-pschoanalytische-vereinigung–1908-2008.

Diercks, C. (2009). *Robert Hans Jokl.* Abgerufen am 29. August 2015 von http://www.psyalpha.net/biografien/robert-hans-jokl/robert-hans-jokl-chronologie.

Fliedl, R. & Krafft-Ebing, I. (1999). Tiefenpsychologische Wurzeln und Aspekte der Methode – Psychoanalytische Tradition. In M. Majce-Egger (Hrsg.), *Gruppentherapie und Gruppendynamik – Dynamische Gruppenpsychotherapie. Theoretische Grundlagen, Entwicklungen und Methoden* (S. 35–57). Wien: Facultas Universitätsverlag.

Huber, W. (1977). *Psychoanalyse in Österreich seit 1933.* Wien: Geyer-Edition.

Lackinger, F. (2015). *Der Wiener Arbeitskreis und die Kulturtheorie – eine Identitätssuche.* Abgerufen am 2. September 2015 von http://www.wunderblog.org/2015/05/der-wiener-arbeitskreis und-die-kulturtheorie-eine-identitaetssuche/.

Majce-Egger, M. (2008). Ein Gespräch mit Raoul Schindler. *Gruppenpsychotherapie und Gruppendynamik, 44,* 25–32.

Nölleke, B. (2015). *Psychoanalytikerinnen. Biografisches Lexikon.* Geschichte der Psychoanalyse in Österreich. Abgerufen am 3. September 2015 von http://www.psychoanalytikerinnen.de/oesterreich_geschichte.html.

Teutsch, H.-R. & Pölzl, G. (1999). Sozialpsychologische Wurzeln und Aspekte der Methode – Die Entwicklung der Gruppendynamik und deren Auswirkungen auf die Dynamische Gruppenpsychotherapie. In M. Majce-Egger (Hrsg.), *Gruppentherapie und Gruppendynamik – Dynamische Gruppenpsychotherapie. Theoretische Grundlagen, Entwicklungen und Methoden* (S. 17–34). Wien: Facultas Universitätsverlag.

I.2 Entwicklung der Gruppendynamik in Österreich: Schindler im Feld

Andrea Tippe, Christina Spaller & Ursula Margreiter

Es ist nicht möglich, eine umfassende, gar endgültige Geschichte der Entwicklung der Gruppendynamik und Gruppentherapie in Österreich anhand einer Person zu schreiben. Aber man kann einen Blick auf einzelne Stränge und ihre Verknüpfungen sowie die Komplexität der Situation richten. So betrachtet eröffnen sich verschiedene Felder und Perspektiven, erscheinen Akteur_innen und Exponent_innen, die über wechselseitige Einflüsse die österreichische Szene entstehen ließen, prägten und bis heute fortschreiben. Es handelt sich, kurz gesagt, um ein Mehrpersonenstück.

Der folgende Text erzählt keine lineare Geschichte. Er beginnt mit einer Gruppenszene aus dem Winter 1954/55 in Wien, einer Darstellung der daran beteiligten Personen und ihrer Themen. Anschließend werden Feldbezüge von drei Beteiligten hervorgehoben, die maßgeblich die Entwicklung der Gruppendynamik geprägt und getragen haben. Sie haben Vorgeschichten und stehen in Feldern mit wirksamen Kräften, aus denen heraus sie agierten, sich um das Thema *Gruppe* bemühten und gesellschaftlich Wirksames entwickelten. Im Anschluss wird der Blick auf Nachgeschichte(n), Initiativen und Bewegungen gelegt. So liegt ein Text vor, der versucht einen Einblick zu ermöglichen, was von 1946 bis Anfang der 70er Jahre im gruppendynamischen Raum in Österreich entwickelt wurde. Es gibt Leerstellen und Ungenauigkeiten, widersprüchliche oder widerspenstige Aussagen, ohne dass diese im Dienste einer Eindeutigkeit geglättet oder wegretuschiert wurden. Grundlage sind historische Veröffentlichungen, Interviews und Gespräche darüber, was an Entwicklung wahrgenommen wurde.

Dieser Text versteht sich als Einladung, Geschichte(n) über die Entwicklung der Gruppendynamik in Österreich zu erzählen und dem, was passiert ist, auf die

Spur zu kommen. Wie die Entwicklung von mehreren Personen und Feldern getragen wurde, so kann auch die Geschichte nur vielstimmig erzählt werden.

Ein runder Tisch in Wien 1954/55

Historisch gesehen befinden wir uns in der Nachkriegsära des Zweiten Weltkriegs, eine Zeit der *offenen Rechnungen*: Es gab Kriegsverbrecher_innen, Kollaborateur_innen, Kriegsgefangene. Europa war hoffnungsvoll, aber auch hasserfüllt, die *Vier im Jeep* prägten das Wiener Stadtbild bis zum Staatsvertrag 1955. Nach Kriegsende wurde Österreich als *Hitlers erstes Opfer* anerkannt und entledigte sich vordergründig seiner Vergangenheit.

Im Winter 1954/55 organisierte Sepp Schindler, der Leiter der Arbeitsgemeinschaft für Kinderpsychologie und Pädagogik, im Rahmen des Wiener Arbeitskreises für Tiefenpsychologie *Gespräche über Gruppen, deren Struktur und Dynamik* in Form eines Seminars für und von an Gruppen interessierten Personen. Anlass waren einerseits festgestellte Mängel an Theorien zur Gruppe und sozialen Beziehungslehre und andererseits Bedürfnisse des erzieherischen Alltags (S. Schindler, 1958, S. 341). Es war nicht Ziel des Seminars »bereits endgültige, wissenschaftlich gesicherte Ergebnisse zu sammeln«, sondern vielmehr »Anregungen für die eigene Arbeit und weitere Überlegungen zu gewinnen« (ebd., S. 341). Die beteiligten Personen kamen aus verschiedenen beruflichen und gesellschaftlichen Feldern, waren mit Gruppenfragen beschäftigt und brachten unterschiedliche Zugänge zum Thema Gruppe und Gruppendynamik in den Austausch ein. Gearbeitet wurde mit Referaten, anschließenden Diskussionen und einer Reflexion des in der Diskussion stattgefundenen Gruppenprozesses. Die Arbeitsweise im Arbeitskreis für Tiefenpsychologie wurde von S. Schindler rückblickend als erfrischend, forschend und experimentierend beschrieben. Es war eine Szene, in der

> »eine jüngere Generation bestrebt [war], sich neu zu informieren, aber auch untereinander Erfahrungen aus Wissenschaft, Studium und Beruf auszutauschen. Am wichtigsten aber war die Möglichkeit, eigene Gedanken und Interpretationen vorzutragen. [...] Die offene, stimulierende Diskussion war erfrischend und [...] Grundlage für zahlreiche Innovationen im wissenschaftlichen und vor allem im psychosozialen Bereich« (S. Schindler, 2012, S. 52f.).

Die Referent_innen des besagten Seminars und ihre Themen werden im *Jahrbuch für Psychologie und Psychotherapie* aus dem Jahr 1958 angeführt. Mit Ausnahme der Referate von Raoul Schindler und Margret Wood wurden diese nach Einarbeitung der Diskussionsbeiträge in besagtem Jahrbuch veröffentlicht.

Den Anfang machte Augustinus Wucherer-Huldenfeld (geb. 1929). Dieser arbeitete damals als wissenschaftliche Hilfskraft am Philosophischen Institut der Universität Wien und eröffnete mit dem Thema »Zur Philosophie der soziologischen ›Gruppe‹«. In seiner Abhandlung griff er u. a. auf die Feldtheorie von Kurt Lewin zurück und benannte *die Gruppe als Feld und als Gestalt.*

Walter Baatz (1913–2009), Pädagoge und Mitglied im Arbeitskreis für Tiefenpsychologie, arbeitete im schulischen Kontext in Wien und referierte über »Arbeit mit Kleingruppen«. Er schilderte die Kleingruppe als erzieherisches Mittel und stellte dies beispielhaft an der Arbeit mit Jugendlichen dar. Denn, so sein Anfangsstatement: »Die Kleingruppe verdankt ihre Entstehung dem Bestreben, die erzieherische Arbeit am Einzelnen möglichst zu intensivieren. Diese Intensivierung sollte über die Freimachung der in jeder Gruppe vorhandenen Dynamik erreicht werden« (Baatz, 1958, S. 356). Seine Arbeitsweise basierte auf zwei Annahmen: (1) Er übernimmt von Dale Carnegie die Behauptung, dass jede Person öffentlich zu sprechen vermag, wenn sie genug betroffen sei, und (2) war ihm die »Schaffung einer entspannten Atmosphäre unter möglichstem Zurücktreten der Autorität des Leiters« (ebd., S. 356) in Anlehnung an Jacob L. Moreno wichtig.

Traugott Lindner (1923–2013), Psychologe, war in diesen Jahren Angestellter am Österreichischen Produktivitätszentrum (ÖPZ) und zuständig für Betriebsuntersuchungen und Managementtrainings. In seinem Referat »Neue Wege der Vorgesetztenschulung« beschrieb er seine Begegnung mit Gordon Lippitt 1953, dem Leiter der Abteilung Industrial Training und Education in der Productivity Diversion der OECC, und die neuen Trainingsmethoden des NTL für Führungskräfte. Das Neue an diesem amerikanischen Seminartyp war für ihn, »dass Führungsprobleme nicht im europäisch üblichen Sinne eines Vortrages mit anschließender Diskussion behandelt werden. Sie werden vielmehr geübt« (Lindner, 1958, S. 364). Dies geschah mittels Rollenspielen (und hier bezieht sich Lindner auf Moreno) und sogenannten Trainingsgruppen (ebd., S. 365), in denen sowohl Gefühle als auch der Verstand angesprochen würden.

Engelbert Pfeiffer (1913–2007), Philologe, Philosoph, Psychologe und Mitglied des Arbeitskreises für Tiefenpsychologie, sprach über »Dynamismen der Kollegen Gruppe« und ging der Spannung zwischen den subjektiven Bedürfnissen der Mitglieder und dem Gruppenstatus oder den Regulativen und Konventionen der Gruppe nach. Er zitierte u. a. Lewin und dessen Vorstellung eines »Kraftfeldes«, griff auf das Moreno-Soziogramm zurück und benannte in Anlehnung an die Rollenverteilung bei Tiergruppen Rangstufen in einer Gruppe.

Otto Wilfert (1924–1998), Psychologe und im Auftrag des Justizministeriums im Erzieherbereich tätig, behandelte in seinem Referat »Dynamik der jugendlichen Komplicenschaft« die Einwirkungen der Gruppenumwelt auf eine Gruppe und deren Auswirkungen auf einzelne Gruppenmitglieder. Je fester das Gruppengefüge und je stärker die Spannungsmomente zur Umwelt, desto stärker können die Handlungen Einzelner persönlichkeitsfremd wirken, aber im Kontext der Gruppe verstehbar sein. In einem zweiten Schritt wandte er sich der Gruppe der jugendlichen Komplizengemeinschaft zu. Er plädierte dafür, Handlungen Einzelner auch als Wirkung von Gruppenprozessen zu verstehen und nicht nur in der Persönlichkeit der Betroffenen zu verankern und daher offen für eine Resozialisierung zu sein.

Raoul Schindler (1923–2014), Mediziner, Psychiater und Mitglied im Arbeitskreis, stellte unter dem Titel »Die Rangordnung in der Gruppe« sein Modell der soziodynamischen Grundformel zur Diskussion, während Margret Wood (aus Vancouver) über »Die Mitwirkung der Eltern in kindlichen Spielgruppen« sprach.

Die Referatsthemen wiesen einen breiten Zugang zum Thema Gruppe und soziale Bezogenheiten auf. Der Anspruch, eine gemeinsame Theorie zu entwickeln, bestand nicht. Gemeinsam war den Beteiligten das Interesse am Begreifen von Dynamiken im Dann und Dort, aber auch im Hier und Jetzt. So wurden die Seminarabende als gruppendynamische Selbstversuche genutzt, das im Hier und Jetzt stattfindende Gruppengeschehen bei den Diskussionen von zwei Mitgliedern beobachtet, die Beobachtungen in die Gruppe rückgespiegelt und reflektiert (S. Schindler, 1958, S. 342). Dies führte am letzten Seminarabend zu der gemeinsamen Erkenntnis,

> »dass sowohl das gemeinsame Thema (und die Anteilnahme jedes Gruppenmitgliedes an ihm) – oder allgemeiner: das Gruppenziel – wie auch die persönlichen Beziehungen der Gruppenmitglieder untereinander das Gruppengeschehen gestalten. Gruppenziel und affektive Dynamik scheinen einander wechselseitig zu beeinflussen« (ebd., S. 342).

Aus dieser intensiven Auseinandersetzung im Arbeitskreis entstand eine Reihe unterschiedlicher Kooperationen im beginnenden gruppendynamischen Feld Österreichs, die als *Gruppendynamikbewegung* zu begreifen sind. Diese Bewegung kann entsprechend der erzählten Szene als ein Zusammenwirken mehrerer Gründerpersonen verstanden werden. Diese kamen zusammen mit ihren Interessen und Zugängen, beeinflussten sich gegenseitig, grenzten sich voneinander ab, klärten ihre Positionen und wurden in ihren jeweiligen Feldern wirksam.

Der Dialog und die gegenseitige Herausforderung hörten mit Ende des Seminars nicht auf: Einige Protagonist_innen blieben in Kontakt, setzten die Bemühungen um gruppendynamische Erkenntnisse fort, entwarfen Seminare, experimentierten und hielten den Raum der Auseinandersetzung aufrecht. Nach Wolf Aull (geb. 1926, Sozialpädagoge und Gruppendynamiktrainer) war diese Bewegung ein loses Miteinander von an Gruppen interessierten Personen, die sich trafen und diskutierten, wieder zurück in ihre Felder gingen und die gruppendynamische Praxis weiterentwickelten. Diese Zeit war von einem gemeinsamen Interesse an der Sache geprägt, der eine Phase der Differenzierung, Vereinsgründungen und Institutionalisierungen folgte.

Doch vor der Differenzierung widmen wir uns hier den Vorgeschichten jener drei Protagonisten, die nach Schindler (1976d, S. 2) für die Weiterentwicklung der Gruppendynamik in Österreich maßgeblich waren: Otto Wilfert, Raoul Schindler und Traugott Lindner.

Vorgeschichten und Hintergründe

Raoul Schindler: Gruppen im Gesundheitswesen

Ab 1946 lernte und arbeitete Schindler als Arzt und Neurologe an der Wiener Psychiatrischen Universitätsklinik und erweiterte den Blick von der kranken Person auf die Familiengruppe. Nicht der Einzelne, sondern die soziale Situation und der gruppale Kontext schaffen das Problem, das an einer Person festgemacht würde. Er formuliert diese Position eindrücklich in seinem Text zur Heimkehrerproblematik, den er gemeinsam mit H. Hoff 1956 publizierte. Diese Sicht von der Wirksamkeit von Gruppen war auch für die in den Jahren 1946/1947 entwickelte Bifokale Familientherapie leitend.

Hintergrund für seine alternativen Behandlungsweisen in der Psychiatrie und Bedeutung von therapeutischer Gruppenarbeit bildeten u. a. die Konzepte des Tavistock Institut of Human Relations wie auch Ansätze der Psychoanalyse (Schindler, 1978a).

Ausschlaggebend für seine gruppendynamische Orientierung war 1954 die Begegnung mit Jakob L. Moreno (1889–1974), der neben Lewin als Pionier der Aktionsforschung und Gruppendynamik gilt. Dessen *Theorie der Beziehung* prägte Schindlers Verständnis der Arbeit in und mit Gruppen. Im Zentrum aller Aktivitäten von Moreno stand die direkte Begegnung mit Menschen. »Es gibt kein Mittel zwischen mir und anderen. Ich bin unmittelbar: in der Begegnung« (Moreno zit. in Waldl, 2006, S. 20). Dies hat Schindler – wie er auch in seinem Text von 1996 (Schindler, 1966f) darlegt – nachhaltig beeindruckt. Die Auswirkungen und Möglichkeiten des Gruppengeschehens auf Einzelne, sein Interesse an psychodynamischen und psychoanalytischen Prozessen und die Theorie der Begegnung prägten Schindlers Zugang zu Gruppen und die Art seiner gruppendynamischen Interventionen.

Traugott Lindner: Führungskultur im Feld der Industrie und Wirtschaft

Im Sommer 1946 fand in den USA in Connecticut eine Trainings- und Forschungsveranstaltung unter der Leitung von Kurt Lewin statt. Getragen wurde diese Veranstaltung vom Ausschuss für Rassenbeziehungen des Bundesstaates Connecticut, der Erziehungsbehörde und dem Forschungszentrum für Gruppendynamik. Das erklärte Ziel war »die Ausbildung wirksamerer lokaler Führer zur Erklärung und Durchsetzung des Gesetzes über die gerechte Behandlung von Arbeitssuchenden« (Benne, 1964, S. 96). Personen in Führungspositionen sollten im Umgang mit Minderheiten und Vorurteilen ausgebildet und sensibilisiert werden. Die Teilnehmer_innen kamen vorwiegend aus dem Bildungs- und Sozialbereich, aber auch Personen aus der Wirtschaft und andere Interessierte nahmen teil. Gearbeitet wurde an mitgebrachten Alltagssituationen in Form von Rollenspielen und Gruppendiskussionen. Am Abend fanden Sitzungen der Trainer_innen, Beobachter_innen und Forscher_innen statt, um das Erlebte zu bearbeiten und zu erforschen. Auf Anfrage wurden diese Sitzungen zur Beobachtung für Teilnehmer_innen des Seminars geöffnet. »Die offene Erörterung ihres Verhaltens und seiner beobachteten Folgen wirkte sowohl auf die Teilnehmer wie auf die Trainingsleiter elektrisierend« (ebd., S. 97). Was war passiert? Die im Hier und Jetzt erfolgte Arbeit an den Fällen aus dem Dann und Dort (Rollenspiele und Gruppendiskussionen) wurde als Material für gemeinsames Lernen und Forschen erkannt. Aus diesem Ereignis wurden maßgebliche gruppendynamische Momente abgeleitet: 1. die Arbeit im Hier und Jetzt, 2. das Feedback als eine Methode, um über Wirkungen zu sprechen, und 3. die Prozessreflexion mittels Metakommunikation (Rechtien, 2007, S. 89–101, S. 127–143).

Kurt Lewin starb 1947 während der Vorbereitungen zum nachfolgenden Seminar. Die im Entstehen begriffene Arbeitsweise wurde von seinen Schüler_innen und Mitarbeiter_innen als Trainingsgruppe am NTL (National Trainings Laboratories, Boston) weiterentwickelt. Namentlich dafür standen Gordon Lippitt, Leland Bradford, und Kenneth Benne.

Gordon Lippitt brachte diese amerikanische Richtung der Gruppendynamik in den 50er Jahren nach Europa, und zwar nach Österreich zu Traugott Lindner. Im Rahmen des Marshallplans und mit dem Anliegen einen Demokratisierungsprozesse anzustoßen kam Lippitt im Sommer 1953 nach Europa und stellte seine gruppendynamischen Konzepte bei der OECC (einer Anlaufstelle für alle Produktivitätszentren in Europa) vor. Er selbst arbeitete als freigestellter Angehöriger des NTL mit dem Auftrag, neue Managementtechniken im Nachkriegseuropa bekannt zu machen. Von seinem Büro in Paris aus unternahm Lippitt Reisen nach Frankreich, Italien, Holland, Spanien, der Bundesrepublik Deutschland und Österreich. Im Unterschied zu den anderen Ländern stieß er im Herbst 1953 im Österreichischen Produktivitätszentrum (ÖPZ) in Wien bei Lindner auf Interesse für die mitgebrachten Techniken. Lindner war Angestellter des ÖPZ und führte dort Meistertrainings und psychologische Beurteilungen durch. Im Winter 1953 wurde in Wien ein dreitägiges Probeseminar mit gruppendynamischen Übungen und Rollenspielen mit zwölf Personen erfolgreich durchgeführt. Dem folgte eine Einladung zu den ersten *richtigen* Gruppendynamikseminaren im Februar 1954 nach Linz, die jeweils zwei Wochen dauerten und als *Linzer Schulungsseminare* bekannt wurden. Pro Seminar waren zwischen 50 bis 60 Teilnehmer_innen anwesend. Der Staff setzte sich zusammen aus den Trainern Leland Bradford (dem leitenden Direktor des NTL), Richard Beckhard (Psychologe und Betriebsberater), Elbert Burr (Trainingsdirektor von International Harvester), Robert Hood (Unternehmer) und Simultandolmetscher_innen.

Im Mai 1954 folgt die erste Studienreise von vier Österreichern in die USA mit dem Ziel, die Arbeitsweise des NTL zu erlernen und eine Schulung als Trainer für Human Relations zu erhalten. Teilnehmer waren Traugott Lindner, Horst Knapp (Redakteur in der Industriellenvereinigung), Hans Häusler-Angeli (Handelskammer Linz) und Guido Hackl (Bundesministerium für Wiederaufbau und verstaatlichte Betriebe).

> »Nach Rückkehr aus den USA im Spätherbst 1954 erhob sich nun die Frage, wie weit wir – wenn überhaupt – amerikanische Methoden nach Österreich verpflanzen können. Wohl hatten wir das Vorbild des Linzer Schulungsseminars, doch schien es uns immerhin noch ein Unterschied zu sein, ob Angehörige eines fremden Kulturkreises in Österreich fremdartige Methoden demonstrieren, oder ob wir diese selbst anwenden« (Lindner, 1958, S. 366).

In dieser neugierigen Gespanntheit nahm Lindner am Winterseminar des Arbeitskreises teil und referierte über seine Erfahrungen. Gemeinsam mit Knapp veranstaltete er vom 31. Januar bis zum 4. Februar 1955 ein erstes gruppendynamisches Seminar in Form einer Vorgesetztenschulung der Bundeshandelskammer in Wien. Diesem folgten weitere Seminare am ÖPZ und am Psychotechnischen Institut von Hackl (Schwarz, 1993, S. 17–21; Lindner, 1958).

Otto Wilfert: *Groupwork* im sozialpädagogischen und erzieherischen Feld

Die Zeit der frühen 50er Jahre ist in Österreich noch vom Wiederaufbau geprägt, die Situation wirtschaftlich und sozial angespannt, die Arbeitslosigkeit und Jugendkriminalität hoch. Der Kriminalität wird meist mit rigorosen Strafen und Ausschließungspolitik begegnet. »Totale Institutionen wie Gefängnis, Arbeitshaus, Irrenhaus und Fürsorgeerziehungsheime sind die Mittel, um mit abweichendem Verhalten umzugehen« (Neustart, 2007, S. 2). 1952 kam es zu einer Jugendrevolte von 400 Heiminsassen in der *Bundesanstalt für Erziehungsbedürftige* in Kaiser-Ebersdorf. Die dort arbeitenden Erzieher_innen waren mit der Situation überfordert (ebd.). Das Justizministerium beauftragte Psychologen_innen, u.a. Wilfert, um Überlegungen zu treffen, wie man die vom autoritären Führungsstil geprägten Erzieher_innen schulen müsste, um zu adäquaten Betreuungsergebnissen zu kommen, und welche ambulanten Strukturen dazu hilfreich wären.

Wilfert war seit 1950 hauptberuflich im Rahmen der Justiz beschäftigt, anfangs als Psychologe beim Jugendgerichtshof Wien, später als Psychologe der Bundesanstalt für Erziehungsbedürftige in Kaiser-Ebersdorf. Im Rahmen seiner beruflichen Arbeit in der Justiz kam er wegen psychiatrischer Gutachten für straffällige Jugendliche über die Universitätsklinik und Hans Hoff in Kontakt mit Raoul Schindler. Beide arbeiteten in Zwangskontexten und hatten Interesse an einer Öffnung von geschlossenen Institutionen und deren Demokratisierung (Schindler, persönliche Kommunikation, 28.11.1996; Aull, persönliche Kommunikation, 21.09.2012).

Gründung einer interdisziplinären Arena für Gruppenarbeit: Der ÖAGG

Schindler und Lindner gründeten mit weiteren Gruppenexperten im Jahr 1959 den Österreichischen Arbeitskreis für Gruppentherapie und Gruppendynamik (ÖAGG). Wilfert wurde später Mitglied und übernahm wichtige Funktionen im Verein.

»Ich war mir bewusst, nicht eigentlich einen Verein, sondern eher so etwas wie eine Arena ins Leben zu rufen, – Morphologen allerdings, die keine Bewegung sehen oder zulassen wollen, reden heute von einem ›Dachverband‹« (Schindler, 1987, S. 232). Auf Anregung von Jakob L. Moreno lud Schindler am 10. April 1959 zur Vereinsbildung des ÖAGG in die Bennogasse (Schindlers Privatordination) in Wien ein Organisationskomitee ein, das aus Hans Strotzka, Leopold Rosenmayr, Traugott Lindner, Wolfgang Doleisch, Hans Rotter und ihm bestand. Mit dem ÖAGG sollte bewusst die Integration von zwei damals weltweit konkurrierenden wissenschaftlichen Entwicklungen ermöglicht werden: der *Gruppentherapie*, die von der Psychoanalyse beeinflusst war, und der *Gruppendynamik*, die von der Feldforschung Kurt Lewins und Jakob L. Moreno ausging. Das Interesse galt dem gemeinsamen Feld der Gruppenbeziehungen, betrachtet aus unterschiedlichen akademischen Disziplinen wie der Soziologie, Psychologie oder Psychiatrie (Schindler, 1959b, S. 1006). Es sollte für Personen, die am Phänomen *Gruppe* forschten und arbeiteten, ein Raum zur Auseinandersetzung und gegenseitigen Bereicherung eröffnet werden. 1987 wird Schindler (1987, S. 232) diesen Raum pointiert *Arena* nennen, in der es möglich ist sich zu differenzieren wie auch zu kooperieren. Am 3. Juni 1959 fand die konstituierende Versammlung mit der Wahl des Vorstandes statt. Schindler wurde zum *Sekretär* gewählt, drei berufsständische Sektionen mit je zwei Vertretern wurden errichtet:

> »1. Eine sozialtherapeutische, für Ärzte, ihre Mitarbeiter und Patienten; 2. Eine sozialpsychologische, für Sozialpsychologen, Politiker und Bürger mit Engagement; 3. Eine sozialpraktische, für Juristen, Sozialarbeiter und Revolutionäre. Eine 4., sozialpädagogische Sektion für Lehrer, Erzieher und Schüler war geplant, fand aber zunächst keine Protagonisten« (ebd., S. 233).

Die Sektionsleitungen hatten inne, Ärztliche Sektion: Strotzka und Berner (beide Psychiater an der Universitätsklinik Wien bei H. Hoff), Sozialpsychologische Sektion: Rosenmayr (Soziologe und Assistent an der Universität Wien) und Lindner (Psychologe und freier Berater), Sektion Recht und Sozialarbeit: Doleisch (Sektionschef im Justizministerium) und Rotter (Jurist am Referat Psychohygiene des Gesundheitsamts der Stadt Wien und in der Alkoholikerberatung tätig) (Schindler, 1959b, S. 1007). Im Dezember 1967 wurde die vierte Sektion für Jugendarbeit gegründet: Wilfert und Spiel (Psychiater an der Universitätsklinik) übernahmen die Sektionsleitung (vgl. Brief des ÖAGG an die bundespolizeiliche Vereinsbehörde Wien vom 15.12.1967). Im Aufbau sah Schindler auch eine Art Gruppenexperiment, in dem versucht wird, »das Führungsprinzip in der Administration einer Vereinigung zu durchbrechen und durch eine gleichberechtigte, duale Vertretung zu ersetzen« (Schindler, 1959b, S. 1007). Dies sollte Spannungen und Isolierungen unterbinden (Schindler, persönliche Kommunikation, 28.11.1996).

Differenzierung und Initiativen

Entsprechend den Feldern, aus denen die Protagonisten kamen, wurden sie in ihren Bereichen gruppendynamisch wirksam. Lindner etablierte sich in den Bereichen Wirtschaft und Universität durch Fokussierung der Themen Autorität und Führung. Wilfert trieb im sozialpädagogischen Bereich die Frage der Öffnung der Anstalten, die Auflösung der Großheime und die Einführung alternativer Unterbringungen, die Reform des Jugendstrafgesetzes wie auch Themen einer modernen Rollengestaltung im partizipativen Setting voran. Schindler engagierte sich in der Entwicklung psychohygienischer Einrichtungen sowie der Großgruppenforschung und wandte sich gesellschaftlichen Fragen zu.

Traugott Lindner: Etablierung der Gruppendynamik im Wirtschaftsbereich

Die Etablierung von Gruppendynamikseminaren in der Wirtschaft fand durch Traugott Lindner, Horst Knapp und Guido Hackl ab 1955 statt. An den ersten Seminaren nahmen Führungskräfte aus der Wirtschaft und Universitätsprofessoren – darunter Rosenmayr und Strotzka – teil (Schwarz, 1993, S. 22; Lindner, 1958, S. 366). Lindner beschreibt in Interviews das Dilemma, dass die Seminare im autoritären Nachkriegsösterreich nicht *Gruppendynamik* genannt werden konnten. Da ihm eine weitere Studienreise in die USA vom ÖPZ nicht bewilligt wurde, kündigte Lindner und fuhr auf Einladung von Bradford ein zweites Mal in die Vereinigten Staaten, dieses Mal bereits als Trainer. Wieder in Österreich arbeitete er vorerst unbezahlt an einer sozialwissenschaftlichen Forschungsstelle an der juridischen Fakultät bei Leopold Rosenmayr. Um Geld zu verdienen, bot er unter dem Namen der Forschungsstelle und in Anlehnung an das Seminar von 1953 mit G. Lippitt Drei-Tages-Seminare zu »Führungsfragen in Industrie und Verwaltung« an. Dies führte u.a. zu seinem ersten gruppendynamischen Seminar (T-Gruppe) im Sommer 1958 im Stift Seckau mit Führungskräften vom Bund Neuland (einer katholischen Jugendbewegung). Die daraus hervorgegangene Kooperation mit Gerhard Schwarz leitete eine Reihe von weiteren

Gruppendynamikseminaren im katholisch-universitären Bereich und darüber hinaus ein (Schwarz, 1993, S. 23–25; Lindner, 2010).

Auf europäischer Ebene gelang 1957 gemeinsam mit ebenfalls am NTL ausgebildeten Kolleg_innen die Gründung des EIT (European Institute for Transnational Studies in Group- and Organizational Development), mit dem Anliegen einen Rahmen für europäische Gruppendynamiktrainings und -ausbildungen zu ermöglichen.

Initiiert von den USA und in Zusammenarbeit mit Max Horkheimer fand im September 1963 das erste Gruppendynamikseminar in Deutschland (Schliersee-Seminar) statt. Lindner war einer der Trainer_innen, Tobias Brocher ein weiterer. An diesem Seminar nahmen Vertreter_innen von Universitäten teil, was zahlreiche Universitätskontakte und eine Anbindung der Gruppendynamik im universitären Bereich zur Folge hatte (Schwarz, 1993, S. 23).

Angeregt durch Maximilian Fink (persönliche Kommunikation, 22.05.2015) begann 1968 die Tradition der Gruppendynamikseminare am Institut Hernstein mit Lindner. Fink war 1956 Nachfolger von Lindner am ÖPZ. Im Wissen, dass er, beauftragt von der Wiener Handelskammer, Hernstein als Managementschule aufbauen sollte, absolvierte er in den 60er Jahren eine Weiterbildung am American Management Center Europe (eine Managementorganisation, die sich international mit der Weiterbildung von Führungskräften beschäftigte) in Brüssel, um sich internationales Wissen anzueignen. Auf seine Einladung fand unter der Leitung von Lindner und Schwarz das erste gruppendynamische Pilotseminar mit Funktionären der Wirtschaftskammer statt, dem weitere folgten und das den Grundstein zur gruppendynamischen Tradition in Hernstein legte (Schwarz, 1993, S. 25). Die Seminare wurden anfänglich unter dem Titel »Konferenz- und Verhandlungstechnik« und dem Untertitel »Gruppendynamik« eingeführt, da der Begriff Gruppendynamik noch wenig bekannt war und erst später auf die Seminare angewandt wurde. Im Rückblick formulierten Fink und Lindner unabhängig voneinander ihr Interesse an einem Wandel der autoritären Unternehmenskultur Österreichs. In den amerikanischen Techniken sahen sie ein innovatives Potenzial zur Veränderung dieser.

Lindner gründete 1970 mit Universitätskolleg_innen die Zeitschrift *Gruppendynamik* (heute: *Gruppe. Interaktion. Organisation.* im Springer Verlag) im Klett-Verlag. Im Herbst 1970 veranstaltete der Cartell-Verband ein Organisationslaboratorium mit Gerhard Schwarz, Bernhard Pesendorfer, Kurt Buchinger und Anneliese Heigl-Evers. Dieses Laboratorium gilt als die Geburtsstunde der ÖGGG (Österreichische Gesellschaft für Gruppendynamik und Gruppenpädagogik), heute ÖGGO (Österreichische Gesellschaft für Gruppendynamik und

Organisationsberatung), die 1973 gegründet wurde. Teilnehmer_innen waren u. a. Rudolf Wimmer, Alfred Zauner, Ludwig Nagl und Richard Timel, die neben der EIT eine eigene Gesellschaft und Ausbildungsorganisation gründen wollten (Pesendorfer, 2010a, S. 222f.).

Des Weiteren etablierten Lindner und seine Schüler_innen Gruppendynamik an österreichischen Universitäten und trugen wesentlich zur gruppendynamisch orientierten Forschungspraxis bei.

Otto Wilfert: Etablierung der Gruppendynamik im sozialpädagogischen Feld

Die gruppendynamische Fortbildung der Erzieher_innen, Heimleiter_innen und Sozialpädagog_innen wurde seit 1954 von Wilfert und der Vereinigung Österreichischer Erzieher, deren Vorsitzender er war, auch im Auftrag des Justizministeriums durchgeführt. Die Vereinigung agierte als österreichischer Zweig der Internationalen Vereinigung der Erzieher nicht angepasster Jugend (A. I. E. J. I., International Association of Social Educators). Dort war man um eine Ausbildung für Erzieher_innen in moderner Sozialarbeit als Alternative zum autoritär geprägten Erziehungsstil der vergangenen Jahrzehnte bemüht. So gründete 1956 Wilfert mit Getraud Koller u. a. »zwei Jugendklubs als Modellbeispiel moderner ambulanter Gruppenarbeit, wobei besonders der Klub *Schwarzer Panther* im In- und Ausland Interesse fand« (Rosenmayr et al., 1968, S. 96). Beschrieben werden diese Jugendklubs in einem Text aus dem Jahre 1968 mit dem Titel »Der Jugendklub als ein Bezugssystem für die Resozialisierung« (Wilfert & Koller, 1968). In seiner Funktion als Erzieher absolvierte Wilfert 1958 in Cleveland (Ohio) für drei Monate ein Internationales Austauschprogramm für Menschen, die in sozialen Berufen arbeiteten. Dieses »Cleveland-Programm« (heute: CIP, Council of International Programs) wurde in Österreich durch die Fulbright Commission organisiert.

In seiner Arbeit mit Erzieher_innen und Jugendlichen setzte Wilfert auf Gruppenarbeit und initiierte mit Unterstützung von G. Koller, die in der freien Jugendarbeit und als Sekretärin der Vereinigung Österreichischer Erzieher tätig war, in den Folgejahren vielfältige gruppendynamische Seminare. So führte er u. a. ab 1959 mit Trainer_innen des Erziehervereins und in Kooperation mit Trainer_innen des ÖAGG transnationale *Trainingsseminare in Groupwork* in Österreich durch. Im Staff waren u. a. Wilhelm Türscherl (Psychologe und Leiter des Instituts für Familien- und Jugendberatung in Linz), R. Schindler, H. Strotzka, T. Lindner, W. Doleisch. Wilfert prägte die soziale Arbeit mit Gruppen in Österreich durch seine Forschungen, Publikationen und praktischen Initiativen. 1959 erhielt er für sein Werk den Förderpreis der Stadt Wien für Wissenschaften.

Wilferts Bedeutung zur Etablierung einer österreichischen Ausprägung der Gruppendynamik sei hier besonders hervorgehoben. Wiederholt verweist Schindler (u. a. Schindler, 1968b, S. 116, persönliche Kommunikation, 28.11.1996) auf die maßgebliche Bedeutung und Alpha-Position des sozialpädagogischen Feldes in der österreichischen Gruppendynamik-Bewegung bis Ende der 60er Jahre betont. Die förderlichen Gruppenexperimente im Erziehungsbereich, die ein neues Rollenverständnis der Erzieher_innen und neue Betrachtungsweisen von Jugendgruppen im Rahmen einer Resozialisierung hervorbrachten, wurden durch Unterstützung des Justizministeriums (Christian Broda, Jurist und in den 70er Jahren Justizminister in Österreich) und des Jugendamts der Stadt Wien (Elisabeth Schilder, Juristin und Volkswirtin, ab 1965 mit großem Engagement beim Aufbau der Bewährungshilfe tätig) vorangetrieben. Die Kontakte zwischen dem Justizministerium, den sozialpädagogischen Institutionen (vertreten durch Schilder, Wilfert, Aull, Türscherl und S. Schindler) und der Gruppendynamik (namentlich R. Schindler) waren bedeutsam auf dem Weg zur Jugendstrafrechtsreform in den 70er Jahren. Wilfert wie auch Aull setzten sich massiv für eine Auflösung der Großheime und für eine Entwicklung alternativer Betreuungsformen ein.

Die durch Wilfert organisierten und in die Wege geleiteten Gruppenexperimente im sozialpädagogischen Bereich und die freien Gruppendynamiktrainings legten Grundsteine eines spezifischen gruppendynamischen Verständnisses von der Arbeit mit Gruppen im Sozialbereich und der Ausprägung von Supervision und Case Work. Die Themen *Rolle, Rollengestaltung und Persönlichkeit* waren Wilfert ein Anliegen für die Reformierung der Interventionsstile der im erzieherischen Feld tätigen Sozialpädagog_innen. Die Gruppendynamikseminare in den Jahren 1960 bis 1967 unter seiner Leitung in Kooperation mit Aull und Trainern des ÖAGG stellen aus heutiger Sicht bedeutsame Schritte für die Gründung des Großgruppenseminars Alpbach, die Entwicklung der Methode im ÖAGG und der Gruppendynamikbewegung dar. Dazu gehören folgende Trainings:

- 1960 in Kaiser-Ebersdorf und Neuwaldegg: Beide Trainings dauerten jeweils eine Woche, das erste wurde durch ein sogenanntes Nachfolgeseminar angereichert.
- 7.–12. Mai 1962 in Baden (Hotel Guttenbrunn) – veranstaltet von der Vereinigung Österreichischer Erzieher, der Internationalen Vereinigung der Erzieher nicht angepasster Jugend und der österreichischen Gesellschaft Rettet das Kind. Rund 200 Teilnehmer_innen aus Deutschland, Frankreich und

Österreich nahmen teil, darunter auch Wolf Aull. Referent_innen waren u. a. Strotzka (»Individuum, Gruppe und Gesellschaft«), Lindner (»Vertikaler und horizontaler Führungsstil«) und R. Schindler (»Rangdynamik«).

- Diesem folgten Seminare von 1962 bis 1965 in Innermanzing und 1966 in Linz im Jägermayrhof (Aull, persönliche Kommunikation, 28.11.1996).
- Das erste »Internationale Seminar für Gruppenarbeit, Gruppentheorie und Praxis der Menschenführung« in Alpbach wurde dual von der Vereinigung Österreichischer Erzieher (Wilfert) und dem ÖAGG (Schindler) in die Wege geleitet. Organisiert von Wolf Aull und Gertraud Koller fand das Seminar von 30. September bis 3. Oktober 1967 statt. 71 Teilnehmer_innen, mehrheitlich Frauen, wurden von sieben Trainern (Wolf Aull, Karl Bauer-Debois, Harry Merl, Josef Rösner, Raoul Schindler, Wilhelm Türscherl, Otto Wilfert und Werner Zbinden) begleitet.

Trotz dieser Trennung blieb Wilfert im ÖAGG aktiv. 1967 gründete er gemeinsam mit Walter Spiel die vierte Sektion. Anfang der 70er Jahre und mit dem Aufkommen von Ausbildungsordnungen in der Gruppendynamik bildete er gemeinsam mit Schindler, Frühmann und Stotzka die Ausbildungskommission. Sein Wirken im Erzieherverein und über diesen hinaus war in der Geschichte des ÖAGG und der Entwicklung der Gruppendynamik als auch in der Professionalisierung sozialpädagogischer Ausbildungen maßgeblich.

Raoul Schindler: Etablierung im medizinisch-psychiatrischen und psychosoziales Feld

Grundsätzlich wird auf das Kapitel »Raoul Schindler. Eine Biografie« (Kap. I.1 in diesem Buch) verwiesen. Hier bleibt anzumerken: 1957 publiziert Schindler die »Soziodynamische Grundformel« in der Zeitschrift *Psyche*. Sein besonderes Interesse galt bis zu seinem letzten veröffentlichten Interview dem *Omega* und dessen entwicklungsfördernder Rolle für die Gemeinschaft. Die Nicht-Anpassung von Omega ermögliche der Gruppe die Kraft zur Innovation und Entwicklung. Die Bedeutung des Modells und damit verbunden des Verstehens von Formen des Widerspruchs als Entwicklungsleistung findet sich bis heute in der Literatur der Gruppenpsychotherapie, Gruppendynamik, Beratung, Supervision, Organisationsentwicklung und Managementlehre.

Im Anschluss an die ersten beiden Seminare in Alpbach wurde *Alpbach* internationales Trainingsseminar und gruppendynamischer Mythos zugleich. Nach der Trennung von Wilfert wurde es ein Projekt des ÖAGG und entwickelte sich zum größten (Groß-)Gruppenexperiment im deutschsprachigen Raum bis 2005, bei dem auch zahlreiche Trainer_innen aus der Schweiz, Deutschland, Holland und Österreich trainierten. Schindler sah die Alpbach-Trainings als einen Prozess, »in dem Trainer helfen, dass ein Ganzes, in dem sie selbst Teile sind, in Schwingung gerät« (Schindler, 1976d, S. 5). So wurde die Großgruppe durch kollektive Staffarbeit vorbereitet, das Setting reflektiert und weiterentwickelt. In der Großgruppe wurde das kosmopolitische Anliegen der Gruppendynamik deutlich. In ihr begegnet man der Sehnsucht dazuzugehören und gleichzeitig der Angst sich zu verlieren, was das Bedürfnis weckt, in überschaubare Klein- oder Beziehungseinheiten auszuweichen. Dieser Angst zu begegnen, war Schindler ein wichtiges Anliegen (persönliche Kommunikation, 28.11.1996). Alpbach war internationaler Begegnungsraum der Gruppendynamik, konfliktreicher Entwicklungsort und bot auch unerwartete Impulsmöglichkeiten für weiterführende Kooperationen, Entwicklungen und Ausbildungen: U. a. initiierte Ursula Margreiter mit Cornelius Wieringa (Professor für Sozialpsychologie Amsterdam, Deutscher Verband für Supervision) Seminare zu Supervision und Organisationsentwicklung.

Eine Veränderung im größer werdenden ÖAGG fand durch die Gründung der Regionalsektionen ab 1973 statt, die durch Wolf Aull (Regionalsektion Tirol), Karl Bauer-Debois und Harry Merl (Regionalsektion Oberösterreich) sowie Edmud Frühmann (Regionalsektion Salzburg) eingeleitet wurde. In den Regionen wurden selbstständig Settings und Trainings entwickelt (z. B. die Seminare der Regionalsektion Tirol in Rinn). Schindler selbst stand der Regionalisierung anfänglich skeptisch gegenüber, war jedoch über die entstehende Vielfalt von Regionaltrainings und -sektionen nach einigem Zögern auf ein kooperierendes Handeln bedacht (Schindler, 1987, S. 233). Bald nach der Gründung der Regionalsektionen wurden die ersten Fachsektionen im ÖAGG eingerichtet, als letzte im Jahre 1982 die Fachsektion Gruppendynamik und Gruppentherapie von Aull und Waldefried Pechtl, in der bis heute die gruppendynamische Tradition und Entwicklung im ÖAGG beheimatet ist.

Das Rangdynamikmodell bot Schindler ein eigenes Verständnis der Vermittlung von Gruppendynamik. Der primäre Fokus liegt in der Bedeutung der Zugehörigkeit zur Gruppe. Dies zeigt sich auch in den Richtlinien zur Ausbildung zum *groupworker* (heute *GruppendynamikerIn*). Es handelte sich im Schindler'schen Sinn nicht um eine Leiter_innen- oder Berater_innenausbildung. Der Fokus lag und liegt auf der Aneignung und dem Erwerb von Fähigkeiten in Gruppen und Gruppenprozessen, um aus der Position der Mitgliedschaft wirksam entwicklungsfördernd zu intervenieren.

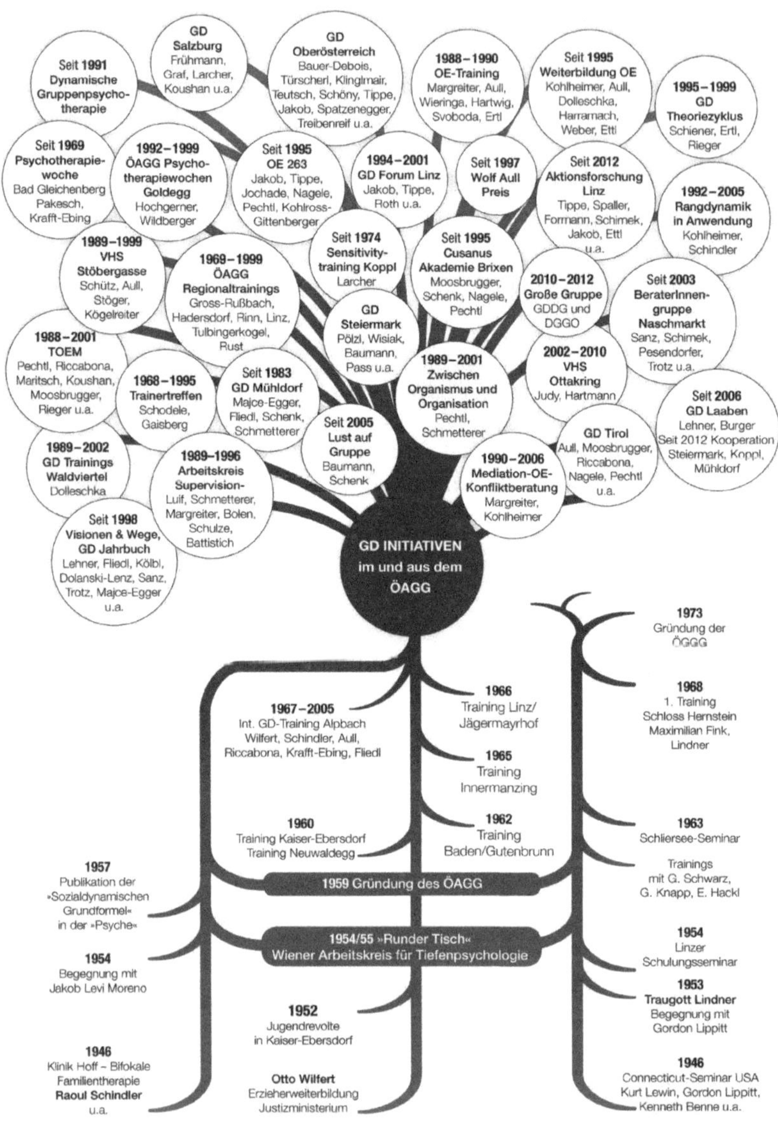

Abb. 1.01: Gruppendynamisches Feld: Wurzeln und Initiativen (Tippe, Margreiter, Spaller)

Zur Veranschaulichung der Gruppendynamikbewegung ausgehend von den drei Wurzeln bis hin zu gruppendynamischen Initiativen im ÖAGG wurde aufgrund von Recherchen eine schematische Darstellung entwickelt. Extra erwähnt seien die Leiter_innen der Fachsektion »Gruppendynamik und Gruppentherapie«, die einen wesentlichen Rückhalt geboten haben: Wolf Aull, Waldefried Pechtl, Walter Milowiz, Elfi Kopp-Oberndorfer, Eva Adler, Bernhard Dolleschka, Wolfgang Schmetterer, Rainer Fliedl, Hans-Rainer Teutsch, Edith Jakob, Konrad Wirnschimmel, Andrea Tippe, Klaus Schulte, Andrea Sanz, Cornelia Kohlross-Gittenberger, Michaela Judy, Karin Zajec und Peter Ettl. Bedeutsam für das Wachstum der Gruppendynamikbewegung waren auch die ÖAGG Generalsekretär_innen in der Nachfolge von Raoul Schindler: Alfred Pritz, Ingrid Krafft-Ebing, Maria Majce-Egger und Maria-Anna Pleischl.

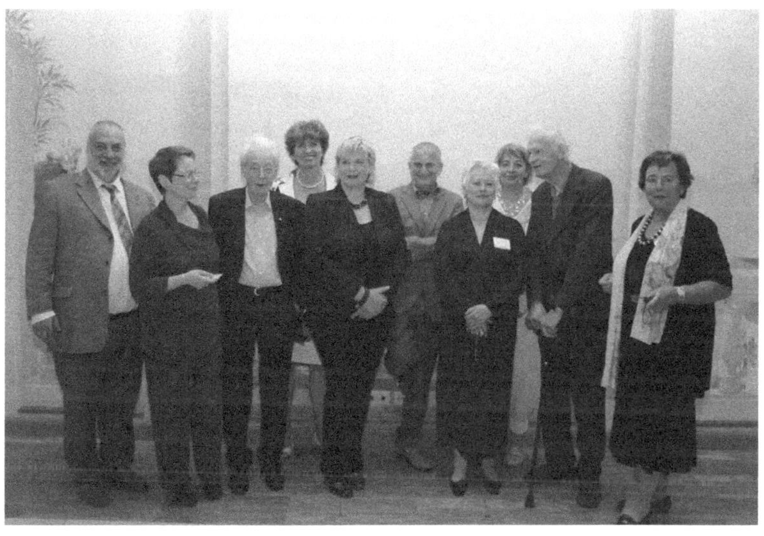

Feier im Jahre 2009: 50 Jahre ÖAGG, von links nach rechts Alfred Pritz, Maria Majce-Egger, Horst Eberhard Richter, Maria-Anna Pleischl, Sonja Ramskogler, Alfred Pfabigan, Hella Gephart, Eva Mückstein, Raoul Schindler, Ingrid Krafft-Ebing (Foto © Susanne Jakszus)

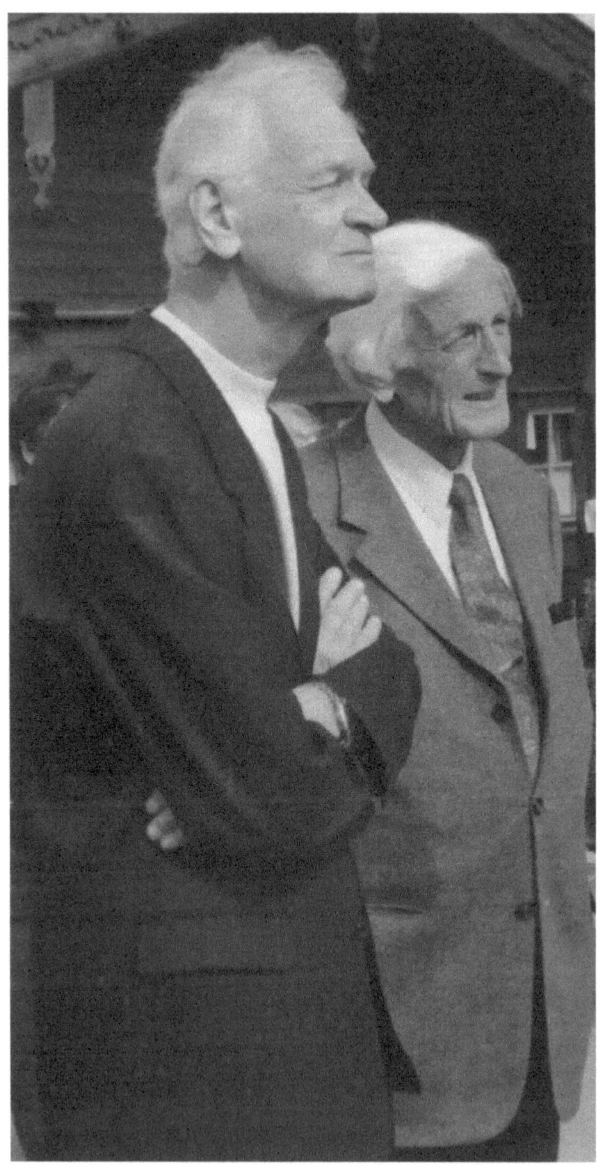

Raoul Schindler mit Wolf Aull 2008 bei der Baumsetzung in Alpbach anlässlich des Festakts zu seinem 85. Geburtstag (Foto © Familie Schindler)

Literatur

Aull, W. (1999). Gruppendynamik und ihr Einfluss auf das soziale, pädagogische und therapeutische Verständnis. In R. Fliedl, D. Kölbl, W. Dolanski-Lenz & L. Lehner (Hrsg.), *Psychotherapie und Gruppendynamik: Visionen einer mündigen Gesellschaft* (S. 72–90). Innsbruck: Studien-Verlag.

Aull, W. (o. J.). Konstanz und Wandel im Trainerstil in den 10 Jahren der Gruppendynamischen Seminare Alpbach. In ÖAGG (Hrsg.), *10 Jahre Gruppendynamische Seminare Alpbach* (S. 7–20). Wien [unveröffentlichtes Manuskript].

Baatz, W. (1958). Arbeit mit Kleingruppen. *Jahrbuch für Psychologie und Psychotherapie, 5*, 356–362.

Bauer-Debois, K. (o. J.). Alpachiaden. In ÖAGG (Hrsg.), *10 Jahre Gruppendynamische Seminare Alp bach* (S. 21–52). Wien [unveröffentlichtes Manuskript].

Benne, K. D. (1964). Geschichte der Trainingsgruppe im Laboratorium. In L. P. Bradford, J. R. Gibb & K. D. Benne (Hrsg.), *Gruppen-Training. T-Gruppentheorie und Laboratoriumsmethode* (S. 95–154). Stuttgart: Ernst Klett Verlag.

Lindner, T. (1958). Neue Wege der Vorgesetztenschulung. *Jahrbuch für Psychologie und Psychotherapie, 5*, 362–368.

Lindner, T. (2010). Die Anfänge der Gruppendynamik in Österreich. In B. Pesendorfer (Hrsg.), *Wissenschaft – Freiheit – Konsens* (S. 217–219). Wien: Löcker Verlag.

Majce-Egger, M. (2010). 50 Jahre ÖAGG. Ein Blick auf die Entwicklung 1959–2009. *Sonderausgabe der ÖAGG-Zeitschrift Feedback, 339*, 56–64.

Neustart (2007). *Booklet zur Ausstellung 50 Jahre.* Abgerufen am 3. September 2015 von http://www.neustart.at/at/_files/pdf/booklet_ausstellung_50_jahre.pdf.

Pesendorfer, B. (2010a). Die Entstehung der ÖGGO. In B. Pesendorfer (Hrsg.), *Wissenschaft – Freiheit – Konsens* (S. 221–224). Wien: Löcker Verlag.

Pesendorfer, B. (2010b). Gerhard Schwarz über sein Leben. Interview. In B. Pesendorfer (Hrsg.), *Wissenschaft – Freiheit – Konsens* (S. 341–399). Wien: Löcker Verlag.

Pfeiffer, E. (1958). Dynamismen der Kollegen-Gruppe. *Jahrbuch für Psychologie und Psychotherapie, 5*, 368–375.

Rechtien, W. (2007). *Angewandte Gruppendynamik. Ein Lehrbuch für Studierende und Praktiker.* Weinheim: Beltz Verlag.

Rosenmayr, L., Strotzka, H. & Firnberg, H. (Hrsg.) (1968). *Gefährdung und Resozialisierung Jugendlicher.* Wien: Europa Verlag.

Schindler, S. (1958). Gespräche über Gruppen, deren Struktur und Dynamik. *Jahrbuch für Psychologie und Psychotherapie, 5*, 341–342.

Schindler, S. (2012, März). Institutionalisierung der Ausbildung in den Österreichischen Arbeitskreisen für Tiefenpsychologie. *SAP-Zeitung, 21*, 52–62.

Schwarz, G. (1993). Interview mit Traugott Lindner. In G. Schwarz, P. Heintel, M. Weyrer & H. Sattler (Hrsg.), *Gruppendynamik. Geschichte und Zukunft* (S. 17–34). Wien: Universitätsverlag.

Tragl, K. H. (2007). *Chronik der Wiener Krankenanstalten.* Wien: Böhlau Verlag.

Waldl, R. (2006). Begegnung – J. L. Morenos Beitrag zu Martin Bubers dialogischer Philosophie (Dissertation). Abgerufen am 11. September 2015 von http://www.waldl.com/downloads/Moreno_Buber.pdf.

Wilfert, O. (1958). Dynamik der jugendlichen Komplicengemeinschaft. *Jahrbuch für Psychologie und Psychotherapie, 5*, 375–379.

Wilfert, O. (1959). Jugend-»Gangs«. Entstehung, Struktur und Behandlungsmöglichkeit der Komplizenschaft Jugendlicher. Wien: Springer-Verlag.

Wilfert, O. (1962). Gefährdete Jugend. Die Sozialarbeit im Wandel der Sozialbeziehungen und Erlebnisinhalte der letzten Generation. Wien: Springer-Verlag.

Wilfert, O. & Koller, G. (1968). Der Jugendklub als ein Bezugssystem für die Resozialisierung. In L. Rosenmayr, H. Strotzka & H. Firnberg (Hrsg.), *Gefährdung und Resozialisierung Jugendlicher* (S. 97–107). Wien: Europa Verlag.

Wucherer-Huldenfeld, A. (1958). Zur Philosophie der soziologischen »Gruppe«. *Jahrbuch für Psychologie und Psychotherapie, 5*, 342–355.

I.3 Im Zentrum die Gruppe

Konrad Wirnschimmel & Christina Spaller

Ein großer Teil des Lebens von Raoul Schindler ist der Gruppe, ihrer Erforschung und Nutzung für das Zusammenleben der Menschen gewidmet. Dabei reicht sein Interesse von der Gruppenwirkung auf das Individuum bis hin zu gesellschaftlichen Gruppenprozessen. Seine Faszination wird im beruflichen Werdegang erstmals bei der Arbeit mit schizophrenen Patient_innen sichtbar. Als einer der ersten Psychiater Österreichs weiß er die Wirksamkeit der Gruppe für die Wiedereingliederung schizophrener Menschen zu nutzen. Angetrieben von der Überzeugung, dass psychische Erkrankungen zu einem Gutteil als Reaktionen auf ein ganz bestimmtes Beziehungsgeschehen – meist in der Familiengruppe – anzusehen sind, konzipiert er mit Kolleg_innen an der Wiener Universitätsklinik eine spezielle psychodynamische Behandlungsmethode, die *Bifokale Familientherapie*. Mit ihrer Hilfe gelingt es ihm, die Dynamik der Familiengruppe derart zu beeinflussen, dass sich ein verändertes Familiengleichgewicht einstellt, was den schizophrenen Patient_innen ein eigenständiges Leben und die Wiedereingliederung in die Gesellschaft ermöglicht.

Aufgrund der Erfahrungen bei der Entwicklung der Bifokalen Familientherapie und der Analyse von Gruppenkonstellationen entwickelt Schindler das *Rangdynamische Positionsmodell*. Erleichtert wurde ihm die Entwicklung durch die Tatsache, dass die Psychodynamik in Gruppen mit schizophrenen Patient_innen verlangsamt abläuft, was Gesetzmäßigkeiten und Strukturen der Gruppe wie unter einer Lupe sichtbar werden lässt (vgl. Schindler, 1968d, S. 42). Mit der Rangdynamik gelingt es Schindler, eine Brücke zwischen Gruppentherapie und Gruppendynamik zu schlagen. Er vermag nicht nur das Verhalten in Gruppen psychodynamisch zu erklären, sondern auch den dynamischen Wechsel der Reifungsphasen im kollektiven Personalisationsgeschehen (vgl. Schindler, 1964b) von Gruppierungen verständlich zu machen. Es wird erkennbar, dass das chaotisch erscheinende Gruppengeschehen einer Gesetzmäßigkeit folgt. Mit diesem Wissen kann in Gruppen gezielt interveniert und das Geschehen beeinflusst werden.

Entwickelt in der Arbeit mit Kleingruppen in der Psychiatrie erwies sich das Modell in den 50er und 60er Jahren nicht nur in psychotherapeutischen Gruppen, sondern auch in der Arbeit mit Jugendlichen im Wiener Therapie-Heim, mit Alkoholiker_innen (vgl. Schindler, 1962b, S. 3) und in Gruppen jeder Art als hilfreich, sei es in Wirtschaft, Pädagogik oder Politik.

Im Laufe der Arbeit hat Schindler sein Modell verfeinert. So werden z. B. die Begriffe »Rangposition« und »Rolle« zuerst synonym verwendet und erst im Laufe der Reifung des Modells unterschieden. Die rangdynamischen Positionen Alpha, Beta, Gamma und Omega finden eine inhaltliche Auskleidung in spezifischen Rollen. Beispielsweise kann ein Gruppenmitglied, das die Omega-Position einnimmt, als Sündenbock, Prügelknabe, Kasperl etc. erscheinen. Ähnlich verhält es sich mit den Begriffen »Leitung« und »Führung«. Auch diese werden vage und ungenau verwendet.

Zur Position des Gegenübers (G) formuliert Schindler, dass diese »sich außerhalb der Gruppe befindet und daher keine Rangposition einnimmt, aber doch in der Funktion der Zielgebung dynamisch mit der Gruppe verbunden ist« (Schindler, 1961, S. 2). *G* ist somit Voraussetzung und Anlass für die Bildung der Gruppe. In den Originaltexten wird *G* unterschiedlich als Gegner, Feind, Gegenüber, Aufgabe, dynamisches Ziel der Anstrengung der Gruppe, Antagonist, Ziel der Gruppenbemühung etc. benannt. Bedauerlicherweise wird *G* in der Sekundärliteratur häufig auf den Gegner oder Feind der Gruppe reduziert.

Doch zurück zur Frage, wie und warum Personen in familiären Gruppen *krank* werden können? Schindlers Antwort lautet: Krankmachend wirkt die Erstarrung, wenn die Familienangehörigen in immer derselben Rangposition fixiert sind. Die Erstarrung legt die Mitglieder zueinander fest und schränkt sie in ihren Verhaltensweisen auf gewisse Rollen ein. »Während der gesunde Mensch die Fähigkeit zum elastischen Wechsel innerhalb der verschiedenen Rollen behält, macht sich beim seelisch Gestörten sehr früh und im Ausmaß seiner Gestörtheit eine Gebundenheit an eine bestimmte Rolle geltend« (Schindler, 1957b, S. 230). Folgerichtig sieht Schindler im Erlernen des elastischen Wechsels der Positionen eine Voraussetzung bzw. einen Schritt zur Gesundung. Um dies zu ermöglichen, braucht es Gruppen – therapeutische Gruppen, Angehörigengruppen, Rehabilitationsgruppen, Selbsthilfegruppen, Gruppen jeglicher Art.

Krankheit wie auch Gesundheit sieht Schindler (1992c, S. 21) bezugnehmend auf Talcott Parsons als soziale Rollen. So hängt es von den Gruppenzugehörigkeiten ab, ob ein Mensch gesund oder krank erscheint und sich gesund oder krank fühlt. So betrachtet kann Gruppe leidend machen oder heilen.

Ausgehend von der Kleingruppe gilt sein Interesse, angeregt durch die Erfahrungen bei den Trainingswochen in Alpbach, zunehmend Prozessen in Großgruppen und der Gesellschaft: das Individuum in der Großgruppe, mögliche Organisationsformen von Großgruppen und intergruppale Prozesse rücken in den Blick. Schindler zieht das in Kleingruppen entwickelte Rangdynamische Positionsmodell auch zum Verstehen von Großgruppenprozessen und gesellschaftlichen Phänomenen heran, denn die Großgruppe gilt ihm als Abbild der Gesellschaft. Auch die Großgruppe nimmt verschiedene Organisationsformen an, in denen die Subgruppen analog zu den Individuen in der Kleingruppe Rangpositionen einnehmen oder um diese ringen.

Abschließend bleiben offene Fragen. Das rangdynamische Modell entstand aus dem Versuch, dem Lebendigen in Gruppen auf die Spur zu kommen. In den Originaltexten sind Veränderungen und Unschärfen enthalten, die bei der Lektüre herausfordern und zu eigenen Überlegungen ermutigen. Für Schindler ist Theorie nichts Abgeschlossenes. Das Modell bleibt offen für weitere Auseinandersetzungen, sowohl in der inhaltlichen Diskussion als auch in der praktischen Anwendung. Inhaltlich öffnet Schindler selbst Fragen zum Weiterdenken: So spricht er beispielsweise in einem der letzten Texte von einer möglichen Ordnung von Individuen innerhalb einer Rangposition (Schindler, 1993c, S. 101), unterscheidet drei verschiedene Alpha-Rollen (gruppenorientiert, narzisstisch, heroisch), drei Omega-Haltungen (heroisch, ängstlich-ambivalent-zögernd, betont schwach-schalkhaft) (Svoboda, 1994, 5-7.9f) und schreibt von der »geballten Kugelgruppe« (Schindler, 1999b, S. 277) als Gruppenkonstellation. In der Anwendung geht es ihm letztlich um das konkrete Leben und Zusammenleben von Menschen, das es zu erforschen und zu verstehen gilt und das sich dann doch immer wieder entzieht. Schindler geht es nicht um die Institutionalisierung einer *gültigen* Wahrheit, sondern um praktikable Erklärungen für gruppale Prozesse. Diese seine offene und interessierte Haltung gipfelt in der wiederholt von ihm formulierten und bohrenden Frage: Wie siehst denn du das?

II. Originaltexte

II.1 Auftrag und Orientierung: Bifokale Familientherapie (1952–1956)

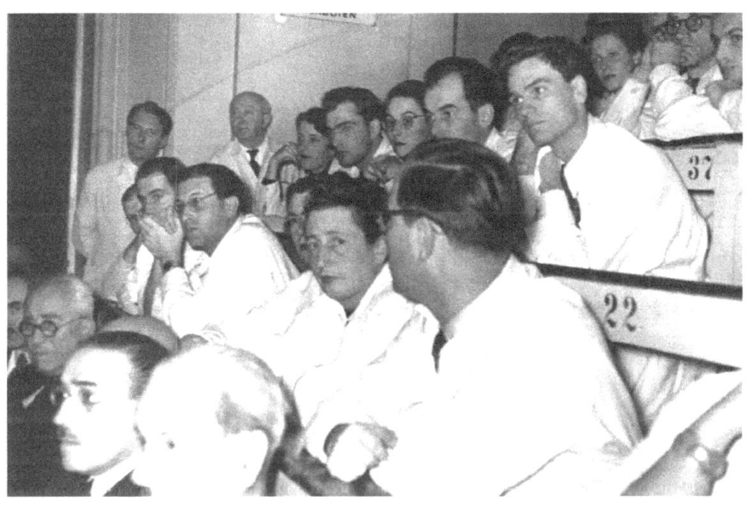

Raoul Schindler auf Platz 37 mit Kolleg_innen 1951 in einem Hörsaal des alten AKH (Foto © Familie Schindler)

Die ausgewählten Artikel aus den Anfangsjahren seines Schaffens eröffnen einen Einblick in das Denken und Wirken von Raoul Schindler, sein Interesse an psychotherapeutischen Behandlungsweisen und seine Suche nach alternativen Konzepten. Im ersten Text, gemeinsam publiziert mit seinem Kollegen Otto Arnold, widmet er sich der Darstellung der Bifokalen Familientherapie. Aus dieser Arbeit wird er sein Modell der »Rangdynamischen Grundformel«

ableiten und auf andere Bereiche anwenden. Eine der Grundlagen dieser Methode ist das Phänomen der Übertragung, das im zweiten Text thematisiert wird und das seinen psychoanalytischen Zugang zur Entwicklung und Erklärung von zwischenmenschlichen Phänomenen deutlich macht. Im dritten Text, gemeinsam verfasst mit dem Leiter der Universitätsklinik, Hans Hoff, wird die gruppendynamische und sozialtherapeutische Sichtweise auf die Behandlung des Heimkehrerproblems, einer Nachkriegsthematik, erweitert: Nicht nur *die Kranken* oder *die Problematisierten*, sondern auch das gesellschaftliche Umfeld werden in den Blick genommen. Begegnung ist der bestimmende Begriff im vierten Text: Im Jahr 1996 erinnert sich Schindler an eine für ihn prägende Begebenheit im Jahre 1954: seine Begegnung mit Jacob L. Moreno. Die vielfältigen Aufgaben, die ihm an der Klinik zuteil wurden, haben sein Interesse an persönlicher Begegnung, Gruppendynamik, Gruppenpsychotherapie, Psychohygiene und psychiatrischer Nachsorge geweckt.

Schindler hat in dieser Zeit auch zu Narkoanalyse, Geriatrie und Sicherheit im Straßenverkehr publiziert. Hier wurde kein Text aufgenommen, da er diese Themen in seinem Werk längerfristig nicht verfolgt hat.

Bifokale Gruppentherapie bei Schizophrenen[1]

Otto H. Arnold & Raoul Schindler

I. Einleitung

Wenn man versucht, heute, vierzig Jahre nach der Konstituierung des Schizophreniebegriffes durch E. Bleuler, den derzeitigen Stand der Problematik zu überblicken, so kann man sich wesentliche Mühe leicht ersparen: Die zusammenfassende Darstellung M. Bleulers (1951) gibt eine fast lückenlose Skizze unseres Wissens; ergänzend wäre noch auf die Zusammenfassung C. Haffters (1945) hinzuweisen, die eine weitere wesentliche Richtung in der Schizophrenieforschung, die funktionsanalytische, mitberücksichtigt. Für die folgenden Ausführungen scheint sie deshalb wichtig, weil sie die Methodik jener Untersuchungen (Arnold, 1949; Arnold & Stepan, 1951) dargestellt hat, die erst den Ausgangspunkt für die gegenständlichen gegeben haben.

Das Ergebnis dieser Arbeiten war die Gewinnung eines heuristisch brauchbaren Betrachtungsstandpunktes zum Schizophreniegeschehen, dessen Gültigkeit wir ausschließlich nach seiner forschungsmäßigen Brauchbarkeit hin gewertet sehen möchten. Wir sehen ab von einer Auseinandersetzung auf erkenntnistheoretischer Basis, die wir andernorts (Arnold, 1947) vorweggenommen haben. Im gezeichneten Sinne glauben wir am schizophrenen Krankheitsgeschehen die Beteiligung von vier getrennt fassbaren Faktorengruppen herausstellen zu können (Tabelle 2.01):

1 Erstveröffentlichung: Arnold, O. H. & Schindler, R. (1952). Bifokale Gruppentherapie bei Schizophrenen. *Wiener Zeitschrift für Nervenheilkunde u. d. Grenzgebiete, 5*, 155–174. Abdruck mit freundlicher Genehmigung der Springer-Verlag Wien GmbH.

1. Die erblich bedingte Komponente der spezifischen schizophrenen Reaktionsweise.
2. Körperbaulich-konstitutionelle Bedingtheiten, fassbar an der Tendenz zu bestimmten Reaktionsabläufen.
3. Die in ihrer integrativen Gesamtheit den Persönlichkeitsaufbau bildenden Elemente und Determinanten.
4. Aktuelle Gegebenheiten, und zwar
   a) körperliche, fassbar als neurovegetativ-humorale Gesamtsituation,
   b) seelische, kennzeichenbar mit dem Begriffe der Daseinssituation.

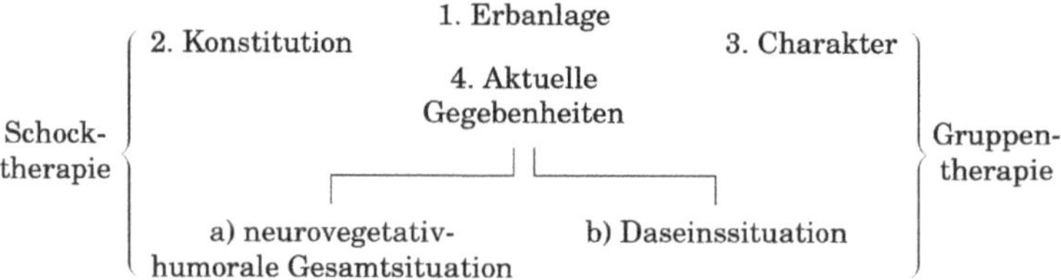

Tab. 2.01: Aufbaufaktoren der Schizophrenie und Ansatzwege der Therapie

Faktor 1 scheint seiner Art nach derzeit wohl unabänderlich. Die Faktorengruppen 2 und 4a einerseits, 3 und 4b anderseits erscheinen im Längsschnitt als dynamische, das heißt kausal und final betrachtet energetisch verknüpfte Einheiten.

In der Schizophrenie würde die Behandlung der Faktorengruppen 2 und 4a der körperlichen Behandlung, jene der Gruppen 3 und 4b der Psychotherapie in weitestem Sinne (s. später) entsprechen. Über ihr Verhältnis zueinander schreibt Bleuler, »dass sich die Hoffnungen während der Berichtszeit (1941 bis 1950, d. Verf.) von der körperlichen Behandlung zur Psychotherapie hin verschoben haben«.

Vom therapeutischen Gesichtspunkt dürfen hier einige Gedanken vorweggenommen werden: Das Ziel jeder Therapie ist die Wiederherstellung des vorher bestandenen Gleichgewichtes; die Therapie selbst kann, muss aber nicht kausal sein. Erst wenn dieses Ziel unerreichbar wird, wird ein diesem Zustand möglichst naher oder ein ihm final gleichwertiger anzustreben sein.

Der Arbeitsrichtung unserer Klinik entsprechend, haben wir nur eine im seelischen und körperlichen Seinsbereich gleich wirksame Therapie im Auge haben können, und es war dann fraglich, wieweit das Schwergewicht im Einzelfall nach dieser oder der anderen Seite zu verlagern sei bzw. in welcher zeitlichen Folge!

Es sollen hier die somatischen Methoden und ihre Indikationen nicht erneut aufgerollt werden, da wir uns im Wesentlichen mit den bekannten Ausführungen v. Braunmühls (1947) identifizieren können. Unsere eigenen Erfahrungen ließen uns dabei mit der Indikationsstellung zur Insulinschockbehandlung noch etwas einschränkender sein. Wir führen ihr in erster Linie paranoide Schizophrenien im ersten Jahr zu, ferner einzelne Fälle der Simplexgruppe und der Hebephrenie, wobei kombinierte Methoden häufig gebraucht werden und die Schockzahlen niemals unter 50 liegen. Die Indikationen zur Elektroschocktherapie haben wir weiter ausgebaut (Arnold & Böck-Greissau, 1952).

Unzweifelhaft haben wir mit unseren somatischen Methoden Erfolge gesehen, die mit dem Schnitt anderer Therapeuten mindestens Schritt halten können. (Ihre zahlenmäßige Belegung erfolgt an anderer Stelle.) Eben deshalb dürfen wir aber sagen, dass doch ein nicht unbeträchtlicher Prozentsatz kurz vor der geplanten Entlassung und bald nach ihr rückfällig wurde, dem wir prognostisch bessere Chancen gegeben hatten. Und in diesen Fällen schienen die Faktorengruppen 3 und 4 b von entscheidender Bedeutung für den Rückfall:

Diese Pat. waren in ihrer aus der Frühentwicklung und familiären Konstellation determinierten Persönlichkeitsart den Gegebenheiten der aktuellen Daseinssituation eben noch nicht oder nicht mehr gewachsen. An diesen Fällen setzten unsere Bemühungen ein, von der psychotherapeutischen Seite her anzugreifen und damit die Somatotherapie im Sinne der psychosomatischen Ganzheit zu ergänzen.

II. Problemstellung und Methodik

Es war keineswegs eine ökonomische Überlegung, die uns zur Erreichung des angestrebten Zieles zur Gruppe greifen ließ. Dazu bewogen uns vielmehr die folgenden spezifischen Eigenheiten der Gruppe, die sie in ihrer analytischen und therapeutischen Wirksamkeit grundlegend von der Einzeltherapie unterscheiden:

1. Die spezifische affektive Resonanz des Gruppenkörpers als psychologische Ganzheit. Von ihr geht ein noch wenig geklärter suggestiver Zug aus, den wir am ehesten als »Mitgerissenheit« kennzeichnen und der ein Gefühl der Kraft schafft.
2. Das affektive identifikatorische Zuhören, das es auch dem scheu-negativistischen Kranken ermöglicht, sich zu entäußern, indem er mit der Erzählung des anderen »mitgeht«. Wahrscheinlich gehen die Kranken viel mehr und häufiger mit, als wir es zumeist annehmen und als wir

es ihnen anzusehen vermögen. Das ergibt sich aus zahlreichen nebenbemerklichen Äußerungen solcher Kranken, die uns wieder durch die Eltern bekannt wurden.

3. Die psychodramatische Aussage, durch welche das Erlebnis konkretisiert und aus dem abstrakten Niveau von Sprache und Logik herausgehoben wird. Das persönliche Erlebnis der Vorgeschichte bis zur Klinikaufnahme, das ja weitgehend Thema des Gespräches ist, wird hierbei lebendig durchdrungen und im Gegenwärtigen versinnbildlicht durch ein höchst reges dynamisches Wechselspiel von Übertragungen, Führungsansprüchen und Eifersüchten innerhalb der Gruppe.
4. Das innere Gleichgewicht der Gruppe, das sich jeweils selbsttätig einspielt und von großem analytischen Wert für den Arzt sein kann. Dieses innere Gleichgewicht, das jedem Gruppenteilnehmer einen ganz bestimmten Stellenwert zuschreibt, der von allen wie selbstverständlich hingenommen wird, kann in therapeutischer Absicht vom Arzt belastet, gestört oder auch eventuell umgeformt werden. Auch beim Aufbau der Gruppe ist es zu berücksichtigen und beeinflusst die Auswahl der Teilnehmer.

Es ist daher in der Gruppe möglich, den Widerstand der Pat. in ungleich elastischerer Art aufzufangen und zu überwinden, als dies die unmittelbare Konfrontation der Einzelpsychotherapie gestattet. Während der individuelle Psychotherapeut zu einer unmittelbaren, sofortigen Auseinandersetzung mit dem Widerstand des Pat. gezwungen ist, und hierzu oft wahrhaft akrobatischer Leistungen persönlicher Hingabe bedarf, wie sie etwa John N. Rosen (1946, 1947, 1950) vollbringt, kann diese Auseinandersetzung in der Gruppe ohne allzu große Schwierigkeiten allmählicher durchgeführt werden und lässt sich auch bis zu einem gewissen Grade innerhalb der Gruppe »verteilen«. Das heißt, es ist möglich, ein in oppositionellen Negativismus sich zurückziehendes Gruppenmitglied vorübergehend in dieser Haltung zu belassen und die diesem Widerstand zugrunde liegende Schwierigkeit mit einem anderen Gruppenmitglied zu entwickeln. Oft merkt man von dem unmittelbaren identifikatorischen Mitgehen bei dem negativistischen Pat. zunächst gar nichts, aber nach einigen Stunden, in denen sich offenbar ein innerer Reifungsprozess zu vollziehen vermag, bricht er plötzlich sein Schweigen und kommt spontan auf das Beispiel des anderen Pat. zu sprechen. In diesem Augenblick ist es möglich, sich mit ihm individuell auseinanderzusetzen, und es kommt einem dabei zugute, dass der andere Pat. die gleiche Situation in sich bereits überwunden hat und aus seinem eigenen Erleben klärend mithilft.

Beispiel: Pat. A, eine paranoide Schizophrenie, erzählt einen Traum: Ein nur wenig älterer Onkel und Jugendfreund, der sich im 19. Lebensjahr durch Revolverschuss selbst tötete, erscheint ihr darin wie unmittelbar vor seinem Suizid und sie führt ihn zu ihrem Psychotherapeuten einen Weg nach aufwärts. Nach dieser Erzählung fällt das Wort »Retterpose«. Pat. reagiert darauf unmittelbar widerständig: sie zieht sich in Allgemeinheiten zurück und wird gleichzeitig in ihrem Duktus faselig.

In den nächsten Stunden verharrt sie in dieser Haltung. Auf der Station wird vermerkt, dass sie abends wieder ein Schlafmittel braucht, um einschlafen zu können. Ich versuche ihr Stichworte zu geben, die ihre mütterliche Rolle im Gruppengleichgewicht ansprechen, aber sie nimmt sie nicht an. Affektiv gibt sie sich gleichgültig-unbeteiligt, auf Fragen redet sie faselig vorbei, frühere Vorstellungen über ein Komplott aller Ärzte tauchen in Andeutungen wieder auf.

In der dritten Stunde nach diesem Ereignis ereifert sich Pat. B über die »Hysterie« einer dritten Pat., die nicht zur Gruppe gehört, deren Todesangstklagen vor dem Insulin sie »theatralisch« findet. Sie wirft ihr vor, dass sie damit nur Aufsehen erregen und sich in den Mittelpunkt stellen möchte. Ich frage naiv, ob man das nicht solle, und es entwickelt sich eine Diskussion zwischen den Pat. B, C und D darüber. D erinnert sich einer viel früheren Gruppenstunde, in der sich herausgestellt hatte, dass unserer Gruppe ein Mittelpunkt abgehe und in der B mir vorgeworfen hatte, dass ich dieser Rolle auswiche. C findet, dass es Berufe gebe, für die ein solches »Mittelpunktsbedürfnis« notwendig und gut sei, z. B. Schauspieler. Ich rege eine Rundfrage an, ob jeweils wir selbst Mittelpunkt sein möchten und die Aufmerksamkeit auf uns lenken. A hat sich bisher am Gespräch nicht beteiligt. Sie lehnt auch diese Frage ausweichend ab, wobei B dazu argumentiert: »Was sollte ich denn tun, soll ich mich etwa auf den Kopf stellen ...?« Ich rege sofort an, dass die Gruppe sie berät, wie sie das »technisch günstiger« machen könnte, mache damit auf ihre eigentliche Bejahung aufmerksam. In der nun folgenden Diskussion erweist sich, dass B sehr große Geltungswünsche hat, dass sie auch gerade darum soviel Anstoß an der »Hysterie« der Mitpat. genommen hat und dass sie eigentlich nur fürchtet, es ungeschickt zu machen und sich zu blamieren, ausgelacht zu werden.

Erst eine Woche später fängt A plötzlich wieder spontan zu reden an, und zwar über Hysterie, das dieser Diagnose anhaftende abwertende Urteil und seine Berechtigung bzw. Unberechtigtheit. Sie findet, dass die seinerzeit von B besprochene Insulinpat. eigentlich auch krank sei und nicht verurteilt werden dürfe. Ich spüre, dass es ihr um das Thema der damaligen Stunde geht und wir wiederholen gewissermaßen in geraffter Form ziemlich alles das, was damals gesagt wurde. Hierbei erleichtert sehr, dass D nunmehr ziemlich freizügig zu ihren Geltungsansprüchen steht. A wird sichtlich dadurch ermutigt, denn während sie bis hierher noch sehr vor-

sichtig und misstrauisch mitgetan hatte, fängt sie jetzt plötzlich zu erzählen an: Sie erzählt die Geschichte und die Charakteristik ihrer um zwei Jahre jüngeren Schwester, die das Lieblingskind der Familie darstellt, gewissermaßen als Beispiele gelungen angebrachter Geltungswünsche. Die kleine Schwester mache das mit einem solchen natürlichen Liebreiz, dass alle sie gerne hätten. Die Schwester sei das sonnige Kind der Familie und sie müsse es auch bleiben. Die ganze Familie brauche das. Sie rette damit die Familie aus einer furchtbaren, drückenden Spannung (deren Wesen hier nicht von Bedeutung ist), die immer herrscht, wenn die Familie ruhig beisammen sitzt, also etwa in den Abendstunden, und die sich sofort löst, wenn die kindliche Schwester hereinkommt. Pat. wird unter dem Interesse und dem Verständnis, das ihre Erzählung findet, immer aufgeschlossener, kontrastiert sich immer deutlicher zur Schwester und sagt schließlich, sie empfinde es immer wie eine Pose, wenn sie sich einmal ähnlich wie diese zu verhalten versucht, etwa ein berechtigtes Lob durch Betonung ihrer Leistung anstrebt, es gelingt ihr auch nicht, die Familienatmosphäre zu entspannen, wenn sie es versucht.

Das ausgeführte Beispiel illustriert, wie durch das Gespräch über die Pat. B der Widerstand bei der Pat. A ohne direkte Auseinandersetzung zur Lösung gebracht werden konnte. Das Wort »Retterpose« hatte für A den Charakter einer Anspielung auf ihre Insuffizienz der kindlicheren Schwester gegenüber, der es gelingt, durch ihre bloße Kindlichkeit die Familie aus ihrer Spannung (lies Aggression) zu »retten«, während Pat. in ihren gleichartigen Versuchen nur »posierte«, nicht akzeptiert und ausgelacht wurde. Bei der Auseinandersetzung mit B lebt die Pat. nur identifikatorisch mit. Das genügte aber, um parallel mit dieser sich bis zur Anerkennung eigener Geltungswünsche in einem vorbewussten Stadium durchzuentwickeln. Sie wiederholt daher zu dem ihr gegebenen Zeitpunkt die ganze entscheidende Diskussion um B, als wollte sie sich überzeugen, dass das für B Gesagte wirklich auch für sie gelte. Damit wird der Weg frei, von der jüngeren Schwester erstmalig zu berichten und in analytisch brauchbarer Weise eine für sie entscheidende Problematik zu beginnen, die erst in einer viel späteren Stunde zur Anerkennung ihrer Wünsche, kindlicher zu sein als ihre Schwester, führt.

Die Gruppentherapie ist deshalb innerhalb der letzten Jahre in den Bemühungen um eine Psychotherapie der Schizophrenie immer mehr in den Vordergrund getreten (Stengel, 1948; Polan & Spark, 1950; Hülse, 1950; Geller, 1949, 1950; Breckir, 1950; Abrahams, 1948).

Die Eigenart der von uns eingerichteten »bifokalen Gruppenbehandlung« liegt nun in der Aufsplitterung der therapeutischen Arbeit in zwei parallel geführte, doch getrennt arbeitende Gruppen: eine Patientengruppe, die zehn Pat.

umfasste, die zweimal wöchentlich auf je eine Stunde zusammenkamen, und eine Elterngruppe, die die Eltern, eventuell auch die Ehegatten dieser Pat. vereinigte und sich wöchentlich einmal auf anderthalb Stunden zusammenfand. Auf dieser lag die eigentliche Last der im herkömmlichen Sinn analytischen Arbeit, während in der Patientengruppe eine klare Bewusstmachung von Komplexen kaum angestrebt wurde (sich allerdings des Öfteren als Nebeneffekt ergab), sondern das therapeutische Interesse vor allem in der zielstrebigen Handhabung der sich dartuenden Übertragungen gelegen war.

Es waren vorzüglich zwei Überlegungen, die uns zur Aufstellung der Elterngruppe veranlassten:

1. Der Narzissmus der schizophrenen Psychose ist wahrscheinlich das psychologisch entscheidende Hindernis, durch welches es zu einer erfolgreichen Psychotherapie der Psychosen im Allgemeinen nicht kommen kann. Die Bindung des Pat. an den Therapeuten erweist sich jeweils zu schwach, um den notwendigen therapeutischen Belastungen standzuhalten. Es lag daher nahe, den Hebel dort anzusetzen, wo die immerhin stärksten, wenn auch komplexhaften Bindungen des Pat. hinwiesen: Bei den Eltern. Wir folgten damit einem vor allem in der Kinderpsychotherapie erfolgreich gehandhabten Verfahren, indem statt des Pat. seine Eltern in die Behandlung genommen werden, siehe z. B. das interessante Behandlungsprogramm für Eltern schizophrener Kinder, das Peck, Rabinovitch und Cramer (1949) angeben.
2. Die Lehre von den eng umschriebenen, einzelnen Ereignissen, die traumatisch-pathogen wirken, stammt noch aus der psycho-kathartischen Frühzeit der Psychoanalyse. Die Entwicklung der letzten Jahre scheint sie immer mehr einzuschränken und deutlich zu zeigen, dass als pathogene Traumata vor allem lang wirkende Konstellationen der Daseinssituation anzunehmen sind, in denen die sogenannten »Traumen«, die den Inhalt der Assoziationen bilden, nur den Stellenwert eines affektiv besetzten Symbols und Prototyps für ähnliche Erlebnisreihen haben. Zweifellos gehört das Familiengleichgewicht zu den frühesten, anhaltendsten und zwingendsten solcher Konstellationen, und es fällt auf, dass zahlreiche Psychosen gerade dann einsetzen, wenn dieses Gleichgewicht bedroht oder gestört wird, wie z. B. durch den Tod naher Verwandter oder durch den Ansatz zur Ehe. Wir nahmen daher an, dass die Familiensituation entscheidende, wenn nicht den entscheidenden Konfliktherd des Pat. enthalten würde, und wir können heute sagen, dass die genaue Familienanalyse der zehn bearbeiteten Fälle diese Annahme voll bestätigte, woraus wir freilich noch keinen

Beweis ableiten. Es finden sich jedoch in der Literatur der letzten Jahre bereits mehrere sehr sorgfältige Studien über die Familienstrukturen Schizophrener, die unsere Annahme zu stützen vermögen, ich verweise auf die Arbeiten von Prout and White (1950), Reichard und Tillmann (1950), Tietze (1949), Patterson und Zeigler (1941), Rosenzweig und Bray (1943), Blum und Rosenzweig (1944), Barry (1949), Gerard und Siegel (1950), Lidz und Lidz (1949) und Thomas und Wilson (1949). Auch von M. Bleuler (1951) wird die Bedeutung dieser neuen Art von Familienforschung eindrucksvoll unterstrichen.

Wir wandten uns daher an die Eltern der Patienten

a) weil wir erwarten konnten, in direkter Fühlungnahme mit ihnen am ehesten in die unbewussten Bestrebungen des Familiengleichgewichtes eindringen zu können, und
b) weil die angestrebte Lösung und Befreiung des Pat. gegen den zwangsläufig einsetzenden Widerstand der Eltern keine Chance haben konnte und es daher galt, zuerst und parallel diesen Widerstand zu überwinden.

Wir waren uns dabei der Schwierigkeiten bewusst, die mit der Analyse alter Leute verbunden sind. Wir wählten auch hier wiederum die Gruppensituation aus den bereits angeführten vier Gründen und der Eigenheit der Gruppe, dass sie ja selbst eine Art Familie darstellt. Als dynamischer Faktor kam uns dabei zu Hilfe die ungeheure Kraft der Liebe, die Eltern an ihre Kinder bindet und die an Intensität den Primärtrieben gleichzustellen ist. Hieraus erklärt sich vielleicht das relative Versagen unseres Versuches bei den Ehegatten und der so überraschend gute Erfolg bei den Eltern.

Der therapeutische Weg, den wir die beiden Gruppen führten, lässt sich in vier Phasen unterteilen:

In der 1. Phase gilt es vor allem, eine möglichst tragfähige Bindung an den Arzt herzustellen. Der erste Verzicht, den ich daher den Eltern auferlege, ist die Mitarbeit bei einer freiwillig eingehaltenen Besuchssperre. Dadurch wird der Arzt wie von selbst in die Mitte der beiden Gruppen manövriert. Obwohl er nur trennt und nicht das Geringste zwischen beiden Gruppen hin und her trägt, gerät er sofort in den affektiven Strahlenkegel der entscheidenden Übertragungen: für die Eltern das Kind und für die Pat. der Vater. Beide Gruppen formen sich leicht. Die Eltern kommen aus Liebe und Angst um ihre Kinder. Bei den Eltern präformiert die Insulinkur in geradezu hervorragender Weise durch ihren eigenen, umschriebenen Raum und Rhythmus und das vordringliche Band des gemeinsamen Schicksals die Gruppe. Die Elektroschock-Pat. werden durch die Resonanz mitgerissen.

Die 2. Phase dient der Analyse. Diese verläuft in der Patientengruppe weitgehend in Bildern und Ausdruck, von Deutungen wird fast kein Gebrauch gemacht. Hingegen werden die Pat. angeregt, im Intervall zu zeichnen und bekommen hierfür auch einen eigenen Block und eine Sortierung bunter Stifte. Damit wird das in der Stunde heraufgeführte Erlebnis weiterhin vertieft und aus der sprachlichen Ebene in das Anschauliche konkretisiert, die Beschäftigung des Pat. mit dem Erlebnisgegenstand wird wachgehalten.

Aus dem Vergleich der einzelnen Zeichnungen in der Serie ergeben sich für den Arzt recht hübsche und anschauliche Dokumente inneren Fortschrittes der Kranken.

In der 3. Phase sind die Pat. in der Regel bereits aus der Anstalt entlassen und kommen als Externe weiterhin zur Gruppe. Es gilt nun die Bewährung der Gruppe, insbesondere auch als Gegenfamilie, als die sie gegründet ist. Die Besuchssperre ist längst aufgehoben, aber das Familiengleichgewicht ist inzwischen verändert worden. Zwei unserer Pat. sind spontan nicht mehr ins Elternhaus zurückgekehrt, sondern haben sich selbstständig gemacht. Für die Pat. ist der Arzt jetzt zum Repräsentanten der offenen Welt geworden, für die Elterngruppe wird er zum Vater, vor dem sich die Angst beruhigt, die durch die Ambivalenzspannung von Besitzen wollen und Verzichten geschaffen wurde. Auch diese Angst wird analysiert.

			Stundenzahl Pat.	Stundenzahl Eltern
I. Bindung	Patientengruppe Arzt (Vater) (Kind) (freiwillige Besuchssperre)	Elterngruppe	3–30	2–2
II. Analyse	Patientengruppe Arzt	Elterngruppe Arzt	1–15	2–28
III. Bewährung	Arzt (offene Welt) Patientengruppe	Elterngruppe Arzt (Vater)	20–55	20–28
IV. Lösung	Welt Patientengruppe	Elterngruppe Welt	50–60	29
	Arzt (Spital)			

Tab. 2.02: Phasen der bifokalen Gruppentherapie

Die 4. Phase dient der Lösung der Übertragung und muss bei der Patientengruppe sehr vorsichtig und sorgfältig gehandhabt werden. An die Stelle des Arztes tritt nun vollends die offene Welt, wie auch bei den Eltern eine neue, eigene Welt sich auftun soll. Der Arzt steht zum Schluss zur Seite und wird zu dem, was er ist: zum Repräsentanten des Spitals, der Klinik.

Die vorstehende Tabelle 2.02 versucht, die angegebenen vier Phasen im Überblick anschaulich zusammenzufassen. Am rechten Rand sind die jeweils für die einzelne Phase benötigten Stunden angegeben. Man sieht daraus, dass die einzelnen Phasen sich jeweils überschneiden und dass der relative Anteil der beiden Gruppen an ihnen verschieden groß ist: Während in der Elterngruppe das Schwergewicht klar in der 2. Phase, der Analyse, liegt, ist die Zeitverteilung in der Patientengruppe wesentlich gleichmäßiger, und es liegt hier mindestens ebenso viel Gewicht in der 3. Phase. Der ganze Weg dauerte insgesamt acht Monate, und wir glauben nicht, dass er kürzer gehalten werden kann.

Als kasuistische Illustration Fall 9: Es handelt sich um eine 26-jährige, hochbegabte Malerin, die an einer rezidivierenden Katatonie leidet. 1947 hatte sie nach einem kurzen Aufblühen ihrer künstlerischen Produktivität den ersten akuten Schub, wurde mit Elektroschocks behandelt und lag drei Monate an der Klinik. Im folgenden Intervall war sie manieriert, reizbar gegenüber der Mutter und etwas sonderbar in ihrem allgemeinen Verhalten, konnte aber ihre künstlerische Tätigkeit fortsetzen. Dem zweiten Schub im Winter 1948/49 fielen eine Reihe ihrer Werke durch Selbstzerstörung zum Opfer. Sie machte damals eine Insulinkur an der Klinik, die relative Wiederherstellung dauerte ein halbes Jahr. In der Folge erwies sich ihre Produktivität stark herabgesetzt, sie arbeitete nur mehr an einem ewig unvollendeten Selbstporträt, blieb im Sommer wochenlang, auch tagsüber, im Bett liegen, vernachlässigte sich, ihre aggressive Gereiztheit gegenüber der Mutter hatte zugenommen. Herbst 1950 wurde sie nach einem schweren Selbstmordversuch in kataton verwirrtem Zustand neuerlich zur Aufnahme gebracht, wurde mit Elektroschocks behandelt und nach der ersten Beruhigung des akuten, hyperkinetischen Stadiums eine Insulinkur begonnen, Pat. gleichzeitig in meine therapeutische Gruppe aufgenommen.

1. Phase: Pat. halluziniert heftig, hält auf der Station oft vorübergehende Ärzte in pathetischem Gehaben auf, verlangt, dass man sie töte u. dgl. In der Gruppe ist ihr Verhalten sofort ein ganz anderes: sie ist sehr korrekt und gibt sich wie eine sehr feine Dame, die sich unpässlich fühlt. Sie verweigert zunächst von sich zu sprechen, philosophiert über das Echte, Klare, Wahre. Die anderen Gruppenmitglieder behandelt sie als inferior, beugt sich aber in betonter Bescheidenheit zu ihnen herunter. Zu mir bildet sie anfänglich eine sehr ambivalente und scheue Übertragung, sie hat das

Bedürfnis, mir intime Geständnisse zu machen, zögert aber lange damit und gerät, wenn sie es gemacht hat, immer in vorübergehende Widerstandsphasen. Die Mutter steht anfänglich sehr distanziert in der Elterngruppe.

2. Phase: Pat. findet über eine Reihe philosophischer Andeutungen über das Muttersein in die Problematik ihrer Mutterbeziehung. Eine Erinnerung aus dem vierten Lebensjahr: Die Mutter steht mit einer Nachbarin tratschend am Zaun und wendet sich von der Pat. ab. Diese balanciert auf einer vom Vater soeben errichteten kleinen Gartenmauer, sieht dem Vater bewundernd bei seiner Arbeit zu und über ihn hinweg in die Sterne. Während am Beginn der Gruppentherapie das Muttersein sehr idealisiert wurde, kommt es allmählich zum Durchbruch schwerer Aggressionen gegen die Mutter, die sie durch ihre kleinlich realistische Bürgerlichkeit ständig verletzt und ihre Ideale (vor allem in der Liebe) durch spöttische Bemerkungen zerstört. Hingegen kommt es zu einer Idealisierung des Vaters, der im sechsten Lebensjahr der Pat. gestorben ist. Sein Bild wird in ihren Träumen immer wieder mit Figuren des Sternenhimmels symbolisiert. Ihre große platonische Liebe der letzten Jahre ist ein 70-jähriger Herr und sie erkennt in ihm eines Tages den Vaterersatz. Vater und Kunst sind für sie in gewissem Maße eines: etwas Hohes, nie ganz Erreichbares, allem Trivialen Überlegenes und Besonderes, aber auch Strenges und Verpflichtendes. Erst mit der Zeit klingt die Aggression gegen die Mutter wieder ab und sie bemüht sich um ein Verständnis mit ihr. Nunmehr ist ihre Mutterliebe aber nicht mehr pathetisch übertrieben und ein offenkundiger Ausdruck überkompensierter Schuldgefühle wie zu Beginn, sondern sie zeigt darin eine gewisse mäßige Zurückhaltung. Sie möchte nicht mehr zur Mutter zurück, sondern sich selbstständig machen. Bei den Besuchen der Mutter lässt sie sich viel über den Vater erzählen. Gleichzeitig tritt ihr Interesse an der abstrakten Kunst zurück und sie gewinnt eine gute Bindung zu einer anderen Pat. der Gruppe, die kunstgewerblich interessiert ist.

Die Mutter berichtet inzwischen ihre Lebensgeschichte: Sie stammt aus wohlhabendem bürgerlichen Haus, war die Jüngste daheim und der Liebling des Vaters, der sich in seinem Nebenberuf mit Erfindungen abgab. Als junges Mädchen verkehrt sie in Adelskreisen und geniert sich ihrer bürgerlichen Abkunft. Sie hat eine große Liebe mit einem Adeligen, gibt diesen aber auf, da sie sich fürchtet, ihn mit ihrem bürgerlichen Elternhaus bekanntmachen zu müssen. Als er schließlich heiratet, heiratet sie auch, und zwar einen 20 Jahre älteren Offizier, mit dem sie sehr unglücklich ist, da er für sie eine eiskalte Atmosphäre ausstrahlt. Sie träumt in der Einsamkeit ihrer Ehe weiter von ihrer großen Liebe und, nachdem der Gatte gestorben ist, wird ihr das einzige Kind, unsere Pat., zu einem Repräsentanten derselben. Wenn sie dem Kind von seinem Vater erzählt, so schildert sie ihm einen Adeligen. Sie erwartet von dem Kind, dass es sich als sein Kind erweise und sie genießt jedes kleine Zeichen, durch das es sich aus der Gruppe der Gleichaltrigen heraushebt. Schon in der Volksschule ist es für sie »der Kanari unter den Spatzen«, jeder Umgang erscheint ihr als ordinär und gefährlich. Als sich in der frühen Pubertät des Kindes ihr Zeichentalent erweist, ist sie ebenso stolz wie besorgt, dass ihr dadurch der Einfluss auf das Kind genommen werden könnte. Denn Pat. findet schon mit 16 Jahren entschiedene Förderer, sie erringt Anerkennungen und Preise, ein Stipendium auf der Akademie, Aufträge für Arbeiten usw. Einer ihrer Förderer ist auch der bereits erwähnte 70-jährige Herr, gegen den die Mutter sofort eine starke Eifersucht entwickelt. Zu dieser Zeit beginnen bei Pat. die ersten Anzeichen der Psychose: eine Veränderung ihres gesamten Wesens, herablassende Aggressivität gegen die Mutter, Zurückziehen aus allen gesellschaftlichen Bindungen und forcierte Arbeit an malerischen Werken. In der Gruppe wird es der Mutter plötzlich klar, wie sehr das Verhalten des psychotischen Kindes dem Extrem ihrer eigenen unbewussten Wünsche gleicht: die Tochter verhält sich zur Mutter wie eine hochmütige Adelige zu ihrem Dienstboten. Der Durchbruch dieser Erkenntnis verändert die Einstellung der Mutter zur Gruppe grundlegend, sie arbeitet jetzt mit Übereifer mit und bringt eine Unzahl detaillierter Einfälle, wie etwa folgende Beobachtung: Mit dem Einbruch der Wesensveränderung hat die Pat. auch eine eigene manierierte Gangart angenommen, in der die Mutter jetzt die Gangart des Vaters der Pat. wiedererkennt, der in einer charakteristischen Wendung des einen Beines in Auseinandersetzung mit dem herunterhängenden Säbel sich auffällig machte.

3. Phase: Die Pat. hat durch Vermittlung der Klinik ein Unterkommen in einem Studentenheim bekommen, sie selbst hat sich eine Anstellung in der künstlerischen Teppichmanufaktur gefunden und geht erstmalig einer regelmäßigen Erwerbstätigkeit nach, obwohl kein Einfluss gegen die Wiederaufnahme der Malerei geltend gemacht worden war. Sie hat dort erste Schwierigkeiten in der Auseinandersetzung mit dem neuen Milieu, empfindet z. B. ihre Mitarbeiterinnen als weit unter ihrem Niveau und findet Befriedigung darin, in der Gruppe Verständnis für diese Situation anzutreffen. Die Befriedigung ihrer inneren Ansprüche gelingt zu dieser Zeit durch die Inanspruchnahme als Helferin in der Rolle einer sorgenden Mutter für eine noch nicht soweit fortgeschrittene Mitpat. aus der Gruppe, die unter ihrer Begleitung die ersten Ausgänge auf die Straße und in die Stadt machen kann. Dann findet sie Anerkennung und Erfolg in ihrer neuen Anstellung, wächst über die Lehrlingsschwierigkeiten hinaus, beginnt Freude an ihrem Beruf zu finden und entwirft eigene Teppichmuster. Während so die soziale und innerliche Stabilisierung der Pat. gute Fortschritte macht, gestaltet sich die Bewährung für die Mutter viel schwieriger. Bewusst hat sie die Trennung von der Tochter wohl akzeptiert, aber nun kommt sie einige Stunden lang immer mit einem Programm von Schwierigkeiten, die die Zu-

rücknahme der Tochter in ihr Haus »gegen ihren Willen« als unbedingt notwendig erscheinen lassen sollen. Doch hilft ihr nun die überzeugte Einstellung der anderen Gruppenmitglieder und die Schicksalsgemeinschaft mit zwei anderen Eltern, deren Tochter sich ebenfalls trennen möchte. Einmal kommt es dann zu einem menschlich höchst ergreifenden Verzweiflungsausbruch, in dem sie die unbewussten Umwege ihrer verschiedenen Vorwände erkennt und offen sagt, sie habe eben keinen anderen Lebensinhalt als die Tochter seit 20 Jahren und wisse nicht, was sie mit sich tun solle, wenn sie die Tochter nicht habe. Aber nach diesem Höhepunkt findet auch sie sich in die neue Situation und arbeitet seither wieder positiv mit. Sie berichtet froh, dass sie Pat. seit ihrer Erkrankung vor vier Jahren nie mehr so gelöst und lebensstark gefunden habe wie jetzt und dass sie ihr früheres Wesen zurückgefunden habe, was in den Remissionen zwischen den bisherigen Schüben nicht der Fall gewesen sei.

4. Phase: Die Lösung der Pat. aus der Übertragung gestaltet sich schwierig. Sie hat jetzt erstmals in ihrem Leben einen jungen Menschen kennengelernt, einen Ingenieur, der in seiner forschen, realistischen Art etwas von einem zivilen Offizierstyp verkörpert. Immer, wenn sie in dieser Beziehung auf Schwierigkeiten stößt, flüchtet sie wieder mehr in die Gruppe. Es gelingt mir jedoch, mich innerhalb der Gruppe mehr und mehr zurückzuziehen, sodass sie schließlich von mir unabhängig wird und ihre Erleichterung auch in der mehr oder minder offenen oder andeutend gehaltenen Besprechung mit ihren nunmehrigen Freundinnen findet.

III. Behandlungsergebnisse

Die folgende Tabelle 2.03 zeigt kurz die Ergebnisse unserer bisherigen Arbeit. Da die Gruppe vom Herbst 1950 bis Sommer 1951 geführt wurde, besteht natürlich keine hinlängliche Nachbeobachtungszeit und die Ergebnisse sind vorläufige. Sie haben uns immerhin ermutigt, diesen Weg fortzugehen.

Man sieht, dass es sich um verschiedene Altersstufen, verschiedene Diagnosen innerhalb des schizophrenen Formenkreises und zum Teil auch beträchtliche Erkrankungsdauer handelt. Die Fälle waren prognostisch nicht günstig zu beurteilen und wurden zum Großteil deshalb zur Gruppe zugewiesen, weil sie nach einem ersten Entlassungsversuch bereits wieder rückfällig geworden waren oder auf die somatische Therapie nicht ansprachen. Von den zehn Pat. sind zwei in den ersten Stunden ausgesprungen, beide wurden von den Eltern zurückgezogen, die im einen Fall zu wenig Interesse für die Pat. zeigten (Stiefmutter), im anderen Fall sofort die Gefahren für ihren persönlichen Einfluss erfassten und noch keine hinreichende Bindung gefunden hatten. Von den übrigen acht sind alle arbeitstätig bis auf Fall 10, die jedoch gegenwärtig einen studentischen Austauschaufenthalt im Ausland vorbereitet.

Nr.	Alter	Diagnose	Krankheitsdauer Jahre	Somatische Therapie	Mitarbeit		Erfolg	Bemerkungen
					des Patienten	der Angehörigen		
1	30	Paranoide Schizophrenie (2. Schub)	1	E	+ +	+	Defekt remittiert	Arbeitet im Haushalt, aushilfsweise auch im Geschäft
2	24	Legierungspsychose	¼	E, I	+ + +	- - -	---	In 7. Stunde ausgetreten
3	19	Rezidivierende Katatonie (2. Schub)	1	E, I	+ + +	+ + +	Voll remittiert	Handelsabiturientenkurs trotz 3 Monate Versäumnis mit Erfolg abgeschlossen
4	26	Schizophrenie	¾	I	+ + +	+ + +	Voll remittiert	Arbeitet im Geschäft, studiert gleichzeitig an der Universität, Seminararbeiten
5	18	Paranoide Schizophrenie	1	I	+	+	Defekt remittiert	7. Klasse Mittelschule erfolgreich abgeschlossen
6	18	Paranoide Schizophrenie	1	I	+ + +	+	Voll remittiert	7. Klasse Mittelschule absolviert. Derzeit auf Studentenlager im Gebirge
7	20	Akute Katatonie	Akut	E	+	- - -	---	In 2. Stunde ausgetreten
8	35	Legierungspsychose (3. Schub)	1½	E	+ + +	+ + +	Defekt remittiert	Arbeitet im Postamt im alten Posten zufriedenstellend
9	26	Rezidivierende Katatonie (3. Schub)	4	E, I	+ + +	+ + +	Voll remittiert	Arbeitet als Teppichweberin
10	23	Paranoide Schizophrenie (2. Schub)	½	E, I	+ + +	+ + +	Defekt remittiert	Bereitet studentischen Austauschaufenthalt im Ausland vor

Tab. 2.03: Diagnosen und Behandlungsergebnisse

IV. Indikationsstellung

Wir glauben, dass man die Indikation zu einer immerhin so umfangreichen Therapie einschränken muss. Am geeignetsten erscheinen junge Pat., von denen wenigstens ein Elternteil lebt. Die Zusammenarbeit mit den Ehegatten hat sich uns nicht so bewährt, der Kontakt ist lässiger und die Urkonstellationen werden nur in übertragener Form erfasst. Wir haben also weniger Chancen, an die wahren Determinanten heranzukommen. Ungeeignet sind desgleichen Unterbegabte und auch die inhaltsleeren, stumpfen Formen der fortgeschrittenen Hebephrenie. Bei Zusammenstellung der Gruppe muss auch daran gedacht werden, dass die einzelnen Pat. in das Gesamt der Gruppe passen, das heißt, ihren Platz darin zu finden vermögen. Sehr große soziale Unterschiede können stören, ebenso allzu große Altersunterschiede. Die Zahl der mitarbeitenden Gruppenmitglieder soll sieben bis acht nicht überschreiten.

V. Diskussion

Unsere eigenen Ergebnisse und Beobachtungen wie auch die in der Literatur der letzten zehn Jahre sich mehrenden Veröffentlichungen erfolgreicher Psychotherapien bei Schizophrenen geben uns Anlass, die Frage der Indikation und Wirksamkeit der Psychotherapie bei Schizophrenen nun in weiterem Rahmen zu besprechen.

Es kann gar kein Zweifel darin bestehen, dass der entscheidende Einwand gegen diese Behandlungsmethoden von zwei Seiten her formuliert werden kann.

Wenn wir ihn vorwegnehmend mit schizophrenem Narzissmus bezeichnet haben, so ist damit die Meinung der tiefenpsychologisch orientierten Psychotherapie skizziert.

Die andere Formulierung ist in den alten Gedankengruppen bei Jaspers (1948), Berze (1914, 1942) und auch Stransky (1903, 1904, 1905) vorweggenommen, die etwa besagen: Während der Dauer des schizophrenen Prozesses besteht eine außerbewusste, aber an allen Bewusstseinsinhalten und bewusstseinsfähigen Erlebnistatbeständen mitbeteiligte Störung einer Erlebensgrundfunktion. Jede Weise zwischenmenschlichen Kontaktes, und gerade dies stellt jede Psychotherapie ja dar, muss damit unter die Störungseinflüsse dieser »Grundstörung« fallen, da sie letztlich den Weg durch das Bewusstsein gehen muss.

Diese schizophrene Grundstörung (Gruhle & Berze, 1929) wurde bei Berze zur Hypotonie des Bewusstseins, bei Stransky zur intrapsychischen Ataxie und in der modernen Form der funktionsanalytischen Psychiatrie C. Schneiders (1942) zur Störung des Erlebnisvollzuges.

Die weitere Folgerung war, dass diese Grundstörung das wirksame Agens der Psychotherapie, die Übertragung, verhindere.

Um das Problem noch zu komplizieren, muss festgehalten werden, dass über die »Grundstörung« hinaus, als deren besonderes Charakteristikum die genannten Autoren etwa noch ansahen ihr Vorhandensein bei sonst ungestörtem Bewusstsein, Bewusstseinsstörungen im Sinne der Trübung, Herabsetzung der Helligkeit und Veränderungen der Weite, wie sie an den Begriffen Delirium und Dämmerzustand maßgeblich konstituierend beteiligt sind, bei der schizophrenen Störung keineswegs fehlen müssen. Sie gehören bei den akuten Bildern sogar vielfach mit dazu (Arnold, 1949; Arnold & Stephan, 1951).

Zusammenfassend ergibt sich nun, dass die psychotherapeutische Methodik bei der Schizophrenie sich drei verschiedenen Faktorengruppen gegenübersieht:

1. Es gibt allgemeine, unspezifische Veränderungen der Bewusstseinslage, wie sie sonst allenthalben in der Psychopathologie beschreibbar vorkommen.
2. Es besteht während der Dauer des Prozesses eine hypothetische, spezifisch-schizophrene Störungsgruppe, die die funktionsanalytische Psychiatrie als Störung des Erlebnisvollzuges herausgestellt hat.
3. Es bestehen Veränderungen, die das Bild des schizophrenen Defektzustandes charakterisieren; hier ist keine Geschehnisveränderung mehr anzunehmen. Wir dürfen vielmehr von Gleichgewichtsformen sprechen, wie sie die dem schizophrenen Prozess entsprungenen Entdifferenzierungen (Schneider, 1942) bestimmter seelischer Funktionsgruppen und ihr Wechselspiel mit dem gesund gebliebenen Persönlichkeitsrest darstellen. Im entscheidenden Gegensatz zum schizophrenen Prozess steht dieses Wechselspiel aber nicht mehr unter den Gesetzlichkeiten der schizophrenen Vollzugsänderung, sondern unter denen des für die betreffende Persönlichkeit Normativen.

Es wird in jedem Einzelfall zur Indikationsstellung jede der drei Faktorengruppen zu beachten sein.

Unter dem Begriff Psychotherapie werden methodologisch sehr verschiedene Richtungen subsumiert. Wir möchten

1. Arbeitstherapie,
2. tiefenpsychologische und existenzialistische Richtungen und schließlich
3. die Gruppentherapie (die wieder unter den Leitgedanken der drei genannten geführt sein kann) hier herausstellen und kurz zu charakterisieren versuchen.

Wenn hier die Arbeitstherapie als erste herausgestellt werden soll, so deshalb, weil sich an ihr wesentliche Gesetzlichkeiten aufzeigen lassen, auf die es uns ankommt.

Ihr Leitsatz würde sein, dass sie durch Training der gesund gebliebenen Funktionsgruppen des Seelischen eine Verschiebung jener Tendenzen zu erreichen versucht, die die Lenkung und Verteilung der psychomotorischen Grundenergie regeln. Sie nimmt damit den entdifferenzierten Funktionen und ihrer Auseinandersetzung mit dem ungestörten Persönlichkeitsrest den Zustrom der für weitere Auseinandersetzungen notwendigen Energie. Im Praktischen etwa sehen wir den Rückgang von schizophrenen akustischen Halluzinationen unter Arbeitstherapie. Hier lassen sich sehr schön zwei verschiedene Geschehnisse herausstellen:

Einmal werden die halluzinatorischen Erlebnisse unter der Arbeitstherapie effektiv zahlenmäßig seltener und folgen anscheinend den Gesetzlichkeiten des Vergessens.

Zweitens aber bedingt die gekennzeichnete energetische Verschiebung einen Mangel an Energie zur Auseinandersetzung der sich neu zentrierenden Persönlichkeit mit ihren halluzinatorischen Erlebnissen.

Und noch ein weiterer Gesichtspunkt kann hier herausgestellt sein: Die ein neues Gleichgewicht erstrebende defektschizophrene Persönlichkeit verfügt nach Abbruch des prozesshaften Störungsfaktors über freie Energie, die bisher vom Prozess selbst absorbiert worden war.

Die Bindung dieses Energieüberschusses, seine gezielte Verwendung zur Neuzentrierung der Persönlichkeit scheint von besonderer Wichtigkeit. Sie erklärt die hervorragenden Erfolge in dementsprechend geleiteten Anstalten, wo Schizophrene in Funktionen kommen und diese in einer Weise ausfüllen, die dem normalen angestellten Beamten in keiner Weise nachsteht. So kennen wir etwa Pat., die sich so eine neue Welt aufbauten und gar keinen Wunsch mehr haben, diese Welt noch jemals zu verlassen. Wenngleich diese Welt für uns eine »schizophrene« scheint, so ist sie doch für das betreffende Subjekt eine unserer realen völlig gleichzusetzende. Denn sie erfüllt für den Betreffenden alle jene Funktionen eines harmonisch geordneten Reizgesamt wie die normale, reale für uns.

Es ist klar, dass man diese Erscheinungen auch vom Standpunkt der tiefenpsychologischen Gesetzlichkeiten her verfolgen kann. Wir dürfen formulieren, dass jedwede tiefenpsychologisch orientierte Methodik auf eine Neuordnung der Erlebnisinhalte und der sie regulierenden Kräfte hinzielt, wie sie den Persönlichkeitsaufbau bilden. Wenn sie diesen Effekt durch Skelettierung der gegebenen Strukturen und Kräftebeziehungen zu erzielen versucht, wird man sie analytisch nennen, wenn sie glaubt, den erstrebten Effekt durch Neuregelungen der Ordnung der höchsten menschlichen Instanzen, also des geistigen Bereiches zu finden, als existenzialistisch bezeichnen. Auf die Besonderheiten der Gruppe wurde bereits eingegangen.

Zusammenfassend stellt sich das Problem psychotherapeutischer Beeinflussung der schizophrenen Psychosen dar als eine Auseinandersetzung dreier dem Schizophrenen zugehörigen Störungsformen mit drei methodologisch verschieden ausgerichteten, aber nach gleichem Effekt zielenden Richtungen der Psychotherapie (Tabelle 2.04).

Die folgende Tabelle 4 soll die Frage der Behandlungsindikation in Bezug auf die genannten drei Faktoren im schizophrenen Bild veranschaulichen helfen:

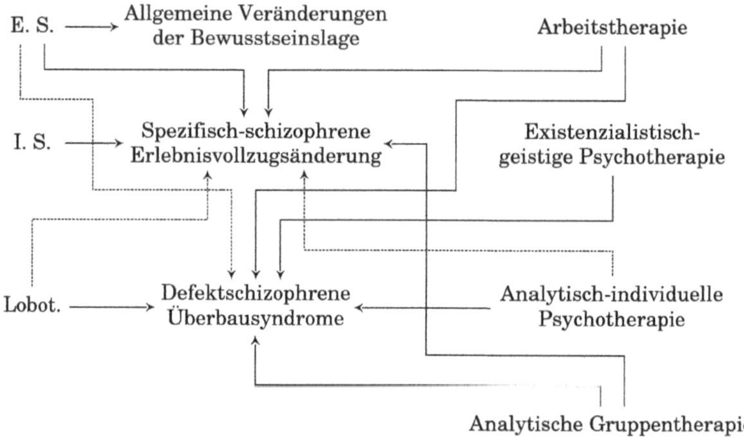

Tab. 2.04: Diagnosen und Psychotherapien (Die Pfeile bedeuten praktische Behandlungsindikationen, aber keine kausalen Beziehungen!)

Diese komplizierten und komplexen Beziehungen zeigen vorerst, dass die eingangs gezeichneten Stellungen zur Psychotherapie der Psychosen nicht nur zu summarisch waren, sondern darüber hinaus sicher zum Teil falsch!

Dennoch darf – und dies wäre mindestens der gleich schwerwiegende Fehler – nicht übersehen werden, dass sie einen prinzipiell unleugbaren Standpunkt enthalten: In vielen Fällen und Stadien wird die zwischenmenschliche Beziehungsform der Psychotherapie durch den Engpass des Filters gehen müssen, der in Bewusstseinsveränderungen allgemeiner Art, in der spezifisch schizophrenen Störung und ihrer Faktorbildung in der Persönlichkeit gegeben ist.

Viele akute Fälle zeigen derartige Veränderungen der Bewusstseinslage, dass die Herstellung zwischenmenschlicher Beziehungen von vornherein vorerst scheitert. Sie bleiben ein Feld der somatischen Therapien.

Die Abgrenzung dieser Fälle wird in ihren extremen Formen auch kaum Schwierigkeiten machen.

Auch jene Formen, bei denen die »schizophrene Vollzugsstörung« zur Ausbildung von Symptomatik führt, die etwa den Denkvollzug, die Bildung einer kontinuierlichen Wahrnehmungswelt oder eine Mindeststabilität der Affektivität hindern, bleiben für die Zeit der Veränderungen unangreifbar.

Dagegen ist die Abgrenzung jener Fälle, die, trotzdem sie unter der Gesetzlichkeit der schizophrenen Vollzugsänderung stehen, dennoch bestimmten psychotherapeutischen Techniken zugänglich bleiben, noch eine äußerst schwierige. Die Arbeit etwa von Sechehaye (1949) zeigt, dass einzelne Fälle mit extremem Aufwand doch Zugänglichkeit zeigen. Im Besonderen gibt es hier Fälle, die der Gruppentherapie eher erschließbar sein dürften als der individuellen – und das glauben wir mit unseren vorstehenden Ausführungen unterstrichen zu haben.

Sie widersprechen dem Satze von der Alleinwirksamkeit des Übertragungsmechanismus im engeren Sinne. Wollen wir ihn als einen extremen Spezialfall zwischenmenschlicher Beziehungsmöglichkeiten auffassen, dann bleibt auch für diese Fälle Erklärungsspielraum: Wohl verhindert die Vollzugsstörung die gewöhnliche Übertragungsbildung, nicht aber analoge Bindungsformen anderer Organisationsstufe, wie sie eben dem gegebenen Geschehen adäquat möglich sind.

Diese scheinen der Gruppentherapie in viel weiterem Maße eigen zu sein, entsprechend den Herdeninstinkt-Erscheinungsweisen.

Im Allgemeinen werden alle Fälle der zweiten Möglichkeit vorerst der somatischen Therapie zuzuführen sein; denn wenn schon nicht theoretische Schranken restlos aufrechterhalten werden können, so bestehen doch wesentliche ökonomische Gegengründe.

Als negative Indikation der dritten Möglichkeit seien die Formen der wahnhaften Überbausysteme angeführt, deren psychotherapeutische Unzugänglichkeit auf einem sehr interessanten Zug beruht: Sie stellen nämlich Selbstheilungsformen des Betroffenen dar und scheinen um so unangreifbarer, je weniger ausgeprägt der schizophrene Prozess ist oder war, dem sie ihre Entstehung verdanken. Ausgeprägte Wahnsysteme, keineswegs aber Philosopheme und weltanschauliche Bildungen, die einem gänzlich anderen Stellenwert besitzen, trotzen jedweder Therapie weitgehend; dagegen ist ihre Stellung innerhalb der Persönlichkeit im Sinne der Dissimulation manchmal zu beeinflussen.

Dennoch liegt das Arbeitsfeld der Psychotherapie vorwiegend im Bereiche der Defektzustände und Gleichgewichtsformen. Wenn sie unter diesen Worten zusammengefasst werden, so bedeutet das natürlich nicht, dass wir übersehen würden, wie häufig und untrennbar Prozesshaftes sich hier mit Defekten mischt und in immer wieder neuer Konstellation zutage tritt.

So wird auch hier die elastische Handhabung aller Therapiemöglichkeiten, das Zwischenschalten etwa einzelner Elektroschocks, Kombinationen mit Arbeitstherapie einen Weg weisen, der letzten Endes nicht verallgemeinerbar ist und deshalb besser an Hand konkreter Beispiele skizziert wurde.

Wenn wir diese Formen als das auffassen wollen, was hier angezeichnet wurde – also als Menschen, die den Einbruch eines persönlichkeitsprengenden Geschehens hinter sich haben, mit dem sie in irgendeiner Form fertig werden sollen –, so werden wir finden, dass auch hier die Wege nicht verallgemeinerbar sein können. Die Gewinnung einer neuen Welt kann analytisch vorbereitet und gesucht werden, aber sie kann auch auf jede Freilegung der persönlichkeitsbildenden Elemente und Richtungskräfte verzichten, sie kann dem Pat. eine andere Welt anbieten, die mit ihren a priori feststehenden Normensystemen nur eine Unterordnung der gebliebenen Persönlichkeit fordert, ohne sie zu ihrem Aufbau heranzuziehen. Schizophrene Sektierer, Fanatiker, aber auch die harmlosen Weltverbesserer, schließlich alle jene, die sich in das Ordenszeremoniell der Anstalten eingefügt haben und dort ihren Rädchenplatz voll ausfüllen, sie sind diesen Weg gegangen und auch er führt zum stabilen Gleichgewicht gleicher finaler Wertigkeit.

Zusammenfassung

Nach kurzer Diskussion der am schizophrenen Krankheitsgeschehen beteiligten Faktoren wird ein neuer Weg psychotherapeutischen Vorgehens (R. Schindler) in Kombination mit Schocktherapie (O. Arnold) bei der Behandlung von Schizophrenen angegeben, der eine möglichst ganzheitliche Erfassung des Pat. anstrebt. Dies geschieht durch eine aktive und analytische Handhabung der Übertragungen mittels der sogenannten »bifokalen Gruppe«: Der Arzt vereinigt hierbei sieben bis zehn Pat. zu einer geschlossenen, geführten Gruppe und deren engste Angehörige, vor allem die Eltern, zu einer zweiten, getrennt arbeitenden Elterngruppe. Die Patientengruppe begleitet den Pat. allmählich und in einer affektiv neutralen Art in die offene Welt hinaus, indem über die Bindung an den Therapeuten das Vertrauen zur Gruppengemeinschaft als einer Art neuer Familie hergestellt wird, die dem Pat. Rückhalt verleiht. Die Elterngruppe erfasst den Pat. als Element der Familie und hat die analytische Klärung der Beziehung der Eltern zum Pat. zur Hauptaufgabe. Dadurch wird diese Beziehung entlastet und der schizophrene Narzissmus teilweise umgangen, indem die primärsten und daher stärksten Bindungen, nämlich die zu den Eltern, zur Grundlage der Therapie gemacht werden. In der Persönlichkeit des Arztes findet die Bestrebung in beiden Gruppen ihre dynamische Ausrichtung und Einheit, sodass von ihm aus gesehen von einer in zwei Brennpunkte aufgelösten Gruppe gesprochen werden kann.

Von zehn im Laufe des Halbjahres 1950/51 an der psychiatrischen Klinik in Wien nach der hier erläuterten Methode behandelten Pat. sind zwei frühzeitig ausgeschieden, weil die Eltern nicht mitarbeiten wollten. Die übrigen acht sind alle weitgehend gebessert, davon vier voll remittiert, alle sind arbeitsfähig geworden.

Abschließend werden Indikationen und Wirkungsmöglichkeiten der psychotherapeutischen Methoden besprochen und angenommen, dass auch bei Gültigkeit der alten Vorstellung von außerbewussten Störungsfaktoren bei der Schizophrenie der Psychotherapie Wirkungsmöglichkeit und Anwendungsnotwendigkeit zukommt.

Literatur

Abrahams, J. (1948). Preliminary report of an experience in the group psychotherapy of schizophrenics. *Amer. J. Psychiatry, 104,* 613.

Arnold, O.H. (1947). Die symptomgesetzliche Stellung der akustischen, schizophrenen Halluzinationen. *Wiener Zeitschrift für Nervenheilkunde, 2*(1), 528.

Arnold, O.H. (1949). Untersuchungen zur Frage der akuten tödlichen Katatonie. *Wiener Zeitschrift f. Nervenheilkunde, 2*(4), 386.

Arnold, O.H. & Stepan, H. (1951). Untersuchungen zur Frage der akuten tödlichen Katatonien. *Wiener Zeitschrift für Nervenheilkunde, 4*(2–3), o.S.

Arnold, O.H. & Böck-Greissau, W. (1952). Elektroschock und Muskelrelaxantien. *Wiener Zeitschrift für Nervenheilkunde, 4*(2–3), o.S.

Barry, H. (1949). Significance of maternal bereavement before age of eight in psychiatric patients. *Arch. Neur., 62,* 630.

Berze, J. (1929) Erster Teil. In J. Berze & H.W. Gruhle, (Hrsg.), *Die Psychologie der Schizophrenie* (S. 3–72.). Berlin: Springer-Verlag.

Berze, J. (1914). *Die primäre Insuffizienz der psychischen Aktivität.* Leipzig/Wien: Deuticke.

Berze, J. (1942) o.T. *Z. Neur., 75,* 256.

Bleuler, M. (1951). Forschungen und Begriffswandlungen in der Schizophrenielehre 1941 bis 1950. *Fortschritte der Neurologie Psychiatrie, 19*(9–10), 385–452.

Blum, G.S. & Rosenzweig S. (1944). o.T. *J. gen. Physiol., 31,* 3.

Braunmühl, A. (1947). *Insulinschock und Heilkrampf in der Psychiatrie.* Stuttgart: Wissenschaftliche Verlagsgesellschaft.

Breckir, N.J. (1950). Hospital orientation and training program for group psychotherapy of schizophrenic patients. *Psychiatr. Quart., 24,* 131.

Geller, J.J. (1949). A program of group psychotherapy in the treatment of chronic mental illness. *Psychiatr. Quart., 23,* 425.

Geller, J.J. (1950). Current Status of group psychotherapy practises in the State Hospitals for mental disease. *Group Psychotherapy, 3*, 231.

Gerard, D.L. & Siegel J. (1950). The family background of schizophrenia. *Psychiatr. Quart. (Am.), 24*, 47.

Haffter, C. (1945). Psychopathologie der Schizophrenie. *Schweizer Archiv f. Neurologie u. Psychiatrie, 56*(1), o.S.

Hülse, W.C. (1950). The therapeutic management of grouptension. *Amer. J. Orthopsychiatry, 20*, 834.

Jaspers, K. (1948). *Allgemeine Psychopathologie* (5. Aufl.). Berlin: Springer-Verlag.

Lidz, W.R. & Lidz T. (1949). The family environment of schizophrenic patients. *Amer. J. Psychiatry, 106*, 332.

Patterson, R.M. & Zeigler T.W. (1941). Ordinal position and schizophrenia. *Amer. J. Psychiatry, 98*, 455.

Peck, H.B., Rabinovitch R.D. & Cramer J.B. (1949). A treatment program for parents of schizophrenie children. *Amer. J. Orthopsychiatry, 19*, 592.

Polan, S. & Spark I. (1950). Group psychotherapy of schizophrenics in an outpatient clinic. *Amer. J. Orthopsychiatry, 20*, 382.

Prout, C.T. & White, M.A. (1950). A controlled study of personality relationships in mothers of schizophrenic male patients. *Amer. J. Psychiatry, 107*, 251.

Reichard, S. & Tillmann C. (1950). Patterns of parent-child relationships in schizophrenia. *Psychiatr., 13*, 247.

Rose, J.N. (1946). A method of resolving acute catatonic excitement. *Psychiatr. Quart., 20*, 183.

Rosen, J.N. (1947). The treatment of schizophrenic psychoses by direct analytic therapy. *Psychiatr. Quart., 21*(3), 117.

Rosen, J.N. (1950). The survival function of schizophrenia. *Bull. Menninger Clin., 14*, 81.

Rosenzweig, S. & Bray D. (1943). Sibling death in the anamnesis of schizophrenic patients. *Arch. Neur., 45*, 71.

Schneider, C. (1942). *Die schizophrenen Symptomverbände.* Berlin: Springer.

Sechehaye, M. (1949). o.T. *Rev. suisse psychol. et psychol. appl., Suppl. 17.*

Stengel, E. (1948). The application of psychoanalytical principles to the hospital of inpatients. *J. ment. Sci., 94*, 773.

Stransky, E. (1903). Zur Kenntnis gewisser erworbener Blödsinnsformen (zugleich ein Beitrag zur Lehre von der Dementia praecox). *Jahrbuch für Psychiatrie und Neurologie, 24*, 1–149.

Stransky, E. (1904). Zur Lehre von der Dementia praecox. *Centralblatt für Nervenheilkunde und Psychiatrie, 15*, 1–19.

Stransky, E. (1905). *Über Sprachverwirrtheit: Beiträge zur Kenntnis derselben bei Geisteskranken und Geistesgesunden.* Halle a.S.: Marhold.

Thomas, G.C.G. & Wilson, D.C. (1949). The recognition of preschizophrenic status. *Virgin, med. Mthl., 8*, 405.

Tietze, T. (1949). A study of mothers of schizophrenic patients. *Psychiatr., 12*, 55.

Übertragungsbildung und Übertragungsführung in der Psychotherapie mit Schizophrenen[1]

Raoul Schindler

Der tiefenpsychologische Begriff »Übertragung« besagt, dass im Erlebnisvollzug der menschlichen Seele Stimmungsgehalte, sogenannte Affekte, von einem Objekt des Erlebens auf ein anderes verschoben, eben »übertragen«, werden. Die Feststellung eines solchen Sachverhaltes ist nur sinnvoll, wenn wir anerkennen, dass Affekte überhaupt an bestimmte Erlebnisobjekte gebunden seien, also nicht unspezifische Elemente der Seele darstellen, sondern in spezifischer Weise mit dem erlebten Gegenstand zu einer Ganzheit korrelieren. Wir stoßen hier auf eine Schwierigkeit mit dem unumgänglichen Begriff des »Affekts«, der uneinheitlich verwendet wird. Das liegt zum Teil daran, dass der Affekt eine Doppelstellung einnimmt: Er ist nämlich einmal innerpsychischer Wahrnehmungsgegenstand, also eine Art Gefühl, zum andern aber Intention einer Aktivität, also ein Wille. Er tritt nur dort auf, wo wir von etwas »affiziert« werden, wo uns etwas in unserm Wesen berührt, nicht aber da, wo wir unbeteiligt sind, wo es uns nichts angeht. Der *Affekt* entspricht demnach der *Begegnung unseres Wesens mit einem Außer-uns-Seienden.* So ist die Ebene der Affekte als eine Art Grenzschicht aufzufassen, an der sich unser Wesen mit dem uns Begegnenden berührt. Hier ist der Ort, wo die Biografie des Individuums in Charakterologie umschlägt, wo wir durch die Ereignisse, die uns betreffen, in unserem Wesen eine Veränderung erfahren – ein Aspekt, auf den die daseinsanalytische Schule in der Psychiatrie bereits mit Betonung hingewiesen hat.

---

1 Vortrag beim Internationaler Kongress für Psychotherapie in Zürich vom 20. bis 24. Juli 1954. Erstveröffentlichung: Schindler, R. (1955). Übertragungsbildung und Übertragungsführung in der Psychotherapie mit Schizophrenen. *Acta psychotherapeutica, psychosomatica et orthopädagogica, 3*, Suppl. 1 (Sonderheft zum Int. Kongress für Psychotherapie in Zürich, 1954), 337–344 (DOI:10.1159/000278676). Abdruck mit freundlicher Genehmigung der S. Karger AG, Basel.

Der echte Affekt transzendiert die Schranke zwischen Mir-selbst und dem Außer-mir-Seienden. Der übertragene Affekt hingegen kann dies nicht, er wiederholt nur das Geschehene einer solchen Begegnung, ausgelöst durch die mehr oder minder unvollständige Berührung mit einem mehr oder minder inadäquaten Gegenstand. Bei genauer Betrachtung findet man freilich im Vollzug der »Übertragung« die Beteiligung zweier Affekte: Den übertragenen Affekt und einen zweiten, der diesen nämlich zur Auslösung bringt. Dieser auslösende Affekt stellt eine kurze Berührung mit dem Objekte selbst her, er ist seiner Natur nach also ein »echter« Affekt. Je mehr nun der auslösende vom übertragenen Affekt überdeckt wird, desto inkongruenter erscheint das Erlebnis zum erlebten Gegenstand. Diese Inkongruenz hat ja auch zur Auffindung des Übertragungsgeschehens Anlass gegeben.

Die ganze tiefenpsychologische Literatur und soweit ich sehe auch der gegenwärtige Kongress beschäftigt sich beim Thema »Übertragung« mit dem jeweils übertragenen Affekt, seiner Herkunft, seiner Fixierung usw. Ich möchte mir jedoch erlauben, Ihre Aufmerksamkeit nun auch dem andern, dem auslösenden Affekt zuzuwenden. Dieser findet in der Regel keine Beachtung, vielleicht deshalb, weil er ja sofort verdeckt wird und auch, weil er ja ohnehin zum Gegenstand des Erlebens passt, also psychopathologisch uninteressant scheint. Eine solche Vernachlässigung führt jedoch zu der Anschauung, dass das Übertragungsgeschehen schlechthin pathologisch sei. Dem muss aber widersprochen werden. Die *Pathologie der Übertragung* ist vielmehr *ausschließlich abhängig vom Stärkeverhältnis der beiden ineinanderspielenden Affekte zueinander:* Ist die Intensität des auslösenden Affektes überwiegend, sodass der übertragene Affekt nur im Sinne einer persönlichen Überformung hereinspielt, dann liegen die Verhältnisse *normal.* So setzt sich unser alltägliches, normales Erlebnis zusammen, an dem wir ja zwei Komponenten unterscheiden können: Die Begegnung mit dem Neuen und das beruhigende Beiklingen einer bekannten Vertrautheit, Erwartungen und Vorurteile, die sich mehr oder minder unbegründet an einzelne Details knüpfen. Fiele diese Übertragungskomponente weg, dann fiele alles Begegnende aus dem Zusammenhang heraus, das Erlebnis der Welt würde fremd, unverständlich und unheimlich, so wie es bisweilen von incipienten Schizophrenen, die knapp nach einem Prozessgeschehen stehen, eindringlich geschildert wird. Nicht die Übertragung als solche kann also pathologisch sein, denn *auch und gerade der Wegfall der Übertragung im Erlebnis ist pathologisch.*

Die Verschiebung der normalen Intensitätsrelation nach der andern Seite, also das Überhandnehmen des Übertragungsaffektes über den auslösenden Affekt, ist weit mehr studiert und entspricht dem Fall der pathologischen Übertragung, die bekanntlich zu unangepassten Fehlhaltungen führt. Ist die überspringende Affektation vom Gegenstande her umschrieben, dann sprechen wir von einem neurotischen Komplex, z. B. einem Vaterkomplex. Ist sie hingegen vom innerpsychischen Antriebe her bestimmt, dann sprechen wir von einem Wahn. In der irrealen Scheindynamik des Wahns beobachten wir daher in gespenstischer Verdichtung das Umschlagen von Charakterologie in Biografie.

Der Hinweis auf den auslösenden Affekt im Vollzug der Übertragung hat nicht nur theoretische, sondern auch praktische, nämlich therapeutische Bedeutung. Kommt doch über diese Wurzel dem Erlebenden auch aus einem Übertragungsverhältnis direkte Bewirkung und Begegnung zu! Ich glaube, dass diese Seite der psychotherapeutischen Einflussnahme durch lange Zeit der wissenschaftlichen Kritik entzogen blieb, wohl aus dem Bedürfnis, das Ansehen des Psychotherapeuten von jedem Verdacht einer »Einmischung« in die freien Entscheidungen des Patienten rein zu halten. So wichtig ein solches Bestreben für die Psychotherapie ist, so paradox wird es jedoch, wenn es förmlich als Einmischungsangst die Gegenübertragung beherrscht bzw. die Kritik für das, was man tut, mindert. Erst die letzten Jahre und hier vor allem die personalistische Schule der Tiefenpsychologie haben die Bedeutung der persönlichen Begegnung im psychotherapeutischen Verfahren klar herausgestellt.

Es ist nun ein Gemeinsames aller psychotherapeutischen Schulen, dass sie es dem Patienten ermöglichen, dem Therapeuten einen massiven Übertragungsaffekt zuzuwenden, ohne dass dieser davon »Gebrauch macht«. Der Therapeut nimmt also z. B. die Rolle des »bösen Vaters« auf sich, er ist aber kein böser Vater. Der Therapeut ist – Kraft seiner, den einzelnen therapeutischen Schulen gemäß verschiedenen, theoretischen Überlegung – imstande, den Übertragungsaffekt »auszuhalten«. Er weist ihn also nicht gekränkt und verärgert zurück, was dem Abbruch eines Kontaktes gleichkommt, er gibt ihm aber auch nicht nach, ist also beispielsweise nicht böse, so sehr der Patient das auch von ihm erwartet und diese Erwartung in hunderterlei indirekten Provokationen an ihn heranträgt. Durch ein solches Verhalten wird die Geltung des übertragenen Affekts herabgemindert und ein dahinter verdeckt liegender »echter« Affekt betont. In jeder Psychotherapie, die nicht der Gegenübertragung zum Opfer fällt, kommt es daher zu einer Kräfteverschiebung zwischen auslösendem und übertragenem Affekt, bis zur allmählichen Herstellung normaler Relation. Dies geht über zahlreiche Stationen, in denen der Übertragungsaffekt gewechselt wird, und zwar umso länger, je ängstlicher eine echte Begegnung vom Patienten vermieden wird. So ist die Psychotherapie – wenn man es auf eine Formel bringen will – von Anbeginn bis zum Ende der Übertragungslösung gewidmet.

Anders als bei der komplexhaft gebundenen Form pathologischer Übertragung des Neurotikers, die immerhin eine Reihe anderer Begegnungsebenen offen lässt, stehen wir beim psychotischen Wahn einer welthaften Totalität der Übertragung gegenüber. Hier Übertragung bekommen, heißt im Wahn einbezogen sein. Um diese Situation therapeutisch zu beherrschen, ist offenbar eine enorme Steigerung der therapeutischen Intensität erforderlich, jede Belastung der Übertragung ist durch einen Umschlag in negative Affektivität bedroht oder sogar durch die Negation der Übertragung selbst, was meines Erachtens einem Ingangkommen schizophrenen Prozessgeschehens entspricht. Anderseits eröffnet uns gerade die Totalität der wahnhaften Übertragung eine spezifische Möglichkeit der Psychosentherapie, nämlich das Verlagern der riskanten Dynamik in die Umwelt. Mme. Séchehaye hat diesen Weg durch Anbieten von Symbolen, z. B. von Puppen usw., aufgegriffen. An der Psychiatrischen Klinik in Wien haben wir in erster Linie die künstliche Milieubildung gewählt und zwar durch Verlagerung der Therapie in geschlossene Patientengruppen.

Nach mehrjähriger Erfahrung – wir arbeiten psychotherapeutisch mit Psychosen seit 1947 und überblicken nun Ergebnisse an nahezu 100 Fällen – haben wir in der Arbeit mit Psychosen grundsätzlich der Gruppentherapie den Vorzug gegeben. Wir haben die Gründe dafür schon einmal dargestellt (Schindler, 1954). Um heute auf die Besonderheiten der Übertragung einzugehen, sei nur erwähnt, dass diese in der Gruppe eine den natürlichen Voraussetzungen der Familie sich angleichende Erweiterung erfährt, die es gestattet, die Dynamik der Auseinandersetzung vom Therapeuten weg in die Gruppe selbst zu verlagern. Die Gesprächsführung bleibt dabei ihrem Inhalt nach relativ unwesentlich, hingegen bekommt die affektive Stellung der Patienten zueinander sehr rasch die Gestaltung nach der Übertragung jeweils der Gruppenstärksten. Die Übertragungen der affektiv Schwächeren bleiben mehr oder weniger unsichtbar, sind aber darum nicht minder lebhaft, zum Teil lehnen sie sich identifikatorisch an das Vorbild der Stärkeren an. Die psychodramatische Dynamik der Gruppe kann stärkste Übertragungsaffekte aufnehmen, ohne zu zerbrechen, sofern die Neutralität des Therapeuten gewahrt bleibt. Das eingangs erwähnte Schema des Aufnehmens von Übertragungsaffekten, ohne ihnen zu erliegen und anteilig zu werden, bewährt sich. Ich zweifle nicht, dass dies auch mit anderer Technik und in individueller Therapie erreicht werden kann, aber nur mit höherem Risiko und auch weit größerem persönlichen Einsatz.

Bei Durchführung einer solchen Gruppentherapie kommt es nun immer zu einer Art *rückläufigen Übertragung*, das heißt, es machen sich im Familienrahmen Erregungen geltend, die wieder entsprechende Gegenübertragungsaffekte der Angehörigen wachrufen. Am günstigsten ist es, wenn die Angehörigen empört oder eifersüchtig sich an den Therapeuten wenden. Wir haben bereits in unseren ersten therapeutischen Versuchen mit Schizophrenen solchen Angehörigen volles Interesse zugewandt und uns um die Analyse ihres Verhaltens bemüht, mit dem zunächst überraschenden Effekt, dass wir gerade bei diesen Fällen ausgezeichnete therapeutische Resultate erzielten. Es zeigt sich nämlich, dass die Rollenverteilung in einer Familie einer sehr starren Beharrung unterliegt. Wird daran getastet, so treten Affekte auf, deren Bestreben sich deutlich dahin richtet, das ursprüngliche Verhältnis wiederherzustellen. Gelingt dies nicht, dann treten allenthalben Erregungen zutage, Vorwürfe und Selbstvorwürfe werden an trivialste Handlungen geknüpft, vergangene Ereignisse werden beschworen, Familienvorbilder neu belebt, zum Teil sehr fantastische Theoriebildungen übereinander und über sich selbst deuten sich an und lassen sich analysieren – kurz: Es herrscht eine affektive Unruhe, die sich am besten den physiologischen Familienkrisen um Pubertät, Eheschluss oder Tod eines Familienmitgliedes vergleichen lässt. Diese Unruhe tritt erst zurück, wenn die ursprüngliche Rollenverteilung wiederhergestellt oder eine neue, allseits akzeptable, gefunden worden ist. Es stellt sich dann ein neues affektives Gleichgewicht her, dessen Struktur aber nicht auf *ein* Individuum beziehbar ist, sondern das eine Gesamtlösung innerhalb der affektiv aneinander gebundenen Sozietät darstellt, wir nennen es daher das *Familiengleichgewicht*.

Analysiert man das Familiengleichgewicht in beliebigen Familien, so ist man überrascht zu sehen, in welch überragendem Maße hier keine echte Affektivität im eingangs gebrauchten Sinn, sondern Übertragungsaffekte vorherrschend sind. Und man ist zweitens überrascht zu sehen, wie sehr die Deszendenz in ihrem Charakter Entwicklungen eingeht, die dem Unbewussten der Eltern entnommen scheinen. Wir müssen folgern, dass dem Familiengleichgewicht in hohem Maße ein gestaltender Einfluss auf die sich entwickelnde Deszendenz zukommt. Diese Einsicht eröffnet übrigens auch einen nicht unbedeutenden Aspekt zum Wesen der Erbausformung: es erklärt sich daraus das überaus häufige Überspringen einer Generation im Zuge der Erbähnlichkeit und das noch nicht ausgiebig genug studierte Phänomen, dass Kinder Eigenheiten und Charakterzüge von Personen entwickeln, mit denen sie nicht erbverwandt sind, die aber im Leben eines der Eltern eine große affektive Bedeutung eingenommen haben. Achtet man darauf, so ist es unverkennbar, dass in Familien mit schizophrenen Angehörigen die Übertragungsaffekte beim Aufbau des Familiengleichgewichtes in ihrer Relation zu echter Affektivität vorwertiger sind als bei Durchschnittsfamilien. Die »Rollen« der einzelnen Familienmitglieder sind da bisweilen bis zum Schematismus erstarrt und unlebendig, nicht so selten ist der gesamte Strukturaufbau vom Unbewussten einer in der Familie überragenden Persönlichkeit beherrscht.

Es ist nun verständlich, dass die träge Kraft des Familiengleichgewichtes nicht nur für das Individuum konflikthafte Situationen herbeiführt, sondern auch, dass von ihm ein erbitterter Widerstand gegen jede Rollenveränderung ausgeht, der sich jedem therapeutischen Fortschritt entgegenstellt. Die Kraft dieses Widerstandes ist um so höher einzuschätzen, je kontaktschwächer der Patient ist, gehen doch zu den Eltern die ursprünglichsten, in der Regression anwachsenden und quantitativ stärksten Bindungen. Anderseits muss auch über die Eltern der wirksamste Eingriff selbst bei einer weitgehend narzisstisch abgekapselten Persönlichkeit möglich sein.

Wir haben aus dieser Erfahrung eine Methode abgeleitet und nunmehr planmäßig die Angehörigen parallel zu den Patienten in Therapie genommen, indem wir eigene Angehörigengruppen konstituierten, die ebenso regelmäßig arbeiten wie die Patientengruppen selbst und in ihrem Fortschreiten auf den inneren Fortschritt der Patienten abgestimmt werden. Daraus entstand die Methode der sogenannten *bifokalen Gruppentherapie*, von der wir heute sagen müssen, dass sie uns bei Weitem die besten therapeutischen Resultate gibt. Das Wesen dieser Therapie ist in der Veränderung des therapeutischen Ansatzpunktes zu sehen: dieser wurde von der Isoliertheit der erkrankten Person zur psychodynamischen Einheit der Familie, dem Familiengleichgewicht, hingewendet. Dieses wird als der eigentliche Herd unlösbarer Konflikte analysiert. Es wird dazu zunächst nach zwei Brennpunkten hin auseinandergelegt, indem sowohl Eltern- wie Patientengruppe im Modus der Übertragung Wiederholungen der ursprünglichen Konstellationen darstellen und so der analytischen Aufarbeitung zugänglich machen. Gleichzeitig werden dadurch zahlreiche Affekte in die Dynamik der Gruppen verschoben und gebunden und damit der neu sich anbahnenden Begegnung der Familienpartner neue Voraussetzungen geschaffen. Einzelheiten der Technik müssen freilich in der bereits erschienenen Literatur (Arnold & Schindler, 1952) nachgelesen werden, da sie den Rahmen des heutigen Referates überschreiten würden.

Da die Umwandlung des Familiengleichgewichtes im Rahmen der bifokalen Gruppentherapie nicht selten sich auch in äußeren Umkonstellierungen geltend macht, wie z. B. Loslösung von Kindern aus dem Elternverband, Berufswechsel oder dergleichen, haben wir späterhin auch versucht, die Umständlichkeit der analytischen Aufarbeitung durch aktiv konstellierende Einflussnahme zu umgehen. Dieser Versuch ergab sich in einzelnen Fällen, in denen es nicht gelang, den persönlichen Kontakt mit der Familie zu gewinnen von selbst, methodisch wurde er erstmals von meinem Mitarbeiter, Dr. Gastager, aufgenommen. Wenngleich die Nachbeobachtungszeit dieser Gruppen die Dreijahresgrenze noch nicht überschreitet und der Versuch daher als nicht abgeschlossen bezeichnet werden muss, zeichnen sich dennoch bereits Unterschiede in der therapeutischen Wertigkeit ab, die uns anzeigen, dass dadurch die gewiss schwerfällige und langwierige bifokale Gruppenarbeit im ursprünglichen Sinn nicht ersetzt werden kann. Es scheint – um es zusammenfassend zu sagen –, dass sich durch ein solches Vorgehen der therapeutische Effekt im Vergleich zur usuellen somatischen Therapie qualitativ wohl verbessern lässt, dass aber eine nicht aufarbeitbare Abhängigkeit zum Therapeuten entsteht, die auch die Rückfallsquote vermehrt. Im Gegensatz dazu haben wir mit der ordnungsgemäß durchgeführten bifokalen Gruppentherapie bisher nur einen Versager, bei einer Hebephrenen, erlebt und zwei Rückfälle, beide Male bei Legierungspsychosen, die mit menstruell ausgelösten manischen Phasen wieder aufgenommen werden mussten. Alle andern Patienten und auch die beiden Rückfälligen nach Abklingen der Phase, sind voll arbeitsfähig geworden und auch geblieben, die Nachbeobachtung beträgt maximal fünf Jahre.

Zusammenfassung

Es war ein Anliegen dieses Referates, auf den Begriff des Familiengleichgewichtes hinzuweisen, als einem Phänomen in eine kollektive Struktur gebundener Übertragungen. Zur Analyse dieses komplexen Übertragungsphänomens wurde eine eigene Methodik, die sogenannte *bifokale Gruppentherapie*, entwickelt. Diese gestattet es, die ursprünglichsten Bindungen der Persönlichkeit, nämlich die Bindungen zu den Eltern, zur Brücke therapeutischer Einwirkung zu machen, sowie den Herd andauernder Konflikte durch das Auseinanderlegen in die beiden Brennpunkte der Eltern- und der Patientengruppe zu entlasten und der analytischen Aufarbeitung zuzuführen. Die guten Ergebnisse dieser Methode bei der Psychotherapie mit Schizophrenen mag die Darstellung dieser besonderen Problematik rechtfertigen.

Literatur

Arnold, O.H. & Schindler, R. (1952). Bifokale Gruppentherapie bei Schizophrenen. *Wiener Zeitschrift für Nervenheilkunde und deren Grenzgebiete, 5*, 155–174.

Schindler, R. (1954). Über gesetzmäßige Beziehungen vom Erlebnisinhalt zur Erlebnisform in der Schizophrenie. *Zeitschrift für Nervenheilkunde und deren Grenzgebiete, 10*, 195–230.

Die Psychohygienische Aufgabe im Heimkehrerproblem[1]

Hans Hoff & Raoul Schindler

Wenn wir uns von psychohygienischer Seite mit dem Problem des Heimkehrers auseinandersetzen wollen, so müssen wir zunächst feststellen, dass es »den Heimkehrer« eigentlich gar nicht gibt. »Der Heimkehrer« ist gar kein Mensch, sondern ein Schema, es ist eine Rolle, die die Gesellschaft einem Menschen auferlegt. Wir müssen uns damit befassen zu fragen, wie der einzelne Mensch sich nun mit dieser Rolle auseinandersetzt, wie er sie aufgreift oder zurückweist und wie auch anderseits die Gesellschaft sich nun mit seinem Verhalten abfindet. Hiezu gibt es zwei Voraussetzungen: Der heimkehrende Mensch – sagen wir doch lieber dies anstelle des missverständlichen Ausdruckes »Heimkehrer« – ist zuallererst ein Mensch mit einer gewissen Anlage und einem speziellen Lebenslauf. Längst bevor er Heimkehrer wurde, ja bevor er Soldat wurde, hatte er bereits einen Charakter entwickelt, der bestimmte Züge erkennen lässt, in denen er sich mit seiner Umwelt auseinanderzusetzen tendiert. Wenn wir uns daher mit dem heimkehrenden Menschen befassen wollen, dann müssen wir uns zunächst mit seinem Lebenshintergrund befassen, seine Lebensgeschichte studieren. Es wird ja leicht begreiflich sein, dass ein allseits gesunder, anpassungsfreudiger und -fähiger Mensch auf die spezielle Situation des Krieges und der Heimkehr ganz anders reagieren wird, als jemand, der primär schon kontaktgestört dem Leben gegenüberstand und sich vielleicht nur mittels eines neurotischen Arrangements im Sinne *Adlers* in einem leidlichen Bezug mit der Gesellschaft zu halten vermochte.

---

1 Erstveröffentlichung: Hoff, H. & Schindler, R. (1956). Die psychohygienische Aufgabe im Heimkehrerproblem. *Wiener Medizinische Wochenschrift, 106,* 895–898. Abdruck mit freundlicher Genehmigung der Springer-Verlag Wien GmbH.

Überlegen wir uns nun anderseits, welche speziellen Faktoren das Kriegs- und das Heimkehrergeschehen für den einzelnen Menschen mit sich bringt:

1. *Der Soldat* wird aus seiner gewohnten Lebensordnung gerissen und in eine neue Lebensordnung gestellt, der gewisse charakteristische Züge anhaften: Der Soldat im Krieg ist eine gesellschaftlich geachtete Position, ja mehr als das, er trägt in der Symbolik der Waffe, mit der er auftritt, ein hervorstechendes Kennzeichen von Männlichkeit an sich. Wir alle kennen das Phänomen des sogenannten »Zaubers der Montur«, das mit dieser Männlichkeitsrolle des Soldaten unmittelbar zusammenhängt. Hier lassen sich auch Unterschiede in der Bedeutung der einzelnen Waffengattungen feststellen, so z. B. haben im vergangenen Krieg und wohl auch in den gegenwärtigen Armeen die Flieger, Panzerfahrer und U-Bootfahrer eine besondere Wertigkeit gehabt, die nach unseren Erfahrungen durchaus verglichen werden kann mit der männlichen Wertigkeit waghalsiger Sportler, z. B. Rennfahrer. Sie übertrumpfen an männlicher Potenz scheinbar die Angehörigen des »gewöhnlichen Fußvolkes« oder gar der technischen Truppe. Es ist nun interessant, dass sich statistisch nachweisen lässt, dass gerade unter den Angehörigen dieser, mit extremer männlicher Potenz qualifizierten Waffengattungen, der höchste Prozentsatz von Potenzstörungen unter den Heimkehrern festzustellen ist.
2. Die gesellschaftliche Position des Soldaten bringt es mit sich, dass er letztlich für sein Handeln wenig verantwortlich erscheint. Er steht in einer dauernden Abhängigkeit, für alle entscheidenden Funktionen des Lebens ist ein Vorgesetzter zuständig, mehr als das, der Mechanismus und Organisationsapparat einer modernen Armee bringt es mit sich, dass letztlich jeder in ihr nur ein Abhängiger bleibt, dessen vitale Interessen nicht er selbst, sondern eben jener abstrakte Apparat und Plan für ihn wahr hat. Mehr als irgendwo sonst gerät daher der Mensch in der Armee in die Rolle des unmündigen Kindes, das von einer abstrakten Mutter versorgt wird. Damit hängt zusammen, dass gewisse Neuroseformen durch das Leben in der Armee scheinbar sehr günstig beeinflusst werden und ihre Symptomatik verlieren. Hierzu ist freilich zu sagen, dass ein solches Geschehen nicht mit einer wirklichen Heilung der Krankheit verbunden ist, sondern dass die spezifische Lebenssituation in der Armee diese Voraussetzungen enthält, die dem neurotischen Arrangement des Patienten angemessen sind. Die neurotische Regressionstendenz in eine kindliche Lebenseinstellung, in der die vitalen Interessen der Lebenshaltung nicht von einem selbst, sondern von der »Mutter Armee« übernommen werden und auch die Verantwortung für das Ausleben gewisser aggressiver Tendenzen, die der einzelne mit

seinem Überich nicht zu vereinbaren vermöchte, die aber der große »Vater General« für ihn verantwortet, sie findet in der Armee eine geradezu ideale Realisation. Es werden daher jene Individuen, die aus ihrem Persönlichkeitsaufbau zu einer solchen Regression neigen, sich hier wohl fühlen. Die Krankenblätter unserer psychotherapeutischen Ambulanz, in denen die Lebensgeschichten von Heimkehrerneurosen aufgezeichnet sind, zeigen daher auch in all diesen Fällen schon die typischen Zeichen derartiger Regressionstendenzen auch im vormilitärischen Leben der Betroffenen.

Wie verhält sich demgegenüber nun die Situation des Heimkehrers? Sie enthält zwei ganz entgegengesetzte Komponenten:

1. Der Heimkehrer wird von einer Gesellschaft empfangen, die sich gebärdet wie eine einzigartig liebende Mutter. Heimkehrerverbände nehmen sich seiner an, die Heimatgemeinde verspricht sich für seine Lebensinteressen einzusetzen, bei zahllosen kleinen und unwichtigen Anlässen genießt er irgendwelche Bevorzugungen. Zum Teil allerdings warten auch schon mehr oder minder fertige Pläne auf ihn, wie er sein weiteres Leben zu führen und zu gestalten habe. Die Familie hat für ihn einen bestimmten Platz vorgesehen, beruflich werden ihm gewisse Möglichkeiten angeboten und man ist eigentlich enttäuscht und entrüstet, wenn er sie nicht akzeptiert. Die Gesellschaft benimmt sich also wie eine overprotektive Mutter und der Heimkehrer wird von ihr in die Rolle eines unmündigen Kindes gedrängt.
2. Gleichzeitig werden aber eine Unzahl von Anpassungsleistungen in einem relativ sehr eng bemessenen Zeitausmaß von ihm gefordert, da die Ordnung, in der er sich befunden hat und auch gegenüber derjenigen, aus der er in seinem vormilitärischen Zivilleben ausgegangen ist, sich doch wesentlich unterscheidet. Hinzu kommt, dass die Zeit der Trennung zu einer Fantasieausgestaltung der Vergangenheit geführt hat. Je schwieriger sich die aktuelle Umgebung im Krieg gestaltet hat, desto höher musste das Phantom einer vergangenen »glücklicheren Zeit« in seinem Werte steigen. Dies gilt insbesondere auch für das Objekt seiner Liebesbeziehung, das durch diesen Prozess allmählich alle schlechten Züge verliert und weitgehend einem Engel zu ähneln beginnt. In der Realität hingegen sind Jahre vergangen, die auch für die Gattin oder Geliebte mit großen Schwierigkeiten verbunden waren und in denen sie älter geworden ist. Auch sie hat den gleichen Prozess durchgemacht wie der Heimkehrer, auch für sie ist er der Repräsentant einer glücklicheren Zeit und zeigt Zeichen des Alterns. Es ist daher begreiflich, dass zunächst keiner der beiden Teile imstande ist, den an ihn gestellten Erwartungen zu entsprechen.

Fall 1: Als unser Patient 1939 einrückte, hinterließ er eine junge Frau von 27 Jahren und einen Buben von 3 Jahren. Die Familie war anscheinend harmonisch, zunächst wurde auch ein reger Briefkontakt aufrechterhalten, der jedoch schwierig wurde, als Patient l943 an die Russlandfront versetzt wurde, und abriss, als er Anfang 1944 in russische Gefangenschaft geriet. Von da kehrte er 1949 in ziemlich abgemagertem, aber körperlich nicht geschädigtem Zustand nach Hause zurück. Er wurde in der üblichen Weise empfangen, auch seine Frau kam ihm in jeder Weise entgegen und schien sich sehr um ihn zu bemühen. Dennoch geriet er sehr rasch in ein stark depressives Heimkehrersyndrom, das mit der Zeit mehr aggressive Züge annahm und sich gegen die Gattin und auch das Kind zu richten begann. Er konnte disziplinär mit dem Jungen nun gar nicht zurechtkommen und züchtigte ihn einige Male ausgesprochen roh. Die Gattin geriet immer mehr in die Haltung der ihren Jungen verteidigenden Mutter und war über das Verhalten des Mannes zutiefst enttäuscht. Als der Patient unsere Ambulanz aufsuchte, drohte die Ehe auseinander zu fallen und der Patient trug sich mit Eifersuchtsgefühlen, die sich um die von ihm nicht kontrollierten Jahre seiner Gefangenschaft zentrierten. Die Narko-Exploration führte den Patienten in die Traum- und Fantasielandschaft zurück, die für ihn während seiner Gefangenschaft die Heimat und die Familie bedeutet hatte. In dieser Fantasiewelt gab es die Frau mit allen Kennzeichen der guten Mutter, die sich um den immer noch als einjährig fantasierten Knaben bemühte. In der Fantasie war der Junge sogar noch jünger geworden, als es dem Alter entsprach, in dem er vom Patienten verlassen wurde. Die Frau war hübsch und jugendlich und trug fast immer ein und dasselbe Kleid, das sie noch vor der Ehe getragen hatte, als sich die beiden kennengelernt haben. Als der Patient aber nun tatsächlich nach Hause zurückkehrte, hatte sich diese Situation ganz verändert. Die Frau war inzwischen gealtert, sie hat einen Beruf aufnehmen müssen, um sich und das Kind zu ernähren, und vor allem auch der Junge war nun 13 Jahre alt geworden, also im Stadium der Pubertät. Er hatte die ganzen Jahre hindurch bei der Mutter im Zimmer geschlafen und erst als der Vater zurückkehrte, musste er ihm seinen Platz räumen. Es ist klar, dass er die Rückkehr dieses Vaters, der ihm als erste Handlung seinen Platz bei der Mutter streitig machte, mit ambivalenten Gefühlen empfing. Als er die Unsicherheit des Vaters spürte, dem das veränderte Wohnungsmilieu zunächst noch ganz fremd war, begann er diesen Trumpf auszuspielen und den Patienten mit kleinen Provokationen zu reizen. Unser Patient reagierte darauf unsicher und allzu heftig, was die Mutter sofort zum Eingreifen zugunsten des Kindes veranlasste und so entwickelte sich allmählich steigernd die Katastrophe. Nachdem der Patient in allmählicher psychotherapeutischer Arbeit diese Situation in Ruhe nacherlebt hatte, vermochte er die Situation mit anderen Augen zu sehen. Aber es war auch nötig, sich mit der Frau zusammen-

zusetzen und auch mit ihr die Entwicklung fast in ebenso mühevoller Kleinarbeit nachzuholen. Dabei zeigte sich sehr bald, dass auch sie während der Kriegszeit ihren Gatten idealisiert hatte und das heimkehrende Realbild zunächst mit dem Gefühl von Schrecken und Abwehr und einer Tendenz, sich zum Kind zu flüchten, erlebt hatte. Sie hatte damals die Tendenz gehabt, das Kind wieder in ihren Schlafraum zurückzunehmen und den Gatten ins Nebenzimmer zu legen, hatte dies freilich nie ausgesprochen, aber sich an sein Schnarchen in der Nacht nicht gewöhnen können. In diesem Fall konnte durch die beidseitige Behandlung der Ehepartner die notwendige Desillusionierung und Wiederanpassung aneinander gefunden und damit eine Ehe vor dem Zusammenbruch bewahrt werden. Leider kommt eine große Zahl analoger Fälle erst nach der ehelichen Katastrophe in die Behandlung. Wertvolle Zeit wird hier oft durch sedative Behandlungsversuche versäumt.

Es muss gesagt werden, dass die Fülle der Anpassungsleistungen unter dem Druck der Zeit eine Überforderung darstellt, die bei jedem Individuum ein reaktives Syndrom auslöst, das wir noch nicht als pathologisch kennzeichnen wollen. Es enthält einen gewissen Zug zur Depression, eine aggressive und unzufriedene Komponente und ein charakteristisches Gefühl nicht zurechtzukommen. Vegetative Erscheinungen und auch vorübergehende Impotenz können hier vorkommen. In der Mehrzahl der Fälle wird es nach einigen Monaten durch eine mutvollere Haltung abgelöst, das Individuum beginnt sich von den ihm eventuell noch angebotenen Hilfen meist mit einem gewissen verächtlichen Ressentiment zu emanzipieren, die gestaute Aggressivität setzt sich in positive Lebensbetätigung um.

Einem kleineren Teil der Fälle gelingt dies aber nicht. Eine Gruppe von ihnen entwickelt im Rahmen dieses Enttäuschungssyndroms allmählich eine typische Neurose. Hier werden wir bei genauerer Exploration der Entwicklung immer sehen, dass schon vor dem Militärdienst ein neurotisches Syndrom vorlag, das nur im Rahmen des eingangs geschilderten psychologischen Arrangements, das der Militärdienst bietet, gewissermaßen verdeckt und in eine Latenz geraten war. Bei Wegfall des schutzgebenden Arrangements wird die Erkrankung nun selbstverständlich wieder manifest.

Ein anderer Teil der Fälle ist dadurch charakterisiert, dass er aus seiner inneren Situation heraus dazu neigt, sich der scheinbar anbietenden neuen »Mutter Staat« nunmehr anvertrauen und überlassen zu wollen. Er sieht sich natürlich in kurzer Zeit schwer enttäuscht, und zwar umso mehr, je krampfhafter und absoluter er sich an diese Hoffnung klammert. Er wechselt daher in der ersten Zeit zwischen einem Überaufgebot an Anstrengung, sich in der Rolle des lieben und braven Kindes zu zeigen und Haltungen der enttäuschten Aggressivität und des gehässigen Vorwurfes. Eine der Haltungen des lieben und braven Kindes, dem geholfen werden muss, ist bekanntlich die Krankheitshaltung. Wir finden unter diesen Fällen daher eine ganze Reihe, die ein mehr oder minder uncharakteristisches neurovegetatives Schwächesyndrom zeigen, das zumeist unter der Annahme von avitaminotischen Störungen medikamentös behandelt und gehegt zu werden pflegt. Dies bedeutet wiederum für einen Teil der Fälle nur eine Art verlängerter Übergangsphase und auch sie finden, oft durch eine günstige Liebesbindung ermutigt, zum normalen Erfolgserleben und Gesundung. Ein anderer Teil verharrt aber in dieser Symptomatik oder entwickelt sich unter Bezug auf irgendeine Kriegsverletzung zum Typ des Rentenneurotikers.

Eine andere Gruppe von Fällen vermag sich in ihrem wirtschaftlichen und sozialen Leben zwar zu readaptieren, entwickelt aber allmählich als einziges Symptom eine Potenzstörung. Es sind bevorzugt Angehörige jener betont männlich empfundenen Waffengattungen. Vielfach sind sie im wirtschaftlichen Leben besonders erfolgreich und man kann ihren Ehrgeiz und Einsatz auf diesem Gebiet unschwer als Kompensationsversuch für das erotische Versagen erkennen. Die Motivierung des Fehlschlages wird meist bei der Frau gesucht und es stellt sich daher eine gewisse Verachtung des weiblichen Geschlechtes ein, respektive es werden sogenannte »interessante Frauen« in der Partnerwahl bevorzugt. Die Analyse zeigt, dass ihre Männlichkeit in einem sehr äußerlichen Gehaben begrenzt liegt und dass sie in ihrem realen geschlechtlichen Leben sich als unsichere, infantile und unentwickelte Persönlichkeiten erweisen, die meist im Schlepptau ihrer Sexualpartner stehen. Bei ihrer Potenzstörung handelt es sich fast immer um eine Form der Ejaculatio praecox. Es ist klar, dass hier nicht mit Sexualhormonen geholfen werden kann, sondern dass eine richtiggehende Psychotherapie erforderlich ist.

Natürlich sind nicht alle Potenzstörungen von diesem Typ. Bei einer Reihe von Fällen handelt es sich einfach darum, dass das wieder vorgefundene Liebesobjekt mit dem im Zuge der Trennung ausfantasierten Liebesobjekt nicht in Einklang gebracht werden kann.

Natürlich hat auch der Heimkehrer während seiner Gefangenschaft eine Sexualität gehabt. In den meisten Fällen war es ihm nicht möglich, diese Sexualität im heterosexuellen Verkehr auszuführen. Manchmal kamen homosexuelle Impulse dazu, in den meisten Fällen regredierte er zur Masturbation, wobei Idealfiguren als Sexualobjekte dienten. Die Fantasie übersteigt immer die Wirklichkeit. Kam nun der Heimkehrer nach Hause, so war das Sexualobjekt die meist gealterte Frau. Unter diesen Umständen ist es verständlich, dass es zu Potenzstörungen kam, die manchmal gerade nur bei der Frau auftraten, während sie bei anderen

Sexualobjekten weniger ausgeprägt waren. In vielen Fällen waren es die Frauen, die imstande waren, Anpassungen vorzunehmen und so den heimkehrenden Gatten wieder in sein Milieu zurückzuführen. Wo aber neurotische Veränderungen auch bei der Frau auftraten, konnte diese Anpassung nicht mehr vorgenommen werden. Aggression wurde mit Aggression erwidert und dies führte zum Zerfall der Ehe oder zu dauernden Potenzstörungen.

Hier versagt also eine Anpassungsforderung und dieses Versagen kann natürlich bei beiden Partnern vorliegen. Es wird in diesen Fällen daher sehr oft die Behandlung beider Partner notwendig sein. Die zugrunde liegende Enttäuschung aneinander wird hier meist durch Schuldgefühle auf beiden Seiten verdeckt und kompliziert. Diese werden nicht selten wieder aggressiv und projektiv verwandelt, Eifersucht kommt auf, das Gefühl, dass andere Menschen in diesen langen Jahren eine Rolle gespielt haben, und so kommt es zu Störungen von Sexualbeziehungen, die in Wirklichkeit Störungen der Liebesbeziehungen sind. Es ist hier begreiflich, dass unter Umständen eine Aussprache, ein Anleiten zum besseren Verstehen des Partners, einen Konflikt vermeiden kann, der, wenn er länger besteht, zum Zerfall von Liebesbeziehung und Ehe führen kann.

In manchen Fällen kommt es dahin, dass sozusagen der falsche Patient den Arzt aufsucht. Dies soll folgender Fall illustrieren:

Fall 2: Ein junger, gesund aussehender Mann, 36 Jahre, sucht unsere Ambulanz auf und klagt die typischen Beschwerden eines verlängerten Heimkehrersyndroms. Er ist nun bereits zweieinhalb Jahre aus der Gefangenschaft zurückgekehrt, lebt mit seiner gleichaltrigen Frau und seinen zwei Kindern in scheinbar ganz geordneten Verhältnissen, aber er kann keine Lust am Leben mehr finden, ist immer etwas depressiv, hat keine Initiative, etwas anzupacken, und fühlt sich noch immer irgendwie fremd daheim. Er sei ganz sicher, dass er seiner Frau nichts vorzuwerfen habe und dennoch quäle ihn manchmal ein ungewisses Gefühl von Eifersucht, er meine, seine Frau nicht mehr befriedigen zu können, und tatsächlich sei es auch einige Male zu einer Störung beim Sexualverkehr gekommen, was er als Versagen empfindet, obwohl der Geschlechtsverkehr als solcher zu seinem normalen Ende gekommen sei. Die psychotherapeutische Arbeit mit dem Patienten macht eigentlich keine rechten Fortschritte. Man hat den Eindruck, sich im Kreis zu bewegen. Das ändert sich erst, als wir dazu übergegangen waren, die Situation der Gattin genauer zu erforschen und mit ihr einige Aussprachen hatten. Es zeigte sich nämlich, dass die junge Frau während der langen Zeit der Trennung von ihrem Gatten in einer ziemlich schwierigen Situation gewesen war, da sie ja auch die beiden Kinder zu versorgen hatte und überdies 1944 ihr Heim völlig zerbombt wurde. In dieser Phase war ihr ein wesentlich älterer Vetter des Gatten hilfreich zur Seite gestanden. Sie hatte in seiner relativ großen Wohnung erste Zuflucht finden können und er hatte ihr seine Hilfe großzügig zur Verfügung gestellt. Er hatte eine sehr gute Art mit den Kindern und sie hatte sich rasch bei ihm wohlgefühlt und irgendwie behütet, ohne dass je sexuelle Versuchungen an sie herangetreten wären. Sie sei sich vorgekommen wie bei ihrem Vater, der für alles gesorgt und ihr die Lasten des Lebens als Kind stets abgenommen hätte. Es tat ihr daher fast Leid, als sie wieder eine eigene Wohnung bekam und von dem Vetter wegziehen musste, sie hielt aber weiterhin einen engen freundschaftlichen Kontakt mit ihm aufrecht. Bald danach kehrte der Mann aus der Gefangenschaft zurück und der Frau bemächtigte sich plötzlich ein merkwürdiges Schuldgefühl betreffend ihrer Beziehungen zu diesem Vetter. Sie brach den Kontakt zu ihm plötzlich ab und wich ihm aus. Dann aber wieder geriet sie gerade wieder in Schuldgefühle, weil sie ihm nun so »links liegen lasse«, während er ihr in der schweren Zeit doch so aufopfernd geholfen habe. Sie hatte plötzlich den Eindruck, der Mann sei es, der ihre Verbindung mit dem Vetter verhindere. Sie sprach sich aber darüber nie mit ihm aus. Dennoch führte dieses Gefühl zu einer gewissen Entfremdung und Ablehnung des Gatten, der ihr auf einmal undankbar erschien und ganz anders, als sie sich ihn in ihrer Erinnerung behalten hatte. Sie empfand seine Annäherung daher jeweils bedrohlich und wehrte sie unbewusst ab, während sie bewusst versuchte, ihm eine korrekte Gattin zu sein. Hier lag also der Konflikt bei der Frau, die während der Trennungssituation in eine Begegnung geraten war, die ihre ödipalen Liebeswünsche ansprach und wieder aufleben ließ. Eine psychotherapeutische Behandlung der Frau, die freilich auch eine Besprechung ihrer Vaterbindung notwendig machte, konnte hier die Situation lösen und auch das Syndrom des Mannes schlagartig zum Abklingen bringen.

Welche psychohygienischen Maßnahmen erscheinen nun geeignet, dem Heimkehrer in seiner schwierigen Situation zu helfen und das Auftreten der geschilderten Störungen zu verhindern? Es gibt hier zwei Seiten, von denen dieses Problem aufgegriffen werden muss. Die eine betrifft die Gesellschaft, sowohl im gesamten als auch engeren Begriff der Familie des Heimkehrers, die andere Seite den Heimkehrer selbst.

Es erscheint uns wichtig, dass die Gesellschaft darüber aufgeklärt werde, dass ihr positiver Willkomm und die Erleichterungen, die sie dem Heimkehrer zu bieten gewillt ist, nicht aus Motiven echter Mütterlichkeit erfolgt und dass ihre Bemühungen scheitern müssen, wenn sie den Heimkehrer zu bevormunden beginnt. Der Heimkehrer darf nicht als Kind behandelt werden und auch nicht als idealisiertes Erinnerungsphantom, sondern er muss in seiner individuellen und gegenwärtigen Persönlichkeit hingenommen und verstanden werden. Man muss ihm die nötige Zeit geben, die von ihm geforderten Anpassungen zu vollziehen, ja man muss sich wohl auch an ihn anpassen. Indem wir aus ihm eine Schemafigur machen, tun wir das aber gerade nicht. Wir haben gesehen, dass viele Tendenzen in der Gesellschaft dahin drängen, den Heimkehrer nicht als wirklichen Menschen, sondern als ein Schema erleben zu wollen. Es sind dies unbewusste Abwehrtendenzen, die nicht zuletzt ihre Wurzeln in der Aggression gegen den wiederauftauchenden Menschen haben, der neuerdings die stabilisierte Ordnung zu stören droht und eine echte menschliche Begegnung von uns fordert. Gerade die Kompensation solcher aggressiver Tendenzen in uns führt uns zu der Haltung der overprotektiven Mutter, die sich bei dem Gedanken befriedigt, sowieso die besten Pläne und Voraussetzungen für ihren Schützling ausgedacht und geschaffen zu haben, nur habe er, dieses böse und widerspenstige Kind, sie leider nicht angenommen. Man vergisst dabei allzu gern, dass diese Pläne eben nur für ein Schema geschaffen und tauglich waren, während der reale heimkehrende Mensch eben nicht in sie hineinpasste. Vielleicht nur deshalb, weil man ihm nicht genügend Zeit lassen wollte, das depressive Heimkehrersyndrom in sich zu überwinden. Es ist daher auch wichtig, dass die Gesellschaft um dieses Heimkehrersyndrom weiß und es zu berücksichtigen lernt. Manche allzu frühe Enttäuschung, manches bevormundende Drängen ließe sich dadurch vermeiden.

Es ist aber auch wichtig, dass der Heimkehrer selbst aufgeklärt und nicht sich selbst überlassen bleibt. Es ist dazu notwendig, eine Ausgangssituation zu schaffen, die es ihm ermöglicht, menschliche und seelische Hilfe anzusprechen, ohne dass diese sich ihm aufdrängt. Es ist vorgeschlagen worden, eine psychohygienische Aufklärung im Rahmen kleiner Schriften zu versuchen, die verteilt werden könnten, so wie Maria Pfister es in der Flüchtlingsbetreuung gehandhabt hat. Wir halten diesen Weg aber für wenig geeignet, da er den individuellen Erfordernissen des Problems nicht gerecht zu werden vermag und auch Menschen wenig anspricht. Ein persönlicher Kontakt von Mensch zu Mensch schafft eine unvergleichlich günstigere Position.

Es hat sich gezeigt, dass es vorteilhaft ist, solche Probleme in kleineren Gruppen gemeinsam zu diskutieren, dass dadurch manche Angst genommen wird und dass scheinbar manches Unaussprechbare gesprächsfähig wird, weil es eben ein anderer Teilnehmer der Gruppe ausspricht. Solche Gruppengespräche haben sich in der psychohygienischen Arbeit schon in verschiedenen Aufgaben bewährt, so z. B. bei der Bewältigung des Pensionierungsproblems bei alten Leuten. Eine Gemeinsamkeit des Ausgangspunktes vereinigt die Gruppe und gibt ihr den ersten Impuls zu ihrer inneren Geschlossenheit. In ihr ist es aber durchaus jeder Persönlichkeit möglich, sich in ihrer eigenen Weise auszuleben und auszudrücken. Die Gruppe unterdrückt daher die Persönlichkeit nicht, sie gibt ihr aber einen gewissen Schutz. Eine solche Atmosphäre schafft darum den geeignetsten Hintergrund, um die depressive Stimmungsschwankung des Heimkehrersyndroms aufzufangen, ohne sie unterdrücken zu wollen.

Die Zuziehung eines mit der Materie vertrauten Arztes macht es auch möglich, das Auftreten von Störungen, die über das reaktive Enttäuschungssyndrom hinausgehen, frühzeitig zu erkennen. Je nach der Art der Störung wird der Patient dann einer eventuell gesonderten Spezialtherapie zuzuführen sein. Handelt es sich um die Verlängerung des Enttäuschungssyndroms, so wird diese Problematik in der Regel im Rahmen der Heimkehrergruppe selbst zu behandeln und zu bewältigen sein. Handelt es sich jedoch um ein Dekompensieren einer Neurose, deren Wurzel uns in frühinfantile Bereiche zurückführen, so wird es zweckmäßig sein, den Patienten einer geeigneten Psychotherapie und eventuell Psychoanalyse zuzuführen. Handelt es sich darum, dass die nötige Anpassung in der Ehe nicht gefunden werden kann, so ist unter Umständen auch der Ehepartner in die therapeutische Bemühung einzubeziehen. Dies ist unter Umständen auch durch die Organisation von therapeutischen Gruppen für Frauen der Heimkehrer möglich, in schwereren Fällen wird aber auch dann eine Einzelbehandlung notwendig sein. Dies gilt insbesondere dort, wo bei der Frau eine echte Neurose vorliegt.

Natürlich muss eine solche Gruppentherapie für Heimkehrer auf der Basis der Freiwilligkeit beruhen, wie ja letztlich jede psychotherapeutische Unternehmung. Die Schwierigkeiten des physiologischen Heimkehrersyndroms sind aber ausreichendes Motiv, um eine solche Hilfe anzusprechen. Es ist kein Zweifel, dass durch eine solche psychohygienische Maßnahme sehr große materielle und persönliche Verluste vermieden werden könnten. Dies betrifft auf der materiellen Seite Verluste, die durch den Arbeitsausfall von Patienten sich ergeben, die entweder aus der Depression des Heimkehrersyndroms nicht herausfinden oder aber in ein neurotisches Arrangement hinüberwechseln, das meistens nach kürzerer Zeit mit zahllosen und immer länger dauernden Krankenständen verknüpft ist. In weiterer Hinsicht betrifft es den Aufwand an Medikamenten, der in meist suggestiver, in der Regel aber völlig zweckloser und manchmal sogar schädlicher Weise hier einsetzt. Es betrifft dies in erster Linie Vitamine, Sedativa, sogenannte Sedativa des vegetativen Nervensystems und Sexualhormone. Da diese Medikation an den eigenen Ursachen der Störungen fast immer vorbeigeht, verliert sich ihr suggestiver Anfangserfolg in den allermeisten Fällen rasch und wird durch erneute Enttäuschungen abgelöst, deren Wiederholung das Vertrauen zum Arzt mehr und mehr schwächt. Gleichzeitig kompliziert sich in der Regel während dieses

Zeitverlustes die Situation wesentlich, insbesondere dadurch, dass entscheidende Konsequenzen für das Eheleben gezogen werden. Es ist klar, dass, wenn einmal die Ehe geschieden ist oder auch nur eine definitive Bindung zu einem neuen Liebespartner eingetreten ist, die Bereitschaft, noch Anpassungsleistungen zu vollziehen, auf ein Minimum gesunken ist. Da nicht zuletzt die Kinder solcher zerbrechenden Ehen die Hauptleidtragenden sind, gewinnt das Problem weittragende Bedeutung, die über die Grenzen der einzelnen Generation hinausführt.

Es ist verständlich, dass sich die Erfahrungen aus dem Heimkehrerproblem in analoge Situationen des zivilen Lebens übertragen lassen und auch übertragen werden müssen. Solche Analogien liegen vor allem dort, wo lange Trennungen oder einseitige Lebenshaltungen erzwungen werden. Dies gilt für gewisse Berufe, in denen der Mann gezwungen ist, lange Lebensabschnitte von seiner Familie getrennt, in mehr oder minder künstlichen Lebensbedingungen, auszuharren. Dies gilt aber auch für die psychohygienische Betreuung langjähriger Strafgefangener. Es ist begreiflich, dass die Gesellschaft davor zurückscheut, für diejenigen Menschen noch Mittel aufzuwenden, die sich ja gegen diese Gesellschaft selbst vergangen haben. Trotzdem erscheint bei der weit über die Generation hinausgehenden Bedeutung dieser Probleme die Frage prüfenswert, ob sich ein solcher Aufwand nicht letztlich bezahlt machen würde.

Es zeigt sich also, dass die Psychohygiene im Heimkehrerproblem keineswegs zu den veralteten Aufgaben gehört. Wir sind vielmehr der Meinung, dass der Krieg und die Heimkehrersituation, die in ihrem aktuellen Anteil, Gott sei Dank, nun überwunden sein mag, uns ein einzigartiges Experiment zur Verfügung gestellt hat, aus dem wir lernen müssen. Wir müssen die Erfahrungen aus diesem Experiment nicht untergehen lassen, sondern sammeln, um sie auch für das zivile Leben der Friedenszeiten nutzbar zu machen.

J.L. Moreno durchbricht einen depressiven Stupor[1]

Raoul Schindler

Dieser rückerinnernde Bericht führt in die Jahre des Wiederaufbaus der österreichischen Psychiatrie nach dem Zweiten Weltkrieg und dem Desaster der NS-Ideologie, Anfang der 50er Jahre. Die Wiener psychiatrische Klinik unter Prof. Hoff hatte den Anschluss an die internationale Entwicklung eben wieder erreicht, ich selbst war als junger Assistent mit dem Aufbau einer Ambulanz für Psychotherapie beschäftigt, nachdem ich mit einem familientherapeutischen Ansatz bei Schizophrenen (bifokale Familientherapie) erste Anerkennung gefunden hatte. Hoff stand der Psychotherapie durchaus ambivalent gegenüber, sein Hintergrund war hirnanatomisch basiert. Aber sein psychiatrischer Assistentenstab war mit Solms, Becker und mir psychoanalytisch, Ringel und Spiel individualpsychologisch ausgerichtet. Da ich allerdings eine Gruppenstruktur für meine Methodik wählte und diese Richtung immer mehr ausbaute, was 1959 zur Gründung des Österreichischen Arbeitskreises für Gruppentherapie und Gruppendynamik (ÖAGG) führte, war ich nicht sehr schulenfixiert. Das gab mir eine gewisse Unabhängigkeit und auch Ausgesetztheit, eine Situation stimulativer Ungesichertheit, die damals vielleicht viele von uns jeweils in ihrer Ebene wahrnahmen und die sich kreativ von der sichernden Schulenorientierung der 90er Jahre unterscheidet. In dieser Atmosphäre meldete Moreno seinen ersten Besuch Wiens nach seiner Emigration nach den USA Ende der 20er Jahre an. Es war auch für ihn ein ungewisser Schritt. Er hatte Europa nicht als verfolgter Jude verlassen,

1 Erstveröffentlichung: Schindler, R. (1996f). J.L. Moreno durchbricht einen depressiven Stupor. In B. Farkas-Erlacher & C. Jorda (Hrsg.), *Monodrama. Heilende Begegnung. Vom Psychodrama zum Monodrama* (S. 7–10). Wien: Springer. Abdruck mit freundlicher Genehmigung der Springer-Verlag Wien GmbH.

eher hatte ihn eine, ihn damals überfordernde, Zuneigung zu diesem Schritt motiviert. Vor allem aber hatte er damit seine Neigung zu Dichtung und Theater hinter sich gelassen und daraus in Amerika eine Wissenschaft gemacht. Er hatte es damit zu einer Weltgeltung gebracht, die aber auch nicht unangefochten blieb. Die damals vorherrschende Konjunktur der Psychoanalyse in den USA hatte sein ehemaliger Mitarbeiter (in seinen Augen: »Schüler«) Slavson zu nutzen vermocht und »seine« Organisation (AGPA) in Opposition zu ihm gebracht, die wissenschaftliche Neigung der Amerikaner zum Behaviorismus sorgte sowieso für Distanz. Eine Distanz, die der Gruppendynamik wissenschaftlichen Hintergrund verlieh und die Moreno'sche Dramatik samt Soziometrie dem Theater zuschob. So drohte die sentimentale Neigung zu Europa für Moreno zur Rückkehr auf eine Bühne zu werden, auf der er als Künstler bereits einmal gescheitert war und die nun seine Zuwendung als Ausdruck eines Scheiterns als Wissenschaftler in Amerika interpretieren und zurückweisen konnte. Tatsächlich neigte die Stimmung in der Assistentenebene der Wiener Klinik zu einer solchen Tendenz und Prof. Hoff legte die Betreuung des Gastes in die Hände eines jungen Assistenten, er beauftragte mich, etwas aus dem Besuch zu machen.

Ich führte Moreno und Zerka, seine junge Frau, zunächst auf den Kahlenberg, von wo wir uns über das Wien der 20er Jahre unterhielten. Er kannte alle Dichter und Regisseure dieser Zeit persönlich, aber ich verstand, dass der engagierte Gemeindearzt aus Baden an den Cafétischen eine Randerscheinung hätte bleiben müssen. Aber aus der gehobenen Ferne des Berges war die Maysedergasse ein Sprungbrett für Amerika, was ja auch Wirklichkeit geworden war. Also vereinbarte ich mit ihm, dass er an einem kommenden Mittag für die Ärzte der Klinik eine praktische Vorführung seiner Technik an einem Patienten halten möge, den wir für ihn aussuchen würden. Moreno war sofort einverstanden.

Als ich am vereinbarten Tag morgens Visite machte, erschien diese Spontanität im Kreis der Kollegen als unkritische Selbsteinschätzung. Die Methode sollte für alle Krankheitszustände der Psychiatrie anwendbar sein. Also wählten wir für die mittägliche Demonstration eine Patientin in einem depressiven Stupor, die für uns unansprechbar war. Von einer Befragung der Patientin, ob sie einverstanden wäre, war aus Gründen ihrer krankheitsbedingten Entrücktheit keine Rede, dergleichen war damals aber auch nicht üblich.

Der Vorzug an der Universitätsklinik behandelt zu werden, setzte das Einverständnis zu Lehrzwecken im Hörsaal vorgeführt zu werden, voraus. Jedoch bedachten wir durchaus, dass die Mittagsstunde für die Wirkung einer abschwächenden Tagesschwankung noch zu früh wäre. Zur vereinbarten Stunde erwartete die Ärzteschaft der Klinik den Gast im Hörsaal, dessen steil ansteigende Ränge damals durch eine Decke gekrönt waren, die einem Sternenhimmel entsprach. Das Demonstrationsfeld glich einem breiten Gang zu Füßen der Zuschauer, an dessen einem Ende hinter einer Glastür die Patientin auf ihren Auftritt wartete. An seinem anderen Ende befand sich eine gleichartige Glastür, vor der ich den Gast mit Prof. Hoff bekannt machte. Dann trat man ein und der Professor stellte nun seinerseits den Gast aus Amerika mit bemessenen Vorschusslorbeeren den versammelten Ärzten vor und geleitete seine Frau zu einem frei gehaltenen Platz in der Mitte der ersten Reihe.

Dann übernahm Moreno das Wort. Er sagte etwas Nettes über Wien und etwas Polemisches über seine Bemühung um die Psychoanalyse und dass es in der Psychotherapie auf die »Begegnung« ankomme. Freilich eine Begegnung, die alle Vorgeschichte mit hereinnähme, auch dort, wo sie verdeckt und ihres Ausdrucks beraubt werde. Darum könne er sich nicht auf das bloße Wort zurücknehmen, sondern spreche auch mit Händen und Füßen ... Das Verdrängte müsse herausgelebt – acting out – werden, nicht nur herausgesprochen. Und die Theorie einer Methode nicht nur verstanden, sondern erlebt werden, darum bitte er jetzt die Patientin herein, damit sie ihm helfen könne, sich den Ärzten verständlich zu machen.

Der Hörsaaldiener öffnete die Glastür und wies mit einer Geste der Patientin den Weg in die Arena. Sie blieb nach ein paar Schritten stehen. Aber da trat Moreno schon auf sie zu, begrüßte sie laut und nahm ihre Hand. Dann stellte er sich neben sie und erklärte ihr die Ärzte im Auditorium als eine Art Studenten, die von ihr ihre Sicht ihrer Situation verstehen lernen wollen. Nachdem er so ihre Beachtung von sich auf die Ärzte gelenkt hatte, fragte er sie, quasi nebenbei, nach ihrem Namen. Zu unserem Erstaunen nannte sie ihn, als läge keine Hemmung über ihr. Moreno wiederholte den Namen langsam und fand ihn schön. Er band eine Assoziation daran, die ich vergessen habe und die auch nicht passte. Die Patientin verbesserte ihn und er nahm ihre Sicht sofort an, bot eine Erweiterung an. So entwickelte sich ein durchaus triviales Gespräch mit der Akzentuierung hoher Wichtigkeit, getragen von einem Ausdruck persönlichen Interesses und ohne jede objektivierende Begründung.

Der Stupor schien abgefallen und es entwickelte sich ein Gespräch über ihre Lebenssituation. Moreno fragte fast nie, er bot ihr seine Vorstellungen an und ließ sich von ihr durch Korrekturen führen. So war eigentlich er es, dem da geholfen wurde. Es tauchten Familienmitglieder auf, die sich ihr zu entziehen suchten. Nicht sie, Moreno wollte das nicht dulden. Er brauchte dafür eine Person, mit der er sich auseinandersetzen konnte. Da löste sich Zerka Moreno aus der Zuschauerreihe und übernahm diese Rolle. Sie bot zuerst Motive für diesen

Rückzug an, die objektiv erschienen. Aber die Patientin korrigierte und beharrte, das habe mit ihr zu tun. Da bot Moreno ihr einen Rollentausch an: Sie sollte Zerka, die jetzt an ihre Stelle träte, erklären, was sie, als die andere Person, gegen sie habe. Dabei tauschte er mit handgreiflicher Führung die Position der beiden Damen im Raum, nunmehr bereits ganz Regisseur der Darstellung des sich entwickelnden Psychodramas.

Die Inhalte desselben habe ich vergessen, aber es bleibt der überzeugende Eindruck, dass die Patientin voll in das angebotene Spiel eintrat. Der Stupor war von ihr gewichen, sie agierte ihre Empörung. Es war, als hätte sie die Aussichtslosigkeit, mit ihrer Sicht durchzukommen, für den Moment verloren und bemühte sich, sich verständlich zu machen. Offenbar ließ sie ein Verständnis für eine ähnliche Bemühung auf der anderen Seite gelten. Zu einer Lösung des Konfliktes kam es allerdings nicht. Moreno brach die Bemühung mit einem Hinweis auf Nichtüberforderung mehr oder minder willkürlich ab. Vielleicht wollte er auch die Zeit der miterlebenden Ärzte nicht überfordern.

Es wurde nicht mehr viel diskutiert und es war auch nichts zu diskutieren. Man spürte in den Wortmeldungen rasch den Rückzug in die reine Rationalität. Mir wurde bewusst, wie wenig ich mich »mit Armen und Beinen« würde ausdrücken können. Niemand wagte damals Morenos Weg bei der Patientin fortzusetzen, als sie am nächsten Morgen wieder in den Stupor zurückfiel. Aber heute freue ich mich, dass sich im Österreichischen Arbeitskreis für Gruppentherapie und Gruppendynamik (ÖAGG) eine Psychodrama-Sektion entwickelt hat, und ich bin der Herausgeberin dankbar für ihre Arbeit, die sie dafür geleistet hat.

II.2 Vernetzung und Experiment: Rangdynamik (1957–1963)

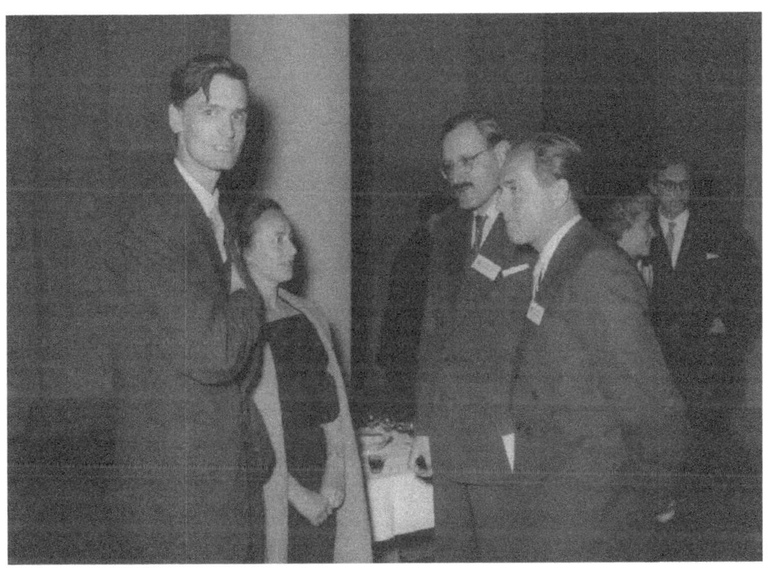

Raoul und Jutta Schindler, Heimo Gastager, Edmund Frühmann, anlässlich des II. Internationalen Kongresses für Psychiatrie 1957 in Zürich (Foto © Familie Schindler)

Schindlers bekanntester Artikel zur Rangdynamik »Grundprinzipien der Psychodynamik in Gruppen« (1957) steht am Beginn dieses Abschnitts. Ihm wurden Texte beigestellt, in denen die soziodynamische Grundformel praktische Anwendung findet. Am Beispiel der Krankenstation zeigt er dies wegweisend für das

Verständnis von Prozessen in Organisationen (1957). Im therapeutischen Kontext erklärt er 1959 mit ihr die Funktionsweise der Bifokalen Gruppentherapie und 1961, wie Therapeut_innen und Gruppenleiter_innen aus verschiedenen Rangpositionen wirksam werden können. Im Text »Personalisation in der Gruppe« (1964) präzisiert Schindler das Rangdynamische Positionsmodell und stellt dar, welche Chancen und Risiken sich für die Entwicklung von Person und Gruppe ergeben, wenn Führung und Alpha-Position nicht zusammenfallen. Nunmehr wendet er die Rangdynamik auf Großgruppenprozesse und gesellschaftliche Phänomene an. Bedeutsam sind seine philosophischen Überlegungen zur Arbeitsweise eines wissenschaftlichen Kreises, der sich immer wieder an der Grenze des Nicht-Wissens bewegt, also Fragen generieren sollte. Diese Grundhaltung findet sich im Einleitungsreferat zur Gründung des ÖAGG »Sinn, Zweck und Aufbau des ÖAGG« (1959) wieder: Schindler beschreibt hier sein Anliegen einen Arbeitskreis zu gründen, der die Zusammenarbeit von wissenschaftlichen Disziplinen und Praxiserfahrungen auf dem Gebiet der Gruppe fördert.

Eine ähnliche Haltung wird im Text »Psychodynamische Probleme beim sogenannten schizophrenen Defekt« (1960) vertreten: Schindler argumentiert vor Ärzt_innen gegen eine rigide und abwertende Begriffsbildung bei der Beschreibung des schizophrenen Formenkreises. Er stellt sich gegen den Defektbegriff und versucht, kurz vor seinem Ausscheiden aus der Universitätsklinik eine andere Sprache, Sichtweise und Diagnostik einzuführen.

Zusammenfassend bereitet die Theoriebildung in diesem Zeitabschnitt sein gesellschaftspolitisches Wirken vor.

Grundprinzipien der Psychodynamik in der Gruppe[1]

Raoul Schindler

Die hier vorgelegten Anschauungen basieren auf Beobachtungen im Rahmen der klinischen Gruppentherapie mit Neurosen, Psychosen und deren Angehörigen, also auch sogenannten Normalpersonen, die wir im Zuge der »Bifokalen Gruppentherapie« betreuen; darüber hinaus auch auf Erfahrungen mit Jugendlichen von 6–15 Jahren im Wiener Therapie-Heim, das mit stationärer psychotherapeutischer Betreuung neurotischer und neurotisch-verwahrloster Jugendlicher befasst ist. Das ziemlich breite Spektrum dieser Grundlagen lässt annehmen, dass die allgemeinen Vorgänge in all diesen Gruppen nicht spezifischen Anlässen folgen, sondern Grundprinzipien der Gruppendynamik darstellen. Deshalb seien sie zur Diskussion gestellt.

Unser Untersuchungsgegenstand, die Gruppe, ist primär ein psychologisches Phänomen. Es entsteht, wenn sich einzelne Menschen aus einer unverbundenen Menge gegenüber einem gemeinsamen Ziel in einer Aktion zusammenschließen, z. B. schon dann, wenn eine Gruppe von Zuhörern über eine Ungeschicklichkeit des Vortragenden zu lachen beginnt und sich gemeinsam unter der Vorstellung eines allgemeinen »Man tut so etwas nicht« gleichzeitig ein wenig deshalb geniert. Es erlischt, wenn die verbindende Dynamik aufhört, gleichgültig ob die Menschen selbst nun auch räumlich auseinandergehen oder beisammenbleiben. Es hinterlässt Spuren, wenn es einmal eine gewisse Zeit wirksam bestanden hat: einen neuen Stil und eine hierarchische Ordnung, die nun auch durch äußere Zeichen (Rangabzeichen) sichtbar gemacht und fixiert wird. Nun ist ein soziologisches

1 Erstveröffentlichung: Schindler, R. (1957a). Grundprinzipien der Psychodynamik in der Gruppe. *Psyche, 11*(5), 308–314. Abdruck mit freundlicher Genehmigung der J.G. Cotta'sche Buchhandlung Nachfolger GmbH, Stuttgart.

Phänomen daraus geworden, eine Gesellschaft mit stabilen Konventionen. Das ist aber nicht mehr Gegenstand unserer Untersuchung.

Dieses psychologische Phänomen »Gruppe« ist wegen seines dynamischen Charakters und des fluktuierenden Übergehens in andere Zustände schwer zu beobachten und entgleitet auch leicht, sich mit anderem mengend, dem Versuch der Beschreibung. Es drohen vor allem Verwechslungen nach der Richtung der panisch-erregten Masse (Trotter, Tarde, Le Bon, Sighele, Espinas, Alverdes, McDougall, Geiger, Dewey, Allport), deren Wesenszug durch die regressiv-herabgesetzte Bewusstseinsverfassung bestimmt ist, wie auch nach der Richtung der statisch-konventionellen Gesellschaft, die einen organisierten Rahmen für die individuelle Dynamik der Einzelnen gibt (Soziologie, Feldtheorien, zum Teil Soziometrie). Erst die psychologische Beschäftigung mit der Gruppe im Zuge der Gruppentherapie hat unsere Aufmerksamkeit auf die eigentümliche Eigendynamik dieses, im Allgemeinen kleinen, Kollektivgebildes gelenkt. Diese ist nämlich keineswegs auf ein Kräftespiel zwischen Führer und Gruppe beschränkt, basiert aber auch nicht auf einem kontinuierlichen hierarchischen Ranggefälle vom ersten bis zum letzten, wie es manche Bilder aus der Tierpsychologie, z. B. die Alpha-Omega-Reihe am Hühnerhof (Schjelderupp) nahelegen.

Soziometrische Untersuchungen lassen immer wieder vier Positionen deutlich werden, die sich durch die Menge der ihnen zukommenden affektiven Beziehungen unterscheiden und auch eine qualitative Charakteristik zeigen. Indem wir in eine Gruppe eintreten, müssen wir eine der vier Positionen einnehmen und eine »Rolle« in ihr spielen. Ich möchte nun zeigen, dass diese Positionen nicht nur ihre Bedeutung für das Schicksal und Wohlgefühl der einzelnen Persönlichkeit in der Gruppe haben, sondern dass ihnen auch eine dynamische Bedeutung im Zuge eines eigenen affektiven Ablaufs innerhalb der Gruppe zukommt. Dies kann durch soziometrische Untersuchungen nicht dargestellt werden, sondern wird erst einsehbar, wenn man gleichzeitig tiefenpsychologischen Einblick in die Vorgänge des Unbewussten der Gruppenmitglieder hat. Versuchen wir durch eine Analyse der einzelnen Positionen ihre dynamische Bedeutung für die Gruppe zu zeigen:

Die Alpha-Position: Wer sie einnimmt, repräsentiert die Gruppe in ihrer Dynamik nach außen, er ist, der »Führer« der Gruppe. Am klarsten tritt das dort hervor, wo er als Führer im Zweikampf mit dem Führer der Gegengruppe das Schicksal der Unternehmung bestimmt. Sein Erfolg oder Misserfolg gilt dann für die gesamte Gruppe. Es ist gewiss kein Zufall, dass der Zweikampf der Feldherrn als Entscheidungsmoment einer Schlacht mit der quantitativen Zunahme der Armeen verschwindet. Im gleichen Maße nimmt auch der Feldherr in seiner

Alpha-Qualität ab und bekommt die statische Autorisierung aus den Rangzeichen der Gesellschaft.

Der »Alpha« hat volle Unabhängigkeit und verhält sich völlig aus sich und zu sich, denn seine Ziele sind ja die Ziele der Gruppe. Er hat nur eine wirkliche Verpflichtung: er muss schicksalsanteilig mit der Gruppe verbunden sein, er muss »einer von uns« sein. Bestehen darüber Zweifel, so bemächtigt sich Angst und Unsicherheit der ganzen Gruppe, die sich bisweilen in revolutionärer Aggression auslebt. Hat er es nötig, seine Position zu festigen, dann appelliert er an diese Schicksalsverbundenheit, sei es durch feierliche Neuverpflichtung an die Urabsicht der Gruppe, sei es – in tieferer Ebene – durch Betonen eines gemeinsamen Stils, etwa in der Sprache. Der Schwur des Staatsoberhauptes auf die Verfassung ist ein symbolischer Akt dieser Sinnrichtung.

Argumentieren ist nicht Alpha-Art. Er agiert. Und zwar wendet er sich mit seinem Agieren gegen die Masse der Gamma-Individuen, als ob er in ihnen den Gegner der Gruppe vor Augen hätte. Man denke an die aggressiven und bombastischen Töne, in denen der politische Agitator seine Anhänger bearbeitet, obwohl man meinen könnte, dass er diesen doch ganz andere Affekte zuwenden würde. Aber die Gruppe, die sich mit ihrem Alpha identifiziert, erlebt sich selbst in dem gegen sie gewandten Affekt und begeistert sich daran, er gehört gewissermaßen zum Imponiergehaben der Gruppe. Ein militärischer Führer, der innerhalb seiner Gruppe menschliches Verständnis und Verzeihen dokumentiert, wirkt darum notwendig verweichlichend auf die Kampfkraft der Truppe. Die Gruppe erwartet vielmehr von ihm, die Aggression zu spüren, die sie gegen ihren Feind wenden möchte. Die Affektivität des Alpha und seiner Gruppe ist also gegeneinander gerichtet, beide müssen einander aushalten.

Die Beta-Position: Wer sie einnehmen will, muss Sachkenntnis haben im Bereich der Interessen der Gruppe. Er muss die Gruppe beraten und sachlich anleiten, seine Ansichten mit überzeugenden Argumenten oder Erfolgen vertreten. Seine Autorität bleibt unangefochten, auch wenn er nur auf eng umschriebenem Gebiet Überragendes versteht, er ist Spezialist, Fachmann. Irgendwo muss er aber – im Gegensatz zum Alpha – etwas leisten und vorweisen können. Er legitimiert sich nicht aus sich, sondern durch sein Werk.

Seine Unabhängigkeit ist eigentlich noch größer als die des Alpha. Er braucht nicht einmal schicksalsanteilig mit der Gruppe verbunden sein, kann eine andere Sprache sprechen, ja sogar über manches Treiben der Gruppe lächeln und sich beiseite halten, wenn er damit nicht provozierend verfährt. Seine Bindung an die Gruppe ist eigentlich eine indirekte, sie verläuft über den Alpha. Von diesem muss er anerkannt sein, dieser übernimmt die Verantwortung für ihn und seine

Vorschläge. Er wird daher relativ leicht in den Sturz des Alpha mit hineingerissen oder auch von diesem als Sündenbock für einen Misserfolg den Affekten der Gruppe geopfert. Anderenteils ist ihm schon aufgrund seiner weitgehenden Eigenart und Selbständigkeit eine nicht ungünstige Voraussetzung gegeben, einmal selbst Alpha zu sein und innerhalb der Gruppe revolutionäre Gegengruppierungen vorzunehmen. Er ist also immer bis zu einem gewissen Grade Exponent einer latenten Gegengruppe und für den Alpha gefährlich. Je mehr Alphaqualität er zur Bewältigung seiner Aufgabe bedarf, umso umstrittener ist seine Position in der Gruppe.

Die Gamma-Position: Sie ermöglicht anonyme Mitgliedschaft, das Eintauchen in die das Persönliche verdeckende Kollektivität. Man ist in ihr ohne eigene Verantwortung, man lebt in der Affektivität des Alpha, ja man nimmt den Ort ein, den das Unbewusste des Alpha verlangt. Die therapeutische Gruppe z. B. nimmt eine Gestaltung an, wie die Übertragungen des Alpha es verlangen, man vermag zumeist seine Familie in den einzelnen »Rollen« repräsentiert wiederzufinden. Als Gamma erlebt man aus der Identifikation mit dem Alpha.

Der »Gamma« trägt die manifeste Leistung der Gruppe, aber er ist nicht mit der Willensbildung dazu belastet. Er erlebt daher seine Arbeit als mühelos. Tritt Ermüdung auf, etwa durch Überforderung, dann macht sie sich als erstes durch oppositionelle Gedanken gegen die Gruppe geltend, Fantasien beschäftigen sich mit dem Austritt. Gruppenbetonendes Agieren (z. B. Absingen traditioneller Lieder oder das Erscheinen des Alpha oder sein Hervortreten, oder auch nur sein Hervortreten im Symbol, etwa das Zeigen der Fahne) erweist sich als die bis ins Körperliche wirksame Therapie dagegen.

Das Gamma-Glied der Gruppe wendet sich affektiv gegen den »Omega« mit den gleichen Affekten, mit denen es wünscht und träumt, sich gegen den Feind zu wenden. Das bedeutet nicht, dass es gewissermaßen den Affekt, den es vom Alpha bekommt, nun an Omega weitergibt, sondern beide Extremexponenten der Gruppe dienen einer gleichgerichteten Erregungsbildung: Sowohl in der identifikatorischen Aggression gegen sich selbst, die ihm vom Alpha zukommt, als auch in der ausgelebten Aggression gegen Omega erlebt sich Gamma in »seinem« Kampf.

Die Omega-Position: Sie erfüllt eine für die Gruppendynamik wesentliche Aufgabe, eine Art Repräsentation des Feindes in der Gruppe. Sie wirkt fremd- und randzugehörig, der Gruppenneue wie auch der Unterbegabte oder Ängstlich-Unsichere ist für sie disponiert. Der Omega identifiziert sich mit dem, der sich der Gruppe zu widersetzen vermöchte und ihr standhalten könnte, und das ist natürlich der Gegner. Er wendet sich mit seinen Affekten gegen Alpha, von dem er die Aggression gegen sich ausgehen fühlt, löst aber dadurch die Aggression der Gruppe umso leichter aus. Er entwickelt jene Eigenschaften, die dem Gegner wirklich oder in der Vorstellung der Gruppe zukommen, ohne allerdings über dessen Machtmittel zu verfügen. So muss er notwendig in der Auseinandersetzung versagen, worin ja offenbar auch seine gruppendynamische Bedeutung liegt.

Wir sehen also, dass die Gruppe nicht nur durch eine nach außen gerichtete gemeinsame Dynamik geeint wurde, sondern dass sie auch in sich eine ständige Dynamik der Kräfte erhält (Abb. 1). Von der Alpha-Position fließen Affekte gegen Gamma, von diesem wiederum gegen Omega und von diesem wiederum gegen Alpha. Außerhalb dieses Dreiecks liegt die Beta-Position, von der ein ambivalenter Austausch von Affekten mit Alpha erfolgt, solange Beta nicht, aus der Latenz heraustretend, zum Gegenalpha wird. In diesem Fall läuft dann die beschriebene Dreiecksdynamik über das bisherige Beta, während das bisherige Alpha zumeist vorübergehend in die Position des Gegners abgedrängt wird. Eine solche Revolution lähmt dann die Kraft der Gruppe nach außen nicht nur hinsichtlich ihrer materiellen Mittel, sondern auch hinsichtlich der Affektivität, da diese vom bisherigen Ziel abgelenkt und gegen das bisherige Alpha gewendet wird.

In jeder Gruppe läuft eine ständige innere Dynamik ab, solange sie lebendig ist. Ihre Existenz kann sich im Ablauf der inneren Dynamik erschöpfen, das ins Auge gefasste Gruppenunternehmen selbst braucht niemals in Gang zu kommen. Eine solche, nach außen hin praktisch unbewegte Gruppe ist ja auch zumeist die therapeutische Gruppe. Sie bietet dem in sie eintretenden Patienten daher Ruhigstellung und Anonymität, bei gleichzeitiger Einbeziehung in eine – bis auf das Alpha – unpersönliche oder doch unverantwortete Dynamik. Wir betrachten die Gruppe daher als prävalentes Instrument bei der Psychotherapie angstüberfluteter Personen. Das sind letztlich alle Psychosen, und es war dies einer der wesentlichen Gründe, warum wir für die Psychotherapie der Schizophrenen als therapeutischen Rahmen die Gruppe gewählt haben.

Für die Führung einer Gruppentherapie wiederum scheint die Kenntnis der grundsätzlichen inneren Dynamik der Gruppe, wie sie in obigem Schema darzustellen versucht wurde, von einiger Wichtigkeit. Einige Konsequenzen seien als Beispiele angefügt.

Bei autoritärem Auftreten gerät der Therapeut notwendig in die Position des Gegners gegenüber der Gruppe. Man hat dann die Dynamik in ihrer Intensität natürlich sehr stark in der Hand, je autoritärer und provozierender man ist, desto straffer und intensiver lebt die Gruppe. Man darf sich nicht darüber täuschen, dass der jetzt zu einem hinneigende und sich identifizierende Anteil der Gruppe aus der Omegaposition kommt. Will man den »Omega« erreichen, so ist die

Einstellung gut. Man soll aber nicht versucht sein, ihn mit der eigenen Autorität auszustatten und der Gruppe voranzustellen, denn das kann er auch vorübergehend nicht leisten. Der berüchtigte Vorzugschülertyp, Günstling des starken Lehrers und verachtet von der ganzen Klasse, ist ein Produkt solcher Pädagogik. Man kann auch als »Gegner« mit der Gruppe gut auskommen, wenn man Alpha gut stimmt und in seinen Ansprüchen respektiert. Wenn man ihn freilich analytisch bedrängt, wird sein Widerstand sich im Agieren der Gruppe ausdrücken.

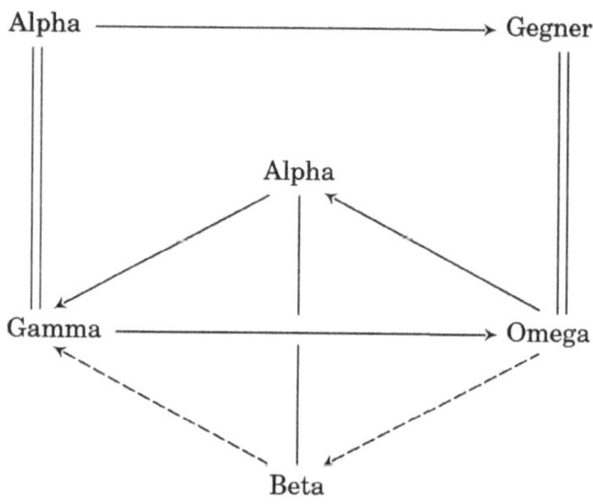

Abb. 2.05: Die soziale Dynamik der Gruppe

Verfolgt die Gruppentherapie analytische Ambitionen, so erreicht sie nur Alpha, dessen Unbewusstes allerdings tatsächlich in die Gruppe projiziert und relativ gut sichtbar wird. Dort freilich, wo der medizinische Leiter der Gruppe sich in der Alphaposition befindet, stellt sich die Gruppe nach seinem eigenen Unbewussten dar und er vermag nur sich selbst in ihr zu analysieren. Er hat in diesem Fall aber eine eminent erzieherische Chance, da sich ja das Gamma-Element der Gruppe mit ihm identifiziert. Dort, wo es gilt, die Überichgestaltung zu fördern, wäre eine solche Position daher indiziert. Das wäre also bei Verwahrlosten der Fall. Man stößt dann freilich auf eine technische Schwierigkeit, weil die asoziale Ambition dieser Patienten die Erfüllung der Schicksalsanteiligkeit schwierig macht. Immerhin wurde dieser interessante Versuch in den amerikanischen »boytowns« gemacht, und auch wir haben im Therapieheim damit experimentiert, wobei wir versuchen, die Dynamik im heimeigenen Rahmen zu halten. Der kirchliche Versuch der Arbeiterpriester ist gleicher Art. Der Priester sucht nicht mehr, dem

Laien autoritär gegenüberzutreten, sondern reiht sich in die Alphaposition zu bekehrender Ungläubigengruppen ein. Dieser Versuch ist bekanntlich in Frankreich ebenfalls am Problem der Schicksalsanteiligkeit gescheitert.

Für den Therapeuten ist die Beta-Position relativ günstig zu handhaben, da er ja von vornherein als medizinischer Fachmann deklariert ist und hier auch die größte Unabhängigkeit genießt, überdies Alpha, falls er dessen Analyse anstrebt, auch über das Prinzip der latenten Gegengruppe in der Hand hat. Durch geschicktes Manövrieren kann er die Positionen der einzelnen Patienten in einem ihm vorteilhaft erscheinenden Sinne verändern. Er kann also z. B. nach und nach alle Patienten durch die Alpha-Position führen, um sie der Analyse zugänglich zu machen. Oder er kann einem in Omega-Stellung befindlichen Patienten neuen Aufschwung geben, indem er die Interessen der Gruppe in einer Richtung lenkt, die jenem das Erreichen einer Beta-Stellung ermöglicht.

Jeder Gruppentherapeut sollte auch einmal die Omega-Position erprobt haben. Die effektiven Widerstände, die man dabei zu erleben vermag, da man sie zu überwinden gezwungen ist, geben einem erst eine klare Vorstellung über die enorme affektive Bedeutung, die die Gruppenhierarchie in unserem Unbewussten tatsächlich hat. Durch das Einnehmen der Omega-Position kann man den »Feind« entlasten, was von praktischer Bedeutung ist, da es sich bei Neurosen oder Psychosen in der Regel dabei um einen Elternteil handelt. Man zieht den Konflikt damit in die Konkretisierung der Gruppenauseinandersetzung. Es ist jedoch nicht ratsam, aus einer Alpha-Stellung direkt in Omega-Stellung zu wechseln, da dies den Bestand der Gruppe gefährden und zu unkontrollierbaren Reaktionen der einzelnen Mitglieder führen kann.

Zusammenfassung

Das psychologische Kollektivphänomen »Gruppe« wird der soziologisch institutionalisierten »Gesellschaft« und der summativ unstrukturierten »Menge«, sowie der aus einer regressiven Bewusstseinsverfassung heraus handelnden panisch erregten Masse« gegenübergestellt. »Gruppe« entsteht aus einer verbindenden Aktivität.

Jede Gruppe weist eine typische innere Dynamik auf, die von vier charakteristischen Positionen getragen wird. Dies sind die Positionen des »Führers«, »Fachmanns«, »Mitgliedes« und des »Prügelknaben«. Die Identifikation mit dem »Führer«, als innerem Repräsentanten der Gruppe, und die Aggression gegen den »Prügelknaben«, als innerem Repräsentanten des Gegenspielers (Feindes), unterhält die Aktivitätsspannung der »Mitglieder«. Wer in die Gruppe eintritt, muss eine dieser Rollen einnehmen, wobei deren spezifischer Charakter mit dem individuellen Charakter der Persönlichkeit interferiert.

Die Gruppendynamik wurde in einer Formel anschaulich gemacht, deren Kenntnis von praktischer Wichtigkeit ist.

Soziodynamik der Krankenstation[1]

Raoul Schindler

Um Missverständnissen vorzubeugen, sei einleitend festgestellt, dass die vorliegende Untersuchung nichts mit der sogenannten »Massenpsychologie« des 19. Jahrhunderts (Le Bon, Tarde, Sighele usw.) zu tun hat und sich auch mit den Untersuchungen der modernen Sozialpsychologie vorerst noch kaum berührt. Ihr Gegenstand ist die »Gruppe«.

Das Phänomen »Gruppe« entsteht, wenn mehr als zwei Menschen sich gegenüber einem gemeinsamen Ziel zu einem Aktionswillen zusammenschließen. Etwa beim Lachen über einen gemeinsamen Gegenstand, oder beim Applaus über eine gemeinsam erlebte künstlerische Leistung, oder beim Erleiden und Vollziehen der gleichen Heilungsprozeduren im Rahmen einer Krankenstation. Gewollt oder ungewollt geschieht die Therapie in einem Spital daher unter den Bedingungen der Gruppendynamik und es mag lohnen, die sich daraus ergebenden Konsequenzen einmal systematisch zu überschauen.

J. L. Moreno hat erstmals nachdrücklich auf die Gruppe das wissenschaftliche Interesse gelenkt und eine eigene Wissenschaft, die Soziometrie, zu ihrer Erforschung entwickelt. Sie bedient sich im Grunde sehr einfacher, zählender Methoden: In immer neuen Varianten werden die erfolgenden Kontakte verbaler, motorischer oder affektiv-intentioneller Art zwischen den einzelnen Menschen einer zu untersuchenden Menge gezählt. Das ermöglicht die Gliederung dieser Menge in die in ihr enthaltenen Gruppen und – wenn man in positive (zuwendende) und negative (aggressive) Kontakte unterscheidet – auch eine Differenzierung

---

1 Erstveröffentlichung: Schindler, R. (1957b). Soziodynamik der Krankenstation. *Zeitschrift für diagnostische Psychologie und Persönlichkeitsforschung, 5*, 227–236. Abdruck mit freundlicher Genehmigung der Hogrefe AG, Verlag Hans Huber, Bern.

der einzelnen Gruppenmitglieder. Das wird gewöhnlich in der Art der Abb. 2.06 zur Darstellung gebracht. Diese Darstellung lässt die Unterscheidung von vier Elementen in der Gruppe zu: Einem positiven und einem negativen Schwerpunkt (Alpha und Omega), einer Reihe von einfachen Mitgliedern (Gamma) und einem oder mehreren Unabhängigen (Beta), letztere können allerdings bisweilen auch fehlen.

Da jede Gruppe diese Differenzierung bietet, so ist es naheliegend anzunehmen, dass darin eine dem Wesen der Gruppe entsprechende Bedingung zum Ausdruck kommt. Es war daher zu vermuten, dass die Rollenaufgliederung ihre Bedeutung in Hinsicht auf die Aktionsdynamik habe. Diese kommt aber in der soziometrischen Darstellungsart und Fragestellung nicht heraus, schon deshalb, weil das gemeinsame Ziel hier keine Repräsentanz findet. Es bleibt daher das Verständnis letztlich auf ein Abwägen der einzelnen Gruppenmitglieder hinsichtlich ihrer sozialen Kontakte beschränkt.

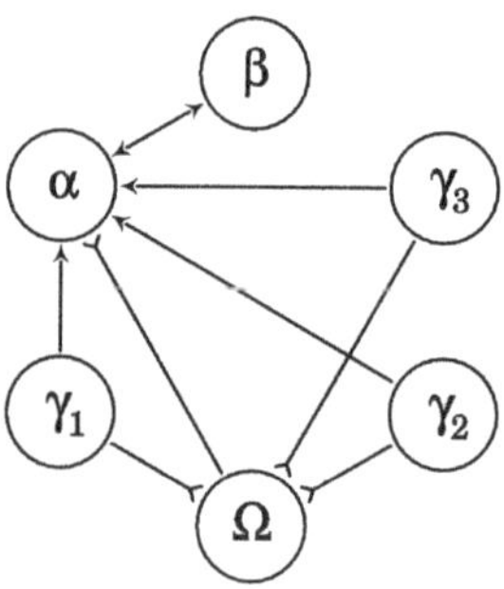

Abb. 2.06

Das soziometrisch gewonnene Bild war daher durch eine Darstellung zu ergänzen, die die Bedeutung dieser einzelnen Rollen als Träger der Gruppen*dynamik* anschaulich macht. Diese Formel (Abb. 2.06) – wir wollen sie die soziodynamische Grundformel nennen – hat zunächst hypothetische Bedeutung. Sie hat sich aber nicht nur in meiner mehr als zehnjährigen Erfahrung im Rahmen von Gruppentherapien bewährt, sondern seit ihrer Veröffentlichung 1955 auch in Untersuchungen und Beobachtungen anderer bestätigt, sodass ihre Anwendbarkeit bei Gruppenbildungen von Psychosen, Neurosen und Normalpersonen (Elterngruppen), sowie von Jugendlichen (im Rahmen des Wiener Therapieheims durchgeführte Untersuchungen) gesichert erscheint.

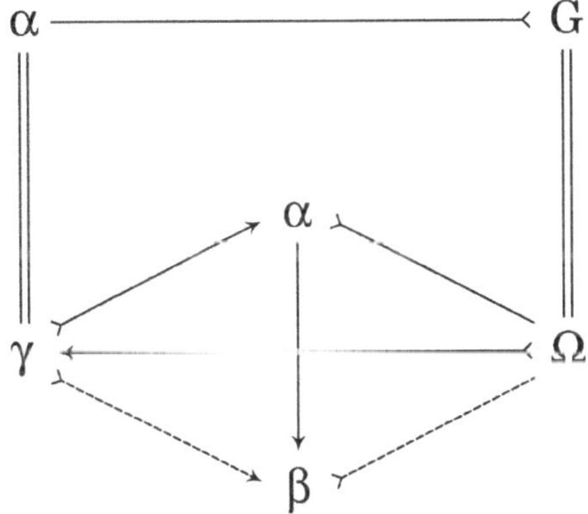

Abb. 2.07

Die Formel zeigt, dass der Zug der affektiven Auseinandersetzung der Gruppe mit ihrem dynamischen Ziel, also die grundlegende dynamische Spannung, von einem einzigen Individuum getragen wird. Wir wollen diese Rolle die *Alpha*-Rolle nennen, weil sie die primäre Rolle in der Gruppe darstellt. Der Anschaulichkeit halber bezeichnen wir das dynamische Ziel dieser Anstrengung als den »Gegner« (G) der Gruppe, meinen dies aber in dem allgemeinen Sinne des Entgegenstehens, ohne Beschränkung auf den bloß negativen Aspekt. Wir erkennen die innige Beziehung des Alpha zu dieser nach außen gerichteten und für die Konstituierung der Gruppe notwendigen Dynamik schon daraus, dass die Gruppe zerfällt, wenn ihr das Alpha genommen wird und sie aus sich heraus nicht imstande ist, ein neues Alpha zu finden. Das Alpha hat gegenüber der Gruppe nur eine Verpflichtung: es muss schicksalsanteilig mit der Gruppe verbunden sein, es muss »einer von uns« sein.

Mit dem Alpha ist das Gros der Mitglieder im Sinne der Identifikation (im Schema durch die Doppellinie angedeutet) verbunden. Die Rolle dieser, die *Gamma*-Rolle, ist daher gewissermaßen anonym und unpersönlich. Sie übernehmen identifikatorisch Willen und Affekt des Alpha. Das Agieren des Alpha wird deshalb innerhalb der Gruppe wie ein eigenes Ausleben empfunden, es wird zu einer Art Imponiergehabe der Gruppe. Dies wirkt oft recht merkwürdig, da es sich ja zumeist im Stil des ungehemmten Egoismus gegen ein Gamma richtet. Das kraftvolle Wüten des Alpha gegen ein Gamma wird aber nicht als innerer Kampf oder Bedrohung empfunden, sondern als Ausdruck der geballten Stärke der Gruppe und Symbol des Stils, in dem sie mit ihrem Gegner fertig zu werden träumt. Das Gamma-Individuum trägt die Arbeitsleistung der Gruppe, es ist aber nicht mit der Willensbildung dazu belastet. Diese geschieht durch das Mitleben im Agieren des Alpha und durch das Eingehen auf die Provokation des Omega.

Das *Omega*-Individuum ist sozusagen der Prügelknabe der Gruppe und Repräsentant des Gegners. Letzteres ergibt sich dadurch, dass der Omega seine Entlastung durch Identifikation mit dem Gegner (G) der Gruppe gewinnt; dieser ist ja der einzige, der dem Ansturm der Gruppe Widerpart zu geben vermag. Durch diese Identifikation stellt sich das Omega aber dynamisch gegen das Alpha ein, und genau dieses Verhalten bedeutet für die Gruppe maximale Provokation. So kommt es zum Ausagieren des Gamma-Elements gegen das Omega, wobei letzteres natürlich unterliegt.

Der Aktionswille nach außen wird also durch ein eigentümliches Zusammenspiel der Affekte nach Art einer Kreisdynamik im Innern der Gruppe in Gang gehalten. Dem dient die Identifikation mit dem sieghaften Gebaren des Alpha und die Projektion der Niederlage des Omega. Von diesem energetischen Kreislauf gleichsam unberührt bleibt die *Beta*-Rolle. Von den Schicksalen der Gruppe ist sie weitgehend unabhängig und nur durch eine persönliche affektive Beziehung zu Alpha an sie geknüpft. Seine Legitimierung aber erreicht das Beta durch irgendeine Form der sachlich umschreibbaren Leistung im Interesse der Gruppe (oder des Alpha). Bisweilen kann es freilich, sei es durch seine Leistung oder auch seine Ideen, die Affekte der Gruppe auf sich ziehen und damit zum Konkurrenten des Alpha werden. Dann läuft der oben beschriebene energetische Kreis der Affekte eben über ihn, was im Schema durch die strichlierte Linie angedeutet ist. Das ist im Rahmen von Einzelaufgaben öfter der Fall, gefährdet dann durch die absehbare Dauer die Position des eigentlichen Alpha nicht, lässt aber latente Gegengruppen sichtbar werden. Außerhalb eines solchen Rahmens jedoch bedeutet es das Abdrängen des bisherigen Alpha in die G-Position, womit die bisherige Außenaktivität der Gruppe gelähmt ist. Das ist dann der Tatbestand der »Revolution«.

Für unsere konkrete Fragestellung, die Krankenstation, ist die Überlagerung dreifacher Gruppenbeziehungen zu berücksichtigen: Die Gruppe der Patienten untereinander, die Gruppenbildung der Patienten mit dem Pflegepersonal und die Gruppenbildung der Patienten mit den Ärzten. Diese drei Gruppen lassen sich jedoch gesondert untersuchen, was die Übersicht wesentlich erleichtert.

Während der gesunde Mensch die Fähigkeit zum elastischen Wechsel innerhalb der verschiedenen Rollen behält, macht sich beim seelisch Gestörten sehr früh und im Ausmaß seiner Gestörtheit eine Gebundenheit an eine bestimmte

Rolle geltend. Es ergab sich daher im Sinne unseres Themas und in spezieller Sicht auf die psychiatrische Krankenstation als erste Frage: welche Patienten tendieren zu welcher Position?

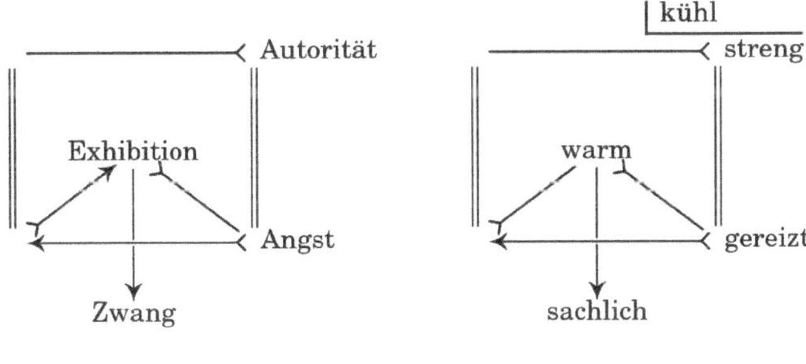

Abb. 2.08 Abb. 2.09

In Abb. 2.08 wurden in unsere Grundformel jeweils jene Eigenschaften eingetragen, die am konstantesten bei den in jeweils dieser Position in ihrer Gruppe befindlichen Personen auffielen. Es zeigte sich, dass das jeweils ängstlichste Individuum sich konstant in die Omega-Position ordnet. Dagegen löst autoritäres Benehmen recht häufig eine opponierende Gruppenbildung aus, sodass solche Personen zumeist in G-Position anzutreffen sind. Dabei wird die Beziehung von autoritärem Gehaben und Kompensation von Angst in der Identifikationsbeziehung zwischen beiden Positionen sichtbar. Nicht ganz so eindeutig findet sich eine gewisse Exhibitionstendenz in Beziehung zur Alpha-Position. Die Schwierigkeit liegt darin, dass das Maß der Exhibition in Abstimmung zum Empfinden der Gruppe liegen muss, steigt es nämlich über ein gewisses, toleriertes Maß an, dann löst es Angst aus und die Organisierung der Gegenkräfte der Gruppe. Dasselbe gilt für die Beziehung einer gewissen pedanten und anankastischen Tendenz zur Beta-Position. Im Allgemeinen ist im Zuge des Heilungsprozesses ein Aufsteigen in der Hierarchie von Omega nach Gamma und dann nach Beta oder Alpha zu vermerken. Analog kommt es bei Verschlechterungen zum Abstieg, aber nicht ebenso stufenweise: vielmehr stürzt Alpha zumeist in Omegaposition ab, während das Beta nicht selten in G-Position wechselt. Die Gruppe erweist sich hierbei als recht feines Thermometer der Schwankungen im Befinden der Patienten.

Dieser Gruppierung der Kranken unter sich überlagert sich gewissermaßen die zweite Gruppenbildung, die das Pflegepersonal der Station in die Gruppe einbezieht. Es hat sich gezeigt, dass die Position der Pflegeperson innerhalb dieser Gruppe für das »*Klima*« dieser Station von ausschlaggebender Bedeutung ist.

In Abb. 2.09 wurde in unsere Grundformel jeweils am entsprechenden Ort verzeichnet, welches Klima die Krankenstation aufwies, deren Pflegeperson in der Gruppe mit den Kranken eben diese Position einnahm. Es kann sein, dass die Pflegeperson außerhalb der Gruppe bleibt, zumeist wegen des zu häufigen Wechsels in der Ablöse oder auch wegen ihres abweisenden, kontaktvermeidenden Wesens. Dann bleibt das Klima dieser Station »kühl«, oft kommt es auch unter den Patienten zu gar keiner stabileren Gruppenbildung. Die hart und autoritär auftretende Pflegeperson kommt naturgemäß in G-Position. Wir empfinden das Klima dieser Station als »streng« und »angespannt«, der Ablauf klappt zwar, aber doch nur irgendwie widerwillig. Nur das Omega-Element neigt zur Mitarbeit, ist aber wegen seiner Gestörtheit wenig brauchbar und wird oft recht unfreundlich weggewiesen. Ganz anders, wenn die Pflegeperson sich in Alpha-Stellung befindet. Dann empfinden wir das Klima dieser Station als »warm« und »persönlich«, ein animierender Zug der Mitarbeit herrscht vor. Solche Pflegepersonen legen gewöhnlich etwas Privates in ihr Tun, sie haben daher auch Vorlieben und Aversionen, die von der Affektivität der Patientenschaft übernommen werden. Betroffen fühlt sich davon zu Recht oder Unrecht das Omega-Element, das sich immer benachteiligt erlebt. Aber auch der Arzt tut vorteilhaft, wenn er die unbewussten Auswirkungen ihrer Affektivität in Rechnung stellt. Wenn die Pflegeperson ihre Aufgabe als umschriebenes Teil im Gesamt der Krankenbetreuung auffasst, dann wird sie zumeist in Beta-Position zu finden sein. Das Klima dieser Station empfinden wir als »sachlich«, sauber und ohne übertriebene Affekte, manchmal vielleicht ein wenig »puritanisch«. Es bietet sicherlich am wenigsten Komplikationsmöglichkeiten. Dazu im Gegensatz steht die Station, deren Pflegeperson in Omega-Stellung geriet, sei es, weil es sich um einen unsicheren Neuling handelt oder eine überalterte oder kranke Persönlichkeit. Das Klima ist dann »gereizt«, nichts funktioniert befriedigend, Personal und Patienten provozieren sich gegenseitig. Der Arzt wird dann zumeist von der Pflegeperson in eine Autoritätsstellung gedrängt, die ihr Rückendeckung geben soll, aber seiner ärztlichen Aufgabe wenig entspricht. Appelle oder scharfe Kritik steigern nur die Angst und verschlechtern die Situation. Dagegen kann die Versetzung einer solchen – oft ja sehr verdienten – Pflegeperson in einen leichteren Aufgabenkreis (z.B. Ambulanzdienst) oft mit einem Schlag die Schwierigkeit für alle lösen. Diese beiden Gruppierungen werden nun noch durch eine dritte überlagert, die den betreuenden Arzt in die Gruppe einbezieht. Seine Position erwies sich entscheidend für die Einstellung der Patienten zur Therapie. Wo Pflege und Therapie klar getrennte Bereiche bilden, dort können beide Gruppen ohne wesentliche Interferenzerscheinungen nebeneinander bestehen. Andernfalls können Interferenzen entstehen, die zumeist von der Besetzung der Alpha- und G-Position ausgehen und vom Omega stimuliert werden. Um nicht zu verwirren, wollen wir auch diese dritte Gruppierung in ihren Auswirkungen für sich untersuchen.

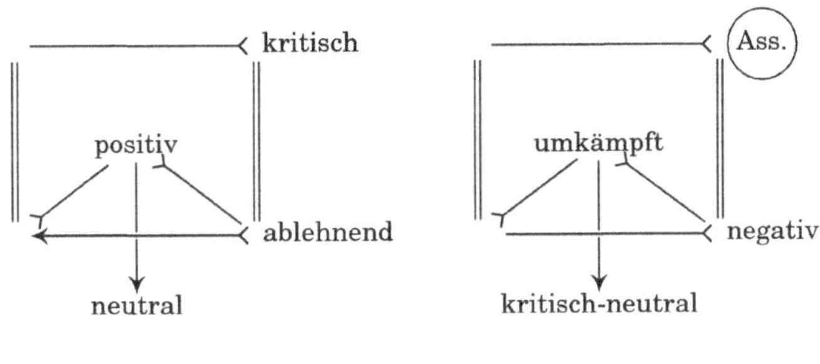

Abb. 2.10 Abb. 2.11

In Abb. 2.10 wurde in unsere Formel in der jeweiligen Position des Arztes jene Einstellung verzeichnet, die das Gamma-Element (also die Mehrzahl) der Patienten zur Therapie einnahm. Ein Außerhalbbleiben, wie wir es beim Pflegepersonal sehen konnten, ist für den Arzt in Anbetracht der Bedeutung, die er für den Patienten spielt, praktisch kaum denkbar, ich konnte es jedenfalls niemals beobachten. Der energisch und autoritär auftretende Arzt gerät meist in G-Position. Die dann beobachtbare »kritische Einstellung« der Patientenschaft stört aber meist wenig, sofern keine groben Fehler unterlaufen, da ja die ausgelebte Dynamik sich nicht gegen ihn, sondern gegen das Omega wendet. Gerade dieses fühlt sich beim autoritären Arzt aber geborgen, sodass der die persönliche Eitelkeit belastende Applaus von dieser Seite oft die auffallendste Erscheinung dieser Konstellation ist. Bisweilen ergeben sich Belastungen aus der Interferenz der Gruppenebenen, nämlich dann, wenn die Pflegeperson in eine Omegastellung abgedrängt wird und auch, wenn sie als Alpha zum Repräsentanten der Gruppenkritik wird. Dann ist scharfe Trennung der Therapie- und Pflegefunktionen angezeigt, sodass beide Gruppen sich möglichst nicht berühren. Der »beliebte Arzt« steht natürlich in Alpha-Position und genießt eine positive Einstellung der Patientenschaft zur Therapie. Ihm können auch Fehler oder Misserfolge unterlaufen, sie werden nicht bemerkt. Er bezahlt dies freilich durch die Belastung mit den mannigfachen Zielen der Gruppendynamik, zu denen er sich ja schicksalsanteilig verbunden fühlen muss. Diese führen ihn nicht selten in Konflikte mit der Administration des Krankenhauses oder auch mit dem Pflegepersonal. Einfacher ist es, wenn er sich als Spezialist in umschriebener Aufgabe fühlt und eine Beta-Stellung einnimmt. Die Einstellung zu seiner Therapie ist dann neutral, allerdings auch mehr den Schwankungen des sichtbaren Erfolges ausgesetzt. Der ängstlich-unsichere Arzt, der in Omega-Position gerät, provoziert eine ablehnende Einstellung zu seiner Therapie. Er neigt dazu, einen »Schuldigen« für diese Ablehnung in der Gruppe zu suchen, gerät dabei an das Alpha, versucht diesem sein Handeln zu erklären und zu rechtfertigen, womit alles nur noch schlechter wird. Auch die Imitation oder der Appell an stärkere Vorbilder (in G-Position) demonstrieren nur seine Hilflosigkeit und steigern seine Unbeliebtheit.

Diese Erkenntnisse haben einige Bedeutung für die Therapie. So ist aus der Omega-Position eine Suggestiv-Therapie kontraindiziert, weil undurchführbar. Ihre optimale Chance liegt in der Alpha-Stellung. Dagegen scheint die optimale Position einer analytischen Psychotherapie die Beta-Stellung zu sein, nur sie ermöglicht das ungestörte Spiel der Übertragungen ohne einseitige Bindungen festzulegen. Der Chirurg bevorzugt oft die G-Stellung, da sie für Omega eine entängstigende Wirkung hat, und seine magische Allmacht unterstreicht.

Das allgemeine Problem kompliziert sich aber noch durch die Tatsache, dass an allen größeren Krankenstationen heute die ärztliche Aufgabe zweigeteilt ist: In eine leitende, die Therapie bestimmende und kontrollierende Funktion (Assistent, Oberarzt) und eine ausübende, mit der Durchführung betraute Leistung (Hilfsarzt, Sekundararzt, Zimmerarzt usw.). Dies eben angeführte Schema stimmt also nur, wenn die Position beider Ärzte zufällig übereinfällt, oder aber der eine der beiden außerhalb der Gruppe bleibt. Das ist bisweilen der Fall, wenn der Assistent wirklich oder scheinbar ganz im Hintergrund bleibt.

Abb. 2.11 zeigt, was geschieht, wenn der Assistent in G-Position erlebt wird. Die Einstellung zur Therapie ist dann noch abhängig von der Position seines Sekundararztes. Steht dieser in Alpha-Stellung, dann gerät er in den Konflikt zwischen Dynamik der Gruppe, an die er schicksalsanteilig gebunden ist und die sich gegen den Assistenten wendet, und seiner kollegialen Verbundenheit mit ihm. Diese Konstellation beinhaltet also zumeist eine Rivalität zwischen den Ärzten und eine demgemäß umkämpfte, unruhige Einstellung der Patienten zur eingeschlagenen Therapie. Nimmt der Sekundar eine Beta-Stellung ein, ist er z. B. ein Meister im Injizieren, dann bleibt die Patientenschaft kritisch-neutral, vorwiegend auf die sichtbaren Erfolge und Misserfolge achtend. Sichtbar negativ aber ist die Einstellung zur Therapie, wenn der Sekundarius in Omega-Position gerät. An ihm werden dann alle Affekte ausgelebt, die eigentlich gegen den Assistenten gerichtet sind, was den Eindruck erweckt, als ob er an allem schuld wäre. Das veranlasst dann häufig den Assistenten zu tadelnden Äußerungen, was aber die Angst und soziodynamische Stellung des Bedauernswerten noch weiter verschlechtert.

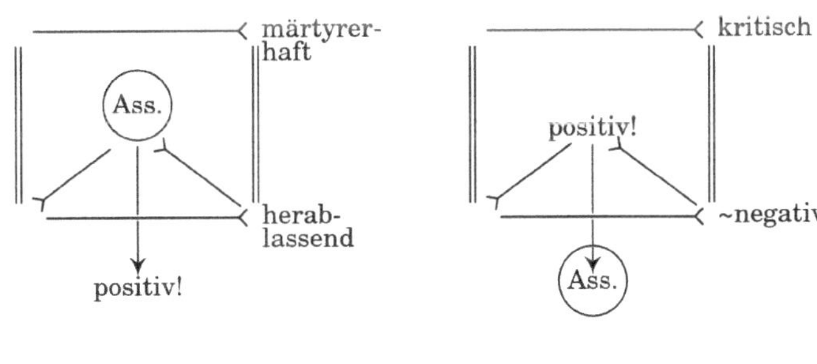

Abb. 2.12

Abb. 2.13

Abb. 2.12 zeigt die Verhältnisse, wenn der Assistent in Alpha-Position die Gruppe führt. Ein hart und autoritär auftretender Sekundararzt schafft dann eine eigentümlich märtyrerhafte Einstellung der Patienten zur Therapie: sie wird als sehr unangenehm und schmerzhaft erlebt, aber dem verehrten Assistenten zuliebe hingenommen und anerkannt. Nur das Omega-Element provoziert bisweilen Auseinandersetzungen zwischen den Ärzten, begibt sich in den Schutz des einen gegen den andern und versucht sie gegeneinander auszuspielen. Die Kombination mit dem Sekundarius in Beta-Stellung kann als optimal angesehen werden und ist auch durch Interferenzen kaum störbar. Gerät der Sekundararzt in Omega-Position, so sind die gegen ihn auftauchenden Affekte zumeist harmloser Art, sie begnügen sich mit einer belächelnden Einstellung. Diese Herablassung der Patienten kann allerdings sein Verhältnis zu dem Assistenten trüben, wenn ihm nicht Ausweichmechanismen für den eigenen Ehrgeiz zur Verfügung stehen. Diese Konstellation ist nicht so selten in Sanatorien oder Privatstationen anzutreffen, wo die Stelle des Assistenten vom Chef persönlich eingenommen wird, sodass der Rangabstand zwischen den beiden Ärzten besonders augenfällig wird. Abb. 2.13 zeigt die Situation, wenn der Assistent in Beta-Position steht, also z. B. als Spezialist in bestimmtem Bereich bekannt ist. Die Verhältnisse liegen hier fast gleich wie in Abb. 2.10. Das beweist die affektiv neutrale und zur Gruppe weitgehend ungebundene Stellung des Beta. Immerhin wirkt sich die gute Position des Assistenten für den Sekundarius in Omega-Stellung verbessernd aus, trotz der allgemein negativen Einschätzung zur Therapie finden sichtbare Erfolge doch ihre Anerkennung.

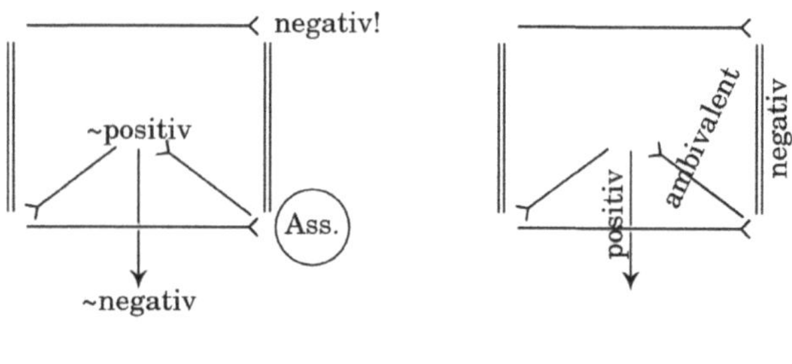

Abb. 2.14 Abb. 2.15

Gerät der Assistent jedoch in Omega-Position (Abb. 2.14), dann stößt die Therapie auf dieser Station fast allgemein auf negative Einstellung und ist demgemäß in ihrem Erfolg beeinträchtigt. Zum Glück ist diese Konstellation geradezu schwierig herzustellen, da es ja schon genügt, die Kontaktpunkte etwas zu reduzieren, sich seltener zu zeigen, um vermöge des institutionalisierten Ranges wieder höher zu steigen. Versucht nun der Sekundararzt, die Schwäche des Vorgesetzten durch eigenes autoritäres Auftreten wettzumachen, dann werden durch ihn aus der G-Position die Affekte der Patientenschaft erst recht mobilisiert. Aber auch in Beta-Stellung vermag er durch seine Leistung den negativen Eindruck nur wenig einzuschränken. Gelingt es ihm, in Alpha-Position zu kommen, dann wird der Gesamteindruck von der Therapie zwar eingeschränkt positiv. Der Ruf des Sekundarius geht aber auf Kosten des Rufs des Assistenten, was seine persönliche Stellung gegenüber dem ihm vorgesetzten Kollegen nahezu unhaltbar macht und oft die unbewusste Angst des letzteren noch vermehrt.

Übersehen wir die eben durchdachten Kombinationen (Abb. 2.15), so lassen sich vereinfachend folgende Leitlinien erkennen: Die Position der betreuenden Ärzte in der G-Omega-Linie löst negative Einstellung zur Therapie aus, in der Alpha-Beta-Linie eine positive, die kreuzweise Kombination schließlich eine ambivalente.

Es ist schließlich noch darauf hinzuweisen, dass die Rolle, die der einzelne Arzt oder die einzelne Pflegeperson in der Gruppe spielt, nicht allein von seinem Auftreten abhängt, sondern auch von den Gegebenheiten und Bedürfnissen der Gruppe. Man sieht z.B. öfters vom Omega-Element einen Druck danach ausgehen, die entscheidenden Personen in eine Alpha-G-Opposition zueinander zu manövrieren und dann den Schutz des einen gegen den andern anzusprechen. Diese Patienten lassen auch gerne die verschiedenen Gruppenebenen interferieren, indem sie Pflegesorgen vor den Arzt bringen und therapeutische Fragen mit Pflegepersonen besprechen. Dies gilt speziell für Patienten mit ödipalem Konfliktstoff. Es ist daher gut, um diese Vorgänge zu wissen, da dergleichen Tendenzen behandelt, aber nicht erfüllt werden sollten.

Zusammenfassung

Es wurden Beobachtungsanalysen der Soziodynamik von Krankenstationen in systematischer Form aneinandergereiht. Es ergaben sich dabei klare Beziehungen zwischen der Position der Pflegeperson in der Gruppe mit den Patienten zum »Klima« der Station, sowie zwischen der Position der Ärzte zur »Einstellung des Kranken zu der an ihm vollzogenen Therapie«. Es sollte damit ein Weg gewiesen werden, um diese Probleme bewusst steuern und der angewendeten Therapie den ihr jeweils optimalen Rahmen geben zu können.

Der soziodynamische Aspekt in der »Bifokalen Gruppentherapie«[1]

Raoul Schindler

»Bifokale Gruppentherapie« (Arnold & Schindler, 1952; Schindler, 1954, 1955, 1958a, 1958b, 1959b, 1960) – gegenwärtig die Standardmethodik in der psychotherapeutischen Behandlung der Schizophrenie an der Klinik in Wien – ist eine spezifische Behandlungsform des Patienten in Zusammenhang mit seiner Familie. Es wird versucht, dadurch die besonderen Schwierigkeiten aus dem Narzissmus der Schizophrenen gewissermaßen zu umgehen, indem wir uns der primärsten effektiven Bindungen, nämlich der zu den Eltern, therapeutisch bedienen. Gleichzeitig wird eine Neuformierung des sogenannten »Familiengleichgewichtes« (Schindler, 1955) angestrebt und damit eine der bedeutsamsten Entwicklungshemmungen gelöst. Wir überblicken nun bereits ein Patientenmaterial von mehr als 150 Fällen mit einer Nachbeobachtungszeit von 2–8 Jahren und die darin zum Ausdruck kommenden therapeutischen Resultate berechtigen uns u. E. diese Methode zu vertreten (Schindler, 1958b, 1959b).

Es ist hier nicht der Raum, die allgemeine Technik zu wiederholen, soweit sie in der erschienenen Literatur nachgelesen werden kann (Arnold & Schindler, 1952; Schindler, 1954, 1955, 1958a). Nur soweit es für den uns heute besonders interessierenden Aspekt verständnisnotwendig ist, sei darauf eingegangen: Etwa sieben Patienten werden zu einer geschlossenen Gruppe vereinigt, parallel dazu in einer getrennt geführten Gruppe ihre Eltern. Die Entwicklung beider Gruppen ist aber aufeinander abgestimmt, s. Abb. 2.16.

---

1 Aus der Psychiatrisch-Neurologischen Universitätsklinik Wien (Vorstand: Prof. Dr. H. Hoff). Erstveröffentlichung: Schindler, R. (1959c). Der soziodynamische Aspekt in der »Bifokalen Gruppentherapie«. *Acta psychotherapeutica, psychosomatica et orthopädagogica, 7,* 207–220. Abdruck mit freundlicher Genehmigung der S. Karger AG, Basel.

I. *Bindung in die Gruppe*

Patientengruppe – Arzt – Elterngruppe

als Vater als Kind

Entlastung d. alten Bindungen Entlastung d. Bindungen an Pat.

II. *Analyse*

Patientengruppe Arzt Lokalisation der Konflikte in der Gruppe. Psychodramatisches Acting out und Analyse der Übertragungen.	Elterngruppe Arzt Ausleben und Analyse der unbew. Erwartungen an das Kind (Pat.). Analyse dieser Erwartungen an Hand des eigenen Lebensschicksals.

III. *Anwendung und Bewährung*

Arzt – Patientengruppe (offene Welt) Aufbau eines eigenen Lebenskreises. Entlassung von der Station in ambulante Weiterbetreuung.	Elterngruppe – Arzt (erst als Kind, dann als Vater) Akzeptieren des neuen Lebenskreises des Kindes (Pat.), Verzicht auf manche Erwartungen und Idealvorstellungen

IV. *Übertragungslösung*

Welt – Patientengruppe Elterngruppe – Welt

Neues Familiengleichgewicht

Arzt

(Spital)

Abb. 2.16: Phasen der bifokalen Gruppentherapie

1. In der ersten Entwicklungsphase wird zunächst in beiden Gruppen die Bindung zum Therapeuten hergestellt. Die innerfamiliäre Gebundenheit wird vorerst äußerlich durch eine Besuchssperre durchschnitten, die allerdings auf freiwilliger Basis gehandhabt und jeweils besprochen wird. Der Arzt, der in dieser Zeit das einzige Bindeglied zwischen Eltern und Patienten darstellt, wird affektiv in jeder Gruppe zum Repräsentanten des fehlenden Familienteils und Objekt der diesem zukommenden Übertragung.
2. Nun werden diese Übertragungsaffekte analysiert. Die Patientengruppe ist zum Abbild einer Familie geworden, deren Konflikte psychodramatisch agiert werden. So werden die Probleme sichtbar und besprechbar, vorerst in einer gruppeninternen, anonym allgemeinen Weise. Das Erkennen von Gruppenphänomenen als Ausdruck eigener Projektionen ist eines der besten Zeichen dafür, dass sich der Patient diesem Problem bewusst zu stellen vermag. In der Elterngruppe zeigen sich bei analog geführter Analyse un-

bewusste Erwartungen an das Werden des Kindes und Ängste, die sich der freien Entwicklung des Patienten entgegenstellen mussten. Mehr und mehr wird die Rolle deutlich, die das Kind in der Familie einnehmen musste, um deren affektives Gleichgewicht – »Familiengleichgewicht« – aufrechtzuerhalten. Da dies in beiden Gruppen geschieht, so entspricht der Vorgang einer einheitlichen Analyse, die sich gewissermaßen in zwei Brennpunkten (»bi-fokal«), räumlich getrennt aber aufeinander bezogen, vollzieht.

3. Nun treten Eltern und Patienten wieder in freien Kontakt, der aber vielfach in seinem Wesen ein anderer geworden ist, oft auch in seinen äußeren Formen. Die Patienten verlassen allmählich die Station und kommen ambulatorisch zur weiteren Gruppentherapie. Sie bauen ihren neuen Lebenskreis und stützen sich dabei in der Gruppe gegenseitig ab. Der Therapeut wird zum Repräsentanten einer offenen Welt voller Möglichkeiten. In der Elterngruppe aber muss diese neue Entwicklung der Patienten geschützt werden. Zunächst muss die Enttäuschung und Angst der Eltern ob der neuen Entwicklung, vom Patienten abgewendet und in die Gruppendiskussion gezogen werden. Dann müssen die Eltern sich damit vertraut machen, Verzichte finden und neue eigene Ziele bauen.
4. Die letzte Phase ist in beiden Gruppen der Übertragungslösung gewidmet. Der Arzt wird wieder zu dem, was er real auch ist, nämlich zum Repräsentanten des Spitals.

Regelmäßigkeiten im Ablauf dieses therapeutischen Plans haben uns in den letzten Jahren neben der individuellen Psychodynamik vermehrt auf die gruppeneigene Dynamik achten lassen. Den sich dabei eröffnenden Problemen seien die heutigen Ausführungen gewidmet.

In jeder Gruppe zwingt allgemein die gruppeneigene Dynamik jedem Mitglied eine bestimmte Rolle auf, was ja bekannt (Ackermann, 1951; Hofstätter, 1957a, 1957b; Moreno, 1936, 1946, 1953; Slater, 1955; Teirich 1955, 1957) und mit den Methoden der Soziometrie (Moreno) auch objektivierbar ist. Analysiert man diese Rollen nicht nur hinsichtlich ihrer Bedeutung für den Träger, sondern auch hinsichtlich ihrer Bedeutung für die Gruppe, so stößt man auf eine regelmäßige dynamische Strukturbeziehung (Schindler, 1957a), die ich in der folgenden »Grundformel« (Abb. 2.17) darzustellen versucht habe.

Jede Gruppe konstelliert sich gegenüber einem »Gegner« (G), dem soviel autoritäres Gewicht zukommt, dass er der gemeinsamen Gruppenintention entgegenzustehen vermag, sie dadurch anregt und existent erhält. Er muss nicht immer feindlich erlebt werden, wird es aber häufig.

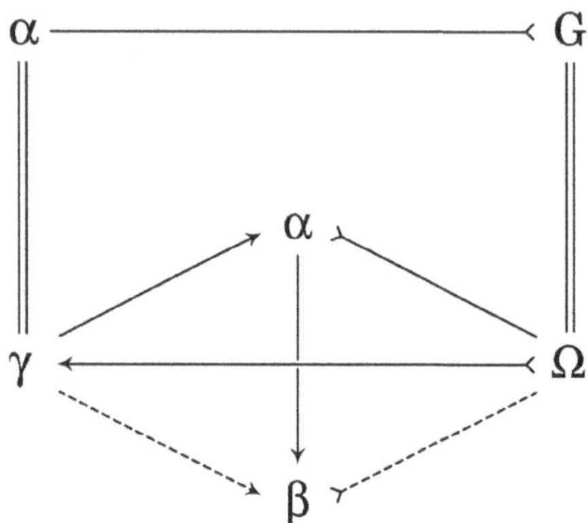

Abb. 2.17

Er wird als Person erlebt, muss aber nicht immer ein lebender Mensch sein, wenngleich ein Bedürfnis nach einer solchen Inkarnation spürbar ist (z. B. der Teufel). Immer steht er außerhalb der Gruppe selbst und ihm gegenüber ein Individuum, wir nennen es das »Alpha«, das zum Repräsentanten der Gruppeninitiative wird. Je fester die Kohärenz der Gruppe ist, desto weniger steht Alpha selbst im Vordergrund, aber die Gruppe reagiert nach seinem Unbewussten, weil das Gros der Gruppe, die »Gamma«-Individuen, sich mit ihm identifiziert (im Schema durch den senkrechten Doppelstrich angedeutet). Alpha agiert so, wie Gamma sich vor dem Gegner zu verhalten träumt, Alpha vollführt gewissermaßen das Imponiergehaben der Gruppe. Auch und gerade dann, wenn der Gegner gar nicht anwesend ist und er also damit die Gruppe selber trifft, die sich aber aufgrund der Identifikationsleistung nicht getroffen fühlt. Die Gammas wiederum imponieren in analoger Weise gegen den Schwächsten der Gruppe, »Omega«, der sich aber betroffen fühlt, weil er sich mit dem Gegner identifiziert. Dieser könnte ja auch tatsächlich der Gruppe widerstehen, in seiner Abwesenheit macht diese Identifikationstendenz aber Omega zum Repräsentanten des Gegners innerhalb der Gruppe. Da ihm aber dessen Macht und Autorität völlig mangelt, so verliert er natürlich in jeder Auseinandersetzung und erfüllt damit, was die Gruppe braucht. Die beiden Extremexponenten der Gruppe, Alpha und Omega, dienen daher in ihrer Weise gleichsinnig der Erregungsbildung in den Trägern der Aktivität, den Gammas. Von diesem Kreislauf der Affekte, quasi unabhängig, erscheinen einzelne Individuen, die für Spezialaufgaben geeignet gelten, die

»Beta«. Ihre gute Rangposition müssen sie durch ihre Leistung rechtfertigen, deren Anerkennung allerdings vorzüglich von Alpha abhängt. Ihr gutes Verhältnis zu Alpha legitimiert sie gegenüber der Gruppe. Nimmt ihre direkte Beziehung zur Gruppe zu, so konkurrenzieren sie Alpha und bilden eine mehr oder weniger latente Gegengruppe, was im Schema durch die Strichlierung angedeutet wurde. Die Ordnung der Affektivität der Gruppe in diesem hier nur kurz und schematisch dargestellten Ablauf, nennen wir Soziodynamik (Schindler, 1957a, 1957b, 1959a).

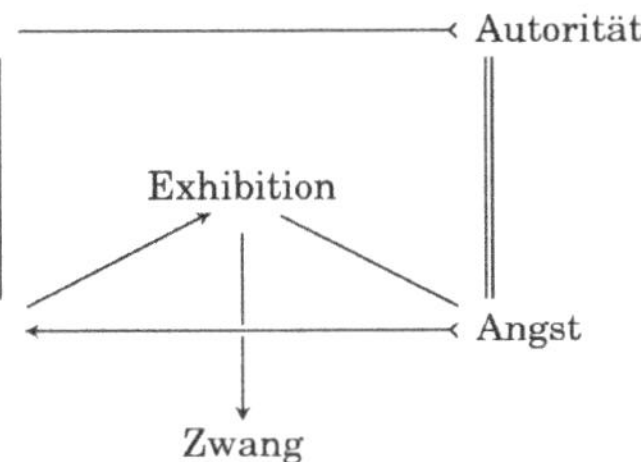

Abb. 2.18

Den spontanen Aufbau einer beliebigen Gruppe im Sinne der obigen Struktur zeigt Abb. 2.18: Das ängstliche Individuum ordnet sich in Omegaposition, autoritär anspruchsvolles Gehaben provoziert häufig die Gruppenbildung gegen sich und gerät daher in die Position des Gegners. In Beta-Stellung finden wir vielfach etwas zwanghaft-pedante Charaktere, während für die Alpha-Rolle eine gewisse Exhibitionstendenz günstig zu sein scheint, die allerdings das für die Gruppe erträgliche Maß nicht übersteigen darf (Schindler, 1957b).

Abb. 2.19 zeigt dieselben Spontanverhältnisse in einer Gruppe von Schizophrenen. Hier ordnen sich die Patienten mit noch floridem Prozessgeschehen und auch die Hebephrenen in Omega, soweit sie nicht überhaupt außerhalb der Gruppe bleiben. Paranoide gehen bevorzugt in Betastellung oder auch in Gegnerposition. In Alphastellung finden sich Katatone, religiöse Wahnbildungen und auch Legierungspsychosen, bisweilen auch die Paranoia erotica.

Es ist klar, dass der Arzt in einer therapeutischen Gruppe in verschiedener Weise Schutz zu geben vermag, je nachdem welche Position er einnimmt (Abb. 2.20). Als Gegner, also wenn er die Gruppe gegen sich bildet und autoritär in ihr herrscht, schützt er Omega durch seine Autorität, wir nennen das darum die »autoritäre Schutzstellung«.

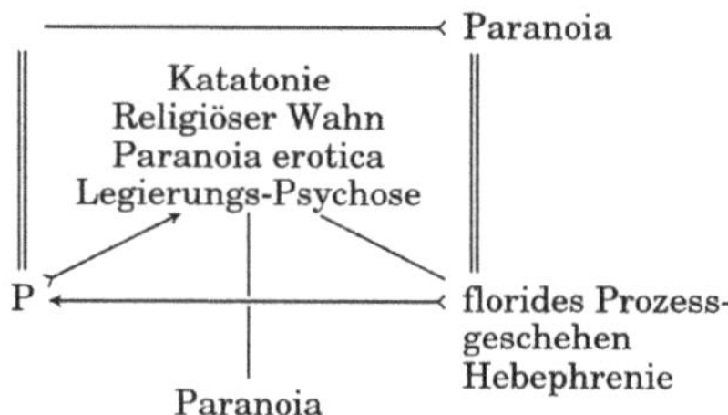

Abb. 2.19

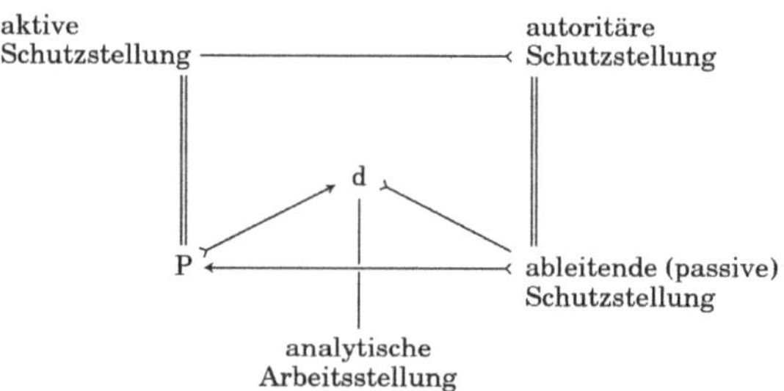

Abb. 2.20

Anders schützt er in Alphastellung befindlich die Gammas, die ihn verehren und in der Identifikation mit ihm ihre eigene Persönlichkeit verdecken, also in den Schutz einer eigenartigen Anonymität geraten, die wohl Affekte enthält, sie aber nicht selber verantwortet (»aktive Schutzstellung«). Begibt sich der Arzt in Omegastellung, dann zieht er die Affekte der Gruppe auf sich und leitet sie damit vom Gegner ab, entlastet also diesen durch Bindung der Emotionen in die Gruppe (»ableitende, passive Schutzstellung«). Aus der Betaposition vermag der Arzt nur intellektuellen Schutz zu geben, im Grunde also wenig. Er hat aber hier die größte Möglichkeit unbehindert von der Gruppe innerhalb der Gruppe zu wirken, denn er gehört ihr an ohne sein Schicksal mit ihr verbinden zu müssen. Er kann z. B. hier allein jene neutrale Haltung einnehmen, die für die Führung einer Analyse erforderlich ist.

Die Übersicht der Erfahrungen in der »bifokalen Gruppentherapie« gibt bei Vergleich von Erfolgen und Misserfolgen bei intuitiver Therapieführung folgende optimale Richtlinien, die sich mit der theoretischen Überlegung durchaus decken. Hinsichtlich der Position des Arztes in den einzelnen Phasen des Therapieablaufes (Abb. 2.21) gilt: Der Start erfolgt so gut wie immer aus der Position des Gegners, da ja der Arzt die Gruppe gegen einen Bildungswiderstand zusammenruft. Es sollte aber nun versucht werden episodisch in Alphaposition zu gelangen, da erst damit der Eintritt in die Gruppe selbst und die feste Beziehung zu den Gammas gewonnen ist. Dies gilt in Patienten- und Elterngruppe gleichermaßen. In der II., analytischen Phase erscheint gleichfalls in beiden Gruppen die Betaposition optimal. Bisweilen wird es aber dabei nötig sein die analytische Arbeit zu unterbrechen und episodisch eine Schutzstellung einzunehmen. Welche Schutzstellung dabei gewählt wird, richtet sich mehr nach der Position des bedrohten Individuums in der Gruppe als nach der Art des Konflikts. Die Beta-Grundstellung dominiert auch in der dritten Phase, die der Anwendung und Bewährung der gewonnenen Freiheit in der Alltagsrealität dient.

	Patientengruppe		Elterngruppe
I. *Bindung*	Gegner Alpha		Gegner Alpha
II. *Analyse*	Beta und episodische Schutzstellungen		Beta
III. *Anwendung* *Bewährung*	Beta und episodische Schutzstellungen	Schockierung: Verzicht: Stabilisierung:	Omega Alpha Beta
IV. *Lösung*	Gamma		Gamma

Abb. 2.21: Stellung des Arztes im Phasenablauf der bifokalen Gruppentherapie

Doch gibt es hier typische Konflikte, die eine vorbedachte Parade nahelegen. Das Schwergewicht der Auseinandersetzung liegt jetzt in der Elterngruppe, da hier die neugeschaffenen Veränderungen im Familiengleichgewicht zunächst als Schock erlebt werden. Um den Patienten zu schützen gilt es die sich entwickelnden aggressiven Affekte bereits im unbewussten Stadium von ihm abzuwenden und in den Raum der Elterngruppe zu lokalisieren. Das gelingt auch prompt, wenn der Arzt zu diesem Zeitpunkt in Omegaposition wechselt. Die affektiven Kräfte, die er dann freilich zu spüren bekommt, geben ein gutes Bild darüber, wie stark der Patient bisher in seine Rolle gezwungen gehalten war. Je stärker diese Aggressionen in der Gruppe anschaulich werden, desto eher wird es gelingen Einsicht zu eröffnen, wobei das Forum der übrigen Elternschaft von großer Bedeutung ist.

Ist eine erste Einsicht erreicht, dann muss meist auch ein rechter Verzicht gefunden werden und in dieser Bemühung gibt der Arzt in Alphastellung die beste Hilfe. Die Schwierigkeit dieses Positionswechsels nimmt mit der Verweildauer in Omegastellung zu, zeigt sich aber nicht abhängig von der Heftigkeit der in diesem Abschnitt hinzunehmenden Affekte. Erst bei Wiederberuhigung ist die Rückkehr in Betastellung anzuraten, die sich anbahnende neue Lebensform kann nun weiterentwickelt werden. Die Lösung der Übertragungsbindung in der IV. Phase erfolgt nicht durch Analyse der Übertragung – die ja weitgehend Thema der II. Phase war –, sondern durch den Takt und Gefühl erfordernden Wechsel in die Gammaposition, also in die Anonymität der Gruppe. Es geht uns auch nicht primär darum das Gruppeninstrument aufzulösen, sondern wir wollen den Arzt schmerzlos daraus zurückziehen. Manche Gruppen verbleiben weiterhin in einem mehr oder minder losen Kontakt, manche halten sogar bisweilen Jubiläumszusammenkünfte, zu denen sie auch den Arzt einladen, was eine natürliche Form der katamnestischen Kontrolle ermöglicht.

Der bewusst gehandhabte Wechsel der Gruppenposition ist, wie wir nun schon sagen können, kein grundsätzliches, sondern ein rein technisches Problem, auf das hier aus Raumgründen nicht näher eingegangen werden kann. Es bietet in den meisten Linien auch keine allzu großen Schwierigkeiten. Ungleich komplizierter ist das Manipulieren der Position einzelner Patienten, doch ist auch das bis zu einem gewissen Grade möglich. Es sei darum auch die optimale Position des Patienten in den einzelnen Phasen des Therapieablaufes besprochen (Abb. 2.22).

	Patientengruppe		Elterngruppe
I. *Bindung*	Gamma		Gamma
II. *Analyse*	Alpha		Alpha
III. *Anwendung*	Beta	Schockierung:	Gegner
Bewährung		Verzicht:	Gamma
		Stabilisierung:	Beta
IV. *Lösung*	Beta		Beta
	(Gamma)		(Gamma)

Abb. 2.22: Stellung des Patienten im Phasenablauf der bifokalen Gruppentherapie

In Phase I ist eine gute Gammaposition besser als die exponiertere Betastellung. Der Patient in Gamma fühlt sich durch die Gruppenanonymität geschützt und erweist sich der Gruppe verbundener und späterhin meist leichter zu fördern als der ehrgeizige Beta. Für Phase II (Analyse) ist aber das Erreichen der Alphastellung obligat. Denn nur der Alphapatient ist einer Persönlichkeitsanalyse in der Gruppe zugänglich und sogar besonders aufgeschlossen, da ja die Gruppe stets ein Gleichnis der Familiensituation des Alpha darstellt (durch die Identifikation der Gammas). Auftretende Widerstände machen sich als erstes im Verhalten der Gruppe bemerkbar und sind in diesem Stadium zwar in ihrem Sinngehalt oft schwierig zu erschließen, doch wird die analysierende Aufdeckung leichter vertragen. Verliert der Patient seine Alphastellung in der Gruppe, so ist das ein sicheres Zeichen der Überlastung, das sehr beachtet werden sollte. In Phase III lässt sich der Patient meist leicht in eine Betastellung manövrieren, die er nicht als Abstieg empfindet. Er gibt damit die Alphaposition für den nächsten Patienten frei. In der Elterngruppe gerät das affektiv irritierte Elternteil durch das Omega-Ausweichen des Arztes in eine Gegenstellung zur Gruppe, seine Erregung wendet sich nun gegen die Therapie und damit gegen die Gruppe selbst. Damit wird die Gruppe gezwungen, ihre Existenz zu verteidigen. In dieser Auseinandersetzung kommt es meist zu zahlreichen analytisch richtigen, aber aggressiv vorgebrachten Deutungen. Nun übernimmt der Arzt wieder die schützende Alphastellung, wendet aber die Gruppenintention gegen einen neuen Gegner (z. B. die aufgetauchte Aggressivität), sodass das protestierende Elternpaar in die schützende Gammastellung eintreten kann. Mit neu sich stabilisierendem Familiengleichgewicht ist auch für die Eltern eine Betastellung günstig, die auch in Phase IV beibehalten werden kann.

Wir sehen also, dass im Laufe der Therapie die einzelnen Patienten nacheinander die einzelnen Phasen und auch Positionen der Gruppe durchlaufen. Es zeigt sich deutlich, dass wenn ein Patient trotz Mithilfe nicht die Kraft aufbringt sich in gegebener Position zu halten, er auch für den entsprechenden Abschnitt der Therapie als nicht reif genug angesehen werden muss. Dies gilt insbesondere für die Analyse, die ja als keineswegs risikolose Belastung des Patienten gewertet werden muss. Der aufmerksame Leser mag bemerkt haben, dass wir mit Abschluss der Behandlung eine Tendenz zu allseitigen Betastellungen verfolgen. Dies ist gruppendynamisch natürlich undurchführbar und käme der Auflösung der Gruppe gleich. Da aber Phase IV ja die Beendigung der Gruppentherapie vorbereitet, ist haltungsmäßig ein Trend nach Beta auf Kosten der Kohärenz durchaus zu bejahen.

Die etwas komplizierten Verhältnisse in der Elterngruppe während der drei Abschnitte der Phase III wurden in Abb. 2.23 gesondert herausgezeichnet hinsichtlich der Positionen von Arzt und Elternteil. Man beachte dabei, dass die

Verhältnisse der Schockierungsphase genau die Situation in der Familie eines Schizophrenen mit overprotektivem Elternteil nachbilden (Schindler, 1959a). In einer solchen Familie gerät das schizophrene Kind in Omegaposition und wird von dem einen Elternteil autoritär »beschützt«, das heißt overprotegiert. Die übrige Familie gruppiert sich alsbald gegen dieses Elternteil (meist die Mutter), das also in Gegnerstellung gerät.

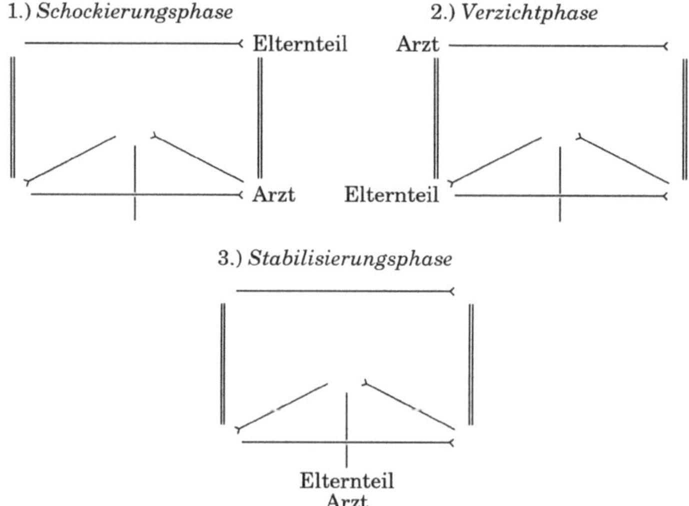

Abb. 2.23

Das andere Elternteil (meist der Vater) verharrt in stillschweigendem Protest, sodass die Gruppe nach außen hin starr erscheint. Aber schon die Geschwister des Kranken (in Gammaposition hinter dem Vater stehend) tragen den Protest immer wieder vor: in Form von aggressivem Imponieren auf Kosten des Omega, oder als Ablehnung der Mutter selbst, die damit immer mehr ausschließlich dem Kranken zugeschoben wird. Die quasi neutrale Passivität des Vaters in diesen Auseinandersetzungen wird ihm von der Mutter – nicht zu Unrecht – als Parteinahme, vom Patienten als Lieblosigkeit zum Vorwurf gemacht. Nur die Hilflosigkeit des Patienten lähmt die Austragung dieser innerfamiliären Spannungen, erhält das Familiengleichgewicht. Die Spannung kommt aber sofort zur Austragung, sobald das schizophrene Kind aus seiner Omega-Hilflosigkeit ausbricht und versucht selbstständig zu handeln. Die fortgesetzten Imponierhandlungen lassen diesen

Moment der ganzen Familie als Katastrophe erscheinen. So hält die gemeinsame Angst und Aggressivität den Patienten an seinem Platz im Familiengleichgewicht.

Der sich durch organisatorische Maßnahmen gegen die overprotektive Mutter einschaltende Arzt gerät natürlich in das gleiche Dilemma wie schon der Vater des Kindes: was er für die Freiheit seines Patienten tut, wird als Lieblosigkeit und Aggressivität erlebt. Das obige Schema zeigt deutlich die ganz andere Art, in der die »bifokale Gruppentherapie« sich mit solchen Situationen auseinander setzt: wie sie die Rollen jeweils zunächst ersetzt, dann analysiert und zuletzt neu formiert.

Zusammenfassung

1. »Bifokale Gruppentherapie« ist eine in Wien entwickelte psychotherapeutische Behandlungsmethode der Schizophrenie. Hierbei werden die Eltern der Patienten in einer eigenen Therapiegruppe in genau abgestimmter Entwicklung in den Therapievorgang einbezogen. Es wird dadurch eine Umgehung des schizophrenen Narzissmus und die Aufarbeitung des Problems des sogenannten »Familiengleichgewichts« angestrebt.
2. »Soziodynamik« nennen wir den strukturgebundenen Ablauf der Affektivität in einer Gruppe. Wir können hierbei 5 Positionen unterscheiden, denen auch ein Wert innerhalb der Rangordnung zukommt und die in gesetzmäßiger Weise miteinander verbunden sind. Die an diese Positionen geknüpften Rollencharaktere müssen im Text nachgelesen werden.
3. Es wird das Spontanverhalten angegeben, nach dem sich die Gruppenmitglieder a) in beliebigen Gruppen, b) in Schizophrenengruppen in diese Positionen einordnen.
4. Es wird angegeben, in welcher Art der Arzt bei Einnehmen einer bestimmten Gruppenposition Schutzstellung zu leisten vermag, und welchem Patienten diese zugute kommt.
5. Es werden die optimalen Positionen a) des Arztes und b) des Patienten nach den einzelnen Phasen im Ablauf der bifokalen Gruppentherapie angegeben. Insbesondere werden die Probleme in der Elterngruppe während der dritten Phase dargestellt und auf ihre Beziehung zu der Familiensituation des schizophrenen Kindes mit overprotektivem Elternteil hingewiesen.

Es soll damit gezeigt werden, wie weitgehend der Therapeut bereits durch den bewusst gehandhabten Positionswechsel in seiner Therapiegruppe die Entwicklung der Psychodynamik anzuregen und zu gestalten vermag.

Literatur

Ackermann, N.W. (1951). Group dynamics. 1. Social role and total personality. *American Journal of Orthopsychiatry, 21*(1), 1–17.

Arnold, O. & Schindler, R. (1952). Bifokale Gruppentherapie bei Schizophrenen. *Wiener Zeitschrift für Nervenheilkunde und deren Grenzgebiete, 5*, 155–174.

Bion, W. R. (1952). Group dynamics: a review. *International Journal of Psychoanalysis, 33*(2), 235–247 (Deutsch erschienen in: W. R. Bion [1971]. Erfahrungen in Gruppen und andere Schriften. Stuttgart: Cotta).

Bales, R. F. (1950). *Interaction process analysis.* Cambridge/Mass: Addison-Wesley.

Frühmann, E. (1956). Über spontane Gruppenbildung bei gehirngeschädigten Kindern. *Z. Kinderpsych. Psychol., 5*, 249ff.

Hofstätter, P. R. (1957a). *Gruppendynamik. Kritik der Massenpsychologie.* Hamburg: Rowohlt.

Hofstätter, P. R. (1957b). Die soziale Dynamik der psychotherapeutischen Situation. *Psyche, 10*, 733–749.

Moreno, J. L. (1936). *Sociometry and the science of man.* New York: Beacon House.

Moreno, J. L. (1946). *Group psychotherapy.* New York: Beacon House.

Moreno, J. L. (1953). *Who shall survive?* New York: Beacon House.

Slavson, S. R. (1949a). *Analytic group therapy.* New York: Columbia Press.

Slavson, S. R. (1949b). *Practice of group therapy.* New York: Columbia Press.

Slavson, S. R. (1953). *Introduction to group therapy.* New York: The Commonwealth Fund.

Schindler, R. (1954). Über gesetzmäßige Beziehungen vom Erlebnisinhalt zur Erlebnisform in die Schizophrenie. *Wiener Zeitschrift für Nervenheilkunde u. d. Grenzgebiete, 10*, 195–230.

Schindler, R. (1955). Übertragungsbildung und Übertragungsführung in der Psychotherapie mit Schizophrenen. *Acta psychotherapeutica, psychosomatica et orthopädagogica*, 3(1) (Sonderheft zum Int. Kongress für Psychotherapie in Zürich, 1954), 337-344.

Schindler, R. (1957a). Grundprinzipien der Psychodynamik in der Gruppe. *Psyche, 11*, 308–314.

Schindler, R. (1957b). Soziodynamik der Krankenstation. *Zeitschrift für diagnostische Psychologie und Persönlichkeitsforschung, 5*, 227–236.

Schindler, R. (1958a). Bifocal Group Therapy. In J. H. Massermann & J. L. Moreno (Hrsg.), *Progress in Psychotherapy. Bd. 3* (S. 176–186). New York: Grune & Stratton.

Schindler, R. (1958b). Ergebnisse und Erfolge der Gruppenpsychotherapie mit Schizophrenen nach den Methoden der Wiener Klinik. *Wiener Zeitschrift für Nervenheilkunde u. d. Grenzgebiete* (Festschrift Prof. Hoff), *15*, 250–261.

Schindler, R. (1959a). Symposium Delay: »Le milieu familial des schizophrènes«. In Werner A. Stoll (Hrsg.), *Congress Report 2. Internationaler Kongress für Psychiatrie. 1.–7. Sept. 1957 in Zürich, 4* (S. 56–58). Zürich: Orel Füssli.

Schindler, R. (1959b). Zehn Jahre bifokale Gruppentherapie. In W. A. Stoll (Hrsg.), *Congress Report 2. Internationaler Kongress für Psychiatrie. 1.–7. Sept. 1957 in Zürich, 3*, S. 379–386. Zürich: Orel Füssli.

Schindler, R. (1960): Klinische Psychotherapie von Psychosen. In H. Hoff (Hrsg.), *Therapeutische Fortschritte in der Neurologie und Psychiatrie* (S. 378–396). Wien: Urban & Schwarzenberg.

Slater, P. E. (1955). Role differentiation in small groups. *American Sociological Review, 20*, 300–310.

Teirich, H. R. (1955). Übertragungs- und Rangordnungsprobleme in der Gruppentherapie (Referat beim Internationalen Psychotherapiekongress Zürich 1954). *Acta Psychotherapeutica, Psychosomatica et orthopaedagogica, 3*(1), 409–413.

Teirich, H. R. (1957). Soziometrie und Gruppenpsychotherapie. *Zeitschrift für Psychotherapie und medizinische Psychologie, 7*(2), 41–48.

Sinn, Zweck und Aufbau des ÖAGG[1]

Raoul Schindler

Der Österreichische Arbeitskreis für Gruppentherapie und Gruppendynamik (hinfort als ÖAGG abgekürzt) hat keine historisierenden Ambitionen, aber es gebietet wohl die Pietät, mit wenigen Worten auch der Ursprünge und der Traditionen zu gedenken, die gerade wir hier in Wien auf unserem Arbeitsfelde vorfinden.

Ich denke dabei in erster Linie an Sigmund Freud und seine Libidotheorie des Gemeinschaftsgefühls, die übrigens bereits den Hinweis auf die Bedeutung der kleinen, intimen Gruppe enthält und sich den damals üblichen Vorstellungen vom sogenannten »Herdeninstinkt« entgegenstellt, sowie an die praktische Anwendung und Fortführung dieser Gedanken im Werk von August Aichhorn; ich denke an Alfred Adler, dessen Betonung des »Wir«-Erlebnisses eine logische Wendung zur Gruppentherapie enthält, die auch praktisch vor allem von Dreikurs, sowie in der Arbeit der individualpsychologischen Erziehungsberatungsstellen, aufgenommen wurde; ich denke an Moreno, dessen Wiener Studien über zwischenmenschliche Beziehungen und Erfahrungen mit dem Stegreiftheater bereits in nuce die Entfaltung der modernen Gruppentherapie, des Psychodramas und der Soziometrie enthalten; ich denke an Paul F. Lazarsfeld, dessen Untersuchung über die Arbeitslosen von Marienthal zu einem Ausgangspunkt für die Entwicklung der modernen empirischen Sozialforschung geworden ist; und ich denke nicht zuletzt an die frühen psychohygienischen Arbeiten von Stransky, die bereits viel kollektivpsychologisches Gedankengut und praktische Gruppenerfahrung enthalten.

---

1 Einleitungsreferat zur konstituierenden Versammlung des ÖAGG am 3. Juni 1959. Erstveröffentlichung: Schindler, R. (1959b). Sinn, Zweck und Aufbau des Österreichischen Arbeitskreises für Gruppentherapie und Gruppendynamik (ÖAGG). *Wiener Medizinische Wochenschrift, 109*, 1004–1009. Abdruck mit freundlicher Genehmigung der Springer-Verlag Wien GmbH.

Vergleichen wir diese frühe Entwicklungszeit der 20er Jahre mit dem machtvollen Aufschwung der Kollektivpsychologie in unserer Zeit, mit der großen Schule, die *Moreno* in Amerika aufbauen konnte, der über ganz USA verbreiteten American Grouptherapy Association um Slavson, der enormen Bedeutung, die das Stichwort »human relation« in Amerika und England gewonnen hat, den gruppenanalytischen Arbeiten der Tavistock-Clinic in London und dem Social-Club-System Bierers, der französischen Schule um Lebovici, Diatkine, Favez-Boutonnier, den sozialpsychologischen Schulen seit Gallup, der deutschen neuen Gesellschaftspsychologie im Sinne von Gehlen, Schelsky, König und nicht zuletzt dem Österreicher Peter Hofstätter, so ergibt sich das Bild einer fast sprunghaften Entfaltung und Interessenzuwendung der Wissenschaft, für die mir drei Momente maßgeblich bedeutsam erscheinen:

1. die Überwindung der alten Massenpsychologie (im Sinne von Tarde bis Le Bon), die einseitig an der panikhaft erregten Masse orientiert war, durch die moderne Sozial-Psychologie
2. in therapeutischer Sicht die Freimachung von der Vorstellung einer »Psychoanalyse zu mehreren« und die Erkenntnis, dass man es bei der Gruppe mit einem eigenen Therapieinstrument zu tun hat
3. die Scharfeinstellung der Forschung auf das Gebiet der kleinen, intimen Gruppe

Die Gründung des ÖAGG versucht dieser Entwicklung, die ja durchaus erst in ihren Anfängen steht, zu entsprechen. Sie unterstreicht die Bedeutung der kleinen Gruppe als Spezialgebiet wissenschaftlicher Forschung und ärztlicher Therapie.

Der Zweck des ÖAGG ist daher laut Statuten

> »die Erforschung der Strukturen und der psychodynamischen Bedingungen des Gruppenlebens sowie die Nutzbarmachung der Forschungsergebnisse für die Anwendung in der Praxis der ärztlichen Therapie, der Fürsorge, der Erziehung und in der allgemein gesundheitlichen Lenkung des Gemeinschaftslebens«.

Seine Aufgabengebiete umfassen den Zusammenschluss aller Personen, die auf dem Gebiet der Gruppenpsychologie, der Gruppendynamik und der Gruppentherapie praktisch oder in der Forschung tätig sind, den Gedankenaustausch in Bezug auf Anwendung, Fortschritt und Forschung innerhalb Österreichs und mit dem Ausland, die Wahrung und die Sicherung wissenschaftlich einwandfreier Arbeit, die Ausarbeitung von Richtlinien, insbesondere im Bereich der Gruppentherapie, und die fachliche Beratung der am Fragenkreis der Gruppentherapie und der Gruppendynamik interessierten Institutionen.

Wir glauben, dass die Probleme dieser Forschung eine zu weitgehende Spezialisierung fordern, um sie im Rahmen der bisher gegebenen Institutionen nutzbringend diskutieren zu können. So lassen sich etwa gruppentherapeutische Probleme im Rahmen des Vereins für Psychiatrie und Neurologie nicht günstig besprechen, da große Zuhörerkreise daran unbeteiligt blieben. Ähnliches aber geschähe auch im Rahmen der einzelnen psychotherapeutischen Schulen, deren Interesse in der Einzeltherapie festgelegt ist. Es schien uns daher nötig, ein Forum zu schaffen, das diesen Fragestellungen das nötige Verständnis und Interesse entgegenbringt, um hier in gegenseitigem Erfahrungsaustausch und kritischer Auseinandersetzung die Erkenntnis zu fördern.

Wir glauben weiterhin, dass das Problem der Gruppe nicht abgrenzbar einer einzigen akademischen Disziplin zuordenbar ist, etwa der Soziologie oder der Psychologie oder der Psychiatrie, sondern dass es von verschiedenen Ansätzen her untersucht werden kann und muss. Der ÖAGG ist, dem Rechnung tragend, in Sektionen gegliedert. Derzeit sind es drei Sektionen:

1. für Ärzte
2. für Sozialpsychologie
3. für Recht und Sozialarbeit

Eine vierte Sektion für Pädagogik ist vorgesehen, falls sich das entsprechende Interesse dafür finden sollte.

Jede Sektion wird durch zwei Sektionsleiter administrativ geleitet und im Vorstand repräsentiert. Dieser setzt sich aus den Sektionsleitern und dem Sekretär des Arbeitskreises zusammen, welcher die an sich unabhängige Arbeit der Sektionen zu koordinieren und den Arbeitskreis nach außen zu vertreten hat.

Für das Arbeitsjahr 1959/1960 wurden gewählt:

- Sektion I: Dr. Strotzka und Ass. Dr. Berner
- Sektion II: Doz. Dr. Rosenmayer und Dr. T. Lindner
- Sektion III: Sekt.-Rat Dr. Doleisch und Prim. Dr. Rotter
- Sekretär: Ass. Dr. R. Schindler. Sekretariat des ÖAGG: Psychiatrisch-Neurologische Universitätsklinik Wien, Abteilung für Psychotherapie

Dieser Aufbau ist selbst eine Art Gruppenexperiment. Er versucht bewusst, das Führerprinzip in der Administration einer Vereinigung zu durchbrechen und durch eine gleichberechtigte, duale Vertretung zu ersetzen. Weiterhin wurde auf alle Art der Repräsentation nach außen mittels klingender Titel verzichtet. Der Arbeitskreis fühlt sich nicht als Repräsentant und Popularisator einer akademischen Ideologie, wie es etwa das manifesthafte Programm der psychischen

Hygiene im besten Sinne ist, er will die Gruppentherapie nicht als die »dritte psychiatrische Revolution« (als die sie euphemistisch bezeichnet wurde) aufblähen und zu einem Angelpunkt der »neuen« Psychiatrie machen. Er will vielmehr bescheidener die notwendige Zusammenarbeit der Wissenschaft auf einem schwierigen Spezialgebiet organisieren.

Das Fehlen von Präsidentenposten bedeutet aber nicht den Mangel großzügiger Förderer. Hier ist in erster Linie Herrn Prof. Dr. Hans Hoff zu danken, der uns die Räumlichkeiten seiner Klinik und seine persönliche Hilfe für unsere Arbeit zur Verfügung gestellt hat. Weiter sind wir des wohlwollenden Interesses der Medizinischen, der Philosophischen und der Juridischen Fakultät der Universität in weitem Ausmaß gewiss. Die Gesellschaft für psychische Hygiene hat uns in beispielgebender Weise durch Gewährung eines Kredits unterstützt und nimmt reges Interesse an unserer Arbeit. Eine Reihe von Persönlichkeiten hat uns schriftlich ihres Interesses versichert, aus Amerika hat uns Prof. Dr. Moreno in sehr herzlichen Worten begrüßt.

Die praktischen Ziele der einzelnen Sektionen sind mannigfaltig, ich kann sie nur in wenigen Worten andeuten. So wird die ärztliche Sektion sich der Diskussion und der Ausarbeitung gruppentherapeutischer Techniken widmen, aber auch den grundsätzlichen Problemen der Abgrenzung methodischer, wissenschaftlich exakter Gruppenarbeit von unwissenschaftlicher Betätigung in Gruppenform, den Ausbildungserfordernissen eines Gruppentherapeuten usw. Herr Strotzka wird von den großen Schwierigkeiten zu berichten haben, die sich mit diesen praktisch wichtigen Fragen verbinden. In weiterer Sicht soll die Nachbehandlung psychiatrischer Patienten in Klubform und die Lösung mancher therapeutischen Probleme durch ein Klubhaus mit Wohnmöglichkeit, einer Art Zwischenstation zwischen Spital und eigener Wohnung, verwirklicht werden. In einem solchen »psychiatrischen hostel« im Sinne Bierers kommt dem Patienten der notwendige Rückhalt aus dem Gruppengefüge zu, das dieser Unterbringung auferliegt, während der starre, einschränkende Rahmen des Spitals wegfällt und die einseitige Belastung durch die Familie umgangen wird. In enger Zusammenarbeit mit den beiden anderen Sektionen soll weiterhin die Gruppendynamik der einzelnen Familienstrukturen und Gesellschaftsformen in Hinblick auf ihre krankmachenden oder die psychische Gesundheit fördernden Wirkungen studiert werden, einerseits zum Zwecke psychohygienischer Prophylaxe, andererseits aber auch, um die Möglichkeiten zielgerichteten soziodynamisch bestimmten Eingreifens zu prüfen, also in der Richtung des von Strotzka hier entworfenen Aufbaus einer »Soziatrie«.

Darüber hinaus will die sozialpsychologische Sektion mit den von ihr gepflegten Methoden besonders die Bedeutung der kleinen Gruppe für die Meinungsbildung und die dynamische Gliederung der Gesellschaft studieren, die Veränderungen der Familiengruppe in der Großstadtkultur, die Arbeitsgruppe in der Industrie, Alters- und Wohnprobleme und die Fragen des »community development«.

Die Sektion für Recht und Sozialarbeit möchte neben zahlreichen Forschungsaufgaben im Bereich der antisozialen Gemeinschaften bzw. der kriminogenen Wirkungen mancher Gruppenstruktur, vor allem die erzieherischen Möglichkeiten der Gruppenarbeit in der Resozialisierung, insbesondere krimineller Jugendlicher, praktisch ausbauen. Hier wird auch an die Einrichtung von Schulungskursen für die Leiter von Nacherziehungsstellen aller Art, von Anstalten, Gefängnissen, Jugendklubs usw., gedacht. Auch die Alkoholikerfürsorge, die bereits von der Gruppenarbeit mit großem Erfolg Gebrauch macht, will ihre Arbeit durch Diskussion und Austausch methodischer Gesichtspunkte intensivieren.

Ich persönlich glaube, dass wir hier in Wien durch den guten Kontakt, den wir persönlich zwischen Psychiatrie, Sozialpsychologie und Sozialarbeit haben herstellen können, eine einzigartige Chance für das Gelingen unserer Vorhaben haben, und das große, unsere Erwartungen weit übersteigende Interesse scheint dies zu bestätigen.

Das psychodynamische Problem beim sogenannten schizophrenen Defekt[1]

Raoul Schindler

In seinem Buch über die beginnende Schizophrenie bezeichnet Conrad (1958) den schizophrenen Defekt als das »wohl ernsteste Argument gegen die Anschauung von der Psychogenie schizophrener Psychosen« (ebd., S. 121). Es schien mir daher reizvoll, das Problem des Defekts gerade hier und mit Ihnen zu diskutieren und den Versuch zu wagen, es von einem psychodynamischen Gesichtspunkt her zu durchleuchten.

Es ist nun eigentümlich, dass der schizophrene Defekt sowohl in der klinischen als auch psychotherapeutischen Literatur der letzten Jahre kaum wesentlich behandelt wird. Das mag zum Teil im Zusammenhang mit den großen Evolutionen stehen, die die praktisch-therapeutische Entwicklung in den letzten 20 Jahren durchgemacht hat. Durch diese wurde die theoretische Diskussion etwas in den Hintergrund gedrängt. Die Fragen der Schocktherapie, der Psychochirurgie, der Neuroplegica erschien vielfach aktueller und spannender als die Frage der Verstehbarkeit oder Nichtverstehbarkeit der schizophrenen Wesenswandlung, obwohl wir wissen, dass beide Fragen aufeinander bezogen sind. Die Beunruhigung über diesen therapierenden Pragmatismus reißt jedoch in der deutschsprachigen Literatur niemals ab und hat einen neuen Anstoß durch den internationalen Psychiaterkongress in Zürich 1957 und noch deutlicher im Rahmen des deutschen Psychiatertages in Bad Nauheim 1958 erfahren. Dabei hat sich gezeigt, dass es trotz jahrzehntelanger Kämpfe um Primärsymptome, Sym-

1 Erstveröffentlichung: Schindler, R. (1960d). Das psychodynamische Problem beim sogenannten schizophrenen Defekt. In G. Benedetti & C. Müller (Hrsg.), *Report des 2. Internationalen Symposiums über die Psychotherapie der Schizophrenie, 2* (S. 276–290). Basel: Karger. (DOI:10.1159/000430422). Abdruck mit freundlicher Genehmigung der S. Karger AG, Basel.

ptome ersten Ranges oder, wie immer wir sie nennen wollen, trotz einem sogar einigermaßen gesicherten Verständnis hinsichtlich der Gesamtkrankheit, nicht gelungen ist, auch nur ein einziges wirklich spezifisches Symptom zu nennen, das der Kritik standhalten könnte und einen Rückschluss auf den schizophrenen Grundprozess zulassen würde. In dieser Diskussion halten wir gegenwärtig bei dem methodisch wohl nur schwierig verwertbaren Begriff des »Praecoxgefühls« nach Rümke, der dank seinem subjektiven Wesensbestandteil nicht gut kritisch beurteilt werden kann.

Beachtet man nun die großen und erfolgreichen Anstrengungen, die zur Erhellung des Wahnproblems in den letzten Jahren sowohl von der Seite derer, die den Wahn zu verstehen glauben, als auch derer, die ihn für grundsätzlich unverstehbar erklären, gemacht wurden, so erscheint die stiefmütterliche Behandlung des Defektproblems doppelt auffällig. Handelt es sich doch hier – wiederum mit Conrad gesprochen – um die »vielleicht spezifischste schizophrene Veränderung«. Ist diese geringe Beachtung ein Zufall oder liegt es an der Schwierigkeit des Gegenstandes? Wird das Problem von den psychogenetisch orientierten Forschern vielleicht sogar übergangen, verdrängt?

Ich habe mir erlaubt, vor Weihnachten 1958 eine stichprobenartige Rundfrage auszuschicken und bin den Herren Bally, Benedetti und Mitarbeitern, L. Binswanger, Conrad, Häfner, Kuhn, Kühnel und Schwidder, Matussek, Chr. Müller und Weitbrecht für ihre zum Teil sehr ausführliche Beantwortung sehr verpflichtet. Diese hat gezeigt

1. dass von einer Umgehung oder Verdrängung des Problems keine Rede sein kann. Alle Angesprochenen stimmten der Wichtigkeit der aufgeworfenen Fragestellung zu, alle bejahten den klinischen Sachverhalt, den wir mit dem Begriff des Defektes kennzeichnen, als gegeben.
2. Ebenso einhellig aber machte sich auch eine allgemeine Unzufriedenheit mit dem Terminus »Defekt« geltend. Conrad hat den Begriff des »Residualzustandes« als Ersatz vorgeschlagen. Er kennzeichnet sein Wesen allgemein als »energetischen Potentialverlust« und behält damit immerhin die Grundlinie des psychopathologischen Meinungsgehaltes des Wortes Defekt bei. Auch die anderen von mir zitierten Autoren neigen dazu, den Begriff Defekt überhaupt aufzugeben. Es wird bezweifelt, dass er wirklich Zusammengehörendes und Einheitliches umgreife. So erklärt Weitbrecht die Natur dieses Defektes für »alles andere als einheitlich definierbar«. Auch Binswanger betont das Uneinheitliche, die Tatsache, dass sich der Defekt auf allen Gebieten des Seelenlebens zeige, und er vermutet die größte praktische und klinische Übereinstimmung im Postulat der Irreversibilität.

3. Gerade darüber aber herrscht gar keine Übereinstimmung, und man gewinnt den Eindruck, dass die Entscheidung irreversibel oder nicht, mehr zur Sache der Definition gemacht wird und weniger der klinischen Tatbestandsaufnahme entspricht.

Die Fülle der Defektbilder ist tatsächlich verwirrend, vor allem, wenn man den Blickbereich der Anstalten verlässt und auch jene leichten und leichtesten Persönlichkeitsveränderungen mitberücksichtigt, die in den Erfolgsstatistiken allerorts als Vollremission ausgetragen und übergangen werden. Man gerät dabei oft in eine eigenartige diagnostische Unsicherheit: Bei jenen Patienten, deren Wahn man ablaufen sah, bemerkt man den leichten affektiven Defekt, diese eigentümliche Kälte der sozialen und dynamischen Gefühle, diese jedem Psychiater bekannte Steifheit und Starre ohne weiteres. Begegnet man aber solchen Patienten in der Gesellschaft, so hat man – Gott sei Dank – auch als Fachmann enorme Schwierigkeiten, aus dem bloßen Zustandsbilde die Diagnose schizophrener Defekt zu stellen. Der Streubereich der Persönlichkeitseigentümlichkeiten außerhalb schizophrener Erkrankung erscheint plötzlich enorm groß. In unseren Elterngruppen im Rahmen der bifokalen Gruppentherapien sitzen wir einer Fülle wunderlicher Persönlichkeiten gegenüber, deren Prozentzahl die Erwartungen der Erbstatistiker vielfach überschreitet. Nur bei einem Teil von ihnen können wir trotz der allgemein sehr tiefgreifenden Lebensgeschichtsaufnahme einen schizophrenen Schub oder Reste von Wahnbildungen nachweisen. Ein ebenso großer Teil hinterlässt in uns die volle Überzeugung »Defekt«, ohne dass wir es nachweisen könnten. Ein anderer Teil erweckt immerhin Zweifel. Immer wieder merken wir, dass wir aus dem klinischen Bilde zwar die Diagnose Defekt vermuten, dass uns aber das spezifisch gemeinsame Symptom fehlt, das den Beweis erbrächte.

Wir können den Defekt auch nicht einheitlich definieren. Beschreiben wir daher das, was wir meinen, zunächst allgemein als jene Abweichungen, die sich gegenüber der präpsychotischen Persönlichkeit erkennen lassen und sich auf längere Sicht hin durchgängig erweisen.

Wir geraten aber mit dieser Beschreibung sogleich in Schwierigkeiten. Nach Aufhören der produktiven Prozessphase bleibt in vielen Verläufen zunächst ein Wahn, der sich im günstigen Fall dann stufenweise abbaut. Der Patient erweist sich an seinen Wahn sekundär fixiert und gibt diesen Zustand nur zögernd auf. Im Allgemeinen wird hier die Annahme unterschoben, dass dieser sekundär festgehaltene Wahn den eigentlichen Defekt vorerst überlagere und dass sich das Bild zum Defekt hin gewissermaßen reinige. Diese Annahme ist theoretisch plausibel, jedoch durch den klinischen Tatbestand nicht im Geringsten belegt. Der Wahn kann im vollen Ausmaß zum Inhalt des Defektbildes werden oder in Abbaustufen darin eingehen. Bei anderen Verläufen finden sich die späteren Defektzeichen in dieser »Konsolidierungsphase« (Conrad) aber vielfach auch nicht angedeutet. Die Annahme, der Defekt beginne eben mit einem Verwandlungsbilde, das sich erst allmählich stabilisiert und festlegt, ist jedenfalls nicht minder berechtigt.

Wäre der Defekt nun nur das reine Produkt des endogenen Umwandlungsprozesses, das schließlich übrig bleibt, dann dürfen wir annehmen, dass am Schluss des Prozessgeschehens an diesem Ergebnis nichts mehr geändert werden kann. Ich habe die Fälle unserer bifokalen Gruppentherapie durchgesehen und mit einer Kontrollgruppe verglichen, die unter den gleichen Indikationsbedingungen zur Psychotherapie vorgesehen war, aber aus äußeren Gründen nicht dazu kam. Es handelt sich um ein Material von jetzt 200 Fällen mit einer Nachbeobachtungszeit von 3–12 Jahren. Wir haben beide Gruppen einer Einstufung hinsichtlich des letztlich erzielten Defektniveaus ohne Berücksichtigung der sozialen Erfolge unterzogen, wobei als grober Gradmesser einfach die Auffälligkeit des Defektbildes diente. Der Vergleichsindex zwischen beiden Gruppen betrug 7,4, das heißt, dass das Verhältnis der Patienten mit nur dem Fachmann kenntlichen Defektzeichen zu jenen mit deutlichen Defekterscheinungen in der behandelten Gruppe um siebenmal besser liegt als in der unbehandelten Kontrollgruppe. Das sich einstellende Defektniveau steht also in enger Beziehung zu der erfolgten oder nicht erfolgten psychotherapeutischen Behandlung. Da diese in der Regel aber erst nach abgelaufener Prozessphase zur Durchführung kam, scheint mir in diesen Zahlen ein Beweis dafür zu liegen, dass die psychodynamischen Verarbeitungsvorgänge von wesentlichem Einfluss auf das sich endergebende Defektbild sind.

Um mich nun über das Dauerverhalten der Defektbilder zu orientieren, habe ich 40 Patienten nachkontrolliert, die in den Jahren 1929 und 1930, also vor der Schockära, in der Psychiatrischen Klinik wegen Schizophrenie stationär aufgenommen worden waren. Es handelt sich dabei um Schizophrene, die sich im Wesentlichen außerhalb der Anstalt bis jetzt halten konnten. Das sich aus der Exploration dieser ehemaligen Kranken ergebende Verlaufsbild wurde durch ausgiebige Befragung aller erreichbaren nahen Anverwandten ergänzt, für die psychologische Testung der Kranken und auch eines Großteiles der Verwandten bin ich Herrn Dr. Kohlmann zu speziellem Dank verpflichtet. Da diese Patienten natürlich eine einseitig günstige Auswahl darstellen, habe ich diese Untersuchung durch eine ebenso große Gruppe langjähriger Anstaltspatienten der Wiener Heil- und Pflegeanstalt »Am Steinhof« ergänzt. Für die Erlaubnis, dieses Material nachuntersuchen zu dürfen und der dabei gewährten freundlichen Unterstützung bin ich der Direktion des Steinhofs, im speziellen Herrn Direktor Dr. Podhaisky und den Primarien Dr. Novotny und Dr. Gross, außerordentlich verpflichtet. Die Untersuchung war von vornherein nicht statistisch ausgerichtet, sondern sollte der möglichst nahen und unschematisierten Erfassung der jeweiligen Lebensbilder dienen.

Ich möchte hier einige Erfahrungen aus diesem Einblick vorlegen und bitte Sie, sie mit Ihren Erfahrungen vergleichen zu wollen.

1. Die Defektbildung vollzieht sich bis zu einem stabilen Niveau außerordentlich langsam und über mannigfache Wandlungen, die sich als Anpassungsleistungen oder -versuche interpretieren lassen. Die durchschnittliche Dauer liegt zwischen einem halben bis zu fünf Jahren. Dies entspricht unseren Katamneseanforderungen für statistische Erfolgsuntersuchungen, was damit zusammenhängen könnte. Es scheint allerdings, dass durch die modernen Schockbehandlungen eine Verkürzung der Stabilisierungszeit eintritt, wie Weitbrecht angibt.
2. Ich habe kein einziges sogenanntes Defektsymptom finden können, das sich wirklich immer als durchgängig und unveränderlich erwiesen hat. Es gibt für jedes Fälle, die zeigen, dass es vorübergehend oder dauernd wieder aufgehoben werden kann. Das bestätigen auch erfahrene Anstaltspsychiater, die sich nicht allzu sehr theoretisch verpflichtet fühlen, in der Regel immer und verweisen dabei gerne auf das Wiederauftreten scheinbar erloschener Leistungsmöglichkeiten im Rahmen schwerer Erkrankungen oder vor dem Tode. Auch bei meinen Fällen, die im Leben draußen stehen, schließen sich solche Veränderungen meist an schwerwiegende Veränderungen in der Umwelt, insbesondere Todesfälle, die eine Umstrukturierung der Familie auslösen, an (siehe dazu auch in der Kasuistik).
3. Neue psychotische Schübe verändern das Defektbild bisweilen, jedoch keineswegs immer. Die Veränderung lässt sich durchaus nicht immer als Niveausenkung interpretieren, es gibt auch Fälle, deren Neuetablierung günstiger erscheint (siehe dazu auch in der Kasuistik, Fall I).
4. Die Fülle der Defektbilder zeigt einen fließenden Übergang zu den Erscheinungen der Persönlichkeitseigenschaften und Psychopathien. Gerade in den Familien Schizophrener finden sich vielfach Persönlichkeiten, bei denen es – prononciert gesagt – so aussieht, als hätten sie ein Defektbild ohne klinischen Schub zu entwickeln vermocht.
5. Das Defektbild lässt sich nicht auf einzelne Funktionen reduzieren, es ist eine Erscheinung der Gesamtpersönlichkeit.

Lassen Sie mich einen Moment hier halten: Wenn Ihre Erfahrungen bis hierher mit mir übereinstimmen, wenn der Defekt ein nur schwierig spezifizierbares

Wandlungsbild der Gesamtpersönlichkeit darstellt und Schwankungen nicht nur nach unten, sondern sozusagen auch nach oben vorkommen, dann, meine Damen und Herren, haben wir tatsächlich keine Berechtigung mehr, den Defektbegriff auch nur durch unser Schweigen aufrecht zu erhalten. Wir können ihn nur historisch verstehen, als einen missglückten Versuch, die schizophrene Erkrankung auf die Begriffswelt einer Elementarfunktionen-Psychologie zu reduzieren.

Wir wollen aber damit natürlich nicht den klinischen Sachverhalt übergehen, und ich möchte Ihnen vorschlagen, diesen hinfort mit dem Ausdruck »psychotische Persönlichkeitsabwandlung« zu benennen. Damit sei ausgedrückt, dass es sich hierbei um eine aktive Wandlungsleistung der Persönlichkeit handelt, die durch den Einbruch triebhaften Materials notwendig geworden ist und in die spezifischen Weisen psychotischer Möglichkeiten gebunden erscheint. Im Gegensatz zu neurotischen Symptombildungen dient diese Abwandlung offensichtlich nicht direkt der Lustbefriedigung. Sie bestimmt vielmehr den Rahmen, innerhalb dessen sich die direkte oder neurotische Lustbefriedigung vollziehen kann. Sie stellt eine neue Bestimmung des Verhältnisses Ich–Umwelt her.

Dieses Verhältnis hat gegenüber dem präpsychotischen Zustand eine Veränderung erfahren. Es strebt einem neuen Beziehungsoptimum zu. Wir können danach *instabile* und *stabile* Abwandlungsbilder unterscheiden. Die stabilen Ausbildungen zeigen eine sehr deutliche Angstentspannung, bisweilen in einem Ausmaß, das im Bereich des Gesunden nicht anzutreffen ist. Ihre Ruhe wirkt unnatürlich und unerschütterlich. Sie hat einen Anstrich von Lebensweisheit. Welterlebnis und Ich scheinen völlig zur Deckung gebracht. Sie sind folglich als eine Art überoptimale Lösung zu betrachten, und man steht therapeutisch vor der Frage, ob man tatsächlich Besseres zu bieten hat.

Die instabilen Ausbildungen zeigen hingegen diese Ruhe nicht. Eine andauernde, in der Intensität häufig wechselnde Beunruhigung und Spannung gehört zum Bilde, die äußere Haltung wird durch Beherrschung aufrechterhalten. Das Eingehen der Umwelt auf die Art der Patienten ist für die Aufrechterhaltung der Stabilität wesentlich. Psychodynamisch wird man sie als tragfähige Brückenbildungen zur Umwelt werten müssen, die aber keine echte Beruhigung für den Patienten bieten. Er fühlt sich in seiner Welt nicht zu Hause. Ertragen wird diese Situation durch eine stets nachweisbare Erwartung an die Zukunft, ähnlich wie wir die Spannungen der Kindheit zum Teil durch die Erwartung an die Erwachsenheit bewältigen.

Ich habe mich nun bemüht, aus der Fülle der Beschreibungen der deskriptiven Psychiatrie zu psychodynamisch verwertbaren Ordnungen vorzustoßen. Zu diesem Zweck möchte ich mir erlauben, Ihnen nun eine neue Einteilung zur Prüfung vorzulegen. In unserem Material lassen sich vier *grundsätzliche Weisen psychotischer Persönlichkeitsabwandlung* differenzieren:

1. Die *»Ausgliederung«:* Wir begegnen hier dem Versuch, den erlebten Triebeinbruch zu isolieren und als Ganzes zu eliminieren. Es handelt sich dabei nicht um eine Verdrängung von Es-Tendenzen, die nicht Ich-Inhalt werden sollen, sondern um die Bewältigung von Ich-Bestandteil Gewordenem. Das formale Bild ist durch Erregung und Hemmung gekennzeichnet, inhaltlich dominiert das Schuldthema oder aber eine ideenflüchtige Zerstreuung aller Inhalte. Beide Tendenzen lassen sich auf die Formel »Verwerfung« bringen: Die konfliktgeladenen Ich-Inhalte werden entweder in manischer Weise auseinander gestreut oder aber über das Schulderleben eingegrenzt und als böse verworfen.

Gelingt die Ausgliederung, so macht sich die resultierende Persönlichkeitseinengung umso weniger störend geltend, je reifer und differenzierter der traumatische Einbruch war. Handelt es sich z. B. um eine Enttäuschung mit einer bestimmten Partnerpersönlichkeit, so wird die stabile Ausgliederung zu einer völligen Auslöschung dieser Beziehung führen. Je mehr aber in dieser Partnerfigur infantile Übertragungsinhalte bedeutend waren, desto weitere Bereiche muss die Ausgliederung erfassen, um noch effektiv zu sein. Wir bekommen dann Abwandlungsbilder, die ich unter dem Begriff »präsexuelle Lebenshaltungen« zusammenfassen möchte, Haltungen, in denen reife Sexualität einfach zu fehlen scheint.

Kasuistik I (Ausgliederung zu präsexueller Lebenshaltung nach 2. Schub):

M. D., geb. 1906, ist die vorletzte von fünf Geschwistern. Im vierten. Lj. wurde sie zum Onkel mütterlicherseits überstellt, der mit seiner Frau kinderlos geblieben war. Im zehnten Lj. starb ihre Mutter, im 14. Lj. der Vater an Tuberkulose. Obwohl sie nicht bei den Eltern aufgewachsen war, reagierte sie nach dem Tod des Vaters mit einer spezifischen Pleuritis, die aber ausgeheilt wurde. Sie wurde dann Kindergärtnerin.

Mit 23 Jahren entwickelte sich, kurz nach einer Appentektomie, ein paranoides Zustandsbild mit akustischen Halluzinationen, erotisch anzüglichen Beschimpfungen und mit Vergiftungsideen. Im Laufe des stationären Aufenthaltes an der Klinik klang die Erregung etwas ab, und sie konnte vom Onkel nach Hause genommen werden. Dort verblieb sie durch acht Jahre in einer paranoid wahnhaften Dissimulationshaltung. Sie behielt im Allgemeinen ihre Halluzinationen für sich, war dauernd leicht gespannt und verweigerte zeitweilig das Essen, offensichtlich aus Vergiftungsangst. Im Gespräch war sie auch den Angehörigen erkenntlich faselig, doch konnte man im Allgemeinen erfassen, wohin sie hinauswollte.

Nach acht Jahren kam es, offenbar ausgelöst durch den Zuzug eines jungen Ehepaares in die Nachbarwohnung, zu erneutem Aufflammen produktiver Wahnbildung mit Zentrierung gegen diese Nachbarn. In einer Erregungsphase sprang sie aus dem Fenster, wobei sie sich das rechte Bein so kompliziert verletzte, dass es im Oberschenkel amputiert werden musste. Im Anschluss daran ist sie vollkommen remittiert, hatte keinerlei wahnhafte Erlebnisse und ist auch in ihrem Gedankengang nicht mehr faselig. Sie lebt etwas zurückgezogen bei ihrem Onkel, dem sie seit dem Tod seiner Frau 1944 den Haushalt führt und die Küche besorgt. Bei ihren Einkaufswegen zeigt sie keinerlei Angst oder Anzeichen von Beziehungs- oder Beeinträchtigungsideen. Sexuelle Elemente sind für sie vollkommen ausgeklammert. Sie spricht darüber nie spontan, aber wenn man sie auf erotische Dinge hinweist, so reagiert sie ohne Überraschung oder Abwehr, jedoch völlig gefühlskalt, so, als ginge es um Fragen des Biologieunterrichtes. Für ihre Person denkt sie an keinerlei Verbindung und betrachtet das unter Hinweis auf ihre Amputation für selbstverständlich.

Man kann sich bei diesem Fall dem Eindruck nicht entziehen, dass durch die Kastrationssymbolik der erlittenen Verletzung die Remission ausgelöst wurde. Beachtenswert erscheint mir, dass wir nunmehr wohl eine hinsichtlich ihrer Lebensbreite sehr eingeengte Persönlichkeit finden, dass aber die acht Jahre bestandene Wahnbildung keine Spuren gelassen hat und auch die formale Störung (Faseln) nicht mehr nachweisbar ist.

2. Die *»Verpuppung«:* Das formale Bild lässt sich durch die Begriffe Regression und Introversion einigermaßen kennzeichnen. Die Erregung erlischt im Maße der wachsenden Isolierung, der Lebenslauf wird antriebsarm, reizlos, teilnahmslos, nach Innen gewendet; in Erscheinung und Bedürfnissen wird eine Primitivisierung und Vergröberung deutlich. Inhaltlich kommen infantile Wunschbildungen in den Vordergrund, die zum Teil in Träumen oder auch im Gespräch mit auffallender Hemmungslosigkeit sich zeigen. Die Traumzensur scheint oft völlig zu mangeln, Inzestwünsche werden unverdeckt abgebildet, und auch im Verhalten ist das ungebremste Vorbringen sexueller Anliegen keine Seltenheit.

Die stabilen Verpuppungsbilder entwickeln sich langsam und in großer Mannigfaltigkeit. Es ist so, wie wenn zwischen der Realwelt und ihrem vitalen Erleben sich eine unsichtbare Zwischenwand aufgebaut hätte, eine Art Maskierung der Welt. Je nach der Körpernähe dieser Maske ergeben sich verschiedene Bilder: Im einen Extrem der autistisch sich abkapselnde Patient, der zumeist dösend in seinem Bett zu liegen wünscht und ohne Berücksichtigung seiner Umwelt dahinlebt, schläft, isst und onaniert. Im anderen Extrem sozial kaum auffällige Patienten, in deren Verhalten nur etwas Schabloniertes, Unelastisches spürbar wird. Sie stehen gewissermaßen unter der Diktatur eines »man tut«, und es kommt auf die Gestaltung dieses ihnen innewohnenden »man« und des sie umgebenden Milieus an, wie gut oder schlecht beide zusammenpassen. Wir finden unter diesen Patienten viele, die in Sekten und Vereinen einen sehr geglückten Rahmen finden oder sich schaffen, andere wieder wirken durchaus maskenhaft und wie anachronistische Relikte in ihrer Zeit. Bei manchen herrscht ein deutlich anankastisches Regime, andere wieder sind nur durch eine leichte Gefühlskälte vom lebendigen Kontakt mit der realen Welt getrennt.

Die Verpuppung macht in der Regel eine längere Entwicklung durch, deren erste Phase durch die autistische Tendenz dominiert wird, während späterhin der Aufbau des kokonartigen Zwischenweltbildes vorherrscht. Bevor dieser gelungen ist, müssen wir mit instabilen Formen rechnen, deren soziale Eingliederung große Schwierigkeiten macht. Sofern sie es überhaupt versuchen, geraten sie immer in eine Omega-Rolle, und man kann die stattgefundene Stabilisierung oft besser am soziodynamischen Verhalten, als am klinischen Bilde erkennen. Die gelungene Stabilisierung ermöglicht eigentlich immer eine durchaus günstige Gruppenposition.

Bisweilen, anscheinend häufiger bei Frauen als bei Männern, wandelt das Verpuppungsbild nach langjährigem Bestehen neuerlich in charakteristischer Weise ab. Der lange Zeitabstand zum psychotischen Schub und die anscheinend obligate Zwischenphase einer geglückten Unbeachtetheit lassen den Zusammenhang des neuen Bildes mit dem schizophrenen Geschehen oft schwierig festlegen. Das Bild ist gekennzeichnet durch eine ausgezeichnete soziale Angepasstheit, auffällig ist ein euphorisch getönter Gleichmut, eine infantile Einstellung zur Welt und eine oft recht ausgeprägte temperamentlose Geschwätzigkeit. Der Intelligenzquotient ist im Gegensatz zur Erwartung überraschend gut. In der Elterngruppe – und wir haben diese Patienten hauptsächlich im Rahmen unserer Elterngruppen kennengelernt – bedeuten sie eine enorme Belastung, ist doch beispielsweise so gut wie niemals eine Krankheitseinsicht bezüglich der Krankheit ihres Kindes zu erreichen. Niemand ist ihnen böse, niemand nimmt sie ernst – und sie scheinen dasselbe von uns zu halten. So schwebt etwas von schizophrener Unwirklichkeit über ihrem sonst so ausgezeichneten mitmenschlichen Kontakt. Ich schlage für diese Entwicklung die Bezeichnung »regressiv euphorischer Resignationstyp« vor.

Kasuistik II (Verpuppung und Abwandlung zu regressiv euphorischem Resignationstyp):

J. K., geb. 1916 als jüngstes Kind, hat etwas rachitisch verkrümmte Füße, »weil die Mutter sie des Geschäftes wegen vernachlässigte«. Mit 16 Jahren wird sie plötzlich kataton verklärt, halluziniert in primitiver Weise die Geschwister zu ihr kommend, wie in Hanneles Himmelfahrt. Das Bild wechselt in einen Substupor, der etwa ein halbes Jahr anhält. Danach kann sie nach Hause, bleibt aber unzugänglich, zurückgezogen, verpuppt. In ihrem 26. Lebensjahr stirbt der um zwei Jahre ältere Bruder an Tuberkulose. Pat. reagiert darauf mit einer subklinisch verarbeiteten Erregungswelle, die uns wenig genau berichtet wird. Überhaupt gerät sie in der Familie in den nächsten Jahren eigenartig in Vergessenheit und Unbeachtetheit. Der Tod des Vaters geht ohne Reaktion vorbei.

Als 1950 die Mutter leidend zu werden beginnt, übernimmt Pat. auf einmal, wie selbstverständlich, ihre Pflege. Sie tut dies umsichtig und mit unerschütterlichem Gleichmut. In der Welt benimmt sie sich jetzt durchaus angepasst und ohne Scheu, ständig in einer freundlich euphorischen Gemütslage. Sie spricht eher viel und mit unbekümmerter Offenheit, aber in kindlich-naiven Formeln, so als schüttle sie Redensarten aus. Sie erwartet keinen Effekt ihrer Reden und ist offensichtlich auch nicht im Geringsten bereit, dem Gerede anderer zu folgen. Der Kontakt erscheint oberflächlich bestens, sozial fällt sie in keiner Weise auf. Sie leistet sehr viel bei der Pflege der alten Mutter, die dauernd zu Bett liegt, aber man kann den eigentlichen Antrieb dazu nicht erkennen. Völlig unbekümmert erklärt sie, wenn die Mutter tot sei, werde sie sich einen Mann suchen. Die kontrastierende Paarung von Freundlichkeit und Gemütskälte erscheint bei ihr völlig gelungen. Pyknischer Typ, aber keinerlei sichtbare zykloide Schwankungen.

3. Die dritte Weise psychotischer Persönlichkeitsabwandlung ist die »*Wahnfixierung*«*:* Da in der Literatur sowohl von psychopathologischer als auch psychotherapeutischer Seite über das Wahnthema zahlreiche Untersuchungen vorliegen, brauchen wir heute auf diese Gruppe nicht so ausführlich einzugehen. Die Wahnbildung ist mit dem Abwehrmechanismus der Projektion eng verknüpft. Projektionen sind uns aber im Alltags- und im neurotischen Erleben geläufig. Dort ordnen sie sich dem Welterlebnis ein. Im »apophänen Erleben« (Conrad) des Schizophrenen ordnen sie sich jedoch dem Welterleben vor, ja das Projizieren kann zum alleinigen Inhalt dieses Welterlebens werden, was natürlich den Sinnzusammenhang zum früheren Erleben zerreißt, gleichwohl aber als Abwehr verstehbar bleibt. Es sind hier gewissermaßen Ich-Abwehrmechanismen zu Ich-Mechanismen geworden. Die Überleitung aus einem solchen prozesshaften Wahnerleben zur stabilen Persönlichkeitsabwandlung erfolgt durch Fixierung und Verknüpfung wahnhafter und realer Erlebniselemente. Inhaltlich ist das Streben nach Bezugsordnungen vorwertig, wobei – wie schon Frieda Fromm-Reichmann betont hat – Rangordnungsprobleme eine große Bedeutung haben. Man kann

die allgemeine Tendenz als eine Abhebung aus dem realen Bezug zu einem Ich-zentrierten Sonderbezug zur Welt kennzeichnen. Der Wahn wird dabei entweder systemisiert und ausgebaut oder aber auf Abbaustufen eingeengt, wobei eine Veränderung erfolgt: Der Wahn wird gewissermaßen in einzelne Schlüsselerlebnisse verobjektiviert, systematisch verknüpft und damit in das Welterleben eingeordnet, er bekommt so die Wesenszüge einer Weltanschauung. Gelingt dies nicht, so müssen wir von instabilen Formen sprechen, als deren bekannteste die Dissimulationshaltung erwähnt werden soll.

Kasuistik III (Verpuppung und Wahnfixierung; passagere Vollremission):

A. H., geb. 1907, ist die jüngste von mehreren Geschwistern. Nach dem Tod der Mutter im 13. Lj. der Pat. löst sich die Familie auf, und sie kommt zur Hilfe in den Haushalt der bereits verheirateten ältesten Schwester nach Wien. Diese Schwester ist tuberkulös, wird von Pat. gepflegt und stirbt im 20. Lj. der Pat. Zwei Jahre später heiratet der Gatte der Verstorbenen, deren letztem Wunsche folgend, die Patientin. Sie ist ihm eine treue Dienerin.

Im 23. Lj. der Pat. heiratet ihr Vater neuerlich. Daraufhin setzt bei Pat. eine Veränderung ein: Über ein depressives Vorstadium mit einigen mehr spielerisch anmutenden Selbstmordversuchen entwickelt sich ein Verwirrtheitsbild von geringer Erregung, mit flüsternd vorgebrachten symbolhaften Andeutungen. Die Erregung tritt allmählich fast völlig zurück und Pat. verbleibt teilnahmslos und ablehnend zu ihrer Umwelt, sich in ihre Ideen verspinnend. Wenn man ihren bruchstückhaften Andeutungen folgt, entnimmt man daraus Vorstellungen von Geld und Besitz, sie habe sechs bis sieben Kinder, sie sei Königin. Wir möchten sagen, sie verpuppt sich in der Ideenwelt einer heimlichen Königin. Dabei versorgt sie dem Gatten Küche und Haushalt immerhin notdürftig.

Nach fünf Jahren etwa gleichbleibenden Verhaltens versucht der Gatte eine Änderung und schickt sie zu einer ihrer Schwestern nach Ungarn. Wir wissen nicht, wie sie sich dort verhielt, jedenfalls wurde sie von dieser Schwester schon nach wenigen Wochen an den Gatten zurückgeschickt.

Bei der Fahrt zum Bahnhof, um Pat. vom Zug abzuholen, erleidet der Gatte einen schweren Motorradunfall. In dieser Situation sei Pat., nach der übereinstimmenden Aussage mehrerer Familienangehöriger, plötzlich aus ihrer Verpuppung herausgetreten und völlig remittiert. Sie versorgte den Gatten umsichtig im Spital und später daheim, war kontaktfähig und initiativ, die bruchstückhafte, faselig zerfallene Denk- und Redeweise war verschwunden, auch die fantastischen Inhalte. Sie blieb so, etwas über die Wiederherstellung des Gatten hinaus, insgesamt etwas über zwei Monate. Dann fiel sie wieder zurück und verblieb so.

4. Als letzte Weise der psychotischen Persönlichkeitsabwandlung möchte ich die sogenannten *Verkörperungen* besprechen: Sie stehen in einem gewissen Gegensatz zur Wahnbildung: Es handelt sich hier nicht um eine Verlagerung nach außen, sondern nach innen, man könnte sozusagen von einer Versubjektivierung sprechen, oder – der geistvollen Abhandlung Podlechs folgend – von einer »Reduktion auf das Dasein an sich«. Das Wesen dieses Abwandlungsprozesses kann in einer Art narzisstischer Kurzschlussbildung im Körperlichen gesehen werden. Inhaltlich geht es immer um Körpergefühle und Körpersensationen, sofern überhaupt Inhalte geäußert werden. Die stabilen Abwandlungsbilder sind in den Heilanstalten weitaus häufiger zu finden als in Kliniken, und ich verfüge daher nur über ein geringes Material solcher Fälle. Sie lassen sich in motorische Haltungsphänomene (Bizarrerien, Stereotypien, Faxensyndrome usw.) und andernteils einfache Veränderungserlebnisse des Körperaufbaus (obstrusanatomische Verzerrungen und Organumwandlungsgefühle) einteilen. Die instabilen Abwandlungsformen dieser Tendenz, Grimassieren und psychotische Hypochondrien, sind häufiger. Die Umstrukturierungen greifen tief ins vegetative und endokrine Geschehen herein. Das Studium dieser Bilder stößt wegen des geringen verbalen Kontaktes auf große Schwierigkeiten, und man ist leicht geneigt, in Spekulationen abzugleiten. Ich möchte mich daher zu dieser Form der Persönlichkeitsabwandlung nicht näher äußern, wollte sie aber aus Vollständigkeitsgründen nicht übergangen wissen.

Die Frage, durch welche Bedingungen die Tendenz zu dieser oder jener Abwandlungsweise präformiert wird, ist noch nicht abgeschlossen. Ähnliche Verlaufsformen in der Aszendenz, sowie das analoge Verhalten der in unserem Material vertretenen Zwillinge (vier Fälle) lassen auch an erbgenetische Bedingungen denken. Das könnte die hohe Zahl psychopathischer Persönlichkeiten im Erbmilieu Geisteskranker, auf die vor allem von M. Bleuler hingewiesen wurde, erklären. Aber auch Korrelationen bei Betrachtung der frühkindlichen Lebenssituation lassen sich finden. So scheint es, dass Einzel- und jüngste Kinder, die eine spannungsfreie Nestlingssituation erlebten, zur Verpuppung tendieren. Dagegen scheint eine stark konkurrenzierte, spannungsreiche Kindheitssituation Wahnfixierungen zu begünstigen, insgesamt aber eine Tendenz zu instabilen Abwandlungsformen hervorzurufen. Es mag sein, dass sich beide Faktoren überlagern.

Vom therapeutischen Gesichtspunkt scheint mir die Kenntnis der psychotischen Abwandlungsweisen von großer Bedeutung. Sie eröffnet uns die Möglichkeit, die spontane Bewältigungstendenz des Patienten sinngemäß zu unterstützen. Sie ermahnt uns, diese Bewältigungsarbeit gerade in der Konsolidierungsphase psychotherapeutisch zu begleiten, um optimale Ausformungen zu erreichen.

Die Abwandlung einmal stabilisierter Bilder ist selten und hat dynamisch Katastrophen zur Voraussetzung. Sie sind meist durch einen neuerlichen Schub eingeleitet. Freilich wird erst ein großes Erfahrungsgut zeigen können, ob wir nicht in gegebenen Fällen ein solches Risiko bewusst eingehen sollten. Die Vorstellung, dass wir damit notwendigerweise eine neuerliche Senkung des Niveaus bewirken, kann als überholt angesehen werden. Sie hing eng mit dem alten Begriff des »Defekts« zusammen. Und wenn wir mit diesem auch jene Angst ablegen können, so haben wir damit doch einiges für die Freiheit und Kraft unseres psychotherapeutischen Handelns und Helfens gewonnen.

Diskussion

Diskussionsleiter: P. Matussek (München)

G. Benedetti (Basel):
Die Arbeit von Dr. Schindler scheint mir eine grundlegende Bedeutung zu haben. Sie dürfte die erste umfassende phänomenologisch und psychodynamisch orientierte Studie über die Defektzustände sein. Die Kategorien, in denen Schindler die schizophrenen Defektzustände erfasst und schildert, bedürfen freilich des weiteren Studiums und der weiteren Ergänzung, erscheinen mir aber schon jetzt so unmittelbar anschaulich und adäquat wie kaum andere Einteilungen.

H. Stierlin (Washington):
Ich kann dem Referat von Dr. Schindler hinzufügen, dass mir der Ausdruck »Defekt« im Denken der amerikanischen Psychiatrie nicht begegnet ist. Das hat in meinen Augen seinen wesentlichen Grund darin, dass dem Amerikaner das Denken im Bezugsrahmen eines Prozesses von der Position des distanzierten Beobachters her schwerfällt und er selbst in schwerst gestörten und chronischen Schizophrenen ein Anpassungsequilibrium anzunehmen geneigt ist, das etwa unter dem Anstoß veränderter Umweltbedingungen oder einer Psychotherapie schnell wieder in einen verhältnismäßig labilen Zustand geraten kann. Aus meiner eigenen Erfahrung sind mir einige Fälle bekannt, wo schwerst gestörte und zerfahrene schizophrene Patienten zumindest zeitweilig beinahe dramatische Änderungen ihres Zustandsbildes zeigten, z. B. als ein langjährig chronisch zerfahrener Schizophrener, wegen eines Magenulcus in ein medizinisches Spital verlegt, plötzlich wieder geordnet zu sprechen begann, den Anweisungen des Personals genau folgte usw.

R. Schindler (Wien) zu v. Bayer:
Die Zustimmung seitens der Heidelberger Klinik zu meinen Ausführungen ist mir eine besonders wertvolle Ermutigung. Zu dem statistischen Vergleich ist sicher zuzugeben, dass sich die psychotherapeutisch behandelte Gruppe von der Kontrollgruppe in ihrem Aufbau unterscheidet. Doch liegt dieser Unterschied fast ausschließlich in der Haltung des Milieus zu den Kranken, resp. zu einer analytischen Therapie, denn die Verweigerung kam in der Regel von Seiten der Eltern, nicht aber im psychopathologischen Aufbau, da beide Gruppen unter den gleichen Gesichtspunkten zur Therapie indiziert wurden. Man kann vielleicht sagen, das Ergebnis bestätige einfach die alte Erfahrung, dass Patienten, für die ihr Milieu noch Opfer zu bringen bereit ist, besser daran sind als die, von denen sich ihre Familie sichtbarlich oder in der inneren Haltung resignierend zurückgezogen hat. Dass dieses »Besser-dran-Sein« aber auch für das Niveau der »Defekt«-bildung von großem Einfluss ist, scheint mir hier wesentlich und im Widerspruch gegen das Theorem eines sich endogen ausbildenden Defekts.

Zu Benedetti:
Besonders gefreut hat mich auch die so vollinhaltliche Zustimmung von Prof. Benedetti. Sie kam mir nicht ganz überraschend, durfte ich doch die sehr wertvolle und ausführliche Antwort der Basler Therapeutengruppe auf meine Umfrage bei meinen Überlegungen benützen. So war ich gewiss, dass sie meinen Appell, den alten Defektbegriff kompromisslos fallen zu lassen, unterstützen würden. Dass sie auch der weiteren Durchführung zustimmen, ist mir sehr wertvoll. Ich glaube, dass sich aus dieser Einteilung wesentliche therapeutische Richtlinien gewinnen lassen, und ich wäre allen Teilnehmern dieses Symposions außerordentlich dankbar, wenn sie mir in weitergehender Zusammenarbeit ihre Eindrücke und Erfahrungen bei der praktischen Anwendung dieser Gesichtspunkte mitteilen wollten.

Zu Stierlin:
Die beiseite schiebende Einstellung der amerikanischen Psychiatrie zu diesen Problemen ist mir bekannt. Es will mir aber scheinen, als begäben wir uns damit ohne Vorteil der Arbeit und Errungenschaften einer bereits hochentwickelten Psychopathologie. Mein Anliegen hingegen war es nicht, diese zu entwerten, sondern vielmehr, in ihren Traditionen fußend, sie mit modernem psychiatrischem Denken zu vereinen und fortzuführen.

	Ausgliederung (Verwerfung)	*Verpuppung* (Entwicklungsumkehr)	*Wahnfixierung* (Abhebung)	*Verkörperung* (Reduktion auf das Dasein an sich)
Abwandlungs-prozess:	Erregung/Hemmung	Introversion, Regression	Projektion paralogische Verknüpfung	Narzisstischer Kurzschluss
Ideeninhalt:	inflationistische Ideen-verwerfung, Schuld	infantile Wunsch-bildungen	Rangordnungen, Bezugsordnungen	Körpergefühle
Instabile Abwandlungen:	chronische Dysphorie, Vermeidungshaltungen	Omega-Arrangements Negativismen	Dissimulationshaltungen	Grimassen, Hypochondrien
Stabile Abwandlungen:	Persönlichkeitseinengung z.B. präsexuelle Lebens-haltungen	Gefühlskälte, Verschroben-heiten, regressiv-euphori-scher Regressionstyp; Autismus	Wahnsystemisierung, Fixierung von Abbaustufen des Wahns	motorische Bizarrerien obstrus-anatomische Umwandlungsgefühle

Tab. 2.24: Stichworttabelle: Die Weisen psychotischer Persönlichkeitsabwandlung

Literatur

Conrad, K. (1958). *Die beginnende Schizophrenie: Versuch einer Gestaltsanalyse des Wahns.* Stuttgart: Thieme.

Der Gruppentherapeut und seine Position in der Gruppe[1]

Raoul Schindler

In den letzten 30 Jahren hat die Gruppentherapie eine so weitgehende Entwicklung erfahren, dass sie als eigenständige Methode neben die Verfahren der Einzelpsychotherapie gestellt werden kann. Trotz der bedeutsamen Ansätze von Moreno, Dreikurs und anderen schon vor 1930, hat sich diese Einsicht in Europa erst nach dem Zweiten Weltkrieg durchsetzen können, macht aber nun rasche Fortschritte. Das ist nach außen hin aus der Konstituierung eigener Vereinigungen oder Arbeitskreise für Gruppentherapeuten in den einzelnen Ländern zu erkennen und daraus, dass die Gruppentherapie zum Thema mehrtägiger internationaler Tagungen und Fortbildungsseminare, wie etwa der Lindauer Psychotherapiewoche 1960, gewählt wird. Dem Wesen nach zeigt sich solcher Fortschritt in der immer klareren Herausarbeitung gruppentherapeutischer Techniken und Indikationen und dem immer schärferen Abheben von den Methoden der Einzelpsychotherapie.

Wir haben gelernt, dass wir in der Gruppe nicht eine Summe von Einzelpsychotherapien vor uns haben, sondern eine eigene Ganzheit, die das Einzelerlebnis jedes Gruppenmitgliedes aus den Bedingungen ihrer Gestalt überformt. Das dabei vielleicht bedeutsamste Spezifikum der Gruppensituation ist ihr inneres Ranggefüge. Der Gruppentherapeut ist daher gezwungen, nicht nur die verflochtenen Beziehungen von Übertragungen und Gegenübertragungen aufzuarbeiten, er muss dies auch unter Beachtung der soziodynamischen Situation in seiner Gruppe tun.

---

1 Nach einem Vortrag anlässlich der 10. Lindauer Psychotherapie-Woche 1960. Erstveröffentlichung: Schindler, R. (1961). Der Gruppentherapeut und seine Position in der Gruppe. *Praxis der Psychotherapie*, *6*, 1–8. Abdruck mit freundlicher Genehmigung der Hogrefe AG, Verlag Hans Huber, Bern.

Zählen wir nach den bewährten Methoden der Soziometrie (Moreno, 1954) die in einer Gruppe stattfindenden Gefühlskontakte in der Zeiteinheit aus, so ergibt sich ein Gefüge sehr unterschiedlicher Beziehungen zwischen den einzelnen Teilnehmern. Es lässt sich eine Persönlichkeit erkennen, die die meisten Sympathien auf sich zieht, der »Star«, »Liebling« oder einfach »Alpha« der Gruppe, eine andere die am meisten Antipathie – richtiger: Ambivalenz der Gefühle – auslöst, den »Prügelknaben« oder einfach »Omega«. Weiterhin lassen sich »Spezialisten« oder einfach »Beta«-Figuren erkennen, besonders dann, wenn ihre Beziehungen zu den allgemeinen Gruppenmitgliedern (»Gamma«) in typischer Weise dünn, ambivalent oder sachlich betont sind, zu Alpha jedoch eine sich hervorhebende Beziehung besteht. Eine soziometrische Analyse dieser Art gibt uns über die Befindlichkeit des einzelnen Gruppenmitgliedes in der Gruppe wichtige Auskunft, nicht allerdings über dessen dynamische Bedeutung für die Gruppe.

Diese erkennen wir aus der soziodynamischen Grundformel (Abb. 2.25), die sich unter den verschiedensten Gruppenbedingungen spontaner und therapeutischer Gruppen stets als gültig erwiesen hat:

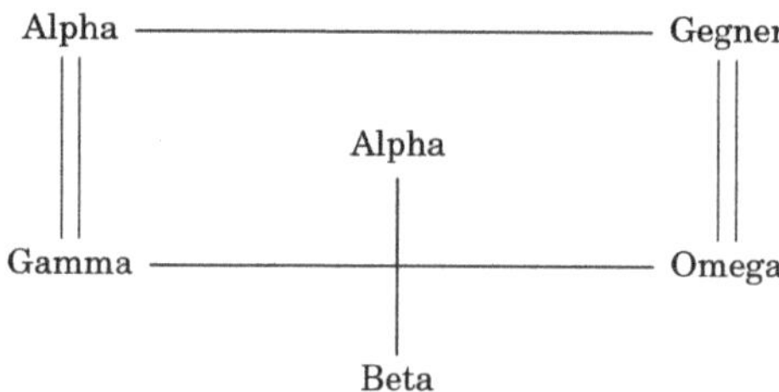

Abbildung 2.25: Die soziodynamische Grundformel

Hier erscheint Alpha als Repräsentant der Gruppe einem »Gegner« gegenübergestellt, der sich außerhalb der Gruppe befindet und daher keine Rangposition einnimmt, aber doch in der Funktion der Zielgebung dynamisch mit der Gruppe verbunden ist. Da das Interesse der Gruppe sich an dem Gegner orientiert – was keineswegs immer in feindlicher Weise geschehen muss, aber doch aus einem Gestaltungswillen heraus und damit im allgemeinsten Sinne »aggressiv« –, so verleiht sie dieser Gegenüberperson hohe Autorität und Beachtung. Diese wird ausgewogen durch die Autorität des Alpha in seiner Gruppe, die sich vorzüglich auf seine Angstfreiheit in der Auseinandersetzung mit dem Gegner stützt.

Die dynamische Bedeutung des Alpha für die Gruppe aber entsteht dadurch, dass sich das Gros der Gruppe, die Gammas, mit ihm unbewusst identifiziert – was im Schema durch die senkrechte Doppellinie dargestellt ist. Wie er sich verhält, so träumen sie, selber sein zu wollen, insbesondere in der Auseinandersetzung mit dem Gegner. Daher bestimmt Alpha weitgehend den Stil der Gruppe, hat aber selbst nur in Höhepunkten sachliche Leistungen zu tragen, sein Imponieren ermutigt Gamma zu leisten. Eine ganz parallele Identifikationsbeziehung besteht zwischen Omega und dem Gegner: Der Rangtiefste, der sich der Abschätzung der Gruppe ausgesetzt fühlt, sucht sich in der Autorität des Gegners zu bewahren. Gerade dadurch wird er aber zu dessen Repräsentanten in der Gruppe und provoziert alle gegen ihn gerichteten Affekte. Da er, als der Schwächste der Gruppe, in allen Auseinandersetzungen unterliegt, vollzieht sich an seinem Leibe eine ständige Kette symbolhafter Siege der Gammas. Außerhalb dieses Kreislaufes der Affekte stehen Einzelpersönlichkeiten (Beta), die durch Talente oder Fleiß für die Leistung der Gruppe wertvoll sind, ihre Verbundenheit zu ihr aber mehr oder weniger ausschließlich durch ihre gute Beziehung zu Alpha legitimieren.

Zur Erleichterung der Vorstellung denke man an eine Skilehrergruppe: In ihr nimmt der Skilehrer fast immer Alpha-Position ein, sein Vorzeigen lässt die Zeichen des Imponierens deutlich spüren, fast stets wird er zum Liebling seiner Gruppe. Die mühselige Übungsarbeit aber trägt natürlich das Gros seiner Schüler, die Gammaposition einnehmen. Man beachte, wie sie nicht nur hinsichtlich des Skifahrens sich mit ihm zu identifizieren beginnen, seinen Dialekt anzunehmen versuchen usw. Nur Einzelne, die sich immerhin seines Vertrauens erfreuen, tanzen ein wenig aus der Reihe, üben selbstständig und nach ihrer Art, – sie stehen in Betaposition zur Übungsgruppe. Der schwächste Fahrer aber verkörpert das, was sie alle zu überwinden versuchen: die starre Haltung ohne Mut zur gelösten Hingabe an die Bewegung und Fahrt, den »Skisteher«. Wenn er sich angeschaut fühlt, so lässt er immer die Ski alleine wegfahren und fällt stets nach hinten, nur wenn er sich unbeachtet glaubt, forciert er und fällt prompt nach vorn. Man beachte aber, wie sich jeder Gamma an ihm stärkt: Wie er es ihm vorzumachen versucht und ihn in Kleinigkeiten zu belehren trachtet. Buben imponieren gerne durch knappes Abbremsen vor einer stehenden Person, sie finden dafür ganz unbewusst mit Sicherheit den Omega heraus.

Rufen wir Patienten zu einer therapeutischen Gruppe zusammen, so besteht natürlich die erste Aufgabe darin zu sorgen, dass die Menge der Zusammengerufenen – meist sind es um sieben Patienten –, die ja zunächst ohne Beziehung zusammensitzen mögen, zu einer Gruppe wird. Man kann das verschieden machen: Indem man der Gruppe eine gemeinsame Aufgabe stellt, oder ein gemeinsames Interesse in ihnen anspricht, oder indem man gar nichts tut. Dann entsteht nämlich selbsttätig ein gemeinsamer Affekt mehr oder minder aggressiver Enttäuschtheit in allen Teilnehmern, der nach einiger Spannung durchschlägt und sich der Analyse anbietet. Da auf diese Art der stärkste gemeinsame Impuls zu Stande zu kommen pflegt, den man bei Menschen verschiedener und meist dem Therapeuten überhaupt noch unbekannter Art und Interessen leicht auszulösen vermag, überdies eine natürliche Intention zur Analyse folgert, wird diese Eröffnung von allen Gruppenanalytikern bevorzugt. Sie ist technisch leicht, gut übersehbar und stimuliert Gruppenbildung und Analyse.

»Gruppe« ist ein ephemeres Beziehungsgeschehen. Woran kann man sein Eingetretensein bestimmen? Manche Gruppentherapeuten, insbesondere solche individualpsychologischer Schule, werden darauf antworten: Wenn das »Wir«-Gefühl merkbar ist. Das ist eine subjektive Bestimmung, – was ohne Kritik gesagt ist. Sie lässt sich ergänzen durch das auch objektive Erkennbarwerden von Rangpositionen, denn sie können nur auftreten, wo »Gruppe« ist, und sie müssen dann auftreten, denn die Gruppenbeziehung drückt sich in ihnen aus.

Diese eine Tatsache hat bereits therapeutische Konsequenz: Alle Teilnehmer der Gruppe werden von einer gruppeneigenen Dynamik erfasst und bewegt. Aber während sich Alpha und Omega herausgestellt fühlen, genießen alle in Gammaposition stehenden Teilnehmer den Schutz einer wohltuenden Anonymität, sie verdecken ihr Ich in der Identifikation mit Alpha. Der Gruppenkontakt wirkt sich für Gamma daher Ich-schonend aus, Angst wird abgedeckt. Für Alpha dagegen besteht ein Anreiz sich darzustellen. Befriedigt er diese Erwartung der Gruppe, so dankt sie es ihm durch ihren Beifall und stärkt so sein Selbstvertrauen. Beta wird in seinem Leistungswillen durch Alpha bestätigt, er richtet sich daher oft sehr einseitig angepasst nach dessen Wohlgefallen aus, findet aber immerhin damit seine Berechtigung in der Welt. Diese Position begünstigt daher Reaktionsbildungen, Haltungen und Eigenheiten, die sich aus der Spezifität der Leistung oder der Anpassung an die Art des Alpha ergeben, bewähren und einüben. Nur Omega erleidet seine Rolle, die zwar eine Außenprojektion seiner Ambivalenz auf Gegner und Alpha gestattet, ohne sie jedoch zu lösen.

Diese Gruppenwirkung nützen wir in Form der therapeutischen Clubs, die sich vor allem in der Therapie der Pubertätskrisen, der Alkoholiker und kontaktgestörter Psychosen sehr bewährt haben.

Die Gruppendynamik überformt die Persönlichkeitsdynamik. Wir sehen das am eindrücklichsten am Phänomen des Widerstandes. Er kann sich in verschiedensten Erscheinungsformen ausdrücken, z. B. im aggressiven Beiseitelassen des Therapeuten, im Aufzwingen einer aggressiven Gegnerrolle oder auch einfach im Abfallen der inneren Kohäsion der Gruppe. Es ist immer ein Zeichen dafür, dass Alpha in Angst gerät, gleichgültig, ob es sich am Gespräch überhaupt beteiligt hat oder nicht. Wir müssen uns in der Gruppentherapie daran gewöhnen, dass das Erleben des Alpha im Agieren der Gamma seinen Ausdruck finden kann.

Unsere Beschäftigung mit dem einzelnen Patienten wird daher in verschiedener Weise gruppenwirksam werden: Handelt es sich um das Alpha, so wird das Spiel seiner Angst sofort sich in der Gruppe ausdrücken. Aber auch die Persönlichkeitsveränderung einer echten Erkenntnis muss sich gruppenweit durchsetzen, es muss der Gruppe den Stand seiner Reife aufzwingen, da er sonst seine Position verliert. Anders bei Beta, dessen Persönlichkeitsentwicklung mehr oder minder seine Privatsache bleibt. Die Angst des Gamma spielt solange für die Gruppe keine bedeutsame Rolle, solange sich Alpha nicht mitbetroffen fühlt.

Freilich ist es fast stets in irgendeiner Weise mitbetroffen, denn die Gammas werden notwendig zu Trägern seiner Projektionen, resp. Übertragungen. Man sieht das am deutlichsten in Gruppen mit Schizophrenen, die oft in frappanter Weise zum Abbild der Familiensituation des Alpha werden. Es ist dies wohl eine Folge ihrer inneren Trägheit und Gleichförmigkeit, während Neurosengruppen zu rasch fluktuieren und ihre Position verändern, um diese Phänomene in gleicher Klarheit zu zeigen.

Immerhin steht es auch dort außer Frage, dass das komplizierte Spiel der Übertragung in der Gruppe von den Übertragungen des Alpha dominiert wird. Der sukzessive Wechsel der Übertragungen auf den Therapeuten, wie wir ihn aus der Einzelanalyse kennen, wird in der Gruppe zu einem simultanen Geschehen, verteilt über die Gamma-Mitglieder der Gruppe. Je deutlicher diese agieren, desto klarer tritt ihr Rollencharakter hervor. Bedeutet in der Einzelanalyse das Agieren eine Bedrohung der analytischen Intention, so ist für die Gruppenanalyse erst zu fragen, wer es tut. Die Kontroverse zwischen Slavson und Moreno über die Bedeutung des sogenannten »Acting-Out« ist daher m. E. nicht generell, sondern nur aus dem Blickwinkel der soziodynamischen Strukturen zu beantworten. Das Acting-Out des Alpha ist dem Agieren der Einzelanalyse parallel als ein Phänomen des Widerstandes gegen die analytische Intention anzusehen, dagegen trägt das Acting-Out der Gamma die Überformung aus dem Unbewussten des Alpha und gibt dieses der Analyse frei. Diese Erkenntnis scheint die Erweiterung der Gruppentherapie zum Rollenspiel und Psychodrama auch theoretisch zu rechtfertigen.

Von besonderer Bedeutung und auch relativ leicht zu erkennen ist natürlich die Position des Therapeuten selbst. Zu Beginn steht ja jeder Therapeut der Gruppe gegenüber, aber nur ein kleiner Teil bevorzugt, diese Position auch für die Dauer der Therapie durchzuhalten. Es sind dies vor allem jene, die um die volle Kontrolle des Gruppengeschehens allzu sehr besorgt sind und Angst haben, die Zügel des Geschehens aus der Hand zu verlieren. Motiv solcher Angst ist nicht immer unbewusste Abwehr der Gruppe, sondern häufig auch ein allzu großer Eifer inhaltlich vorwärts zu kommen, der aus der Ungeduld des noch Unerfahrenen entspringen kann, oder auch aus dem unbewussten Bedürfnis, sich selbst und den Kollegen, die Einzelanalyse bevorzugen, zu zeigen, dass auch in der Gruppe tiefes Material analytisch gehoben werden kann. Der G-Therapeut, der aus seiner Persönlichkeit heraus die Gegnerposition beizubehalten bevorzugt, erlebt die Gruppe stets als ein von sich abgehobenes Ganzes, er spricht auch von ihr als »die Gruppe«. Er genießt große Autorität, hat keine Schwierigkeiten sich in der Gruppe durchzusetzen und Gehör zu verschaffen. Er hat meist eine große Affinität zu den Schwachen der Gruppe, die er in verschiedener Weise rationalisiert, deren Ursprung aber wohl in der soziodynamischen Grundbeziehung liegt, die den Omega zur Identifikation mit dem Gegner veranlasst. Seine Gruppe erlebt sich nie ganz unter sich, immer ein wenig angesehen, wie auf einer Bühne, das Acting-Out hat merklichen Exhibitionscharakter. Sein Wert liegt wohl hauptsächlich im Schwung und Anstoß, den er der Gruppe als solcher gibt, seine Mühe und Besorgnis gilt auch fast immer vornehmlich der Aktivität der Gruppe.

Anders der Alpha-Therapeut, der aus seiner Persönlichkeit rasch die Alpha-Position in seiner Gruppe anstrebt und sie für die Dauer der Therapie auch zu behalten wünscht. Er fühlt sich mit seiner Gruppe eins, spricht auch gerne als »wir« von seinen Patienten. Er wird durch die Gruppe spürbar befriedigt, wenn auch angestrengt. Seine ebenfalls sehr große Autorität in der Gruppe ist ganz anders als die des G-Therapeuten. Er ist beliebt und wird von den Affekten seiner Patienten getragen. Betrachtet man ihn und seine Gruppe von draußen, so hat man bisweilen die etwas peinliche Assoziation eines Circus, eines abgemachten Zusammenspiels. Man spürt, dass die Emotionen genau so weit gehen, wie er es haben will, und mag sich fragen, ob es sich in all dem nicht letztlich um das Acting-Out des Therapeuten handelt. Die soziodynamisch bedingte Identifikation der Gammas mit ihm macht dies auch unvermeidlich, es hängt aber nun von der persönlichen Beziehung des kritischen Betrachters zum agierenden Therapeuten ab, ob ihm das gefällt oder nicht. Die Alpha-Position erscheint objektiv für den Therapeuten für Zwecke der Analyse ungeeignet, da er nur sich selbst zu analysieren vermag, wie er in der Brechung der identifizierenden Gammas wieder erscheint. Sie gibt der Gruppe jedoch einen außerordentlichen Schutz gegen ihre Angst und ermöglicht einen großen erzieherischen Einfluss. Es erscheint daher verlockend, den Alpha-Therapeuten in der Verwahrlostentherapie einzusetzen. Man stößt dabei allerdings auf enge Grenzen, weil Alpha mit der Intention der Gruppe einigermaßen zusammenstimmen muss. Widersprechen sich beide, so löst sein Anspruch die Ablehnung der Gruppe aus und er ist von Ausstoßung oder Abstieg in Omegarolle bedroht. Es ist daher charakteristisch, dass Alpha-Therapeuten mit »Widerstand« fast immer Widerstände gegen ihre Position meinen. Das unbewusste Festkrampfen an der Alpha-Rolle ist daher auch vielfach als Omega-Abwehr zu deuten und hat fast immer tief in der persönlichen Entwicklungserfahrung verwurzelte Gründe.

Das gilt auch in der Regel für den Beta-Therapeuten. Ihm ist vielfach eine übergroße Vorsicht eigen, oft auch eine gewisse Kontaktschwäche. Er steht der Gruppe positiv verbunden, aber doch auch sehr unabhängig gegenüber, er dient ihr, aber er bewahrt sich auch. Er übersieht sie am klarsten, aber auch am intellektuellsten, theoretisch-unverbindlichsten. Seine Gruppe hat die größte echte Unabhängigkeit, scheint ihm vielfach zu entgleiten, er hat Mühe sich durchzusetzen, ja bisweilen einfach sich Gehör zu verschaffen. Er hat meist die Tendenz zu langen Therapiezeiten und eine analytische Intention bei geschlossenen Gruppen. Er misstraut den dramatischen Effekten und sorgt sich am wenigsten um die Aktivität der Gruppe, überlässt das der Gruppe selbst und hält sich weitgehend als Beobachter passiv, sodass auch Langeweile und Pausen entstehen. Mit Recht wertet er das alles als Agieren der Gruppe und unterwirft es seiner Deutung, die vorsichtig dosiert aus dem Hintergrund seiner Position eingeworfen oder als Interpretation und Zusammenfassung von Äußerungen anderer Teilnehmer geltend gemacht wird. Er gewinnt aus der Arbeit in der Gruppe offenbar nur geringe Befriedigung und bleibt fast immer skeptisch zu den erzielten Resultaten eingestellt, propagiert seine Leistung daher oft schlecht und ist mit dem Echo dann unzufrieden. Soziodynamisch ist seine Position für die analytische Arbeit tatsächlich optimal, bietet aber keinen direkten Angstschutz. Die Dynamik seiner Gruppe gerät daher oft allzu sehr in Abhängigkeit von der Persönlichkeit des Alpha.

In Gammposition wird der Therapeut seiner Gruppe entbehrlich. Den Typ des Gamma-Therapeuten kann es daher nicht geben. Omega-Therapeuten habe ich bisher keine gefunden. Gerät einer in diese Position, so versucht er meist rasch, sich ihrer zum entledigen. Und doch hat auch diese Position ihre therapeutische Möglichkeit, insbesondere für die Ableitung von Angst und Aggressivität. (siehe hierzu: Schindler 1957a, 1957b, 1959a, 1960).

Fassen wir die kritische Wertung soziodynamisch starrer Therapeutentypen zusammen, so ergibt sich:

1. Die optimale Position des Therapeuten ist nicht starr-eindeutig festzulegen, sondern wechselnd, in Anpassung an die Erfordernisse der Gruppensituation.
2. Das starre Festhalten an einer bestimmten Position verrät unbewusste Ängste beim Therapeuten, die aus seiner Persönlichkeit oder seiner Aufgabe herrühren mögen.
3. Die Arbeit des Gruppentherapeuten erfordert ständig selbstanalytische Kontrolle. Die Analyse der selbst eingenommenen Gruppenposition und der dafür maßgebenden Motivation erweist sich als vorteilhafter Ausgangspunkt solcher Selbstbesinnung.

Literatur

Friedemann, A. (1958) *Gruppenpsychotherapie.* In V.E. Frankl, V.E. v. Gebsattel & J.H. Schultz (Hrsg.), *Handbuch der Neurosenlehre und Psychotherapie. Bd. 5.* München: Urban & Schwarzenberg.

Grinberg, L., Langer, M., & Rodrigué, E. (1960). *Psychoanalytische Gruppentherapie: Praxis und theoretische Grundlagen.* Stuttgart: Klett.

Guggenbühl-Craig, A. (1956). *Erfahrungen mit Gruppenpsychotherapie. Psychologische Praxis. Bd. 20.* Basel: Karger.

Hofstätter, P.R. (1957). *Gruppendynamik. Kritik der Massenpsychologie.* Hamburg: Rowohlt.

Höhn, E. & Schick, C.P. (1954). *Das Soziogramm.* Stuttgart: Testverlag Siegfried Wolf.

Illing, H.A. (1957). Idee und Praxis der Gruppentherapie. *Monatsschrift f. Psychologie u. Lebensberatung, 9,* 12.

Kemper, W.W. (1958a). Psychoanalytische Gruppentherapie. *Zeitschrift für psychosomatische Medizin, 3,* 221–223.

Kemper, W.W. (1958b). Zur heutigen Gruppentherapie, Rückblick und Ausblick. *Psyche, 11, 707–715.*

Kemper, W.W. (1959). Psychoanalyse und Gruppenpsychotherapie. *Zeitschrift für Psychotherapie u. medizinische Psychologie,* 5.

Moreno, J.L. (1954). *Die Grundlagen der Soziometrie.* Köln: Westdeutscher Verlag.

Moreno, J.L. (1959). *Gruppenpsychotherapie und Psychodrama.* Stuttgart: Thieme.

Schindler, R. (1957a). Grundprinzipien der Psychodynamik in der Gruppe. *Psyche, 11,* 308–314.

Schindler, R. (1957b). Soziodynamik der Krankenstation. *Zeitschrift für Diagnostische Psychologie und Persönlichkeitsforschung, 5,* 227–236.

Schindler, R. (1958). Ergebnisse und Erfolge der Gruppenpsychotherapie mit Schizophrenen nach den Methoden der Wiener Klinik. *Wiener Zeitschrift für Nervenheilkunde u. d. Grenzgebiete, 15,* 250–261.

Schindler, R. (1959a). Sinn, Zweck und Aufbau des Österreichischen Arbeitskreises für Gruppentherapie und Gruppendynamik (ÖAGG). *Wiener Medizinische Wochenschrift, 109,* 1004–1005.

Schindler, R. (1959b). Der soziodynamische Aspekt in der bifokalen Gruppentherapie. *Acta Psychotherapeutica, Psychosomatica et Orthopädagogica, 7,* 207–220.

Schindler, R. (1960). Über den wechselseitigen Einfluss von Gesprächsinhalt, Gruppenposition und Ichgestalt in der analytischen Gruppentherapie. *Psyche, 14*, 382–392.
Slavson, S.R. (1956). *Einführung in die Gruppentherapie.* Göttingen: Verlag für medizinische Psychologie.
Teirich, H.R. (1955). Übertragungs- und Rangordnungsprobleme in der Gruppentherapie. *Acta Psychotherapeutica, Psychosomatica et orthopaedagogica 3*(1), 409–413.
Teirich, H.R. (1957). Soziometrie und Gruppenpsychotherapie. *Zeitschrift für Psychotherapie und medizinische Psychologie, 7*(2), 41–48.

Personalisation der Gruppe[1]

Raoul Schindler

> »Mir schwebt der Gedanke vor, dass im Zuge der fortschreitenden Personalisation die Rigidität des Koinzidentialkorrespondenz-Prinzips [Auersperg] gleichsam allmählich gelockert wird – nicht aufgehoben –: Die Koinzidentialkorrespondenz umfasst nicht mehr eine starr schematisierte Umwelt, sondern eine jeweilige Neuschöpfung der Personwelt, die zur Identität mit der Person selbst tendiert. Man kann also sagen, dass die fortschreitende Personalisation eine Befreiung vom starren Schema bedeutet: sie ist ein Gewinn an Freiheit …«

So schreibt Caruso 1954 an O.H. Arnold (Caruso, 1954). Die von Auersperg (1954) als Koinzidentialkorrespondenz formulierte Verzahnung von Umwelt und Inwelt ist ein Problem, das dem Wiener Arbeitskreis für Tiefenpsychologie gewissermaßen auferliegt; es hat bereits den Freundeskreis beschäftigt, aus dessen Diskussionen späterhin die Gründung des Arbeitskreises vollzogen wurde, und es hat bereits damals zu einer Formulierung geführt, die als befriedigend empfunden wurde. Nun, etwa zehn Jahre später, bekennt Caruso, dass das Problem ihn noch immer nicht zur Ruhe kommen lässt, dass das in der doch immerhin dynamischen Formulierung fixierte Prinzip ihm zu »rigid« erscheint. Es hat sich in all den Diskussionen, die in diesen zehn Jahren direkt oder indirekt darauf angespielt haben, nie als falsch erwiesen, auch die nächsten fast zehn Jahre der Diskussion haben daran nichts rütteln können. Caruso denkt auch nicht, dass es je einmal aufgehoben sein könnte, nein, es gehört vielmehr zu den Fundamentalprinzipien der Ordnung dieser unsrer Existenz, ja vermutlich des Lebens überhaupt. Aber es schwebt ihm ein Zustand einer gewissen »Lockerung« vor, ein Gewinn an Freiheit, der im Zuge einer progressiven Onto- und Phylogenese allmählich erreicht werden soll und dem Leben des Menschen als Sinn und existenzielle Aufgabe zukommt. »Ich spreche gerne von einem ›Gesetz der fortschreitenden Personalisation‹ und verstehe darunter die in der Phylo-

1 Erstveröffentlichung: Schindler, R. (1964b). Personalisation der Gruppe. In M.L. Edelweiss, R. Tanco-Duque & S. Schindler (Hrsg.), *Personalisation* (S. 67–78). Wien: Herder. Abdruck mit freundlicher Genehmigung der Verlag Herder GmbH, Freiburg.

und Ontogenese sichtbare Tendenz zur fortschreitenden Erweiterung der Wert- und Weltbezüge«, heißt es an anderem Ort im gleichen Brief (Caruso, 1954). Und 1957:

> »Schließlich können wir die oben angeführte Gleichung: je weniger ein Lebewesen Objekt ist, um so mehr ist es personalisiert (›personalisiert‹ aber ist noch nicht unbedingt wesentlich ›Person‹: vgl. Pflanzen und Tiere), dahingehend ergänzen: trotz aller Rückschläge, Krisen und Katastrophen stellt die Entwicklung für das in ihr begriffene Lebewesen je eine Aufgabe dar: die Aufgabe, eben aus dem passiv-sinnlosen *Objekt der Naturgeschichte* [...] zu einer sinnvoll handelnden *geschichtlichen Person* zu werden« (Caruso, 1957, S. 430).

Der Optimismus einer progressiven Lebensentwicklung mit dem Beiklang einer sittlichen Aufgabe, die dem Leben »seinen« Sinn verleiht, ist natürlich nicht neu. Er eignet dem abendländischen Humanismus[2], mit seinem einzigartigen Versuch, die je eigene Zukunft in dem je eigenen Ursprung aufsuchen zu wollen, wie auch dem eschatologischen Heilungsweg der Ostkirche[3]. Er kommt stark und persönlich bei Denkern wie K. Marx[4], S. Freud[5] und Teilhard de Chardin[6] – die Nebeneinanderstellung ist nicht zufällig – zum Ausdruck. Er erscheint mit vielen Hinweisen, die ihn wahrscheinlich machen, aber er ist bis heute durch nichts wirklich bewiesen. Er ist überdies immer ein Anliegen dessen, der ihn denkt. So erscheint auch das Prinzip der progressiven Personalisation bei Caruso faszinierend und voll der Problematik zugleich. Er ist sich dessen freilich auch bewusst,

---

2 Der Lebensoptimismus von Humanismus und Renaissance erscheint unleugbar und aufdringlich im Fortschrittsglauben ihres inhumanen Kindes, der Aufklärung. Umso bemerkenswerter bleibt, dass der Beginn dieser geistigen Bewegung mit einer Rückblendung einsetzt an das, was man den eigenen Ursprung empfand, nämlich die Antike. Wie sehr der Entwurf dieser Antike freilich einer Zukunftsvision entspricht, siehe z.B. bei Fischer v. Erlach (1721).

3 Über den eschatologischen Zug der Ostkirche siehe z.B. im Werk von N.A. Berdjajew (1954) oder bei E. Benz (1949).

4 Siehe z.B. im Vorwort zur 1. Auflage des »Kapital«, S. 8: »[...] mein Standpunkt, der die Entwicklung der ökonomischen Gesellschaft als einen naturgeschichtlichen Prozess auffasst [...]« (Anm. d. Hrsg.: Tatsächlich Vorwort Seite XI.).

5 Siehe vor allem die Metapsychologie Freuds ab *Jenseits des Lustprinzips*, d.i. ab 1920 Ges. Werke.

6 An deutschsprachigen Übersetzungen von P. Teilhard de Chardin stehen zur Verfügung: *Der Mensch im Kosmos* (1959a); *Pilger der Zukunft. Neue Reisebriefe 1939–1955* (1959b); *Die Entstehung des Menschen* (1969); *Geheimnis und Verheissung der Erde. Reisebriefe 1923–1939* (1958).

ja er scheint beides durchaus als notwendig zu empfinden und zu wollen: »Es will mir scheinen, dass es vielmehr die Aufgabe der Psychoanalyse ist, zu versuchen, den ›Menschen wieder sich selbst zurückzugeben‹ und ihm dadurch neue Fragen zu stellen, immer neue Fragen« (Caruso, 1962, S. 86f.). Wir werden daher gar nicht anstreben, diese Problematik etwa lösen zu wollen. Aber es ist eines klar: Wenn die Personalisation auch für die Phylogenese Gültigkeit beanspruchen will, dann muss dieses Prinzip den Bereich des Individuums überschreiten und auch im Kollektiven erscheinen. Nicht nur als Dialektik zwischen Individuum und Gesellschaft, sondern auch als gesellschaftliches Ereignis selbst. Es muss also auch von einer Vielheit möglich und sinnvoll sein, von der Entwicklung ihrer »Person« zu sprechen. Es erscheint somit reizvoll zu untersuchen, inwieweit ein solcher Begriff sich im kollektiven Bereich anwendbar erweist und seine Anwendung dort rückspiegelnd vielleicht unsere Einsicht in das Funktionieren dieses Prinzips erweitert.

Für die Untersuchung bieten sich zwei Wege an:

1. der historische Vergleich gesellschaftlicher Zustände und der Versuch, Spuren der sich vollziehenden Personalisation darin aufzuspüren. Dieser Weg setzt sehr intime Kenntnis hinreichend weit zurückliegender Gesellschaften voraus.
2. die Untersuchung des dynamischen Kerns der Gesellschaft, von dem wir füglich annehmen können, dass sich an ihm der Prozess der Personalisation vollziehen müsste, nämlich der Gruppe. Nur dieser Weg sei im Folgenden beschritten, während der historische Vergleich Berufeneren überlassen sei.

Um Missverständnissen vorzubeugen, sei vorangeschickt, dass wir den Begriff »Gruppe« weiterhin nicht im soziologischen Sinne gebrauchen wollen, also wie man etwa von »Berufsgruppe«, »Religionsgruppe« usw. spricht, sondern, dass Gruppe in unserem Sinn einen psychologischen Tatbestand meint, der sich unter bestimmten Bedingungen zwischen einer Mehrzahl von Menschen herstellt, sie umschließt, abgrenzt und vereinigt und der sich ebenso, wie er sich aufgebaut hat, wieder verliert oder in andere psychologische Zustände überleitet. In einfacher Weise lassen sich vier Entwicklungsphasen kollektiv-psychologischer Bezogenheit unterscheiden:

1. die *ungruppierte Versammlung* von Menschen *(Menge)*, die keinen gemeinsamen Bezug zueinander hat. Die Kontakte erfolgen zufällig, meist nach geografischen Bedingungen (Nebeneinanderbefndlichkeit), oder sie werden überhaupt abgelehnt. Die mehr oder minder vorhandene Angst bleibt

im Narzissmus der Einzelpersonen gebunden. Im Allgemeinen besteht eine erhebliche Furcht jedes vor dem anderen, die als Projektion der eigenen unbewussten Aggressivität leicht gedeutet werden kann.

2. Die *prägruppale Bezogenheit* entwickelt sich, wenn die Erregung in kleinen, übersichtlichen Formationen zusammengefasst wird und nicht abfließen kann, also etwa dann, wenn eine begrenzte Menge von Menschen in einem Raum eine längere Zeit beisammen verweilen muss, oder auch, wenn eine von innen oder außen herangetragene Erregung eine bestimmte Menge erreicht und gemeinsam umgreift. Nun hat sich eine Gemeinsamkeit eingestellt, das kleine Kollektiv hat sich als eine eigene Einheit gegenüber anderen abgegrenzt, aber eine innere Struktur fehlt. Es kooperiert daher auch meist nur mangelhaft: Kinder pflegen wild durcheinander zu schreien, und es scheint, als wollte jedes die anderen an Lautstärke und Imponiergehabe übertrumpfen. Erwachsene dagegen schweigen meist und schneiden sich gegenseitig durch kurze, abschließend vorgebrachte Bemerkungen die Entwicklung längerer Gedankengänge ab. Jedem ist offenbar sein Prestige in der neuen Gemeinschaft das Wichtigste und er verteidigt es, so gut er kann: das Kind durch aktives Angeben und Imponieren, der Erwachsene durch Vermeiden, sich eine Blöße zu geben. Ich möchte daher annehmen, dass die sich in dieser Phase vorbereitende Gruppe um ihre Rangordnung ringt, dass ein allgemeiner Führungsanspruch besteht, der viel freie Angst erscheinen lässt und in der Furcht vor dem künftigen Alpha seine Begründung findet.

3. Die fertige *Gruppe* (vielleicht sollte man besser von einer *gruppalen Bezogenheit* sprechen) zeigt demgegenüber eine deutliche innere Beruhigung: Aus dem Durcheinander des allgemeinen Alphaanspruchs haben sich Prestigeverhältnisse abgeklärt und eine Rangordnung wurde damit gewonnen, die freilich mehr oder minder unbewusst und auch mehr oder minder labil sein kann. Die Angst ist nun wieder gebunden in der neugewonnenen Struktur und es erscheint eine gewisse gemeinsame Ausrichtung gegenüber einem Antagonisten (Gegner) oder schlechthin dem Ziel der Gruppenbemühung. Die Furcht orientiert sich dorthin. Stets aber können neue Prestigekämpfe entbrennen, Umordnungen stattfinden, bei denen die Gruppe wieder in prägruppale Bezogenheit regrediert oder in rivalisierende Untergruppen zerfällt. Rückschläge oder auch nur das Verlangsamen der inneren Dynamik, Erlebnispausen, Unübersichtlichwerden der zu groß angewachsenen Gruppe usw. können Anlass für solche Regressionen sein.

Die Rangstruktur der menschlichen Gruppe zeigt nun keineswegs ein lineares Gefälle, wie etwa die Hackordnung am Hühnerhof,[7] sondern ein charakteristisches Verhältnis der einzelnen Rangpositionen zueinander, das ich in der soziodynamischen Grundformel (Schindler, 1957a) darzustellen versucht habe. Durch die Identifikation des Gros der Gruppe (Gammaposition) mit dem Prestigeträger (Alpha) einerseits, des Angstträgers (Omega) mit dem Antagonisten anderseits, entsteht eine Parallelrichtung des Imponierens von Alpha nach außen gegen den Antagonisten und von den Gammas im Innern der Gruppe gegen den Omega, die nur durch die Abseitsstellung der Betaposition unterbrochen ist (Schema 2.26). Die Rangordnung regelt nicht nur das Prestigegefälle innerhalb der Gruppe, sondern erfüllt auch eine dynamische Aufgabe für das Zustandekommen der Gruppenleistung, die von den Gammas getragen, von Beta geformt und von Alpha und Omega angeregt wird. Der einzelne Rangträger spielt daher auch für das Funktionieren der Gruppe im Innern und ihre Leistung nach außen eine bestimmte, sich immer klarer ausprägende Rolle.

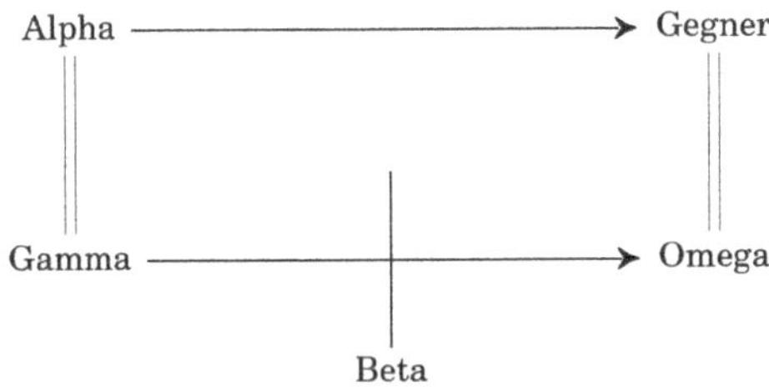

Schema 2.26: Soziodynamische Grundformel (Schindler, 1957a)

4. Das Bewusstwerden der Rollen ermöglicht ihre Fixierung in einer *Institution*. Die sich so entwickelnde *institutionalisierte Gesellschaft* weist damit stabile Strukturen auf. Die Prestigeverhältnisse sind nun durch Abzeichen und Titel bestimmt, es ist von vornherein klar, wer zuerst durch die Tür zu gehen hat. Die Angst ist in der Struktur stabil gebunden, die Furcht richtet sich gegen das Aufbegehren des Omega, das Sinnbild möglicher Revolte.

---

7 Einige Veröffentlichungen von Thorleif Schjelderup-Ebbe zur Rangordnung bei Vögeln: Beiträge zur Sozialpsychologie des Haushuhns. *Zeitschrift für Psychologie, 88*, 225–252 (1922); Weitere Beiträge zur Sozialpsychologie des Haushuhns. *Zeitschrift für Psychologie, 92*, 60–87 (1923); Zur Sozialpsychologie der Vögel. *Zeitschrift für Psychologie, 95*, 36–84 (1924).

Phase	Hauptmerkmal	Angst	Furcht
Menge	kontaktloses Nebenher	gebunden im Narzissmus	vor den anderen als Projektion
prä-gruppal	allgemeiner Alpha-Anspruch	viel freie Angst	vor Alpha
gruppal	dynamische Rangstruktur	relativ gebunden in der Struktur	vor dem Gegner
Gesell-schaft	fixierte Rangstruktur	absolut gebunden in der Struktur	vor Omega (Revolution)

Schema 2.27: Personalisationsphasen

Es gehört zum Wesen der Gruppe, dass in ihr das Gefühl der Gemeinsamkeit vorherrscht. Dieses Gefühl leitet sich von zwei Ansätzen her:

1. aus der Gemeinsamkeit des Strebens und Wollens des als Aufgabe empfundenen Zieles, also aus der Empfindung eines gemeinsamen Gegners oder Gegenstandes
2. aus der Gemeinsamkeit der Erscheinung. Gruppen verlangen daher nach einer Aufgabe – wozu sind wir beisammen? – und der Bestimmung derselben. Und sie verlangen nach einer Selbstbestimmung, die sie als eine Besonderheit aus der Vielzahl anderer Personen und Gruppen heraushebt, einem Stil und Namen. Es ist kein Zweifel, dass jede Gruppe, die eine Zeitlang beisammenbleibt und miteinander arbeitet, einen ihr eigenen Stil entwickelt, eine gemeinsam anerkannte Art sich zu geben, gemeinsame Schlüsselbegriffe, die zum Grundvokabular einer weitgehend eigenen Sprache werden – gerade wissenschaftliche Kreise zeigen dies sehr deutlich –, gemeinsame Tabus wie auch gemeinsam anerkannte Bereiche in denen man sich ungeniert gibt. Diese Stilelemente entwickeln sich aus dem gemeinsamen Erlebnis. In diesem Buch findet sich ein Kapitel,[8] das eine Zusammenstellung und Analyse des vom Wiener Arbeitskreis für Tiefenpsychologie entwickelten Sprachstils anstrebt.

8 [Vermutlich bezieht sich Schindler hier auf folgendes Buch: Edelweiss, M. L., Tanco-Duque, R. & Schindler, S. (Hrsg.). (1964). *Personalisation*. Wien: Herder; Anm. d. Hrsg.]

Die dort zusammengetragenen Schlüsselbegriffe gehören zum »Persönlichen« des Arbeitskreises, zum Jargon, an dem man seine Mitglieder erkennen kann. Sie gehören allesamt zur je persönlichen Weise, in der der Arbeitskreis als Ganzes sein Verstehen der schwierigen Problematik, mit der er sich befasst, leistet. Sie sind also Ausdruck seines Umgangs mit seinem Gegenstand, seiner Auseinandersetzung mit einem Gegner, den man vielleicht das wissenschaftliche Rätsel der menschlichen Person nennen könnte. Dieser Gegenstand ist abstrakt, aber er wird wie jeder echte Gruppengegenstand ständig personifiziert in der Auseinandersetzung mit andern Schulen und Lehrmeinungen. So ist jeder dieser Begriffe gleichermaßen Bemühung um wissenschaftliche Wahrheit und Öffnung noch ungesehener Bereiche, also Fragestellung, wie auch Bemühung, sich vom »Irrtum« der andern abzuheben, seinen eigenen Ort zu bekennen, in einer Definition sich festzulegen und zu begrenzen. Ein Großteil dieser Begriffe ist aus der Spannung der offenen Diskussion im Arbeitskreis entstanden, sei es unmittelbar oder im Nachwirken des Erlebnisses. Er hat als Begriff eine unbefriedigende Situation gelöst, einem Unbehagen ein Ende gesetzt.

Eigentlich müsste ein wissenschaftlicher Kreis sich stets an der Grenze des Nichtwissens bewegen, also Fragen produzieren, die ein »Ich-weiß-das-Nicht« als Antwort auslösen. Erfahrungsgemäß fällt aber ein solches Einbekenntnis höchst selten oder wird mit einer Generalverbeugung, einer Art Apotheose des Unwissens, die für das Wissen selbst gar nichts besagt, aber den Sprecher als einen »Suchenden« definiert, abgetan. Das Unwissen muss folglich verdrängt werden, wir würden es als höchst beunruhigend empfinden.

Der häufigste Weg, dem Unwissen auszuweichen, ist sicher die Teilwahrheit. Sie ist quasi auch ökonomisch gerechtfertigt, weil man doch nicht immer die ganzen Möglichkeiten einer Fragestellung ausschöpfen kann. Indem man aber auf die je gemeinten reduziert, zwingt man dem Fragesteller eine Eingrenzung auf, deren Überschreitung durch Nachfrage eine Angelegenheit des ganzen Kreises ist. Das Nachfragen hat nicht nur seine sachliche Bedeutung, sondern zuvorderst auch allemal die Frage, wem der Kreis die Ausrichtung seiner Suche überlassen will. So wird das Nachfragen seitens des Alpha als berechtigt empfunden, es liegt in der Linie der Gruppe, seitens eines Beta als interessant, aber nicht unbedingt verbindlich, seitens eines Gamma als muhevoll und oft als langweilig, seitens des Omega so gut wie immer als lästig und seitens des Gegners, falls er anwesend ist als bedrohlich.

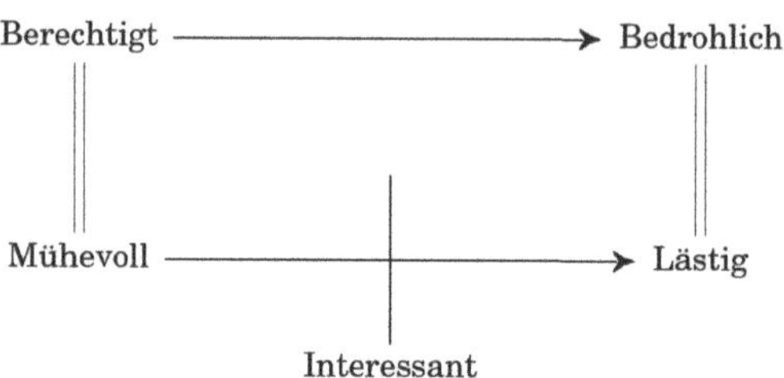

Schema 2.28: Aufnahme der Nachfrage in der Gruppe, je nach der Position, aus der sie kommt

Die gleiche Frage wirkt also anders, je nachdem aus wessen Mund sie kommt. Sie berührt nicht nur die gefragte Sache, sie berührt auch – je nach Rangposition des Fragers – das Prestige. Und sie erregt umso mehr, je mehr sie im problematischen Randgebiet des bereits Gewussten liegt, das in eine erlaubte und eine tabuisierte Zone zerfällt.

Die Kunst, einen wissenschaftlichen Kreis zu führen, besteht nun keineswegs in der raschen Absättigung der auftauchenden beunruhigenden Fragen, sondern vielmehr im Festhalten im Ungewussten. Das Bewältigen der dabei auftretenden Angst ist gerade für den Alpha nicht nur ein persönliches Problem der Überwindung narzisstischer Widerstände, sondern auch ein Gruppenproblem. Mit dem Prestige des Alpha ist auch das Prestige der Gruppe bedroht, der Zusammenhalt lockert sich, Untergruppen versuchen auszubrechen. Gegenalphas, meist aus dem Reservoir der Betas, müssen überwunden werden, da ja sonst erst recht die peinliche Richtung des Ausharrens in der Unsicherheit aufgegeben würde. Ob also die Spannung ertragen werden kann, hängt ebensosehr von der Kraft und Bereitschaft der Gruppe ab, ihr Alpha in seiner Schwäche nicht preiszugeben (Schindler, 1960). Dies wiederum von ihrer Kohärenz, ihrer in der Eigenart abgehobenen Distanz zu andern Gruppen. Darum, vermerkt Hofstätter (1957) bereits, hat jede progressive, im Neuland operierende Gruppe die Tendenz, sich als Sekte abzukapseln und ihren Stil zum Panzer der Orthodoxie zu verhärten.

Das in eine solche Spannung fallende erlösende Wort wird natürlich zum gemeinsamen Erlebnis und geht in die Geschichte des Kreises ein, das heißt, es wird nicht nur sachlicher Begriff, sondern auch Stilelement. Die angstbewältigende Wirkung liegt in der Regel nicht am Aussagewert, sondern am Stil. Hier sind mehrere Möglichkeiten zu erkennen: Der Stil eines solchen Begriffs liegt im Bereich des gruppeneigenen Stils und bekräftigt ihn (narzisstische Ermutigung), wie z. B. in vielen Prägungen der existenzialistischen Literatur, deren Bindestrich-Schlangen bereits unverstanden ergreifen, provozieren, vielsagend oder nichtssagend wirken. Oder der Stil verbindet mit gruppenfremden Formen und stellt damit eine Verbindung zur Autorität der größeren oder bewährten, anerkannten Gruppe her. Solcher Art sind z. B. Verbindungen mit physikalischen Stilelementen (z. B. »Abwehr-Mechanismen«), wie sie das späte 19. Jahrhundert liebte und wie sie heute über die Kybernetik wiederbelebt werden. Solche Verbindungen lassen die Gruppe als Untergruppe eines weit größeren Verbandes empfinden, an dessen Schutzwirkung sie teilnimmt.

Führung und Alphaposition fallen jedoch keineswegs immer zusammen. Wenn wir daher vorhin annahmen, der Leiter des Kreises operiere aus einer Alphaposition, so gilt dies nur dann, wenn wir die Gruppe äußerlich in konsolidierten und günstigen Verhältnissen annehmen. Eine solche, von ihrer Umwelt nicht allzu behelligte Gruppe neigt dazu, ihre Führung in der Alphaposition zu sehen und zu ihr als zu einem Vorbild aufzuschauen. Treten aber Notstandszeiten ein, so nehmen sachliche Erwägungen überhand und die Führung nimmt Betaqualität an, das heißt ohne Rücksicht auf Popularität und mit konsequenter Härte. Eine solche Führung wird diktatorisch empfunden. Ist die Gruppe aber aus äußeren oder inneren Gründen unselbstständig, so wird sie von der Position des Gegners her beherrscht. Das tritt z. B. dann ein, wenn die innere Unreife eine Eigenentwickung verhindert, was man am Beginn fast jeder analytisch geführten Gruppe erleben kann, oder wenn von außen her die Gruppe unter Zwang gebildet wird, wie es oft für Schulungszwecke geschieht. Dabei kann die Angst der eingesetzten Führung diese auch in Omegaposition bringen, was das Gefühl der Unterdrückung besonders erscheinen lässt und der Führung tyrannische Verhaltensweisen abnötig. Eine aus der Gammaposition heraus operierende Führung erscheint unpersönlich, administrierend, sie kommt gewöhnlich erst dann zur Geltung, wenn die Gruppe bereits zur Institutionalisierung gekommen ist (Schindler, 1963).

Schließlich ist noch ein quantitatives Moment zu bedenken, das meines Erachtens mit der Überschaubarkeit zusammenhängt. Es hat sich in der Erfahrung mit therapeutischen Gruppen, aber auch im Verteilungsschlüssel der Key-Personen unter einer Normalpopulation im Gallupverfahren und den pädagogischen Erfahrungen mit Schulklassengrößen die Zahl 7 und ihre Vielfachen bedeutsam erwiesen. Die stabilste Gruppengröße umfasst sieben Teilnehmer, die disziplinären Schwierigkeiten mit Schulklassen steigern sich nicht linear zu ihrer Größe, sondern in Quantenschritten, die Vielfache von sieben darstellen. Da das menschliche Erfassungsvermögen nur hinreicht, eine Anzahl von sieben Elementen mit einem Blick quantitativ zu erfassen, wie man mit tachystoskopischen Versuchen

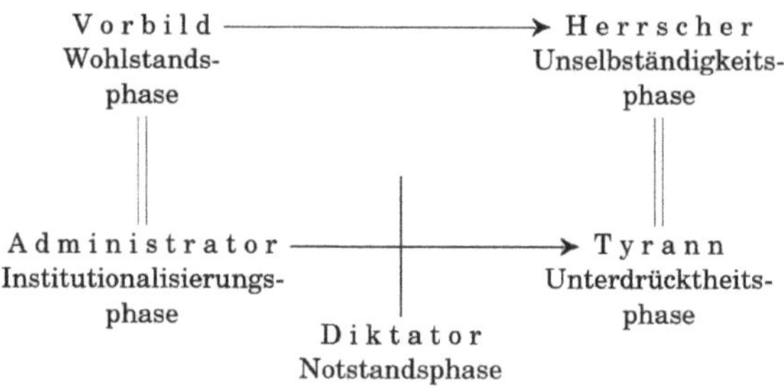

Schema 2.29: Gesperrt: Rangposition und Erscheinungsform des Führungsbildes Darunter: Zugeordnete Existenzphase der Gruppe (Schindler, 1963)

nachweisen kann, so glaube ich, dass diese magische Gruppenzahl sich aus dem Überschaubarkeitsoptimum erklärt oder zumindest auch erklärt. Jedenfalls ist die quantitative Erweiterung der Gruppe, wozu jede Gruppe tendiert, in Quantenschritten nach den Vielfachen von sieben mit einer Abschwächung an Kohärenz verknüpft. Um diese zu kompensieren, muss das affektive Gewicht des Alpha erhöht werden, was diese Rolle an eine bestimmte Person bindet und damit die innere Dynamik der Gruppe einengt, somit als ein Schritt zur Institutionalisierung verstanden werden muss, der meist von weiteren begleitet oder gefolgt ist. Die Gruppe verwandelt sich dann in eine Institution, einen Verein, eine neue Gesellschaft in nuce. In ihr bilden sich bald neue (Unter-)Gruppen mit eigener Dynamik, die bisweilen auch in Konflikt mit der institutionalisierten Rangordnung geraten und diese durchbrechen.

Wir kehren an unsere Eingangsthematik zurück und versuchen, ihr nun das Bild der Gruppe in den bisher dargelegten Aspekten zu unterlegen. Wir erkennen ein Phänomen, dessen Existenz auf einem doppelten Fließgleichgewicht im Sinne von Bertalanffy[9] beruht: einerseits im Bestehen und eben der Auseinandersetzung mit der Umwelt, die personifiziert in der Spannung Alpha–Gegner zum Ausdruck kommt; anderseits im Entwickeln eines eigenen Wesens, das jeweils gesucht und bekräftigt werden muss, um im Durchtritt zur institutionalisierenden Erstarrung verloren zu gehen.

Die Art, wie sich diese Wesensbildung am Skelett der Rangordnung vollzieht, erscheint sehr spezifisch und der Psychologie der Einzelperson fremd. Es

9 Zur Systemtheorie Ludwig von Bertalanffys siehe: Bertalanffy (1950, 1953).

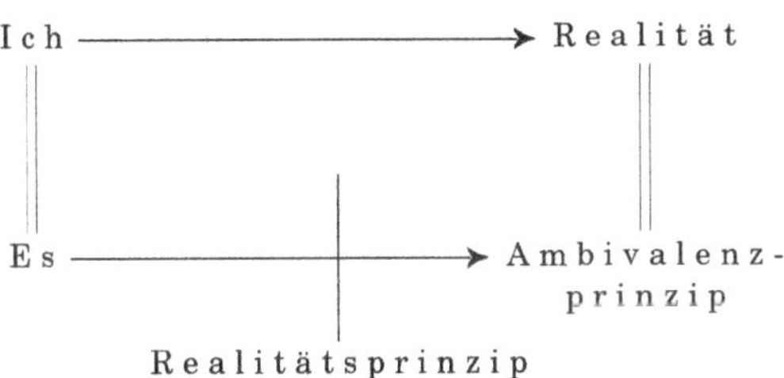

Schema 2.30: Analogie der psychischen Instanzen mit Gruppenpositionen

ist daher interessant zu sehen, dass gerade die durch die Rangpositionen sich ergebenden Funktionen bedeutsame Analogien zu bekannten Instanzen der Psyche zulassen. Ich folge hier einer Anregung aus einem Gespräch mit A. Friedemann,[10] in dem auch die Bedeutung der, durch die psychoanalytische Ich-Theorie[11] gewonnenen, dynamischen Vorstellungen von der Art der psychischen Strukturen speziell zum Ausdruck kam. Für die Gruppe bedeutet das Gammaelement die Quelle der arbeitend und wünschend wirksamen Kräfte, jedoch in einer anonymen, untergründigen Weise, die genau dem von Freud als »ES« herausgestellten Prinzip entspricht. Hier entwickeln und entscheiden sich triebhafte Energien im Primärvorgang. In der Funktion des Alpha jedoch erfährt die Gruppe ihre bewusste Repräsentanz, hier empfindet sie ihr »ICH«. Dieses befindet sich vis-à-vis der Realität, die in der Funktion des Gegners ihre, für die Gruppe erforderliche, Personifikation erfährt. Der sachgerichteten Ausrichtung des Betaelements entspricht die Funktion des »Realitätsprinzips«. Ihm kommt es zu, die, aus dem ES wirksamen, im ICH erscheinenden Tendenzen der Realität anzuformen. Wem die wechselwirksamen Beziehungen der einzelnen Positionen innerhalb der Ganzheit Gruppe geläufig sind (Schindler, 1960), der wird mit mir in dieser Analogiesetzung nicht ein bloßes Spiel mit Begriffen sehen, sondern eine Möglichkeit, die Form des Zusammenwirkens von ICH und ES, die bisher in einer allzu einfachen Dialektik zum Ausdruck kam, aus den Erkenntnissen der Gruppenpsychologie im Analogieschluss anschaulicher zu machen.

10 Gespräch mit A. Friedemann am Rande der Studientagung für Gruppendynamik in Baden, 7. bis 12. Mai 1962.

11 Siehe vor allem die Ichpsychologie bei P. Federn, die im Mittelpunkt des Gesprächs mit A. Friedemann stand, wie auch die Entwicklung der Ichpsychologie in den USA (Hartmann, Kriz, Löwenstein, usw.). Eine gute Übersicht dieser Literatur gibt Scheunert (1956).

Interessant ist die Funktion des Omega, die in der Terminologie der Tiefenpsychologie bisher nicht vorzukommen scheint. Ich würde sie mit dem Begriff »Ambivalenzprinzip« kennzeichnen. Seine Funktion für die Gruppe: Es lässt sie nie vollends einheitlich werden; immer erscheint der Gegner (»Realität«) in ihr enthalten; immer wird das erreichte Wesen durchbrochen durch das durchscheinende Andere. Es gehört somit zum Persönlichsten der Gruppe. Die Funktion des Omega allein entzieht sich der Möglichkeit der Institutionalisierung! Ist ein solches aktives Prinzip als Instanz der Psyche des Einzelmenschen denkbar? Ich denke hier in erster Linie an die Vorstellungen die Freud zu seiner Theorie der Triebmischung (Lebens- und Todestrieb)[12] veranlasst haben. Weiters sei im Besonderen auf die Ausführungen Carusos über das Prinzip des Sündenbocks (Caruso, 1952, 1953a, 1953b) verwiesen.

Das doppelte Fließgleichgewicht, von dem vor eben dieser Rückblendung in die Psychologie der Einzelperson die Rede war, lässt uns in dem Ereignis »Gruppe« einen vitalen Akt erkennen, der auf ein Optimum hinzielt. Es ist der Akt, der am Leibe der Gesellschaft einer je gemeinten ungeformten Menge eine personale Formung verleiht. Man kann daher kurz sagen, *Gruppe ist eine personale Formung der Gesellschaft* im Raum der Gesellschaft. Ihr Optimum liegt dort, wo die größtmögliche Selbständigkeit zur Gesellschaft mit der größtmöglichen Berührung mit der Gesellschaft vereint wird.

Wir haben die Personalisation zur Gruppe über die Phase der prägruppalen Auseinandersetzungen und Machtkämpfe hindurch beschrieben. Sie vollzieht sich umso leichter, einem je größeren Druck von außen sich die werdende Gruppe gegenübersieht. Dieser Druck entspricht aber auch der Distanz der gebildeten Gruppe zu der sie umfassenden Gesellschaft, der Gefahr der Isolierung in der Orthodoxie. Das Prinzip der Personalisation muss daher eine Aktivität auslösen, die das eigene Bildungsgeschehen zu transzendieren erlaubt. Von diesem Gesichtspunkt ist es interessant, in einer Zeit zu leben, die die Selbstanalyse der Gruppe zu entwickeln beginnt.

Aber noch eine weitere Tendenz ist unserer Epoche deutlich anzumerken: die Tendenz, die Führungsqualität der Gruppe in die Gammaposition zu verlagern (Schindler, 1963). Man kann noch nicht sagen, dass dieses Vorhaben bereits in weitem Ausmaß gelingt, aber es ist als Bemühung unverkennbar. Arbeitet die Gruppe an der Hebung ihres Bewusstseinsgrades? Wir dürfen die Gruppe

---

12 »Es erhebt sich auch die Frage, ob nicht die reguläre Ambivalenz, die wir in der konstitutionellen Anlage zur Neurose so oft verstärkt finden, als Ergebnis einer Entmischung aufgefasst werden darf …« S. Freud: *Das Ich und das Es*. Ges. Werke XIII, S. 270.

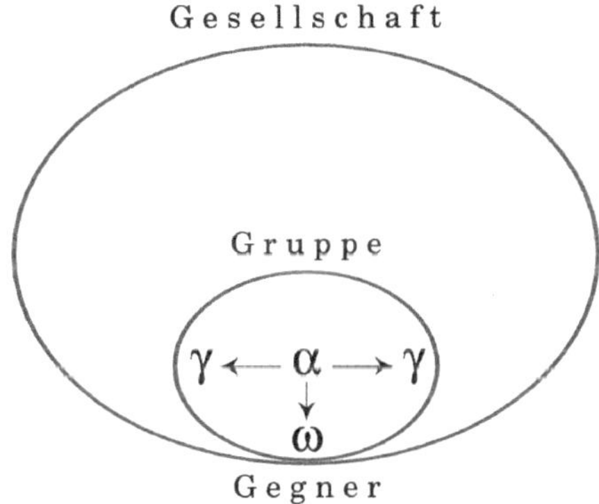

Schema 2.31: Gleichnis der Relation Gruppe–Gesellschaft

der Zukunft als klein und sehr kompakt vermuten, die Gesellschaft im Prozess der Auflösung in sehr viele solche kleine Gruppen. Eine sich personalisierende Gesellschaft also.

Wir wollen aus dieser Perspektive kein Schlagwort machen und kehren abschließend zu dem schlichten Optimismus Carusos zurück: »Des Menschen Bewusstsein vertiefen – heißt, es ihm ermöglichen, immer mehr zu vermenschlichen, was unmenschlich ist. […] Ist das nicht der einzige Weg eines Menschen zur Erlangung seiner Souveränität?« (Caruso, 1962).

Literatur

Auersperg, A. (1954). Die Coincidentialcorrespondenz. *Nervenarzt, 25*, 1ff.

Benz, E. (1949). *Die Ostkirche und die russische Christenheit*. Tübingen: Furche.

Berdjajew, N. A. (1954). *Von des Menschen Knechtschaft und Freiheit. Versuch einer personalistischen Philosophie*. Darmstadt: Holle.

Bertalanffy, L. v. (1950). An Outline of General System Theory, *British Journal for the Philosophy of Science, 1*, 114–129.

Bertalanffy, L. v. (1953). *Biophysik des Fliessgleichgewichts*. Braunschweig: Vieweg.

Caruso, I. A. (1952). Bemerkungen über den sog. »Todestrieb«. *Schweizer Archiv für Neurologie und Psychiatrie, 70*(2), 245–258.

Caruso, I. A. (1953a). »Wider Angst und Hass« (Vortrag vom 18. Februar 1953). Wien: Österr. Kulturvereinigung.

Caruso, I. A. (1953b). Le Surmoi et le Bouc emissaire. *Psyche, 79*(8), 262-276.

Caruso, I. A. (1954). Briefliche Mitteilung an O. H. Arnold vom 17. Dezember 1954 [mit freundlicher Genehmigung des Autors].

Caruso, I. A. (1957). *Bios, Psyche, Person.* Freiburg: Alber.

Federn, P. (1956). *Ichpsychologie und die Psychosen.* Bern/Stuttgart: Huber.

Freud, S. (1923b). *Das Ich und das Es.* In *GW XIII*, S. 237–289.

Friedemann, A. (1962). Gespräch am Rande der Studientagung für Gruppendynamik in Baden, 07. bis 12. Mai 1962.

Caruso, I. A. (1962). *Soziale Aspekte der Psychoanalyse.* Stuttgart: Klett.

Fischer v. E., J. B. (1721). *Entwurff Einer Historischen Architectur.* Wien.

Hofstätter, P. R. (1957). *Gruppendynamik.* Hamburg: Rowohlt.

Marx, K. (1867). *Das Kapital. Kritik der politischen Oekonomie. Bd. 1.* Hamburg: Karls Meissner.

Scheunert, G. (1956). Einige Entwicklungstendenzen der neueren psychoanalytischen Ich-Psychologie. In A. Mitscherlich (Hrsg.), *Entfaltung der Psychoanalyse. Das Wirken Sigmund Freuds in die Gegenwart.* Stuttgart: Ernst Klett Verlag.

Schindler, R. (1957a). Grundprinzipien der Psychodynamik in der Gruppe. *Psyche, 11*, 308–314.

Schindler, R. (1957b). Soziodynamik der Krankenstation. *Zeitschrift für diagnostische Psychologie und Persönlichkeitsforschung, 5*, 227–236.

Schindler, R. (1959). Der soziodynamische Aspekt in der Bifokalen Gruppentherapie. *Acta psychotherapeutica, psychosomatica et orthopädagogica, 7*, 207–220.

Schindler, R. (1960). Über den wechselseitigen Einfluss von Gesprächsinhalt, Gruppenposition u. Ichgestalt in der analytischen Gruppentherapie. *Psyche, 14*, 382–392.

Schindler, R. (1961). Der Gruppentherapeut und seine Position in der Gruppe. *Praxis der Psychotherapie, 6*, 1–8.

Schindler, R. (1962). Rangordnung, Rolle, Funktionswert und dynamische Position in der Gruppe. In Tagungsbericht der Studientagung für Gruppendynamik vom 7. bis 12. Mai 1962 in Baden bei Wien (S. 1–3) [Unveröffentlichtes Manuskript].

Schindler, R. (1963a). Structure du groupe et positions au sein du groupe. Zusammenfassung des Ref. am Int. Kongress der Erzieher schwererziehbarer Jugendlicher, Baden bei Wien, 11. bis 18. November 1962. *Le Bulletin der AAEET-ANEJI, 6*, 14–17.

Schindler, R. (1963b). Psychotherapie de Groupe bifocal. *Annales medico-psychologiques, 121*, 19–30.

Schjelderup-Ebbe, T. (1922). Beiträge zur Sozialpsychologie des Haushuhns. *Zeitschrift für Psychologie, 88*, 225–252.

Schjelderup-Ebbe, T. (1923). Weitere Beiträge zur Sozialpsychologie des Haushuhns. *Zeitschrift für Psychologie, 92*, 60–87.

Schjelderup-Ebbe, T. (1924). Zur Sozialpsychologie der Vögel. *Zeitschrift für Psychologie, 95*, 36–84.

Suarez, Armando. Glossar einiger Termini von besonderer Bedeutung in der Antropologie Igor A. Carusos. In M. L. Edelweiss, R. Tanco-Duque & S. Schindler (Hrsg.), Personalisation (S. 154–16) Wien: Herder.

Teilahard de Chardin, P. (1958). *Geheimnis und Verheissung der Erde. Reisebriefe 1923–1939.* Freiburg: Alber.

Teilhard de Chardin, P. (1959a). *Der Mensch im Kosmos.* München: C. H. Beck.

Teilhard de Chardin, P. (1959b). *Pilger der Zukunft. Neue Reisebriefe 1939–1955.* Freiburg: Alber.

Teilhard de Chardin, P. (1969). *Die Entstehung des Menschen.* München: C. H. Beck.

II.3 Reform und Gesellschaft: Omega (1966–1978)

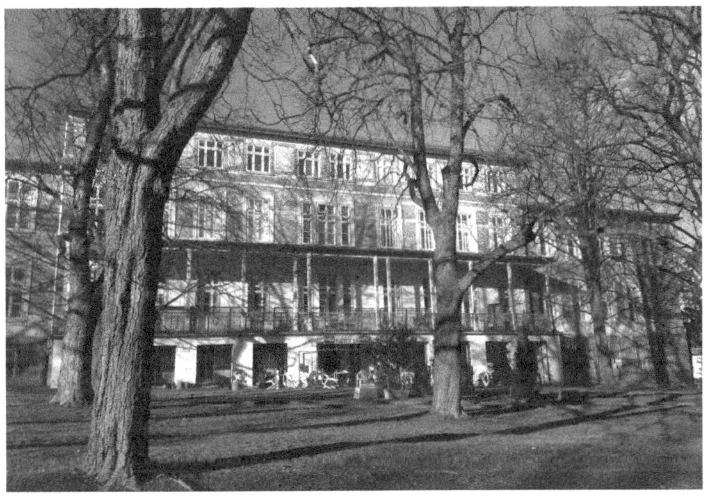

Pavillion 24 des Otto Wagner Spitals, wo Raoul Schindler von 1963–1988 als Primarius tätig war. Ebenerdig ist der Eingang zum Patient_innencafe KOMM24 zu sehen (Foto © Katharina Baier)

Biografisch ist diese Zeit geprägt vom freiwilligen Ausscheiden aus der Universitätsklinik und dem Verzicht auf eine geradlinige Klinik- und Universitätskarriere. Stattdessen übernimmt Schindler die Leitung des Referats für Psychohygiene, arbeitet verstärkt in seiner Privatordination und wird Vorstand der siebten Abteilung des Psychiatrischen Krankenhauses der Stadt Wien.

In dieser Zeit entwickelt er die Theorie der Rangdynamik weiter. Es kommt zu mehreren Differenzierungen: Er grenzt die Methode gegenüber der Soziometrie ab, führt die Unterscheidung von Rangposition und Rolle ein und deutet die Institutionalisierung als Alterskrise der Gruppe, die in der Fixierung der Rangpositionen zum Ausdruck kommt.

Zunehmend betont Schindler die ambivalente Wirkung von Gruppen: Gruppe kann als therapeutische Gemeinschaft heilen oder als Raum für Selbstklärung im Rahmen von Selbsterfahrungsseminaren genützt werden. Denn in ihrer Fragilität können Gruppen einen Raum für eine Ich-Erweiterung eröffnen, diese aber auch stören. Hier wird seine Faszination für Gruppen deutlich, die in einem lebendigen Prozess eine eigene Wirklichkeit über sich und ihre Mitglieder herstellen und nach dieser ihrer selbst geschaffenen Wahrheit leben. Dies kann in beide Richtungen führen: zu Wachstum oder Zerstörung.

Schindler entscheidet sich für die konstruktiven Möglichkeiten der Gruppe, über Wachstum die Letzten der Gesellschaft wieder in diese zu integrieren und einen gruppalen Entwicklungsschritt einzuleiten.

Im abschließenden Artikel verankert Schindler seinen gruppenorientierten Ansatz mit psychiatrischen Patient_innen im Kontext internationaler Ansätze zur Öffnung geschlossener Anstalten.

Familientherapie in offener Gruppe im Rahmen einer Angehörigenberatungsstelle[1]

Raoul Schindler

Die Ära der Tranquilizer und Neuroplegica hat uns zwar bis heute dem Problem der echten Heilung der großen Psychosen nicht wirklich näher gebracht, aber sie hat die psychiatrische Therapie ungeheuer in Bewegung gebracht. Dauerinternierungen gehören heute zu den Ausnahmen, die stationäre Behandlung nimmt die Gestalt einer abgesteckten Kur an, nach deren Absolvierung der Patient wieder in den Rahmen seiner Familie zurückkehrt. Betrachtet man die psychotische Krise als eine Ich-verändernde Abwehr Ich-bedrohender Kräfte des Seelenlebens, so lassen sich in ihrem Ablauf 2 Phasen ziemlich deutlich auseinanderhalten: 1. Die Phase *akuter Abwehr*, im Wesentlichen getragen durch die Erscheinung von Erregung, Hemmung und wahnhafter Projektion; und 2. Die Phase der *Persönlichkeitsabwandlung* und *Konfliktverarbeitung*.

Die stationäre Behandlung reicht heute ziemlich genau bis zur Bewältigung der akuten Abwehr; die wesentlich langwierigere 2. Phase wird unter dem Schutz neuroplegischer Medikation bereits außerhalb der Anstalt durchlebt. Während die akute Abwehr sich früher oder später auch so erschöpfen würde, hängt vom Verlauf der 2. Phase das Ergebnis der Stabilisierung hinsichtlich sozialer Angepasstheit und Remissionsfestigkeit ab, wie ich, zum Teil zusammen mit H. Gastager, an einem großen Material schizophrener Psychosen nachweisen konnte.

Es gehört zu den Paradoxien der modernen Psychiatrie, dass sie, offenbar fasziniert vom Aspekt der Gefährlichkeit, ihr therapeutisches Schwergewicht

1 Erstveröffentlichung: Schindler, R. (1966b). Familientherapie in offener Gruppe im Rahmen einer Angehörigenberatungsstelle. In J.L. Moreno (Hrsg.), *The International Handbook of Group Psychotherapy* (S. 217–224). New York: Philosophical Library. Abdruck mit freundlicher Genehmigung der Philosophical Library.

der akuten Abwehrphase zuwendet und den Patienten in der für das Endergebnis ungleich bedeutenderen, langen Stabilisierungsphase der Betreuung des unspezialisierten Hausarztes, der Familie oder gar sich selbst überlässt. Die hohe Rückfallsquote, die der modernen Psychiatrie das zynische Wort vom »Drehtür-Prinzip« eingetragen hat, zeigt, dass der Patient in der langen Zeit der Stabilisierung erst recht spezialisierter Hilfe bedarf. Will man nicht wieder zu jahrelangen Spitalszeiten zurückkehren, so bedeutet das die Notwendigkeit des Aufbaus einer spezialisierten, psychiatrisch geleiteten Nachbetreuung. Dieser Aufbau ist auch in eigentlich allen Kulturländern bereits im Gang, zum Teil schon seit Langem.

Dabei zeichnen sich drei Medien ab, durch die wir indirekt modifizierenden Einfluss auf den Stabilisierungsprozess nehmen können, nämlich: 1. Die Familiengruppe; 2. Die Arbeitsgruppe; 3. Die Freizeitgruppe. Es ist natürlich kein Zufall, dass es sich hier um lauter Gruppenmedien handelt, sondern ein Hinweis auf die Ich-Wirksamkeit der Gruppensituation, auf die bereits an anderem Orte eingegangen worden ist. Es sind ja auch die gleichen drei Medien, in denen sich präpsychotisch die Konflikte, die zur Auslösung der Krise führen [sic!].

Während Arbeitsgruppe und Freizeitgruppe relativ leicht gewechselt werden können, ist dies bei der Familiengruppe nicht möglich. Sie ist auch gleichzeitig die älteste, die an die frühesten Bindungen heranführt und damit sowohl in gutem wie schlechtem Sinne über Brücken zum Patienten verfügt, auch wenn dieser sonst die Welt hinter sich zu lassen sucht. Sie steht daher im Zentrum des wissenschaftlichen und therapeutischen Interesses. Ich denke da sowohl an die interessanten Forschungen von Lidz und Mitarbeitern, die zeigen konnten, dass eigentlich jede Familie um einen schizophrenen Patienten bei genauer Untersuchung Störungen ihres Gleichgewichtes in zum Teil typischer Form zeigt, an die Bemühung um die Typisierung pathogener Elterngestalten, wie sie besonders in der amerikanischen Literatur nicht abreißt, als auch an die zunehmenden Versuche, die Familie zu Therapie mit heranzuziehen, etwa in der Methodik der Familientherapie von Jackson u. Mitarbeitern, bei der Patient und Familie in gemeinsamer Gruppe behandelt werden, der mehr erzieherisch ausgerichteten Arbeit des Ehepaares Knobloch, oder der von uns entwickelten »bifokalen Gruppentherapie«, bei der Patienten und ihre Angehörigen jeweils eigene Gruppen bilden, die in gewisser Abstimmung, aber doch getrennt voneinander arbeiten.

Als vor etwa zwei Jahren der *psychiatrische Rehabilitationsdienst* als spezialisierte Nachbetreuungsorganisation des Gesundheitsamtes der Stadt Wien geschaffen wurde, konnte bereits auf den von H. Gastager gegründeten »Therapeutischen Club« als überleitende Freizeitgruppe nach den Anregungen der Bierer'schen Clubs in London zurückgegriffen werden. Auch einzelne Arbeitsgruppen standen zur Verfügung, andre wurden angefügt, sodass ein Organisationsnetz gebildet werden konnte, über das bereits andernorts berichtet worden ist. Zur Betreuung der Angehörigen wurde eine *»Pflegeberatung«* geschaffen, die, basierend auf den fast 16-jährigen Erfahrungen mit der bifokalen Gruppentherapie, ebenfalls auf Gruppenbasis organisiert wurde. Über die Erfahrungen des ersten Arbeitsjahres dieser Pflegeberatungsstelle soll im Weiteren berichtet werden.

Die am 14.02.1962 eröffnete Pflegeberatung arbeitet nach Art einer offenen Gruppe unter der Leitung eines Psychiaters und einer psychiatrischen Fürsorgerin. Sie akzeptiert nur Angehörige von Patienten: Patienten selbst werden nicht zugelassen und auf die vormittägliche Beratung verwiesen. Die Angehörigen kommen zumeist spontan, sei es über Hinweis der Spitalsabteilung, von der der Pat. entlassen wurde, sei es aufmerksam gemacht durch eine fragebogenartige Erkundigung, die jeder ehemalige Anstaltspatient sechs Monate nach seiner Entlassung zugesendet bekommt und in der die verschiedenen Beratungsmöglichkeiten des psychiatrischen Rehabilitationsdienstes angeführt sind. Ein kleiner Teil kommt über direkte Einladung. Die Pflegeberatung findet 1x pro Woche abends nach der allgemeinen Arbeitszeit statt und dauert 90 Minuten. Es kamen durchschnittlich 6–15 Angehörige pro Abend, insgesamt wurden im Laufe des einen Jahres 104 Familien solcherart erfasst und betreut.

Die eintreffenden Angehörigen nennen nur der anwesenden Fürsorgerin ihren Namen und werden sodann um einen länglichen Tisch zusammengesetzt. Es hat sich alsbald als günstig herausgestellt, wenn der leitende Psychiater erst eine Viertelstunde später eintrifft, denn inzwischen entsteht ein spontanes Gespräch unter den Angehörigen, man beginnt sich kennenzulernen und seine Sorgen auszutauschen; Einzelne bleiben abgekapselt schweigsam; sie wollen nur mit dem Psychiater reden und empfinden die Anwesenheit der andern unangenehm. Andre wieder tun sich leicht, weil sie schon einmal oder öfter da gewesen sind und gewinnen führende Gruppenposition (Alpha).

Der eintreffende Psychiater hat bereits durch seine Abwesenheit gewirkt: In der Erwartung auf ihn hat sich eine Gruppensituation gebildet und die Wiedergekommenen wurden in eine gehobene Gruppenposition manipuliert. Während er seine Überkleider ablegt, kann er die Gruppe beobachten und sich ein erstes Bild über ihre Dynamik machen. Nun setzt er sich auch an den Tisch, die Fürsorgerin reicht ihm einen inzwischen entworfenen Sitzplan und die von den zugehörigen Patienten aufliegenden Unterlagen. Er weiß nun, mit wem er spricht, es braucht aber kein Name zu fallen, die Anonymität bleibt gewahrt.

Nach ihrem Gruppenverhalten lassen sich unschwer drei Hauptformen unterscheiden: 1. Die spontanen Wortführer; 2. Schweiger, die sich von der Gruppe distanzieren, aber sich des Psychiaters zu bemächtigen versuchen; 3. Schweiger, aus Vorsicht und Angst vor dem Psychiater und der ihm zugeordneten Institution.

Ad 1) Die spontanen Wortführer – soweit sie nicht aus Situationskenntnis durch frühere Teilnahme an Beratungen in diese Rolle geraten – erwiesen sich in hohem Grade als stabile schizophrene Defektzustände (7 von 18). Sie meinen über die Krankheit ihres Angehörigen wohl Bescheid zu wissen und machen sich damit, oft in belehrendem Unterton, wichtig vor den andern. Dieses Wissen um die Krankheit hat jedoch bei näherem Hinhören meist nur den Charakter einer magischen Formel, manchmal beschränkt es sich auf das mit gewichtigem Ton ausgesprochene Fremdwort »Schizophrenie«, manchmal werden mehr oder weniger fantastische Theoreme darum gebildet, vielfach mit Bezug auf gestörte Verdauungstätigkeit, von der sich wiederum oft komplizierte Diätforderungen ableiten. Die Krankheit erscheint diesen Angehörigen als Ausdruck eines magischen Schicksals, durchaus analog der Besessenheit von Dämonen und Geistern. Sie belastet nicht, sie macht interessant. Der Angehörige fühlt sich von diesem Schicksal nicht selbst berührt, sondern eher als Besitzer eines mystischen Gegenstandes. Er ist nicht so selten stolz darauf, weil er meint als einziger mit dem Patienten richtig umzugehen, bisweilen schließen sich ganze Weltverbesserungsvorschläge daran.

Ad 2) Eine größere Zahl von Angehörigen (27) verhält sich schweigend und distanziert von der übrigen Gruppe der Angehörigen bis zum Eintreffen des Psychiaters. Diesen versuchen sie jedoch dann mit Beschlag zu belegen, wodurch sie rasch die Aggression der übrigen Gruppe hervorrufen. Sie übertragen eine deutliche Aggressivität auf die Gruppe. Sie erweisen sich auch im Leben gesellschaftlich isoliert, weichen der gesunden Welt aus und verkriechen sich mit dem Kranken, den sie oft ängstlich verstecken, bisweilen aber auch unangepasst rücksichtslos ihren verbleibenden Bekannten aufzwingen. Sie genieren sich des Kranken und fühlen sich von ihm in der gesunden Gesellschaft desavouiert, übertragen diese Erfahrung auf die Gruppe und erhalten sie prompt auch scheinbar bestätigt. Sie sind alle brennend an den wissenschaftlichen Erbvorstellungen interessiert, das Votum des Psychiaters macht sie daher mehr oder weniger am Makel des Kranken in der Form eines latenten Genschadens teilhaftig, sie verlangen danach, wie nach einem Urteil. Gerade ihnen sind aber nicht irgendwelche Erklärungen hilfreich, sondern der Anschluss an die Gruppe selbst, das Erkennen des ähnlichen Schicksals der anderen, das Überwinden der Introversion.

Ad 3) Die größte Zahl der Angehörigen (37) schweigt aber aus Vorsicht und Angst vor dem Psychiater und der ihm zugehörigen Institution. Sie warten auch nach seinem Eintreffen ab, sie testen ihn und eventuell auch schon vor ihm die Fürsorgerin durch vorsichtige Scheineingeständnisse von Verhaltensfehlern, oder sie eröffnen unverhüllt ihre Aggression durch Kritik an behandelnden Ärzten oder sie versuchen ein scheinbar auswegloses Verhaltensproblem vorzulegen. Sie gehen von der Vorstellung einer höflich versteckten Gegnerschaft aus, erwarten Vorwürfe und Kritik, oder aber eine Führung, die eigene Überlegung, Wille und Verantwortung ersetzt. Diese Angehörigen sind zu den Patienten entweder aggressiv-vorwurfsvoll oder massiv overprotektiv eingestellt, übertragen und projizieren diese Haltung nun auf den Psychiater. Sie verstehen die Krankheit als einen Erziehungsschaden und nagen schwer an dem damit zusammenhängenden Schuldgefühl, das zu entlasten ihr wesentliches Interesse bleibt. Diese Angehörigen suchen daher in der Gruppe Führung, Schuldentlastung und Erklärung, sie zeigen die lebendigste Widerstandsdynamik, erweisen sich aber auch am dankbarsten und interessiertesten am Fortgang der Beratung.

Außerdem fanden sich noch fünf deutlich wahninduzierte Angehörige, 17 andere verfolgten reale Interessen, wie etwa Wohnungssuche, Scheidungsanliegen, Minderung der Behandlungskosten oder stellen Sonderfälle dar, die sich einer allgemeinen Einordnung entziehen.

Die sich so auseinander sondernden drei Hauptteilnehmerformen lassen unschwer erkennen, dass sie den in unserer Gesellschaft vorliegenden drei Bewältigungsformen des Wahnphänomens entsprechen:

1. der magischen Erklärung, die den Wahn als Ausdruck fremder Mächte vom eigenen Schicksal abhebt und zu einem kosmischen Problem macht
2. der Erbtheorie, die den Wahn als Ausdruck einer Krankheit zum belastenden Schicksal der im gleichen Erbgut verbundenen Familie macht
3. der psychologischen Theorie, die den Wahn als Ausdruck einer durch einen schädigenden Einfluss bedingten Krankheit auffasst und den Blick auf diese Schädigung hinwendet, somit im Allgemeinen gegen den schuldigen Einfluss der erziehenden Familie

Es ist interessant zu sehen, wie unterschiedlich die Angstbewältigung im Rahmen dieser drei Theoreme erfolgt: Offenbar am geglücktesten durch die magische Verlagerung des Problems aus dem persönlichen in den kollektiven Raum. Diese Angehörigen fühlen sich daher sofort wohl in der Gruppe. Sie zeigen aber die geringste affektive Verbindung zu den Kranken, die sie nur als Objekt und Material ihrer eigenen Geltungsbedürfnisse verwerten. Bemerkenswert ist die hohe Zahl schizophrener Defektzustände in dieser Angehörigengruppe. Das therapeutische Anliegen der Pflegeberatung zielt hier auf die menschliche Befreiung des Patienten aus einem auf irrationalen Vorstellungen beruhenden, oft sehr grausamen Ritual, das zumeist aus Diäteinschränkungen, Waschzeremonien und bisweilen auch sektiererhaften religiösen Praktiken besteht. Die geltenden Entmündigungsformen und verschiedenen Reverse, die dem Angehörigen bei der Spitalsentlassung des Kranken eine schwer abgrenzbare Verantwortung über diesen übertragen, kommen natürlich dieser unbeabsichtigten Freiheitseinschränkung sehr entgegen. Durch das Hereinnehmen des kosmologischen Anliegens dieser Angehörigen in die Aufmerksamkeit und Diskussion der Pflegeberatungsgruppe gelingt eine faktische Entlastung des Patienten, die auf juristischem Wege nie zu erreichen wäre. Es wird dadurch möglich, für solche Patienten z. B. die gesellschaftliche Bereichserweiterung des therapeutischen Klubs und späterhin einer Arbeitsaufnahme und damit einer sehr weitgehenden Verselbstständigung zu erwirken.

Dem gegenüber bedeutet die Erbtheorie eine beängstigende Einschließung des Angehörigen mit dem Kranken, die sich durch ein, dem Verhalten des Kranken durchaus analoges Zurückziehen aus der Gesellschaft und Vereinsamen geltend macht. Diese Angehörigen genieren sich des Kranken, der einen auch ihnen anhaftenden Erbmakel sichtbar macht. Ziel der Pflegeberatung liegt hier darin, dem Angehörigen den verlorengegangenen sozialen Anschluss wieder zu ermöglichen, was bereits durch den Einbau in die Pflegeberatungsgruppe gelingt. Der Psychiater muss gerade hier sorgfältig darauf achten, nicht in ein Einzelgespräch mit diesen Angehörigen verstrickt zu werden, sondern ihre Fragen, Nöte und Thesen an die Gruppe weiterzugeben, sowie Gemeinsamkeiten hervorzuheben. Gelingt es, den Angehörigen in dieser Weise zu entängstigen und wieder an die Sozietät anzuschließen, so erwirkt dies auch indirekt einen gleichartigen Anstoß für den Patienten. Er, der bisher verschämt vor den Menschen versteckt gehalten wurde, darf sich allmählich wieder zeigen und letztlich sogar in die Öffentlichkeit eines Arbeitsverhältnisses vermittelt werden.

Am geängstigten zeigen sich die psychologisch »Aufgeklärten«. Sie bedürfen eines Schuldigen zur Erklärung der Krankheit, machen sich daher als Eltern gegenseitig Vorwürfe über Erziehungsfehler und erleben den Kranken als eine lebendige Anklage. Sie sind im Grunde böse auf ihn wegen dieser Anklage und versuchen sich davon zu befreien, indem sie ihm seine Krankheit vorwerfen, wie einen Verhaltensfehler, eine Unart oder gegen sie gerichtete Boshaftigkeit. Tatsächlich besteht zwischen diesen Eltern und ihren kranken Kindern ein Verhältnis voll unbewusst-symbolhafter Aggressionen und Kränkungen, sie wissen sich gegenseitig am wunden Punkt zu treffen und aufzuregen. Die Pflegeberatung dieses Personenkreises verlangt die klärende Auseinandersetzung mit zum Teil symbolhaften Vorstellungsinhalten und Voreingenommenheiten, deren Schwierigkeit in den Übertragungsverhältnissen liegt. Die autoritäre Haltung gegenüber der »Behörde« veranlasst diese Angehörigen meist zur aggressiven Auseinandersetzung mit dem Psychiater oder seiner Fürsorgerin, indem hier Ratschläge provoziert und dann als undurchführbar hingestellt werden oder eine Beurteilung verlangt und sodann bekämpft wird. Zankapfel kann hier z. B. schon der Rat eines Medikaments oder die Beurteilung einer Arbeitsfähigkeit werden. Obwohl hier zunächst eine Entlastung der aggressiven Auseinandersetzung mit dem Patienten resultiert, kann eine solche Entwicklung doch nicht gut geheißen werden, weil der Patient hier zumeist zum Ausdrucksorgan des Unbewussten seiner Eltern wird. Das umstrittene Medikament muss er zwar nehmen, aber es wird ihm nicht gut tun, die umstrittene Arbeit wird zwar versucht, aber der Pat. scheitert. Die Gruppenform der Beratung lässt nun eine Technik zu, bei der sich die aggressive Auseinandersetzung in die Gruppe ablenken lässt. Von dort kommt Rat und Urteil, während sich der Psychiater strengster Passivität befleißigt. Erst in die sich entwickelnde Auseinandersetzung greift er dann insoweit ein, als er die mitgemeinten unbewussten Gehalte aufzeigt und sich mit seinem Verstehen schützend vor den bedrohten Angehörigen stellt. Er erreicht damit eine Schuldentlastung und eine Bereitschaft zum Verstehen, die sich wiederum für den Patienten auswirkt, ihn ermutigt und Möglichkeiten des Verständnisses erschließt.

Diese Therapieführung ist natürlich die interessanteste und komplizierteste, deren genaue Darstellung jedoch die heute verfügbare Zeit überschreiten würde.

Erfahrungen mit einem Hausparlament im psychiatrischen Krankenhaus[1]

Raoul Schindler

Seit das Stichwort von der »therapeutischen Gemeinschaft« durch die bahnbrechende Initiative von M. Jones und auch anderen für die moderne Psychiatrie als durchgesetzt gelten kann, hat sich die Problematik mit Recht auf technische Probleme verlagert. An ihrem Auftauchen lässt sich geradezu erkennen, wie ernst es der betreffenden Institution mit der Verwirklichung dieses Programms ist. Fehlen sie ganz, so haben wir manchen Zweifel, ob überhaupt mehr als die Theorie in diesen Programmpunkt eingebracht worden ist. In jedem Fall lässt sich der angestrebte Prozess hinsichtlich seines Fortschreitens nicht auf den noch so aufgeklärten Aspekt eines Einzelnen, etwa des Stationsarztes oder eines Psychotherapeuten, beziehen. Es ist klar, dass in ihm ein Entwicklungszustand für das Gesamt der zusammenarbeitenden Ärzteschaft, des pflegenden Personals in all seinen Spezialisationen und der behandelten Patientenschaft angesprochen ist und dass auch dieser innere Kreis nicht losgelöst von dem umgebenden administrativen Stab und der Aufgeklärtheit der Angehörigen, Dienstgeber und Nachbarn, also der Bevölkerung schlechthin betrachtet werden kann. Wir meinen daher, dass »therapeutische Gemeinschaft« in der Psychiatrie sich nicht einfach zu irgendeinem Zeitpunkt einführen, sondern nur anstreben lässt.

Als wesentlicher Impulsgeber der angestrebten Entwicklung ist dabei die Öffnung der Anstalt und die anwachsende Beteiligung der Patienten an der Gestaltung ihres Schicksals zu nennen, wie sie am eindrücklichsten bei Einführung

1 Erstveröffentlichung: Schindler, R. (1967b). Erfahrungen mit einem Hausparlament im psychiatrischen Krankenhaus. In *Gütersloher Fortbildungswoche 1967* (S. 233–244). Münster: Landschaftsverband Westfalen-Lippe. Abdruck mit freundlicher Genehmigung des LWL-PsychiatrieVerbund, Münster.

eines Hausparlaments zum Ausdruck kommt. Solche Hausparlamente sind auch tatsächlich in neuerer Zeit in Stationen für psychosomatische Fälle und Neurosen, sowie bei Entziehungskuren und auch bei Psychopathien häufig berichtet, vereinzelt auch für kleinere Rehabilitationsstationen psychiatrischer Kliniken, wie z. B. von Häfner.

Unser, seit eineinhalb Jahren laufender Versuch mit einem Hausparlament wurde an einem Pavillon mit 90 Betten durchgeführt, der ein Routinebestandteil unserer Abteilung ist und etwa ein Viertel unserer Kranken beherbergen muss. Die Abteilung muss unausgelesen weibliche psychiatrische Patienten übernehmen und bestreitet mit ihrer Kapazität etwa ein Fünftel der einschlägigen Erkrankungen in Wien. Die Voraussetzungen lassen sich also auf die Durchschnittssituation psychiatrischer Anstalten, mit der Belastung des unausgewählten Krankenguts und der überdimensionierten Größenordnung – die Abteilung gehört dem Organismus des psychiatrischen Krankenhauses mit insgesamt 2.600 Betten an! – ohne Weiteres übertragen.

Der ausgewählte Pavillon ist seit 1950 geöffnet, die Patienten besuchen praktisch alle die verschiedenen Arbeitstherapien, soweit nicht ihr körperlicher Zustand, vor allem bei hohem Alter, dies verbietet, einzelne besuchen eine Überleitungswerkstätte außerhalb der Anstalt, oder Kurse, die auf ihren künftigen Beruf vorbereiten. Die Patienten sind also sowohl hinsichtlich ihres Alters, ihrer Bildung, ihres sozialen Hintergrunds und ihrer Diagnose recht unterschiedlich, allerdings überwiegen diagnostisch die Schizophrenien. Schwere Oligophrenien sind im Krankengut nicht enthalten, diese werden an einem anderen Pavillon der Abteilung zusammengefasst, da ihre Führung spezifische andere Probleme stellt. Auch bettlägerige Kranke werden hier nicht gepflegt. Diese beiden Krankheitsgruppen sind nur wegen der technisch anderen Voraussetzung ihrer Führung abgesondert, wir glauben, dass auf sie die Gesichtspunkte dynamischer Stationsführung ebenso anwendbar sind, wenngleich mit anderem Verbalisationsniveau und anderer Zielbildung. Für folgende Kranke sehen wir jedoch eine Kontraindikation aus der Situation ihres Krankseins:

1. Die akute psychotische Krise mit ihrem panikhaften Durchbruch zur Irrealität, ihrem Maximum an freier Angst und undurchsichtiger Uneindringlichkeit der Realität verlangt u. E. nach einfachen, übersehbaren und beharrenden Verhältnissen. Dies gilt auch für akut suizidgefährdete Depressionen.
2. Ebenso werden voll desorientierte Verwirrtheiten bei organischer, meist arteriosklerotischer Demenz durch die Unabsehbarkeit des dynamischen Flusses überfordert. Beide Krankheitszustände verlangen gewissermaßen ein therapeutisches Anhalten des Lebensflusses im geschlossenen System.

> Dies kommt auch im spontanen Symptombild zum Ausdruck: Zwänge, Verlangsamung bis zum stuporösen Beharren und Perseverationen verraten den Versuch einer Bewältigung des um sich greifenden Zerfalls durch eine möglichst enge, feststehende, fixierte Welt, katatone Kranke mit dem von Zucker beschriebenen Syndrom verlangen sogar ganz ausdrücklich nach dem Anhalten jeder Bewegung und jedem Ausdruck von Zeit. Wir glauben, dass auch die Psychiatrie der Zukunft für diese Kranke fixierte, geschlossene und einfach überschaubare Verhältnisse bereitstellen muss mit einer autoritär gehandhabten Ordnung.

Nun ist es der modernen Pharmakotherapie zwar wohl nicht gelungen, Psychosen zu heilen, wohl aber sie zu verwandeln: Die erwähnten akuten Krisen sind heute zu gut beherrschbaren Durchgangssyndromen geworden, das Schwergewicht der Therapie hat sich auf die Behandlung der instabilen Abwandlung zu dem, was die klassische Psychiatrie despektierlich »Defekt« nennt, verschoben. Man kann von einem pharmakotherapeutischen Vorziehen der Abwandlung auf instabilem Niveau sprechen, womit aber bereits die Verlegung in die offene Station und die Teilnahme am Hausparlament, wie überhaupt am Fluss der Kontakte und Gruppen indiziert erscheint.

Schon 1957 konnte der eine von uns und dann vor allem H. Gastager in einer großen statistischen Studie zeigen, dass es für den Lebenserfolg nicht darauf ankommt, dass, sondern *was* für einen schizophrenen »Defekt« ein Patient hat. Dieses »was« entscheidet sich aber in der oft sehr lange dauernden instabilen Abwandlungsphase. Man kann zeigen, dass der soziale Erfolg einer solchen schizophrenen Persönlichkeitsabwandlung umso besser ist, je mehr der Patient in dieser instabilen Phase sozial gerechte Rollen einzunehmen vermag, umso schlechter, je weniger ihm das gelingt, wenn er also etwa isoliert bleibt oder sich an ein Sozialsystem passt, das gegenüber dem normalen Sozialleben verzerrt oder einseitig ist, wie etwa das in sich geschlossene Leben einer konservativen Anstalt. Die hohe Mauer, die früher psychiatrische Anstalten zu umgeben pflegte, kann heute nicht nur einfach fallen gelassen werden, sondern muss durch ein umfangreiches System von Gruppenaktivität ersetzt werden, das es dem Patienten ermöglicht, in einer Stufenleiter von Annäherungen in sozialgerechte Rollenerfordernisse hineinzuwachsen. Der Rollenwechsel im Hausparlament spiegelt diesen Reifungsprozess oft sehr anschaulich:

Die langjährige paranoide Patientin K., 61 Jahre alt, ist erst seit Kurzem auf den Pavillon verlegt worden und eröffnet das Hausparlament vom 18.02.1967 mit ei-

nem Entlassungswunsch. Einige Patientinnen finden das nicht hierhergehörig, weil es nicht die Allgemeinheit angeht, zahlreiche andere belächeln die Idee als solche, weil sie K. als noch recht gestört empfinden. Tatsächlich hat K. keinerlei Einsicht dafür, dass ihre Wohnung schon vor Jahren aufgelassen wurde, glaubt an irreale Vermögenswerte, entzieht sich jeglichem Kontakt auf der Station, übrigens auch immer wieder der ihr vorgeschriebenen neuroplegischen Medikation und lenkt sich von ihren Stimmen durch fleißiges Arbeiten in der Nähstube ab. Diese Haltung hat ihr eine gewisse Anerkennung bei den Schwestern des früheren Pavillons gebracht, ihre Verlegung wurde von diesen auch nicht befürwortet und skeptisch beurteilt. Hier hat sie gar keinen Rückhalt bisher gefunden und nimmt eine Omega-Position ein, respektive hält sich aus jedem Gruppenkontakt heraus. Der ärztliche Teilnehmer der Sitzung stellt sich hinter die Patientin, indem er erklärt, dass der Entlassungswunsch ein durchaus allgemeines Anliegen sei, auch seitens der Ärzte und Schwestern, und dass das vorgeschlagene Thema wohl als Frage zu verstehen sei, wie man als Patient mithelfen könne und woran man erkennen könne, dass man bereits hinreichend gesundet sei, um den Schutz der Station nicht mehr zu brauchen. Die Gruppe nimmt diese Frage auf und bringt dazu zahlreiche Einfälle, wobei die Patientin K. sich mitbeteiligt und erstmals Anschluss nimmt. Unter den Beiträgen findet sich: Mitsorgendes Einhalten der Medikation, Verschwinden der Stimmen, und auch Sichloslösen-Können vom engen eigenen Interesse, sich in die Sorge des Anderen einfühlen können und sich an ihr beteiligen. Jemand sagt ganz lapidar, man könne zwar seine eigene Gesundheit nicht merken, aber man könne merken, wie gut oder schlecht man sich in die Gemeinschaft hier einordnen könne; erst wenn man hier gut zurecht komme und sich wohlzufühlen beginne, könne man hoffen, dass es auch draußen gelingen würde. Über diesen Gedanken bemerken einige, dass man eigentlich sich an den Sorgen von Pat. K. bisher nicht beteiligt hat.

Tatsächlich findet Pat. K. ab dieser Sitzung Anschluss am Pavillon. Sie ist in den folgenden Sitzungen zurückhaltender, erweist sich aber in einer guten Gamma-Position. Sie findet auf einmal Verständnis für ihre Medikation und beteiligt sich an Untergruppen.

Die Hausgruppe vom 8. April beschäftigt sich mit Problemen, die durch Inkontinenz und Orientierungsschwierigkeiten bei einer neu hierher verlegten Alterspatientin Z. entstanden sind. Man verlangt ihre Rückverlegung und findet darin auch die Unterstützung der Stationsschwester. Die 80-jährige Patientin Z. versteht die Anschuldigungen nicht im Einzelnen, fühlt sich aber von allen Seiten angegriffen. Obwohl sich der ärztliche Teilnehmer der Sitzung nicht eingeschaltet hatte, wendet sie sich gegen ihn und erklärt, er sei ihr auch verdächtig, er habe gewiss mehr Sympathien für die ihm besser bekannte Gemeinschaft der anderen. Der Arzt bestätigt sofort, dass die Patientin damit recht habe, dass er die anderen bereits länger und daher auch besser kenne, ja, dass die Gruppe überhaupt von ihr noch kaum etwas wisse. Er gibt ihr Gelegenheit von sich zu erzählen und sie macht reichlich davon Gebrauch. Die bessere Leistung des Altgedächtnisses kommt ihr dabei zugute, sie wirkt jetzt geordneter, beruhigt sich auch und vermag einige Sympathien in der Gruppe zu gewinnen, die nun beschließt, noch Geduld mit ihr zu haben und zu versuchen, ihr bei der Einordnung mehr behilflich zu sein. Den Umschlag leitet unsere paranoide Pat. K. ein, die als erste darauf hinweist, dass die Gruppe sich auch bisher nicht um Pat. Z. bemüht habe und dass mit einer früheren, ebenso verwirrten Alterspatientin die Eingewöhnung und sogar Entlassung gelungen sei.

Im Mai beschäftigen wir uns mit dem Problem einer anderen Alterspatientin von 85 Jahren mit einer Colostomie, die sich zwar recht gut wieder erholt hat, dennoch nicht mehr in der Lage scheint, allein mit einer Haushaltsführung zurechtzukommen, jedoch keinesfalls ins Altersheim will. Wenn jemand ihr helfen würde, so ginge es. Pat. K. erklärt sich bereit zu ihr zu ziehen, – sie hat inzwischen realisiert, dass sie keine eigene Wohnung mehr hat. Auch die andere ist mit ihrer Hilfe einverstanden und die Symbiose der beiden Patientinnen wurde unter Kontrolle des psychohygienischen Dienstes des Gesundheitsamtes auch tatsächlich verwirklicht.

Die hier dargestellten Parlamentssitzungen verfügen schon über die Tradition eines Jahres. Inzwischen hat das Hausparlament eine Entwicklung durchgemacht. Die Patienten haben gelernt, dass sie fragen und wünschen dürfen, dass es viel Gemeinsames gibt und dass man sich an sehr vielem beteiligen kann. Sie haben gelernt, Komitees zu bilden, die Spezialanliegen vorbereiten und vorlegen. Sie haben auch einiges erreicht: Sie haben Sportgruppen geschaffen, sie haben in formulierten Ansuchen an die Direktion und Verwaltung eine Einteilung für den Betrieb des Sportplatzes, eine Programmvorschau der alle zwei Wochen stattfindenden Filmnachmittage, Salz- und Pfefferstreudosen für den Tisch, die Auflage einer Tageszeitung und dergleichen erreicht, wobei das verständnisvolle Eingehen der leitenden Herren dankend erwähnt werden muss. Durch etwa zwei Monate war das Hausparlament damit beschäftigt, dem Pavillon eine eigene Hausordnung zu geben, die jetzt in zwei Exemplaren aushängt. Immer wieder wurden Ergänzungen zugefügt, die zum Teil auch auf Anregungen der Schwestern und Ärzte zurückgingen, wobei diese diskutiert und formuliert wurden, soweit man sie annahm. Als man endlich zufrieden war, wurde ein Exemplar auch der Direktion zur Stellungnahme eingeschickt, doch war keinerlei Veranlassung, daran etwas zu kritisieren.

Auch Ärzte und Schwestern haben gelernt. Die organisatorische Technik konnten wir beibehalten, sie hat sich bewährt. Um eine unüberschaubare Großgruppe von mehr als 90 Menschen zu vermeiden, haben wir zwei parallel arbeitende Gruppen gebildet, die jeweils unter der ärztlichen Beteiligung des einen von uns tagten.

Dabei wechselten wir regelmäßig, sodass sich die interessante Möglichkeit ergab, dass jede der beiden Parlamentsgruppen alternierend als ärztlichen Teilnehmer einmal einen Mann, das nächste Mal eine Frau hatten. Infolge der übereinstimmend psychoanalytischen Ausrichtung ergab dieses System für uns nie Schwierigkeiten oder Nachteile, stimulierte jedoch natürlich verschiedene Schichten in der Patientenschaft, die ja durchweg aus Frauen bestand, und exponierte damit für die Diskussion vermutlich ein breiteres thematisches Feld, als es einem Einzelnen gelungen wäre. Wir verständigten uns untereinander durch Abfassung eines sachlichen Protokolls, das wir aus dem Gedächtnis nach jeder Sitzung anfertigten und in Durchschlägen jeweils dem anderen Arzt und der Stationsschwester zur Verfügung stellten. Diese Protokolle, die somit gewissermaßen für den Stab der Abteilung öffentlich aufliegen und natürlich auch von den Patienten eingesehen werden können, sind eine vielseitige und wichtige Informationsgrundlage. Sie gewährleisten einen gewissen Fortlauf des Gesprächs, das unter Umständen durch den Durchlauf der Station leicht allzu zerflattern könnte. Sie geben aber vor allem die Möglichkeit wertneutraler Schilderung von Vorgängen, die in der affektiven Dynamik des Geschehens selbst nur dem Geübten sichtbar werden.

Die Teilnahme der Schwesternschaft durch den jeweils diensthabenden Vertreter scheint uns besonders wichtig. Ergeben sich doch in ihrer Ebene durch die Umwandlung autoritärer Ordnungen in ein dynamisches Partnerschaftssystem die größten Probleme, die nur gemeistert werden können, wenn sie gesehen werden. Das Ernstnehmen des Patienten in seinen Anliegen gefährdet die bisherige scheinbare Sicherheit überlegener Autorität, aber unsicher lässt sich eine Station nicht führen. Erst die Erfahrung, dass die Patienten in ihrer Mehrzahl gerne anerkennen, beruhigt die anfänglich abwartende Skepsis. Es zeigt sich, dass das Hausparlament auch ein Forum ist, durch das Lob und Anerkennung zur Geltung gelangt und sichtbar wird. Und es zeigt sich, dass manche schwierige Veränderungen durch die Mitarbeit der Patienten, die in der Diskussion des Parlaments den Sinn verstehen lernen, leichter zu meistern ist als vorher durch autoritäre Anordnungen. Wir sahen das z. B. deutlich bei der notwendig gewordenen Umwidmung des bisherigen Raucherzimmers in ein Besuchszimmer!

Es ist uns nicht gelungen, einen bürokratischen Automatismus mit wechselnden Vorsitzenden und Stellvertretern nach angelsächsischen Vorbildern einzuführen. Vielleicht ist die Ausrichtung zum Arzt hin noch immer zu stark dazu, macht sich die Hemmung der Schizophrenen zu sehr geltend und liegt auch zu viel formale Ordnung nicht im Wesen unseres Landes. Uns erscheint wichtiger, dass ein freies, spontanes Gespräch entsteht, das die Patienten aus ihrer Unbeteiligtheit aufreißt und zur Selbstgestaltung ihres Schicksals ermutigt. Als nach einjährigem Bestehen des Parlaments aus der Schwesternschaft die Idee einer Abstimmung über das Interesse an dieser Einrichtung auftauchte, ergaben sich 63% Pro- und 37% Kontrastimmen unter den Patienten, aber keine Stimmenthaltungen. Wir glauben, dass dieses wöchentliche Regulans unserer Atmosphäre und unseres Lebens uns inzwischen unentbehrlich geworden ist.

Zusammenfassend lässt sich sagen, dass die Einrichtung eines wöchentlich für 90 Minuten tagenden Hausparlaments in einem psychiatrischen Krankenhaus sich nach den Erfahrungen von jetzt eineinhalb Jahren bei uns bewährt hat. Es sollte an einem Pavillon eingerichtet werden, von dem akut floride psychotische Krisen, suizidgefährdete Depressive und organische Verwirrtheitszustände ferngehalten bleiben, da für diese Krankheitszustände der dynamische Fluss therapeutischer Partnerschaft überlastend sich auswirkt. Ebenso sind Oligophrene und bettlägerige Kranke davon auszusondern, weil ihre Verbalisation, resp. Kommunikationsfähigkeit einen anderen, eigenen technischen Stil verlangt. Bei einem durchschnittlich gemischten Patientengut lassen sich somit mindestens ein Viertel der Patientenschaft am Parlament beteiligen.

Übergroße Parlamentsgruppen müssen in parallel tagende Gruppen von maximal 30–45 Patienten unterteilt werden, wobei die Verbindung durch Protokolle und Austausch wichtiger Teilnehmer, in unserem Fall der Ärzte, gewährleistet werden kann.

Die teilnehmenden Ärzte und Schwestern müssen sich gleichberechtigt fühlen und sinngemäß aufgrund ihrer speziellen Funktion und Ausbildung ihre Rolle übernehmen. Über jede Sitzung soll ein wertneutrales Protokoll geführt werden. Dieses gewährleistet die Kontinuität des Gesprächs der ja im Sinne des Durchgangs fluktuierenden Gruppe, lässt aber auch Aspekte deutlicher werden, die sonst in der Affektivität des Geschehens untergehen. Die Protokolle sollen allen Beteiligten zugänglich sein und bieten damit eine wichtige Möglichkeit, um die je subjektiven, aber doch ernstzunehmenden und echten Anliegen aus dem Widerstreit der Affekte hervorzuheben und sichtbar zu machen.

Das Hausparlament erweist sich als ein Ort für Anregungen und gesunde Kritik, der immer eine aufbauende Richtung gegeben werden muss. So vertieft es das gegenseitige Verständnis zwischen Patienten-, Schwestern- und Ärzteschaft und erleichtert auch die Durchführung notwendiger Maßnahmen. Aber es ist auch ein Ort, der Anerkennung und Lob zur Geltung kommen lässt, und verhilft mancher stillen Bemühung zur verdienten Sichtbarkeit.

Der Vorteil, den uns die moderne Pharmakotherapie gebracht hat, könnte u. E. nicht ausgewertet werden, wenn wir dem solcherart zur Persönlichkeitsabwandlung hingeführten Patienten nicht die Gelegenheit zum Einnehmen sozialgerechter Rollen geben. Die Mauer der einstigen Anstalten soll nicht nur niedergerissen, sondern in ein Übergangsfeld von Gruppenkontakten verwandelt werden. Das Hausparlament nimmt darin einen integrierenden Bestandteil ein, in dem sich der Reifegrad aller konfluierenden Einflussfelder spiegelt.

Zusammenfassung

Eineinhalb Jahre Erfahrung mit einem Hausparlament im Psychiatrischen Krankenhaus der Stadt Wien haben uns diese Einrichtung als integrierenden Faktor der verschiedenen psychotherapeutischen Methoden und des gesamten Rehabilitationsprogramms erkennen lassen. Besonders für schizophrene Kranke ist das übende Einnehmen sozialgerechter Rollen von entscheidender Bedeutung für die Ausformung einer lebensgerechten Persönlichkeitsabwandlung (Defektbildung) und damit ihres sozialen Schicksals. Kontraindiziert erscheinen akute psychotische Krisen und voll desorientierte Verwirrtheiten bei organischer Demenz, da beide der vorübergehenden Ruhigstellung im geschlossenen System bedürfen.

Was lehrt uns die Gruppenerfahrung für das Verständnis der Psychodynamik bei schizophrenen Psychosen?[1]

Raoul Schindler

Die folgende Überlegung basiert auf der persönlichen Erfahrung von nun 19 Jahren Gruppentherapie, deren hauptsächlichste Anstrengung den schizophrenen Psychosen galt. Sie stützt sich aber nicht minder auf die Erfahrungen meiner gruppenführenden Mitarbeiter im Psychiatrischen Krankenhaus der Stadt Wien und im Referat Psychohygiene des Gesundheitsamtes der Stadt Wien, dem die Nachbetreuung der entlassenen Patienten obliegt. Nicht zuletzt aber danke ich sie dem Austausch der Anregungen, die im Österreichischen Arbeitskreis für Gruppentherapie und Gruppendynamik zusammenfließen, dessen Diskussionen die mit Gruppen arbeitenden Kollegen nicht nur von Wien, sondern auch von Gugging, Graz, Ybbs, Amstetten, Linz und Salzburg zusammenführt.

Heute arbeiten an meiner Abteilung im Psychiatrischen Krankenhaus fünf Gruppen mit Schizophrenen, im Rehabilitationszentrum weitere zwei Gruppen, in den Beratungsstellen des Referats Psychohygiene vier Gruppen, an der Universitätsnervenklinik Wien ein bis zwei Gruppen, eine weitere im Rehabilitationsheim Lanzendorf, ein bis zwei Gruppen in der niederösterreichischen Landesheil- und Pflegeanstalt Gugging, je zwei Gruppen in der niederösterreichischen Landesheil- und Pflegeanstalt Mauer bei Amstetten und in der Psychiatrischen Abteilung des Landeskrankenhauses Salzburg; eine weitere Psychosengruppe führe ich in

1 Vortrag gehalten auf der Internen Arbeitstagung der Deutschen Psychoanalytischen Gesellschaft (gegr. 1910) in Göttingen vom 21. bis 23. Oktober 1966. Erstveröffentlichung: Schindler, R. (1968d). Was lehrt uns die Gruppenerfahrung für das Verständnis der Psychodynamik bei schizophrenen Psychosen? *Gruppenpsychotherapie und Gruppendynamik, 1,* 41–51. Abdruck mit freundlicher Genehmigung der Vandenhoek & Ruprecht GmbH & Co. KG, Göttingen.

meiner Privatpraxis. Bei einer durchschnittlichen Gruppengröße von sieben Patienten sind es mindestens 140 schizophrene Patienten, die bei uns jetzt in regelmäßiger, methodischer Gruppenbetreuung stehen – wobei ich Gruppen in entfernteren Bundesländern, die keinen so regen Kontakt mit uns zu halten vermochten, nicht mitgezählt habe.

Hierbei kommen im Wesentlichen drei Methoden zur Anwendung: geschlossene Gruppen, die bifokal geführt werden, also mit paralleler Gruppentherapie der Eltern dieser Patienten, geschlossene Gruppen unifokal, bei denen die Angehörigenbetreuung nicht regelmäßig und nicht in Gruppe gehandhabt wird, und offene Gruppen. Nicht in diese Aufstellung einbezogen wurden Großgruppen, wie etwa die Hausparlamente der therapeutischen Gemeinschaft und Aktionsgruppen des therapeutischen Klubs und natürlich alle nicht zum Thema gehörenden Gruppen mit Neurosen, psychosomatischen Kranken usw.

Was ist allen diesen Gruppen gemeinsam und worin heben sie sich spezifisch von anderen Gruppen ab?

Da fällt zunächst der langsame Fluss der Ereignisse auf, der uns die dynamischen Vorgänge in der Gruppe wie mit der Zeitlupe zu beobachten gestattet. Schizophrene können lange Zeit völlig unbezogen in einem Raum beisammensitzen, also eigentlich nebeneinander, jeder eingegrenzt auf sich selbst. Die vorhandene Angst bleibt im Narzissmus der Einzelpersonen gebunden. Derjenige, der den Kreis der Ummauerung durch aktives Ansprechen durchbricht, zieht ein diffuses Gefühl der Bedrohung kondensiert auf sich. Dieses lässt sich leicht als Projektion einer aggressiven Spannung verstehen, die wohl dem Stau derjenigen Energien entspricht, die normalerweise jene kontaktschaffende Unruhe und das Bedürfnis zu Anrede und Mitteilung in uns erzeugen, wenn wir uns nicht allein fühlen. Bisweilen fühlt man sich an das Entladen überladener Kondensatoren erinnert, ohne dass es dem Patienten überhaupt nicht möglich ist, aus seiner Isolation herauszutreten. Der Therapeut sieht sich daher oft gezwungen, den Beginn der Sitzung von sich aus aktiv zu gestalten, womit jedoch nicht einem aktiven Wirken im weiteren Verlauf der Sitzung das Wort geredet sei.

Klarer als in anderen Gruppen sind die Übertragungsverhältnisse zunächst linear und zwingend; länger verharrt die Entwicklung in den Übergangsphasen, also etwa im prägruppalen Stadium der Bezogenheit, das durch Abhebung gegen außen charakterisiert ist, aber noch keine Rangstruktur aufweist. Man drückt seinen Alpha-Anspruch dabei selten durch vorprellendes Imponiergehabe aus, wie es etwa Kinder tun, aber man verweigert die Gefolgschaft. Rücksichtsloser als in anderen Gruppen wird der Gesprächsfaden abgeschnitten, besser noch: abgetan. Denn es fehlt vielfach selbst die verbindende Geste einer den Vorgedanken abschließenden Aggression. Als wollte man sich dagegen schützen, werden mehr als in anderen Gruppen die geäußerten Gedanken vom Sprecher selbst abgeschlossen, sodass sich eine Gesprächsfortsetzung nur schwer finden lässt. Man spürt eine erhöhte Abwehr gegen die Einmischung fremden Denkens in eigenes Überlegen.

Kommt das Gespräch in Gang, so verläuft es oft über lange Zeit sehr unpersönlich, wobei über rein formelle Dinge trotzdem hart gestritten werden kann – so etwa über das Anrecht auf einen traditionellen Sitzplatz oder über die Berechtigung eines prinzipiellen Verhaltens, das freilich oft durchaus im Gegensatz zu den subjektiven Wünschen des vertretenden Individuums selbst stehen kann. Solche Prinzipien: »Man tut das oder das …« kann man als verabsolutierte Traditionen verstehen und sieht sich damit auf eine Bezugsgruppe verwiesen, als deren starrer Sprecher der jeweilige Patient erscheint. Wir merken, dass ihm die Verbundenheit zu dieser Bezugsgruppe absolut wichtig ist, dass er mit Aufgabe dieser Verbundenheit Angst bekommt, sich selbst zu verlieren, ja dass damit kollidierende Interessen nur in der Selbstverlorenheit des Wahns belebt werden können.

Für diese Situation bietet sich eine gruppendynamische Analogie an: Die schizophrenen Patienten verhalten sich so, als hätten sie nicht ihre eigene Meinung auszudrücken, sondern als säßen sie als Vertreter ihrer Bezugsgruppe gewissermaßen offiziell beisammen. Aber sie fühlen sich dabei offenbar nicht sehr autorisiert und dadurch gezwungen, sich genau an ihre Richtlinien zu halten. Sie befinden sich also in ihrer Bezugsgruppe in einer schlechten Rangposition. Der Therapeut befindet sich gewissermaßen in einem Kreis von Omega-Abgesandten.

Ich darf Sie hier an die dynamische Rangstruktur erinnern, die sich bei Erreichen der gruppalen Personalisationsphase, also des Zustandes »Gruppe« im engeren Sinne, kennzeichnend einstellt (Abb. 2.32). Sie erlaubt uns, einen Prestigeträger (Alpha) zu unterscheiden, mit dem sich das Gros der Gruppe (Gamma) identifiziert, während andererseits der Angstträger (Omega) sich mit dem Gegner (G) der Gruppe identifiziert, wodurch eine Parallelrichtung des Imponierens sichtbar wird, nämlich von Alpha nach außen gegen den Gruppengegner und von den Gammas im Gruppeninneren gegen Omega. Die hier abgebildete soziodynamische Grundformel gibt diese Verhältnisse im Schema wieder und zeigt auch die Abseitsstellung der Beta-Position, des sachgerichteten Anteils der Gruppe.

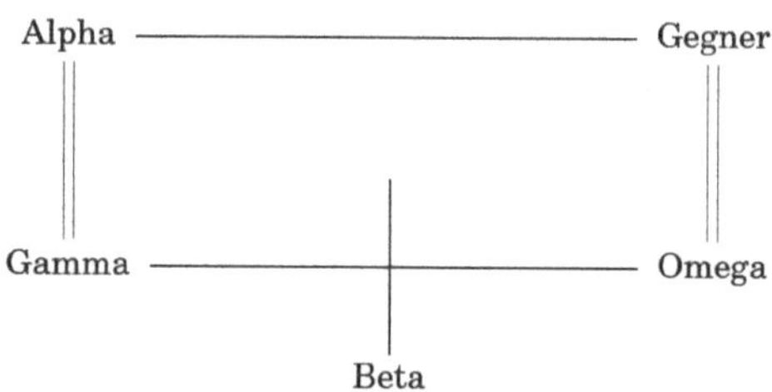

Abb. 2.32: Soziodynamische Grundformel

Lassen Sie uns einen Augenblick bei den Auswirkungen dieser eigenartigen Identifikationsverhältnisse für das Denken verweilen. Vielleicht ist es beispielsweise auch uns hier bereits gelungen, zur Gruppe zu werden, angeregt durch die gemeinsam interessierenden Probleme, vor die wir gestellt sind. Indem ich Ihnen unsere Wiener Überlegungen darlege, stehe ich Ihnen gegenüber. Es wird mir damit gelingen, ihre Assoziationen irgendwie anzustoßen; sie werden sich aber für mich völlig unberechenbar, freischwebend entfalten. Sie hören mich an und denken sich das Ihre. Ich könnte aber auch anderenteils die Ambition entwickeln, Sie mitzureißen, das heißt, meine Ideen so mit den Ihren zu verbinden, dass Sie sich in meinen Ideen repräsentiert fühlen oder – anders ausgedrückt – sich mit mir als so Denkendem identifizieren. In diesem Fall übernähme ich vorübergehend nicht die Repräsentation meiner bisherigen Bezugsgruppe, sondern die unserer gemeinsamen Gruppe hier – in Gruppenterminologie: Ich wäre von der Gegner-Position in die Alpha-Position gewechselt. Die Vorzüge eines solchen Wechsels liegen auf der Hand: Ich würde eine zwingende Resonanz, einen Gleichklang Ihrer und meiner Gedanken erhalten; mit anderen Worten: Ich würde von Ihnen verstanden werden. Angehört oder verstanden – das ist also die Frage.

Nun hängt dieser so bedeutsame Wechsel bekanntlich nur wenig von der Gereimtheit oder Ungereimtheit meiner Gedanken und natürlich gar nicht von ihrem Wahrheitsgehalt ab. Wichtiger schon ist meine Fähigkeit, uns die Illusion eines gemeinsamen Gegners zu erstellen, Sie also am gemeinsamen Problem zu faszinieren und den Eindruck zu erwecken, als hätte ich seine Bewältigung in der Hand. Man nennt das etwas unscharf: rhetorische Fähigkeiten. Aber auch diese stoßen an die Grenze Ihrer Bereitschaft mitzugehen bzw. Ihres Widerstandes dagegen. Dieser Widerstand hängt nun ganz wesentlich vom Verhältnis unserer Bezugsgruppen ab. Er wird klein sein, wenn ein Vertrauens- und Gleichheitsverhältnis zwischen beiden Gruppen besteht, aber groß, wenn Misstrauen vorherrscht, insbesondere wenn das Gefühl eines Kräfteungleichgewichts besteht.

Die sich schwächer fühlende Gruppe geht ein erhebliches Risiko ein, wenn sie ihre Alpha-Position dem Abgesandten der als stärker empfundenen Gruppe überlässt. Denn was bleibt dann von ihr noch übrig? Sie geht, mindestens für den Moment, in die Großgruppe ein, verliert ihre Eigenständigkeit und Identität. Mag sein, dass sie mit abklingender Emotion und Begeisterung sich wieder herauslöst und als die alte Gruppe wiederfindet; das muss aber nicht sein. Der neue Alpha könnte seine Faszination für alle oder doch für einige behalten; der Alpha-Wechsel könnte auch durch die Belebung der Dynamik bei anderen Gruppenmitgliedern Alpha-Ambitionen erwecken und die Gruppe damit in das prägruppale Stadium des allgemeinen Alpha-Anspruchs mit all seiner freien Angst und Unsicherheit zurückwerfen. Die sich schwach fühlende Gruppe kann dieses Risiko nur mindern, wenn sie sich nach außen abriegelt, exklusiv macht, sie muss freilich nicht gleich ein Geheimbund werden; es genügt in der Regel das Forcieren der Formalbestandteile des Gruppenlebens. Es wird also in Kleidung, Benehmen, Terminologie oder Lehre ein Zeremoniell geschaffen, das der darin nicht Eingelebte naturgemäß verletzt und sich damit als Außenstehender kennzeichnet. Damit sind seine Alpha-Aussichten sehr vermindert, denn Alpha kann nur »einer von uns« sein.

Dieser Tendenz der Minoritätsgruppe zum Formalisieren begegnen wir wieder bei unseren Schizophrenen. Sie verhalten sich – in Erweiterung unserer ersten Bestimmung – wie *Omega-Abgesandte von Minoritätsgruppen*. Diese Bestimmung deckt sich allgemein mit den Beschreibungen von Lidz, Wynne und Singer und anderen über den Familienhintergrund Schizophrener, insofern diese Autoren die Zerrissenheit und Schwäche dieses Hintergrunds als typisch aufzeigen.

Der von Erikson herausgestellte Begriff der Identität lässt sich nirgends besser studieren als am Leben der Gruppen. Was immer für eine Aktivität sie erfüllt, immer dient sie der Ausformung einer Gruppenidentität, ja, ich möchte diese Leistung geradezu als die Lebensaufgabe der Gruppe kennzeichnen. Eine Gruppe arbeitet eigentlich ständig daran, sich zu definieren und sich dadurch aus der Allgemeinheit der offenen Gesellschaft abzuheben. Darum habe ich die Gruppe eine »personale Formung der Gesellschaft im Raum der Gesellschaft« genannt. Alpha, der Mittelpunkt der Gruppe, ist ein klarer Ausdruck dieser Bemühungen; die Gruppe braucht ihn schlechtweg nur dafür. Aber auch der ständige innere Kampf, den die in Gamma-Position befindlichen Gruppenmitglieder gegen den Gruppenletzten, Omega, führen, dient schließlich diesem Anliegen. Denn das Zurückbleiben des Omega, seine Randständigkeit, Ambivalenz und Angst, sein

Bedürfnis, sich mit dem Gegner zu identifizieren – all das belastet die Identität der Gruppe und wird daher in ihm bekämpft. Wieder definiert sich die Gruppe in diesem Kampf gegen die Repräsentanz des anderen in sich; sie schützt nicht nur ihre Identität, sie baut sie aus (Schema 2.33).

Phase	Hauptmerkmal	Angst	Furcht
Menge	kontaktloses Nebenher	gebunden im Narzissmus	vor den anderen als Projektion
prä-gruppal	allgemeiner Alpha-Anspruch	viel freie Angst	vor Alpha
gruppal	dynamische Rangstruktur	relativ gebunden in der Struktur	vor dem Gegner
Gesell-schaft	fixierte Rangstruktur	absolut gebunden in der Struktur	vor Omega (Revolution)

Schema 2.33: Personalisationsphasen der Gesellschaft

Wie wir gesehen haben, ist ihre Identität durch die Berührung mit stärkeren Gruppen bedroht. Die Gruppe versucht sich daraufhin zu vergrößern, doch führt dies gleichzeitig zur Schwächung des inneren Zusammenhalts und damit zur Gefahr des Zerfalls in Untergruppen. Sie versucht, sich zu formalisieren, Traditionen auszubilden, Regeln, Zeremonien, eine Glaubensgrundlage zu schaffen. Aber auch da droht die Identität verlorenen zu gehen und in der Institution zu erstarren. Die Institution ist das Vermächtnis einer Gruppe; aber diese Gruppe hat zu leben aufgehört. Wir verstehen nun erst vollends die große Bedeutung des Omega, dieser Repräsentanz des anderen im Organismus der Gruppe selbst. Sein ständiges Infragestellen der Gruppe erhält sie lebendig, ebenso wie das passagere Eintauchen in andere Identitäten sie neu belebt. Das Lebensoptimum der Gruppe liegt also in der größtmöglichen Selbständigkeit zur Gesellschaft bei größtmöglicher Berührung mit ihr, ihr Untergang in der zu engen, ihre Eigenheit aufhebenden Berührung, wie in der völligen Loslösung zur autonomen Institution.

Wir kehren wieder in den Kreis unserer schizophrenen Patienten zurück und müssen feststellen, dass eigentlich jeder einzelne von ihnen eine solche losgelöste autonome Institution darstellt. Wir erinnern uns auch der, bereits eingangs erwähnten, auffallenden Ängstlichkeit, das eigene Denken dem des anderen in der Gruppe auszusetzen, an das Fehlen der Übergänge zwischen völlig trennender Andersmeinung und völliger Übereinstimmung mit aufgehobener Eigenständigkeit. Besteht diese Übereinstimmung der Meinungen, dann werden sie immer so gebracht, als läge ihre Aussage eben in der Natur der Dinge und es sei daher selbstverständlich, so zu denken; eine andere Meinung wird entweder als missverständlich zustande gekommen aufgefasst und in Wirklichkeit sowieso für gleichbedeutend gehalten oder aber als Ausdruck einer völlig trennenden Gegensätzlichkeit aufgefasst, als einer Art, mit der man eben nichts zu tun haben will. Wir vermissen die sonst gewohnte Bemühung um eine Annäherung oder den Versuch, den anderen von der eigenen Meinung zu überzeugen. Abgesehen von der Entpersönlichung der Aussage begegnen wir einem solchen Verhalten freilich auch sonst bei Begegnung zweier sehr ungleichen Personen, bei der die eine sich wehren muss, von der anderen nicht erdrückt zu werden.

Der einzelne schizophrene Patient verhält sich also wie eine Minoritätsgruppe: Er kapselt sich gegenüber der Begegnung mit anderen ab, setzt sich dem Überwältigtwerden durch die stärkere Person des anderen nicht aus, formalisiert sich zur starren, lebenslosen Institution. Es scheint, dass sich die Identitätsproblematik des Makrokosmos »Gruppe« auf den Mikrokosmos des einzelnen Ich übertragen lässt.

Wir wollen dieser Analogie heute nicht weiter nachgehen, obwohl sich interessante Aspekte über die Instanzen des *ICH*, die Funktion des *SELBST*, die Ambivalenz und andere psychoanalytisch interessante Probleme eröffnen. Dies würde uns zu weit ab in die allgemeine Psychologie und Psychopathologie führen (Abb. 2.34).

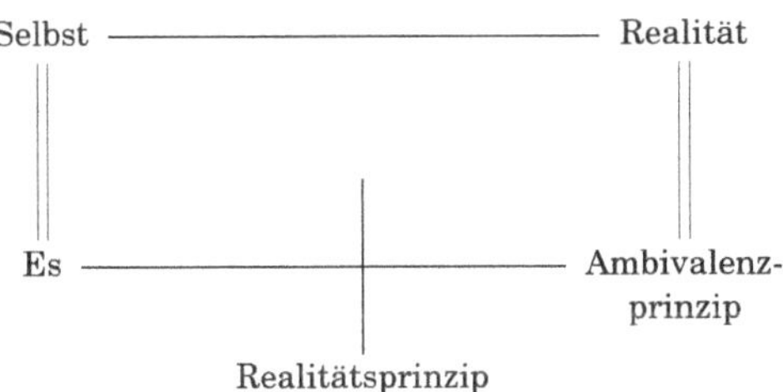

Abb. 2.34: Analogie der psychischen Instanzen mit Gruppenpositionen

Wenden wir vielmehr unsere restliche Zeit auf die Frage, wie sich nun eigentlich das Identitätsproblem der Gruppe zum Identitätsproblem des einzelnen schizophrenen Patienten verhält. Die therapeutische Gruppe mit Schizophrenen entspricht ja nach unseren Ausführungen einem Organismus, der sich anschickt, eine Identität aus einer Vielzahl von Mikroorganismen zu bilden, die jeweils in ihrer eigenen Identitätsfindung bereits gescheitert sind. Das Anliegen ist durchaus sinnvoll, kann doch berechtigt erwartet werden, dass aus dem gemeinsamen Versuch und Bemühen um eine Gruppenidentität ein Impuls zur eigenen Identitätsfindung gewonnen werden kann. Weiterhin ist aus der Einbettung in die Gruppenidentität eine Ermutigung und Stütze, wie auch Schutzfunktion zu erwarten.

Beide Erwartungen werden durch die Erfahrung bestätigt. Dies lässt sich auch deutlich aus der statistischen Untersuchung von Gastager über die »Rehabilitation des Schizophrenen«, in der erstmals ein ausreichend großes Krankengut nach soziodynamischen Gesichtspunkten ausgewertet wurde, erkennen. Darüber hinaus lassen sich verschiedene Verlaufstypen unterscheiden, je nachdem, welche Stellung die therapeutische Gruppe zur Bezugsgruppe des Patienten in seinem Erleben einnimmt.

Die therapeutische Gruppe kann für den Patienten zur Wiederholung der Bezugsgruppe im Wege der Übertragung werden. Sie bewirkt dann eine Verstärkung jener Formalismen, die oft der letzte lebende Rest der seinerzeitigen Bezugsgruppe sind und die, unter der Erdrückung des persönlichen Selbst, dem Ich mit der Starre der Institution doch eine funktionsfähige Einheit geben. Ich denke hier vor allem an Verläufe der Spätparanoia, die sich unter dem Einfluss der Gruppenarbeit von einem irrealen Wahnbezug umbauen in ein skurril-anachronistisches Persönlichkeitsbild, das seine Selbstbestätigung immer aufs Neue aus der akzeptierenden Toleranz der Gruppe erfährt. In unseren Beratungsstellen des Referates Psychohygiene betreuen wir viele solcher Personen, ohne sie freilich zu heilen. Sie werden aufs Neue produktiv wahnhaft, wenn man ihnen den Gruppenhintergrund entzieht, und sie tragen viele Anteile des alten Wahngebildes unkorrigiert mit sich herum. Trotzdem kommen sie mit sich und der Welt zurecht, solange sie in der Gruppe geborgen sind, und nicht ganz selten gelingt es auch, ihnen eine neue natürliche Bezugsgruppe in dieser Zeit zu schaffen, die sie dann weiterträgt. Dabei darf man sich ihr Verhalten innerhalb der Gruppe keineswegs voll positiver Anhänglichkeit vorstellen. Sie agieren in der Übertragung und bringen daher in der Gruppe ihre Ambivalenz zur Darstellung. Eine Übertragungsanalyse wird hier nicht angestrebt, da wir unsere schützende Potenz dafür nicht ausreichend halten; wir begnügen uns damit, ihnen in der Gruppe eine Gamma- oder Beta-Position zu verschaffen und die Gruppe als Ganzes lebendig zu erhalten.

Die therapeutische Gruppe kann aber auch zur Gegengruppe werden, die es dem Patienten ermöglicht, sich der erdrückenden Institution seiner Bezugsgruppe, in der Regel ist dies seine Familiengruppe, zu entziehen. Auch in diesem Fall wird die Gruppe im Wege der Übertragung zunächst zu einem Spiegel der alten Bezugsgruppe, doch wird angestrebt, diese Übertragungen mit der Zeit analytisch zu klären, und zwar in dem Maße, als es den Patienten gelingt, sich in guter Position zu halten. Damit wird sie allmählich aus dem Spiegel zur anderen Gruppe.

In dieser Phase reagiert mit Sicherheit die Familiengruppe und bringt damit ihre eigene institutionalisierte Starre zum Ausdruck. Wir glauben daher, dass diese Situation mit einiger Sicherheit nur durch die bifokale Methodik zu beherrschen ist. Diese ermöglicht uns, die Angst, die in der Familiengruppe entstanden ist, anschaulich zu machen und aufzuarbeiten. Vollzieht sich die Gruppentherapie hingegen nur mit dem Patienten allein, so erweist sich oft das Agieren der Familiengruppe stärker; der Patient wird der Therapie entweder entzogen, oder er regrediert wieder. Gelingt es allerdings, diese kritische Phase erfolgreich durchzustehen, so ist der therapeutische Effekt insofern besser, als eine erfolgreiche Ablösung vom Therapieinstrument »Gruppe« dann letztlich durchaus zur Regel gehört. Das beweist, dass es dem Patienten unter der Therapie gelungen ist, eine ausreichend stabile Identität zu entwickeln. Auch die soziale Angepasstheit und persönliche Unabhängigkeit und Bewegungsfreiheit ist im Allgemeinen viel besser.

Der Grad der analytischen Bewältigung der unbewussten Strebungen ist allerdings unter den Patienten einer Gruppe jeweils verschieden. Er ist umso chancenreicher, je mehr die Alpha-Position in der Gruppe erreicht und gehalten werden konnte. Er ist immer ärmer als bei neurotischen Patienten. Ob dies einen wesentlichen Einfluss auf die Rückfalltendenz hat, ist fraglich. Ich glaube im Sinne der Ausführungen Freuds über die endliche und unendliche Analyse, dass der Ich-Entwicklung eine größere Bedeutung zukommt als dem Detail der Trieb-Entflechtung. Ich bin mir aber natürlich bewusst, dass beides aufeinander bezogen ist und dass die – noch viel zu wenig fortgeschrittene – Wissenschaft bei der Bewertung von Ich-Größen in die Gefahr großer Unsicherheit gerät. Doch darf uns diese Schwierigkeit nicht abhalten, uns mit der gebotenen Vorsicht und Kritik dem Problem zu stellen.

Zusammenfassung

Die Arbeit mit Gruppen Schizophrener zeigt, dass deren gruppendynamisches Verhalten sich im Sinne von Omega-Abgesandten von Minoritätsgruppen deuten lässt. Dies lässt einen Schluss auf die Zerrissenheit und Schwäche ihres Familienhintergrunds zu, der ja wohl als die entscheidende Bezugsgruppe verstanden werden muss, und bestätigt damit den Ansatzbefund der Lidz'schen Arbeitsgruppe. Es weist ferner auf die schlechte Position der Patienten in ihrer Familiengruppe hin, deren Verlust trotzdem absolut abgewehrt wird. Es wird angenommen, dass die Familiengruppe die Identität der Patienten in einer institutionalisierten Weise deckt.

Wir haben weiterhin die Identitätssuche als Lebenskriterium des Phänomens »Gruppe« verstanden, haben die Gruppe als »personale Formung der Gesellschaft im Raum der Gesellschaft« herausgestellt. Dabei wird die Tendenz zur Formalisierung und Institutionalisierung, die Gruppen als Abwehr der Überwältigung durch potentere Gruppen zeigen, parallel zur Formalisierung und Institutionalisierung des Ichs der Schizophrenen gesetzt.

Das Identitätsproblem der therapeutischen Gruppe tritt in Relation zum Identitätsproblem des einzelnen schizophrenen Patienten. Das kann sich einerseits als schützende Einbettung in der im Übertragungswege neu belebten Urgruppe als therapeutisch wirksam erweisen, andererseits einen Impuls zur Befreiung aus der alten Gebundenheit zur eigenen Identitätsfindung ergeben. Dieser Impuls löst Gegenkräfte der Familiengruppe aus, die am besten durch die bifokale Methodik beherrscht werden können.

Literatur

Erikson E.H. (1957). *Kindheit und Gesellschaft.* Zürich: Pan.

Freud, S. (1937c). Die endliche und unendliche Analyse. In *GW XVI*, S. 59–99.

Gastager, H. (1965). *Die Rehabilitation des Schizophrenen. Paracelsus Beihefte, 37.* Wien: Hollinek.

Lidz, T. (1960). Zur Familienumwelt des Schizophrenen. *Psyche, 13*, 243–256

Lindinger, H. (1966). Zur Frage der Prinzipien einer Psychotherapie schizophrener Psychosen. *Nervenarzt, 37*, 168–173.

Schindler, R. (1957). Grundprinzipien der Psychodynamik in der Gruppe. *Psyche, 11*, 308–314.

Schindler, R. (1958). Ergebnisse und Erfolge der Gruppenpsychotherapie mit Schizophrenen nach den Methoden der Wiener Klinik. *Wiener Zeitschrift. für Nervenheilhunde und Grenzgebiete, 15*, 250–261.

Schindler, R. (1959). Das psychodynamische Problem beim sogenannten schizophrenen Defekt. In G. Benedetti & C. Müller (Hrsg.), *Report des 2. Internationalen Symposiums über die Psychotherapie der Schizophrenie, 2* (S. 276–290). Basel: Karger.

Schindler, R. (1959). Der soziodynamische Aspekt in der »Bifokalen Gruppentherapie«. *Acta psychotherapeutica, psychosomatica et orthopädagogica, 7*, 207–220.

Schindler, R. (1959). Sinn, Zweck und Aufbau des ÖAGG. *Wiener Medizinische Wochenschrift, 109*, 1004–1009.

Schindler, R. (1960). Über den wechselseitigen Einfluss von Gesprächsinhalt, Gruppenposition und Ich-Gestalt in der analytischen Gruppentherapie. *Psyche, 14*, 382–392.

Schindler, R. (1963). Aufbau und erste Erfahrungen mit der Nachbetreuung von Psychosen durch den öffentlichen Gesundheitsdienst in Wien. *Wiener Zeitschrift für Nervenheilhunde und deren Grenzgebiete, 21*, 70–78.

Schindler, R. (1964). Personalisation der Gruppe. In M. L. Edelweiss, R. Tanco-Duque & S. Schindler (Hrsg.), *Personalisation* (S. 67–78). Wien: Herder.

Schindler, R. (1966). Zur Pathologie der fixierten Gruppenposition. *Excerpta Medica International Congress Series, 150*, 2781–2784.

Waitusch, A. (1966). Versuch einer formalobjektiven Erfassung gruppendynamischer Vorgänge. *Mitteilungen des Österr. Arbeitskreises für Gruppentherapie und Gruppendynamik.* Wien: Bennogasse 8.

Wynne, L. C. & Singer, M. T. (1965). Denkstörungen und Familienbeziehung bei Schizophrenen. *Psyche, 19*, 82–95.

Das Verhältnis von Soziometrie und Rangordnungsdynamik[1]

Raoul Schindler

Die Rangordnungsdynamik, die besonders vom Österreichischen Arbeitskreis für Gruppentherapie und Gruppendynamik immer wieder zur Beschreibung von Gruppenvorgängen herangezogen wird und zu einer der wichtigsten Stützen für den Gruppentherapeuten werden kann, hat in den letzten Jahren zunehmendes Interesse gefunden. Sie wird von zahlreichen Kollegen vor allem in Mitteleuropa zur Orientierung in der Gruppe praktisch benützt, und es sind wichtige Arbeiten erschienen, die sich mit ihr in Beziehung zur psychoanalytischen Deutungsarbeit beschäftigen (A. Heigl-Evers, Enke, Leuner, Merl, R. Schindler u. a.). Plöger legt sie seinen Studien über Katastrophenverhalten zugrunde, zahlreiche Autoren formulieren technische Hinweise mit ihrer Hilfe.

In der von uns vorangetriebenen Formulierung lässt sich die Lehre von der Rangordnungsdynamik auf zwei wesentliche Aussagen konzentrieren:

Die erste Aussage über die stufenweise Personalisation von Gruppierungen, die von der rein geografischen, unstrukturierten Beziehung *(Menge)* ein Fortschreiten zur nach außen abgegrenzten Wir-Beziehung *(prägruppale Phase)* bei nach innen unstrukturiertem, allgemeinem Alpha-Anspruch erkennen lässt, von wo erst ein weiterer Reifungsschritt zur durchstrukturierten *Gruppe* mit voll entwickelter Rangordnung führt. In weiterer Reifung kommt es zum Erstarren der in der Gruppe noch dynamisch verbundenen Rangpositionen im Prozess der *Institutionalisation*. Das uns heute so interessierende ganzheitliche und integra-

1 Vortrag gehalten am I. Internationalen Kongress für Soziometrie und Sozialpsychologie, Prag, Baden bei Wien, 26.–28.09.1968. Erstveröffentlichung: Schindler, R. (1969c). Das Verhältnis von Soziometrie und Rangordnungsdynamik. *Gruppenpsychotherapie und Gruppendynamik, 3*, 30–36. Abdruck mit freundlicher Genehmigung der Vandenhoek & Ruprecht GmbH & Co. KG, Göttingen.

Phase	Hauptmerkmal	Angst	Furcht
Menge	kontaktloses Nebenher	gebunden	vor den Anderen als Projektion
prägruppal	allgemeiner Alpha-Anspruch	viel freie Angst	vor Alpha
gruppal	dynamische Rangstruktur	gebunden	vor dem Gegner
Institution	fixierte Rangstruktur	gebunden	vor Omega

Abb. 2.35: Personalisationsphasen

tive Phänomen »Gruppe« entspricht demnach nur der dritten Reifungsphase im kollektiven Personalisationsgeschehen und kann sowohl rückläufig (regressiv) wie vorläufig jeweils immer wieder verlorengehen.

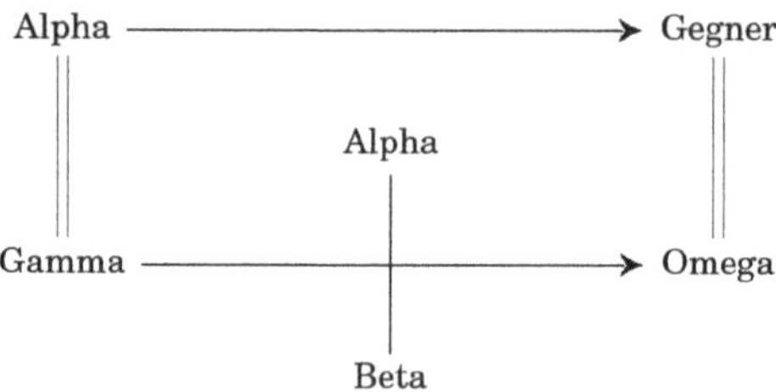

Abb. 2.36: Soziodynamische Grundformel (Schindler, 1957a)

Die zweite wesentlich erscheinende Aussage betrifft die dynamische Beziehung der Rangpositionen im Personalisationszustand »Gruppe«: Gegenüber einem *Gegner* (G) liebt sich die Gruppe narzisstisch in dem in *Alpha*-Position befindlichen Individuum. Mit diesem identifizieren sich die in *Gamma*-Position befindlichen Gruppenmitglieder, die sich ihrerseits zum Rang-Letzten der Gruppe, *Omega*, so verhalten, wie die Gruppe in ihren Fantasien träumt, dass Alpha sich zum Gegner der Gruppe verhalten werde. Dies hat zur Folge, dass Omega sich mit G identifiziert, was gleichzeitig eine provokativ wirkende Ursache für den geschilderten dynamischen Ablauf ist. In diesem emotionellen Kreis bleibt die *Beta*-Position abseits. Die sich da ansiedelnden Individuen verdanken ihre gute Rangposition ihrem direkten Verhältnis zu Alpha, dem sie sich meist durch Leistung wertvoll machen.

Die Bestimmung der Rang-Positionen erfolgt durch Gruppenbeobachtung. Es liegt nahe, diese, der Subjektivität immer verdächtig bleibende Methode, durch messende Verfahren zu ersetzen oder zu ergänzen. In diesem Sinne liegen mehrfache Versuche, wie die von E. Enke-Ferchland (1967) oder auch P. Petersen (1968), vor. Aber auch ohne exakte Testung werden vielfach in wissenschaftlichen Arbeiten rangpositionelle Angaben mit soziometrischen Befunden durchmischt. Insbesondere wird der nach der soziometrischen Befragung Beliebteste mit der Alpha-Position gleichgesetzt, der Unbeliebteste in Omega-Position gesehen. Oft mag das auch stimmen. Aber muss das auch so sein?

Die Antwort ist leider eindeutig negativ. Die soziometrische Methode erscheint bereits grundsätzlich ungeeignet dazu, rangpositionelle Aussagen zu erstellen, da sie in Form der Befragung ja einen direkten Eingriff in die Dynamik der Gruppe darstellt. Die Frage »Mit wem möchten Sie am liebsten zusammen essen?« oder »wohnen« oder »arbeiten«, stimuliert jeweils eine bestimmte Intention der Gruppe, die in den Beispielen einmal in oraler, dann in frühoraler, zuletzt in analer Ebene einstimmen. Die rangdynamische Konstellation der Gruppe kann in jeder dieser Ebenen anders sein und wird jedenfalls unabhängig vom vorangegangenen Gruppenerleben bestimmt, das bestenfalls nachklingend in das Ergebnis der Befragung eingeht. Die soziometrische Frage wendet sich überdies an ein vom Untersucher willkürlich zusammengefasstes Kollektiv, das nicht unbedingt einer *Gruppe* im obengenannten Sinn entsprechen muss. Sie wird unabhängig vom Personalisationsgrad des kollektiven Gebildes gestellt und kann auch ihrerseits verändernd auf denselben wirken. Erst im Stadium der Institutionalisation ist mit einer hinlänglichen Fixierung zu rechnen, sodass der Eingriff der Testung nicht deformierend das Ergebnis beeinträchtigt. Aber dann macht der hohe Bewusstseinsgrad der Verhältnisse eine testmäßige Bestimmung bereits ziemlich unnötig.

Wenn also grundsätzlich vor einer voreiligen Gleichsetzung soziometrischer Ergebnisse mit rangdynamischen Bestimmungen gewarnt werden muss, so ist doch durch die Kombination beider Methoden eine ergänzende Bestimmung zu gewinnen. Freilich wird man bei therapeutischen Gruppen sich immer vorher fragen müssen, welche Störung des sich entwickelnden Gruppenprozesses durch den künstlichen Eingriff der soziometrischen Befragung entsteht.

Insbesondere bei lebhafter Rivalität um die Alpha-Position und dadurch bedingter Fixierung in prägruppalen Spannungsverhältnissen kann die Testung problematisch sein, da sie die Angst stark erhöht und da ihr Ausgang oft vorwiegend von den Widerstandsverhältnissen abhängt. Die Anerkennung der Alpha-Position legt nämlich die Entwicklungsrichtung der Gruppe in der von diesem Individuum repräsentierten Tendenz fest. Die angstbesetzte Abwehr dieser Richtung zwingt, dieses Individuum nicht »hochkommen« zu lassen, oft in stark ambivalenter Auseinandersetzung mit der von ihm ausgehenden attraktiven Wirkung, die sich aus seiner relativen Angstfreiheit herleitet.

So erinnere ich aus zahlreichen Elterngruppen im Rahmen der bifokalen Gruppentherapie mit Schizophrenen in der Anfangsphase ein deutliches Abrücken von demjenigen Individuum, das als erstes begreift, dass man hier nicht in wertender Betrachtung von Patienten oder Ärzten beisammen sitzt, sondern dass die eigene Problematik der sich ja gar nicht krank fühlenden Eltern zur Debatte steht. Für den therapeutischen Ablauf ist es vorteilhaft, dieses Individuum in eine Alpha-Position zu bringen, was in der Regel auch nach Durcharbeiten der wichtigsten Widerstände gelingt, respektive von selbst geschieht. Ein vorzeitiges Belichten dieser Möglichkeit durch die Fragestellung des soziometrischen Tests würde jedoch die Widerstände unter Umständen vehement verstärken. Auch im Feld der Politik kennt man Situationen, in denen Wahlen für die Ausreifung geschichtlicher Entwicklungen inopportun erscheinen, nämlich immer dann, wenn der Befragte aus Gründen mangelnder Information oder Angst die Bewältigung der an ihn gestellten Frage nicht zu leisten vermag.

In der therapeutischen Gruppe wirkt sich der soziometrische Test dann wie ein aktives Forcieren von Deutungen aus: Der Widerstand steigt, und die Gruppe weicht unter Umständen. in die Repräsentation durch eine andere Persönlichkeit aus. Liegen die Widerstände jedoch mehr oberflächlich und sind sie nicht so stark angstbesetzt, dann kann der Test zu ihrer Aufklärung verhelfen und die Arbeit sogar erheblich vorantreiben. Trainings-Gruppen, deren Problematik häufig doch relativ oberflächlich und deren Verängstigung durch das zeitlich meist recht absehbare Ende der Veranstaltung gemäßigt bleibt, machen daher oft mit gutem Nutzen von soziometrischen Befragungen Gebrauch. Am National-Training-Laboratory wurde sogar eine Technik entwickelt, die am Ende jeder Sitzung eine verschieden differenzierte Bewertung vorsieht, die in wesentlichen Teilen einem soziometrischen Test entspricht und deren Auswertung am Anfang der nächsten Sitzung in die Gruppe rückgespiegelt wird, wodurch eine starke Anregung für die Fragestellung der Gruppe entsteht. Für analytische Gruppen eignen sich solche thematischen Manipulationen allerdings nicht, weil sie die

Spontaneität der Gruppe vom Programm des Leiters her einengen und künstliche Schwerpunkte setzen.

Liegt aber keine derartige Kontraindikation vor, so ergänzt das Ergebnis der Soziometrie die aus der Beobachtung abgeleiteten Bestimmungen der Rangdynamik sehr. So ist z. B. jedes in Beta-Position befindliche Gruppenmitglied ein potenzieller Rivale des Alpha. Wie aktuell diese Rivalität nun ist, lässt sich soziometrisch ablesen, denn sie hängt von seiner Popularität ab. Andererseits lässt sich aus dem Soziogramm im Fall eines populären Beta nicht ablesen, wer nun in Alpha- und wer in Beta-Position ist. Die Zuwendung ist dann eben zweigipfelig, und die Mehrheitsverhältnisse lassen keine Deutung über die Position zu. Die Situation des Alpha und damit auch der ganzen Gruppe ist freilich anders, je nachdem ob Alpha durch die überlegene Zuwendung der Gruppe sich gefestigt fühlen darf oder unter dem Druck eines ihm an Popularität überlegenen Beta steht. In letzterem Fall kann man erwarten, dass bei Alpha die Tendenz zum Imponiergehabe zunimmt und dass er dazu neigen wird, den bisherigen Beta in Gegnerstellung zu bringen. Unter aggressiven, z. B. kriegerischen Verhältnissen kann dieser Positionswechsel dramatische Formen annehmen, wie etwa im Wallensteindrama. In den therapeutischen Gruppen wird allerdings nicht mit Totschlag agiert. Die Todeswünsche formulieren sich hier in Anträgen oder Motiven zur Ausstoßung des Gruppenmitglieds aus der Gruppengemeinschaft.

Auch die Omega-Position lässt sich soziometrisch nicht verlässlich bestimmen. Meist hebt sie sich zwar durch erhöhte Abwendung heraus, es gibt aber auch scheinbar paradoxe Zuwendungen – z. B. zum mit Abstand jüngeren Geschwister, falls es nicht von einem Elternteil besonders beschützt wird. Der ausreichende Unterschied der Machtverhältnisse versetzt es auf eine andere Ebene, sein Nachhinken wird als drollig empfunden und fordert nicht heraus. Dem entspricht das »Kasperln«, durch das manche Individuen, die unter ihrer Omega-Position sonst leiden, gewissermaßen durch Tiefstapeln ihre Situation erleichtern, ja populär machen.

Wie H. Merl (1968) im Anschluss an H. E. Richter (1963) zeigen konnte, kommt in der Omega-Position die Ambivalenz der Gruppe zur Darstellung, das Gewicht der rückläufigen Kräfte. Ihre Formulierung zur Rolle ist deshalb so wichtig, weil sie – aus der Bewegungsrichtung der Gruppe gesehen – die negative Identität der Gruppe bildet. Im Allgemeinen können wir drei Haltungen des Individuums in der Omega-Position unterscheiden: Die heroische, auf die Umkehr verweisende, für die das Mitgehen in der Gruppe zum Opfer wird, die ängstliche, ambivalent zögernde und die betont schwache, die sich der Lächerlichkeit überlässt. Der soziometrische Befund des Omega gibt uns wichtige Hinweise über das zu erwartende Verhalten der Gruppe: Die anwachsende Popularität des heroischen Omega lässt einen baldigen dialektischen Umschlag erwarten (die Letzten werden die Ersten sein). In der therapeutischen Gruppe haben wir es meist mit dem ängstlichen Omega zu tun, dessen anwachsende Popularität ein Ausdruck für den Bewusstseinsgrad ist, den die Gruppe gegenüber ihrem Konflikt auszuhalten vermag. Die Popularität des schalkhaften Omega lässt sich als eine Reaktionsbildung der Gruppe deuten, die eine Bewältigung des Konflikts nicht mehr sucht, diesen jedoch ertragbar macht.

Zusammenfassung

1. Die Positionen der Rangdynamik stehen in keinem eindeutigen Verhältnis zu den Ergebnissen der Soziometrie. Letztere kann daher nicht zur Bestimmung oder Verifizierung der Positionen herangezogen werden.
2. Da die Rangordnung zu den Grundstrukturen des Organismus »Gruppe« gehört, gewinnen die auf diesen Hintergrund bezogenen Werte des Soziogramms überindividuelle, gruppenbedeutsame Aussagekraft. Sofern die Durchführung des soziometrischen Tests den therapeutischen Gruppenprozess nicht stört, erscheint es daher nützlich, von Zeit zu Zeit die Entwicklung der Gruppe und ihr Verhältnis zum gerade im Erlebnis stehenden Konflikt soziometrisch zu bestimmen.

Literatur

Edelweiss, M. L. Tanco-Duque, R. & Schindler, S. (Hrsg.). (1964). *Personalisation.* Wien: Herder.

Enke-Ferchland, E. (1967). *Untersuchungen zur Gruppendynamik in der stationären Psychotherapie von psychosomatischen Patienten* (Dissertation). Freiburg.

Enke-Ferchland, E. (1968). Gruppennormen in der klinischen Gruppentherapie. *Proceedings 4th International Congress of Group Psychotherapy, Wien, 16. bis 21. Sept. 1968, 2*, 383–287.

Heigl-Evers, A. (1966). Die Gruppe unter soziodynamischem und antriebspsychologischem Aspekt. In H. G. Preuss (Hrsg.), *Analytische Gruppenpsychotherapie. Anwendung und Praxis* (S. 44–72). München/Berlin/Wien: Urban & Schwarzenberg.

Heigl-Evers, A. (1967). Zur Behandlungstechnik in der analytischen Gruppentherapie. *Zeitschrift für psychosomatische Medizin, 13*, 266–276.

Heigl-Evers, A. (1968a). Prägruppale Bezogenheiten in der analytischen Gruppenpsychotherapie. *Gruppenpsychotherapie und Gruppendynamik, 1*, 9–28.

Heigl-Evers, A. (1968b). Technische Prinzipien der analytischen Gruppenpsychotherapie. *Proceedings 4th International Congress of Group Psychotherapy, Wien, 16. bis 21. Sept. 1968, 2*, 143–163.

Lapp, E. A. (1959). Soziometrie und Gruppentherapie im psychiatrischen Krankenhaus. *Nervenarzt, 30*, 451–458.

Leuner, H. (1968). Die Bedeutung der Gruppenpositionen von R. Schindler für die Familientherapie. *Proceedings 4th International Congress of Group Psychotherapy, Wien, 16. bis 21. Sept. 1968, 2*, 175–179.

Merl, H. (1968). Die Omega-Position in der analytischen Gruppe. *Gruppenpsychotherapie und Gruppendynamik, 1*, 51–68.

Petersen, P. (1967). Sitzordnung u. Gruppendynamik in therapeutischen Gruppen. *Zeitschrift für Psychotherapie und medizinische Psychologie, 17*, 216–219.

Petersen, P. (1968a). Spontane und dirigierte Gruppenbildung. *Gruppenpsychotherapie und Gruppendynamik, 1*, 106–115.

Petersen, P. (1968b). Ferienlager mit chronischen Anstaltspatienten. *Gruppenpsychotherapie und Gruppendynamik, 2*, 175–182.

Ploeger, A. (1966a). Auslösung einer Psychose durch verteilte Übertragung. *Psychotherapie und medizinische Psychologie, 16*, 219–228.

Ploeger, A. (1966b). Zeiterleben in einer Extremsituation. *Zeitschrift für Psychotherapie und medizinische Psychologie, 16*, 13–20.

Ploeger, A. (1967). Indikationen zur Gruppenpsychotherapie in der Klinik. *Zeitschrift für psychosomatische Medizin, 13*, 38–42.

Ploeger, A. & Schlunk, P. (1967). Gesprächsverhalten u. soziometrische Position. *Proceedings 7th International Congress of Psychotherapy, Wiesbaden, 21. bis 26. Aug. 1967*. Basel: Karger.

Ploeger, A. & Schuster, S. (1966). Untersuchungen an den Geretteten der Bergwerkskatastrophe von Lengede 1963. *Proceedings of the 4th World Congress of Psychiatry, Madrid, September 5.–11. 1966. Excerpta Medica International Congress Series, 150*, 2781–2784.

Richter, H. E. (1963). *Eltern, Kind und Neurose*. Stuttgart: Klett.

Schindler, R. (1957a). Grundprinzipien der Psychodynamik in der Gruppe. *Psyche, 11*, 308–314.

Schindler, R. (1957b). Soziodynamik der Krankenstation. *Zeitschrift für diagnostische Psychologie und Persönlichkeitsforschung, 3*, 227–236.

Schindler, R. (1959). Der soziodynamische Aspekt in der »bifokalen Gruppentherapie«. *Acta Psychotherapeutica, Psychosomatica et Orthopädagogica, 7*, 207–220.

Schindler, R. (1960). Über den wechselseitigen Einfluss von Gesprächsinhalt, Gruppenposition u. Ichgestalt in der analyt. Gruppentherapie. *Psyche, 14*, 382–392.

Schindler, R. (1961). Der Gruppentherapeut und seine Position in der Gruppe. *Praxis der Psychotherapie, 6*, 1–8.

Schindler, R. (1966). Zur Pathologie der fixierten Gruppenposition. *Excerpta Medica International Congress Series, 150*, 2781–2784.

Schindler, R. (1967). Die Bedeutung der Soziodynamik für die Gruppentherapie. In K. Höck (Hrsg.), *Gruppenpsychotherapie in Klinik u. Praxis* (S. 79–85). Jena: VEB Gustav Fischer.

Schindler, R. (1968a). Was lehrt uns die Gruppendynamik für das Verständnis der Psychodynamik bei schizophrenen Psychosen? *Gruppenpsychotherapie und Gruppendynamik, 1*, 41–51.

Schindler, R. (1968b). Dynamische Prozesse in der Gruppenpsychotherapie. *Gruppenpsychotherapie und Gruppendynamik, 2*, 9–21.

»Pars pro Toto« als Funktion in Gruppendynamischer Sicht[1]

Raoul Schindler

Nirgends ist die wechselwirksame Funktion des Ganzen und seiner Glieder so deutlich wie im Verhältnis von Gruppe und Gruppenmitglied, aber auch von Gesellschaft und der in ihr wirksamen Gruppen. Herr Nellessen hat uns gezeigt, dass die Gruppe repräsentiert ist durch die in ihr vertretenen Mitglieder, aber sie ist mehr als die Summe dieser Mitglieder, mehr als das einfache Integral ihrer sachlichen und emotionellen Beiträge, mehr als das einfach Gemeinsame ihrer eingebrachten Erwartungen. Das, was Gruppe ist, lässt sich überhaupt nicht in statischen Begriffen ausdrücken, am ehesten noch in kybernetisch orientierten: Gruppe ist ein sich selbst in ein gewisses Gleichgewicht einregelnder Prozess, durch den die Bewusstheiten der Gruppenmitglieder in einem neuen, gemeinsamen Bewusstsein erscheinen. In ähnlicher Weise kann man die Gesellschaft definieren als einen Selbstregelprozess, durch den die Bewusstheiten der in ihr enthaltenen Gruppen in einem neuen, gemeinsamen Bewusstsein erscheinen, aber auch die Person, nämlich als einen Selbstregelprozess, durch den die in ihr sukzessiv zur Entwicklung kommenden Bewusstseinszustände in einem neuen, einheitlichen Bewusstsein erscheinen. Person, Gruppe, Gesellschaft sind also ganzheitliche Ausformungen des lebenden Bewusstseins auf verschiedenen Stufen, aber sie ergeben sich nicht gleichsam von selbst, sondern als Ausdruck eines Lebensprozesses, der in jeder Ebene auch misslingen kann. Dieses Misslingen ist Gegenstand der Psychiatrie, die allerdings nur auf der Ebene des Individuums

1 Erstveröffentlichung: Schindler, R. (1970b). »Pars pro Toto« als Funktion in Gruppendynamischer Sicht. In U. Derbolowsky (Hrsg.), *Gruppe, Gesellschaft und Individuum im Feld der Psychotherapie* (S. 225–231). Hamburg: H. Christians. Abdruck mit freundlicher Genehmigung des Christians Verlag.

bisher einige Klarheit herstellen konnte. Etwas global spricht Dahrendorf (1968) aber auch von einer Anomie der Gesellschaft, während für das Misslingen von Gruppe noch keine markante Pathologie erarbeitet wurde.

Nun ist die Gruppe zwar in jedem ihrer Mitglieder repräsentiert, aber keineswegs in gleicher Weise. Das ergibt sich einerseits aus der eigentümlichen Innenstruktur, die wir *Rangordnung* nennen, und andererseits aus dem inhaltlichen Kompromiss zwischen dem je individuellen Bedürfnis und den Ansprüchen der Gruppe, den wir *Rolle* nennen. Schließlich ist freilich noch zu berücksichtigen, ob die Gruppe ihre strukturierte Phase überhaupt erreicht hat oder vorerst nur nach außen eine Wir-Grenze gebildet hat, sich aber noch für keine Bewegungsrichtung entscheiden konnte und in ihrem Innern noch unstrukturiert geblieben ist, was wir als »prägruppale Phase« kennzeichnen. In diesem Vorstadium liegen die Gewichtungen der Repräsentation bei konkurrierendem Imponiergehabe noch unentschieden, das Hinzukommen äußerer Größen (Feinde) kann richtungsentscheidend wirken oder aber auch Spaltungen oder Auflösung der in Bildung begriffenen Gruppe bewirken. Die psychoanalytische Gruppe unterscheidet sich von anderen dadurch, dass sie die Orientierung nach solchen äußeren Größen vermeidet und damit dem Gruppenleiter (GrL) die Gegner-Position sichert, deren Inhalt infolge seiner Passivität von denjenigen Übertragungen erfüllt wird, die sich in der prägruppalen Phase zur Gruppenrichtung durchgestaltet haben.

Beispiel I (1. Sitzung aus einer Trainingsgruppe für Ärzte): Der GrL kommt pünktlich zur festgesetzten Zeit als Vorletzter in die bereits im Gespräch befindliche, wartende Gruppe. Das Gespräch bricht ab. Der GrL setzt sich dazu und sagt: »Wir wollten jetzt beginnen.« Schweigen. Endlich Unterbrechung durch den verspätet kommenden Kollegen B. Befreiendes Gelächter, Herumrücken, neuerliches Schweigen. B kämpft deutlich mit dem Wunsch, etwas zu sagen, tut es aber nicht, schließt sich in einem Akt des Begreifens dem allgemeinen Schweigen an. Der GrL deutet nun (irregulär, aber in Berücksichtigung der Vorbildung der Teilnehmer), sich an B wendend: »Die Gruppe ist seit Beginn mit Schweigen beschäftigt. Sie weiß, dass der Analytiker in der Gruppe schweigt. Es ist offenbar eine Art Konkurrenz im Schweigen im Gange.« Bestätigendes Lachen. W: »Wer am längsten schweigt, ist der beste Analytiker.« B: »Ich wollte mich erst entschuldigen, wegen meiner Verspätung, dann vorstellen, dann habe ich begriffen, dass es aufs Schweigen ankommt.« R: »Warum entschuldigen?« G: »Ja, wir könnten uns wirklich vorstellen!« W: »Man stellt sich in der Gruppe nicht vor.« B: »Ich heiße B, bin Medizin-Student im Abschluss.« B2: »Geht es so rum oder andere Richtung?« Man sieht den GrL an, der aber nicht reagiert. B3: »Ich finde das langweilig. Wir wissen eh, dass wir alle Ärzte, Psychologen oder dergleichen sind, und die Namen vergesse ich sowieso gleich wieder.« Kurzes Schweigen, dann andere Vorschläge, die alle fallen gelassen werden, aber öfters in eine Verfahrensfragestellung münden. Als B sich einmal direkt an den GrL wendet: »Wie sollen wir eigentlich?«, herrscht B3 ihn an: »Da sollen wir doch selbst draufkommen!« B3 findet Anklang, und es entwickelt sich ein Spiel, das R später »GrL kastrieren« nennen wird: Die Gruppe entwickelt Scheinfragen, die als mögliche Vorgangsweisen zu Verfahrensfragen umgedeutet werden, man sieht dabei den GrL an und stellt fest, dass er »nach analytischem Verfahren« nicht antworten »darf«, wobei jeweils derjenige, der sich an den GrL zu wenden schien, von der Gruppe mehr oder weniger scharf zurechtgewiesen wird.

Die Gruppe hat also nach einem prägruppalen Vorstadium, in dem als Imponiergehabe Schweigen diente, sich in einer Bewegungsrichtung konstituiert, die sich gegen den GrL wendet (ihm also Gegner-Position zuweist) und einen Über-Analytiker in ihm sieht, der kastriert werden muss (als seine Rolle). Sie reagiert damit auf die bevormundende Frühdeutung des Schweigens und bringt ihr eigenes Bedürfnis, selbst zu analysieren, zum Ausdruck. Dieses Spiel wurde von B3 initiiert, es ist sein Spiel, in das die andern eingestiegen sind und das sie ausgebaut haben, er ist also in Alpha-Position und erfüllt sie mit der Rolle des Schülers, der den Lehrer durchschaut. Immer wieder sind es B und W, die der Versuchung, sich an den GrL zu wenden, zu erliegen drohen und zurechtgewiesen werden, sie wechseln sich also in der Omega-Position ab. Sie erfüllen sie aber mit verschiedenen Rollen: B zeigt sich als Muster-Analysand und bietet Bekenntnisse an, deren Überprüfung er vom GrL erwartet, W hingegen spielt die Muster-Schülerin und behauptet technische Kenntnisse, deren Bestätigung sie vom GrL will.

Fragen wir uns nun, wie im Laufe dieser Vorgänge die Repräsentation der Gruppe gelagert war, wie ihr ganzes Bewusstsein im Teil-Bewusstsein des einzelnen sich widerspiegelte. Relativ ausgewogenen Verhältnissen begegnen wir während der prägruppalen Phase: Die Gruppe verharrt im gemeinsamen Widerstand gegen außen, bereits Wir, die Wartenden, gegen den Neu-Hereingekommenen, der Ansprüche stellt, der »beginnen« will. Sie kann sich aber nicht formulieren, sie schweigt. Aber im Schweigen trägt sie eine Konkurrenz des gegenseitigen Imponierens aus, jeder stellt seinen Alpha-Anspruch, ohne allerdings eine Rolle zu finden.

Erst der verspätet kommende B bringt in die Gruppe Struktur: Er ist der Letzte, Unsicherste, er kennt sich nicht aus, was da gespielt wird, er muss sich hinten anreihen oder sich der Gruppe mit seinem Unwissen fragend entgegenstellen. Er wählt die Omega-Position und schweigt mit, er begreift, dass es »darauf ankommt«, ohne zu wissen warum.

Prompt wendet sich der GrL an ihn und bietet ihm mit seiner Deutung ein gemeinsames Verständnis der andern an, er weiß um die Ambivalenz des Omega, der als letzter exponiert zwischen den Fronten steht und sich mit dem Gegner der Gruppe zu identifizieren neigt, weil er dadurch sein Zurückbleiben vor der Gruppe zu rechtfertigen vermag. (Wer zurückbleibt, bremst, außer er kann es als berechtigtes Misstrauen gegen die Gruppenrichtung, die Alpha angibt, rechtfertigen.) Aber nicht B, sondern W macht das Angebot mit. Hat die Gruppe zwei Omega? Dies bestätigt auch der weitere Verlauf. Es muss sich also um zwei Untergruppen handeln, die, da sich nur ein Alpha (B3) bemerkbar macht, sich in einem gemeinsamen Richtungsimpuls finden. Das wird erst verständlich, nachdem sich Rollencharaktere entwickelt haben: Tatsächlich setzt sich die Trainingsgruppe nach ziemlich gleichen Teilen aus Teilnehmern zusammen, die einerseits mit der Motivation gekommen sind, hier Analyse zu erleben, anderseits solchen, die nur Techniken lernen wollen. Dieser innere Motivationskonflikt wird im späteren Verlauf der Trainingsgruppe sehr deutlich, aber bereits im Start lässt er sich aus dem Auftreten der zwei Omegas mit den verschiedenen Rollencharakteristiken des Muster-Analysanden und der Muster-Schülerin ablesen. Aber die Untergruppe der Analysanden und die der Schüler treffen sich im gemeinsamen Anliegen, den übermächtigen GrL in seinen eigenen Spielregeln zu fangen, zu lähmen und »selbst die Gruppe zu machen«, so wie es der gemeinsame Alpha B3 angegeben hat. Das Kastrationsbedürfnis korreliert dabei zur Übertragung des Übermächtigen (Vaters), die dem GrL seinen Rolleninhalt vorschreibt, es entspricht der Gruppenrichtung, die sich aus dem Abwägen der prägruppalen Phase als gemeinsames Wollen durchgestaltet hat. Alpha und Omega repräsentieren die Gruppe nach ihrer positiven und negativen Identität und vermitteln damit die Bewegungsrichtung der Gruppe (hier: vom »Noch-Schüler«, »Noch-Analysand« zum »Ich-selbst-Analytiker«).

Weit weniger tragen die in Gamma-Position befindlichen Gruppenmitglieder zu der gemeinsamen Repräsentation bei, obwohl sie in jeder individuellen Rolle enthalten ist, am geringsten jedoch die in Beta-Position befindlichen. Die Beta-Position ist für die Gruppe eigentlich gar nicht repräsentativ und ermöglicht daher auch die größte Rollenspielbreite. B2 und R aus unserem Beispiel befinden sich in Beta, jedes in seiner Art sehr persönlich betont und nur durch ihre treffenden Bemerkungen für Alpha wertvoll. B2 blockiert durch sein »So oder so rum?« die sich beinahe durchsetzende Initiative des Vorstellens, aber er nimmt nicht gegen sie Stellung. Vergleichen Sie dagegen das ablehnende Engagement von B3: »Ich finde das langweilig.« Das geringe Engagement für die Gruppe macht kritische und »objektive« Feststellungen möglich, daher kommen die besten Deutungen jeweils von Beta. Die Rollen der Beta-Position tragen fast immer

Leistungscharakter mit Persönlichkeitsbetonung, eine Einheit, die dem Spezialisten am besten gelingt.

Die inhaltliche Gestaltung der Rangposition, also die Rolle, die jeder Teilnehmer in der Gruppe spielt, ist jeweils ein Kompromiss aus den Ansprüchen der individuellen Persönlichkeit und den Bedürfnissen der Gruppe. Aber es ist der je individuelle oder je kollektive Anteil in diesem Anspruch nicht immer gleich vertreten. Es gibt typische Rollen, die mehr Auskunft über den Zustand der Gruppe vermitteln als über den des Individuums, das diese Rolle trägt. Zum Beispiel die Rolle des »Sündenbocks«. Nach der originalen Beschreibung der Bibel wird der Sündenbock mit den bösen Eigenschaften der Gruppe beladen und in die Wüste geschickt. Mit modernen Begriffen würden wir sagen, die Gruppe belastet ihn mit ihrer negativen Identität und versucht sich von ihr mit ihm zu trennen.

Beispiel II: Eine Gruppe von Bergsteigern leidet unter der Steile des Aufstiegs und der zunehmenden Hitze des Tages. Der große Gegner, der Berg, beginnt bedrohliche Abwehrkräfte zu entwickeln. Das schwächste Mitglied der Gruppe, ein Mädchen, das schon in der Hütte schlecht geschlafen hatte, bleibt immer weiter zurück. Das allgemeine Tempo verlangsamt sich derart, dass Zweifel entstehen, ob solcherart das Ziel, der Gipfel, überhaupt erreicht werden kann. In der Gruppe entsteht eine Spannung zwischen Teilnehmern, die das Tempo beschleunigen möchten, um das Ziel zu erreichen, und anderen, die es verlangsamen wollen, um ihrer Müdigkeit nachzugeben. Letztere argumentieren, man müsse auf das Mädchen am Schluss Rücksicht nehmen. Diese wehrt alle Rücksichtnahme ab, wird aber im selben Maße müder und müder, bleibt immer weiter zurück. Da sagt einer: »Diese Tour ist zu anstrengend für Mädchen. Sie bremst uns und macht uns alle müde durch ihr Nachhängen. Sie soll zur Hütte zurückgehen und uns dort erwarten.« Der Vorschlag wird angenommen. Tatsächlich entfaltet die Gruppe nun ein weit besseres Tempo. Die Teilnehmer bestätigen sich das gegenseitig, niemand spricht mehr von Müdigkeit, es ist nur mehr von der körperlichen Minderwertigkeit der Mädchen bei Bergtouren die Rede, das Bergsteigen wird zu einer Domäne männlicher Überlegenheit. Das Mädchen rastet zunächst, versucht dann noch ein Stück weit alleine nachzusteigen, fühlt sich aber bleiern müde, stürzt beim Stolpern über einen Geröllstein beinahe ab. Dann dreht sie um, steigt weiter sehr müde ab, findet plötzlich seltene Blumen und wird, während sie sich mit dem Pflücken noch weiterhin anstrengt, wieder ganz munter und erreicht recht frisch die Hütte.

Die Gruppe hat eine alte Bergsteigerregel verletzt, die besagt, dass man den Schwächsten nie am Schluss gehen lassen soll. Da Omega sich aus Gründen der

Gruppendynamik mit dem Gegner identifiziert, so repräsentiert er die Motive der Abwehr gegen das aktuelle Streben der Gruppe, also für Bergsteiger zumeist alles, was zu Tal zieht. Sein Zurückbleiben hat den Rollencharakter der Opposition. Die Gruppe hat die Auseinandersetzung damit zunächst verdrängt, sodass Omega immer weiter zurückbleiben konnte. Sein Abstand bedeutet die Infragestellung der ganzen Tour. Die ambivalenten Kräfte der Gruppe machen sich nun deutlich bemerkbar und drohen die Gruppe zu sprengen. Da entschließt sie sich, Omega abzustoßen. Sie konzentriert alle für die Aktivität negativen Eigenschaften auf Omega (Verteufelung) und schickt es fort. Sie entlastet sich damit von diesen Eigenschaften und kann dies noch eine Zeit lang weiter vollziehen. Der Sündenbock jedoch trägt an seiner belastenden Rolle, bis es ihm möglich wird, in eine neue Identität zu wechseln (vom Bergsteigen zum Blumenpflücken). Das Abstoßen des Omega mittels der Sündenbockrolle gibt der verbleibenden Restgruppe also tatsächlich einen gewissen Anstoß, eine Entlastung, die umso effektiver ist, je näher das Ziel winkt. Ist der Weg allerdings noch weit, so kann nicht übersehen werden, dass sich natürlich in der Restgruppe sogleich ein neues Omega bildet und das Verfahren nach gegebener Zeit sich wiederholen müsste. Das gilt insbesondere für analytische Gruppen, deren »Ziel« grundsätzlich nicht absehbar bleibt. (siehe hierzu H. Merl, 1968.)

Das Auftreten der Sündenbockrolle verrät also relativ wenig über das diese Rolle tragende Individuum. Sie zeigt, dass in der Gruppe eine Identitätskrise entstanden ist und dass die Aggressivität der Gruppe auf der primitiven Stufe steht (oder regressiv dahin zurückgekehrt ist), die die Lösung der Probleme durch Eliminieren (Töten) sucht. Das sieht man noch deutlicher, wenn die Sündenbockrolle auf Alpha oder ein Beta fällt, was immer dann der Fall ist, wenn die Gruppe in ihrer Initiative scheitert und eine Umkehr sucht.

Durchaus verwandt dazu ist der Rollentypus des »Prügelknaben«. Hier wird die Gruppe als Ganzes nicht zerstört, das Opfer wird nicht ausgestoßen, sondern bleibt der Gruppe erhalten und dient ihr, um ihre innere Spannung zu lokalisieren und damit auszuhalten und darzustellen. Die Aggressionsebene ist auch hier sehr primitiv und kaum konstruktiv. Hält ein »Prügelknabe« seine Rolle nicht aus und springt ab, so wird er fast automatisch zum »Sündenbock«. Das ist aber erstaunlich selten der Fall, was dafür spricht, dass der individuelle Narzissmus dem Gruppennarzissmus unterliegt.

Beispiel III: Die in Beispiel I angeführte Trainingsgruppe exekutierte ihr Kastrationsbedürfnis in zweiter Phase durch lange Zeit an »Prügelknaben«. Die Rolle wechselte durch alle Mitglieder nach dem System, dass jeder, der durch die Mit-

teilung von Persönlichem hervortrat, sofort in ein Kreuzverhör von »Warum?«-Fragen geriet und sich zahlreichen aktiven Deutungen ausgesetzt sah, die alle in Form von provozierenden Fragestellungen herangetragen wurden (»Meinten Sie nicht unbewusst ...?«). Wehrte der Betroffene ab, so wurde der Widerstand belächelt, akzeptierte er die Unterstellung, so wurde seine Tendenz oder Reaktion als merkwürdig (»Ja warum denn?!«) diskreditiert. So wurde jeder, der sich der Analyse anbot, sofort in Omega manövriert und in seinen Erwartungen enttäuscht. Dadurch erhielt sich die Gruppe in ihrem Widerstand gegen Analyse und exekutierte gleichzeitig ihr Kastrationsbedürfnis am GrL, den sie in der Rolle des »Analytikers« erlebte, stellvertretend an den Prügelknaben.

Dem Auftreten solcher Rollen-Stereotype, wie Prügelknabe oder Sündenbock, ist das weitgehend Unpersönliche gemeinsam, sie sind Bewältigungsversuche für innere Krisen der Gruppe. Der Gruppe gelingt es nicht, ihre Identität zu finden oder zu erhalten. Sie muss ein Mitglied opfern, sei es, um den Konflikt zu lokalisieren oder um durch den Verzicht auf dieses Mitglied ihn zu bewältigen. Es könnte der Diskussion vorbehalten bleiben zu untersuchen, welche Hinweise aus anderen Rollenstereotypen für die jeweilige Krise der Gruppe abzulesen sind, welche Versuche sie darstellen, das Scheitern des neugemeinsamen Bewusstseins zu bewältigen oder hintanzuhalten.

Der klassische Bereich des Rollenstereotyps ist das Theater. Es ist das Verdienst von B. Gallob (1969), in seiner These über den Mozart'schen Figaro deutlich gemacht zu haben, dass der Umschlagpunkt von Gruppe (verstanden als Kleingruppe) zu Gesellschaft (verstanden als Großgruppe) im Theatralischen liegt. Durch das Pathos des Schauspielers wird der Held der Bühne auch zum Alpha der Großgruppe der Zuschauer, die sich in Gamma-Position mit ihm identifiziert, die komische Figur wird zum Träger der negativen Identität in Omega-Position. Solcherart wird das Geschehen der Bühne zum Motor des gesellschaftlichen Prozesses. Der Tanz, den sich Figaro mit seinem institutionalisierten Herrn Almaviva herausnimmt und in dem er diesen zur komischen Figur macht, ist der apokalyptische Tanz der französischen Revolution.

Freilich ist die Bühne, die sich da als repräsentativer Teil des gesellschaftlichen Ganzen erweist, nicht nur als Theaterbühne zu verstehen. Sie ist wohl ursprünglich religiöse Szene, Weihe- und Mysterienspiel und Richtszene. Beide steigern ihr Pathos mit der Größe der mitzureißenden Gruppe, geraten an einen Maximalpunkt und beginnen dann ihr Spiel zu institutionalisieren: Es wird abstrakt und von der Zuschauergruppe abgehoben, in den professionellen Raum der Kirche und des Gerichtshofes abgekapselt, wird l'art pour l'art. Die theatralische Szene wird der fürstliche Hof, der Fürst in Alpha-, der Hofnarr in Omega-Position. Aus dem Hofnarren wird das Hoftheater. Aber der säkularisierte Thespiskarren der aufklärenden Gesellschaft wird es überrollen. Sie vereinigen sich zum Massentheater mit immer größerem Zuschauerraum.

Unverkennbar die Peripetie, die darin liegt, dass das Theatervolk aus der gesellschaftlichen Omega-Position auf der Bühne in Alpha – Position wechselt und den beklommenen Bürger mitreißt. Was aber bedeutet es, dass seit etwa 100 Jahren das Theatervolk seine Omega-Position in der Gesellschaft verlässt, dass es sein Pathos bekämpft, die große Bühne verlässt und in die Keller wechselt, dass es Spontan-Theater zu machen sucht, das heißt, sich auf den Zuschauer sensitiv zu machen trachtet? Die Frage ist nicht rhetorisch gemeint, sie mag ein Vorschlag sein, der sich an die Diskussion richtet.

Literatur

Dahrendorf, R. (1968). *Homo Sociologicus: Ein Versuch zur Geschichte, Bedeutung und Kritik der Kategorie der sozialen Rolle.* Köln/Opladen: Westdeutscher Verlag.

Edelweiss, M. L. Tanco-Duque, R. & Schindler, S. (Hrsg.). (1964). *Personalisation.* Wien: Herder.

Heigl-Evers, A. (1966). Die Gruppe unter soziodynamischem und antriebspsychologischem Aspekt. In H. G. Preuss (Hrsg.), *Analytische Gruppenpsychotherapie. Anwendung und Praxis,* S. 44–72. München-Berlin-Wien: Urban & Schwarzenberg.

Heigl-Evers, A. (1968). Prägruppale Bezogenheiten in der analytischen Gruppenpsychotherapie. *Gruppenpsychotherapie und Gruppendynamik, 1,* 9–28.

Leuner, H. (1968). Die Bedeutung der Gruppenpositionen von R. Schindler für die Familientherapie. *Proceedings 4th International Congress of Group Psychotherapy, Wien, 16. bis 21. Sept. 1968. 2,* 175–179.

Merl, H. (1968). Die Omega-Position in der analytischen Gruppe. *Gruppenpsychotherapie und Gruppendynamik, 1,* 51–68.

Gallob, B. (1970). *Mozarts »Figaro« und Grundformen menschlichen Verhaltens.* Wien [Phil.-Diss].

Petersen, P. (1967). Sitzordnung u. Gruppendynamik in therapeutischen Gruppen. *Zeitschrift für Psychotherapie und medizinische Psychologie, 17,* 216–219.

Ploeger, A. & Schlunk, P. (1967). Gesprächsverhalten u. soziometrische Position. *Proceedings 7th International Congress of Psychotherapy, Wiesbaden, 21. bis 26. Aug. 1967.* Basel: Karger.

Richter, H. E. (1963). *Eltern, Kind und Neurose.* Stuttgart: Klett.

Schindler, R. (1957a). Grundprinzipien der Psychodynamik in der Gruppe. *Psyche, 11,* 308–314.

Schindler, R. (1957b). Soziodynamik der Krankenstation. *Zeitschrift für diagnostische Psychologie und Persönlichkeitsforschung, 3,* 227–236.

Schindler, R. (1959c). Der soziodynamische Aspekt in der »Bifokalen Gruppentherapie«. *Acta psychotherapeutica, psychosomatica et orthopädagogica, 7,* 207–220.

Schindler, R. (1960). Über den wechselseitigen Einfluss von Gesprächsinhalt, Gruppenposition u. Ichgestalt in der analytischen Gruppentherapie. *Psyche 4,* 382–392,

Schindler, R. (1961). Der Gruppentherapeut und seine Position in der Gruppe. *Praxis der Psychotherapie, 6,* 1–8.

Schindler, R. (1966). Zur Pathologie der fixierten Gruppenposition. *Excerpta Medica International Congress Series, 150*, 2781–2784.

Schindler, R. (1968a). Was lehrt uns die Gruppendynamik für das Verständnis der Psychodynamik bei schizophrenen Psychosen? *Gruppenpsychotherapie und Gruppendynamik, 1*, 41–51.

Schindler, R. (1968b). Dynamische Prozesse in der Gruppenpsychotherapie. *Gruppenpsychotherapie und Gruppendynamik, 2*, 9–21.

Schindler, R. (1969). Das Verhältnis von Soziometrie und Rangordnungsdynamik. *Gruppenpsychotherapie und Gruppendynamik* 3(1), 31–37

Krise der Gruppe: Beratung durch die Gruppe[1]

Raoul Schindler

Es geht mir heute um die Krise der Gruppe, jener kleinen, überschaubaren Einheit menschlicher Vielzahl, die wir alle kennen. Wir begegnen ihr allenthalben im Leben, und wo immer dies sein mag, übt sie einen eigenartigen Anreiz auf uns aus: Wir registrieren aufmerksam, ob wir ihr zugehören oder nicht. Ihr zuliebe folgen wir der Mode, achten wir, die rechte Kleidung zum rechten Anlass anzulegen. Eine Gruppe von außen macht Angst, sie ist wie eine Anballung des Fremden. Wir weichen ihr aus, oder wir versuchen ihr zuzugehören. Gelingt dies, so fühlen wir uns leichter und stärker, wir nehmen an einer größeren Potenz teil. Aber wir fühlen uns auch von der Gruppe beeinflusst, spüren Erwartungen auf uns gerichtet, merken einen oft schwer formulierbaren Willen. Je mehr engagiert wir diesem Willen sind, desto näher fühlen wir uns dem Mittelpunkt der Gruppe.

Auch eine Gruppe hat Reifungsphasen, wie eine Person, wir sprechen geradezu von Personalisationsphasen. Eine Anzahl von Menschen, die sich ohne Bezug nur gerade in einem Raum befinden, ist noch keine Gruppe. Wir nennen das eine Menge. Der andere in der Menge ist uns unbekannt, was wir von ihm halten, entspricht unserer Projektion, das heißt, es sind unsere eigenen Einfälle und Gedanken, die wir ihm zuordnen. Aber bereits diese projektive Beschäftigung miteinander stellt einen unsichtbaren Kontakt her, der erst fühlbar wird, wenn etwas Neues geschieht, das uns alle betrifft, etwa das Hereintreten eines Neuen. Dann fühlen wir uns plötzlich hinsichtlich dieses Fremden zusammengehörig,

---

1 Erstveröffentlichung: Schindler, R. (1971a). Krise der Gruppe – Beratung durch die Gruppe. In W. Bitter (Hrsg.), *Lebenskrisen, Ursachen und Beratung. Ein Tagungsbericht* (S. 38–48). Stuttgart: Klett. Abdruck mit freundlicher Genehmigung der J. G. Cotta'sche Buchhandlung Nachfolger GmbH, Stuttgart.

wir sind schon da, und er ist neu, noch außerhalb unserer Gemeinsamkeit. Es ist das erste Erscheinen von Gruppe, eine uns gemeinsam umgreifende Kontur, ein *Wir*-Gefühl. Es geht wieder verloren, wenn der Anlass von außen, der uns gegenübersteht, wieder verschwindet. Es entsteht ein Bedürfnis, einen Anlass von innen zu bilden: eine Aktivität, an der wir alle teilhaben, die uns ein dauerhaftes Gegenüber, ein Ziel gibt. Kontaktnahmen und Vorschläge tauchen auf, aber es zeigt sich meist, dass es recht verschiedene Ziele gibt und wenig Lust, dem Vorschlag des andern zu folgen. In dieser Personalisationsphase fühlen sich die Gruppenmitglieder meist recht weit entfernt voneinander, in eine aggressive Konkurrenz verstrickt, wer wem nachfolgt. Wir nennen diese Phase daher noch prä-gruppal, ohne innere Struktur, ein Kampf jedes gegen jeden um die Richtung der Gruppe. Kinder pflegen in dieser Phase sich laut zu gebärden, sie schreien und imponieren durcheinander, suchen sich zu übertrumpfen; Erwachsene schweigen oder nehmen sich zurück, suchen sich keine Blößen zu geben, lassen dem andern den Vortritt und verweigern die Nachfolge. Die Darstellung der Potenz bei den Kindern entspricht wohl der Darstellung der Impotenz bei den Erwachsenen.

Aber dann findet einer die Initiative, die unserer gemeinsamen Stimmung entspricht. Er lacht z. B., oder entspannt sich, sagt etwas Herzliches oder ganz Treffendes, und die andern folgen ihm darin nach. Die Gruppe hat die von ihm angeschlagene Richtung akzeptiert und gewinnt damit Bewegung und innere Struktur. Letztere nennen wir Rangordnung. Wir unterscheiden vier Rangpositionen, die wir mit griechischen Buchstaben kennzeichnen: *Alpha*, der durch sein Engagement die Richtung bestimmt und repräsentiert, gewissermaßen vorangeht; *Gamma*, die Position derer, die ihm darin nachfolgen, sich mit seiner Initiative identifizieren; *Omega*, der als Letzter nachfolgt, zögernd oder gehemmt, vielleicht ängstlich; und *Beta*, die Position am Rande, die sich ihre Unabhängigkeit durch nützliche Leistungen erhält. In der Bewegungsrichtung der Gruppe, ihr gegenüber, merken wir den Widerstand des *Gegners*, des Alpha der Gegengruppe, respektive der Personifizierung der uns entgegenwirkenden Kräfte. Omega, der die Gruppe durch sein relativ langsames Mitgehen zu bremsen scheint, wirkt notwendig als innerer Repräsentant dieser Gegenkräfte und wird daher in die Identifikation mit dem Gegner gedrängt.

Mit Ausbildung dieser Rangstruktur hat die Gruppe ihre volle, personale Reife erreicht. Sie agiert und reagiert jetzt wie ein Organismus, als eine Ganzheit. Die Bewusstheiten der Mitglieder haben ein neues, gemeinsames Bewusstsein gebildet, in dem jeder seine *Rolle* spielt. Die Rolle ist der Schnittpunkt zwischen individuellem und kollektivem Bereich; in ihr haben die Wünsche und Fähigkeiten des Individuums ihren Ausgleich mit den Erwartungen der Gruppe hergestellt. Kein Wunder, dass die Psychologen vom Phänomen der Rolle zuvörderst angetan waren, denn auch die Psychologie der Gruppe ging zunächst von der Psychologie des Individuums aus. Noch heute macht es uns immer wieder Schwierigkeiten zu verstehen, dass die Gruppe ein eigener Organismus ist, etwas anderes als die Summe ihrer Mitglieder, so wie auch der Mensch etwas anderes ist als die Summe seiner Organe oder Zellen. Die Formulierung »mehr als die Summe seiner Teile« ist suspekt, ich wüsste nicht, wie sich das mehr oder weniger hier messen ließe; der Umschlag ist nicht ein quantitativer, sondern qualitativ. In der Formulierung »mehr« steckt wohl eine mitgemeinte Propagierungsabsicht, eine beschönigende Wertung, die vielleicht verdecken soll, dass noch immer quantifizierend – summierend gedacht wird. Wer sich Ganzheit nicht vorzustellen vermag, der redet mit diesem Begriff im Meinungsgehalt einer schöneren oder besseren Summe.

Dies sei vorausgeschickt, denn wenn ich nun auf Krisenerscheinungen der Gruppe eingehe, so meine ich eben nicht die Krise des Individuums, obgleich dieses in die Krise seiner Gruppe notwendig und wechselwirksam verflochten ist.

Eine solche Krise der Gruppe entwickelt sich fast notwendigerweise, geradezu physiologisch, sie kommt wie ein Alterungsvorgang: Ich meine das Phänomen der *Institutionalisation.* Ihre Symptomatik ist meist recht leicht zu erheben. Die vorher oft nur wenig bewussten, lebendigen Traditionen und Stilelemente, die jede Gruppe entwickelt, werden zu erstarrten Verhaltensregeln, einem Zeremoniell, von dem nicht abgewichen werden darf, ohne dass die Gruppe in Angst und abwehrende Aggressivität gerät; die innere Struktur, die Rangordnung, wechselt nicht mehr zwischen den Individuen in lebendiger Fluktuation, je nach der dynamischen Zielrichtung, in der die Gruppe beschäftigt ist, sondern sie erstarrt in willkürlichen Fixierungen, die durch Titel und Abzeichen markiert werden.

Man denke an die Familie, den wichtigsten und ursprünglichsten Prototyp einer Gruppe: Als gesunde, lebendige Familiengruppe wechseln ihre Mitglieder locker zwischen den Rangpositionen: Mag sein, dass beim Hereintreten fremder Einflüsse und Personen, also in Verteidigung nach außen, der Vater in Alpha-Position gerät und sich alles geistig um ihn sammelt, dass beim Essen aber die Mutter diesen Mittelpunkt einnimmt und beim Ausflug oder Spiel eines der Kinder, vielleicht gerade das Kleinste, das in den meisten Ausrichtungen des Tageslaufs in Omega-Position hinter den andern herbummelt. Die Gruppe vermag übergangslos Wechsel zwischen Spiel und Ernst zu vollziehen, der Vater überlässt z. B. im Zuge irgendeiner Verrichtung einem der Kinder seine Funktion, Rolle und Position, um sie im gegebenen Moment ebenso reibungslos wieder zu übernehmen. Nehmen wir an, er macht gerade irgendeine handwerkliche Reparatur als das

Kind dazukommt, und überlässt nun diesem, die interessierte Bereitschaft wohl spürend, die Sache weiterzumachen, also die Funktion, aber mehr als das, auch die gewichtige Art, es zu tun, also seine Erwachsenenrolle, die es z. B. rechtfertigt, einen ruhig dominierenden Rhythmus vorzulegen, mit Pausen und Besinnungen; mehr noch, er überlässt ihm auch seine Alpha-Position, folgt bereitwillig absichtsverändernden Initiativen und unterstützt vielleicht sogar den frevelhaften Wunsch, noch fertig zu machen, obwohl die Mutter bereits zur Suppe ruft und nun ihrerseits die Alpha-Position beansprucht. Aber der Vater übernimmt auch ebenso reibungsfrei wieder seine ursprüngliche Position, Rolle und vielleicht auch Funktion, wenn er spürt, dass das Kind auf Schwierigkeiten stößt, an denen es zu scheitern droht.

Anders, wenn die Familiengruppe institutionell erstarrt ist. Schon der persönliche Stil der Familie legt sich dem sensitiv registrierenden Gast wie etwas Gewalttätiges, Zwanghaftes auf. Er merkt, dass es zwar ihm als Fremdling gestattet bleibt, sich den hier geltenden, ungeschriebenen Vorschriften bisweilen zu entziehen, dass er sich damit aber stets fühlbar als Fremder betont; keiner der Familienangehörigen würde ihm darin folgen, denn, täte er es, so würde es als deutliche Abwendung und Verrat am Gemeinsamen der Familie empfunden werden. Jedes der Gruppenangehörigen hat seine fixierte Rangposition, die ihm nur wenige Rollen zu übernehmen möglich macht. Die Funktion »Vater« bekommt z. B. dadurch einen starren Beiklang von Chef, Boss, Präsident, oder auch »Schuldiger vom Dienst«; in letzterem Fall dürfte er sich institutionalisiert in Omega-Position befinden. Es ist klar, dass die Institutionalisierung eine Gruppe beengt, ihren Austausch mit anderen Gruppen erschwert und die Entwicklung ihrer Mitglieder behindert, respektive in einseitiger Weise bestimmt.

Wieso kommt es zur Institutionalisierung? Nun, der gewöhnlichste Lauf der Dinge sieht so aus: Eine Gruppe bildet sich an einer gemeinsamen Aktivität. Sie bleibt zusammen, weil diese Aktivität Teil einer tragenden Idee ist, aus der sich laufend weitere gemeinsame Aktionen ableiten. Sie ist nun eine Minorität, eine von vielen Gruppen, die sich berühren und konkurrieren, durch ihre Attraktivität sich auch gegenseitig Mitglieder abziehen. Die Gruppe braucht *Potenz,* um innerhalb der Gesellschaft bestehen zu können, sonst wird sie durch die Potenz anderer Gruppen aufgesogen. Hat sie diese Potenz, dann erweitert sich ihr Mitgliederstand, und damit entsteht ein Problem der Übersicht, das mit jedem Vielfachen von sieben deutlicher wird. Je größer die Gruppe wird, desto schwieriger wird es für sie, ihre Identität herzustellen, respektive zu bewahren. Alpha, in dem sich die Gruppenmitglieder repräsentiert fühlen, bedarf eines immer größeren Pathos, um sichtbar zu sein, das Leben der Gruppe dramatisiert sich. Man kann es als eine Regel ansehen, dass jede Gruppe ihren Gegner so potent erlebt, wie es ihrem eigenen Potenzanspruch entspricht.

Bei sich zuspitzendem Übersichtsproblem tritt ein uns wohlbekanntes Symptom auf: Alpha wird oder wirkt *autoritär*. Er verlangt vorgreifendes Vertrauen und vollzieht aufgrund dessen Entscheidungen für die Gruppe statt mit ihr. Das ist keineswegs unnatürlich: Autorität ist immer dann erforderlich, wenn Entscheidungen vollzogen werden müssen und der dafür erforderliche Informationsaustausch mangels Zeit oder mangels Kohäsion nicht stattfinden kann. Auch in individuellen Entscheidungen, deren Voraussetzungen über das von mir einsehbare Feld logischer Information hinausführen, bin ich gezwungen, gläubig zu werden. (So mag z. B. eine Operation ein bestimmtes, geringes Risiko haben; da ich aber nicht abschätzen kann, ob ich unter den wenigen Prozent gerade sein werde, die laut Statistik daran sterben müssen, bleibt mir nur gläubiges Vertrauen in die Fähigkeit des Chirurgen, aufgrund dessen ich ihm die Autorität über meinen Leib einräume.)

Die anwachsende Autorität eines Alpha ist ein Ausdruck der sich fixierenden Verhältnisse. Sie ist nur durchzuhalten, wenn die Gruppe ihre Mündigkeit aufgibt und in eine kindliche Einstellung regrediert. Dann freilich ergibt sich eine verzerrte Perspektive, und die Erwartungen an Alpha reichen in die Annahme seiner Omnipotenz. Regrediert die Gruppe nicht, so wird sie die Entscheidungsgewalt als Funktion in einem bewussten Akt delegieren, das heißt, sie wird ihre Rangpositionen in Funktionäre umwandeln. Sie muss sich dafür eine Art Verfassung geben, in der Regel die Fixierung ihrer Traditionen; manchmal geraten auch übernommene Schablonen mit herein.

In jedem Fall wird die eben geschilderte Institutionalisierung zwar dem Organisationsproblem der Gruppe besser gerecht, sodass sie nun fast beliebig anwachsen kann, sie verhindert jedoch dynamische Veränderungen in Anpassung an die Außen- und Gesamtsituation, sie wird leicht zur Wirklichkeit unstimmig, und es entstehen dann Spannungen, die zu neuen Untergruppenbildungen führen, die eines Tages die institutionalisierte Gruppe sprengen werden. Das wäre also der natürliche Lauf der Dinge, eine Art Generationswechsel.

Was für die Gesellschaft lebenserhaltende Bewegung ist, ist für den Mikrokosmos der Familie eine Katastrophe, die sich am deutlichsten am Problem der Alten spiegelt. Man kann den Eintritt der Involution gruppendynamisch bestimmen, nämlich in dem Moment, wenn die Eltern ihre Familiengruppe zu institutionalisieren beginnen. Es zeigt sich darin eine zunehmende Angst, eine gute Rangposition bei vorübergehender Aufgabe derselben nicht wiedergewinnen zu können. Der Prozess setzt früher und umso intensiver ein, je größere Altersdifferenzen zu den Kindern bestehen oder bei großen Altersunterschieden zwischen den Ehepartnern selbst. Die präpubertäre Reife der Kinder führt dann entweder zur Sprengung der Familiengruppe überhaupt oder akzentuiert in unsrer Kultur meist die Vaterrolle zu einer Fixierung: etwa in der Position des Gegners, in der Rolle des *Patriarchen* der Familie, gegen den sich die ödipalen Kräfte organisieren. Er gibt der jungen Generation ein Ziel, sich in Abhebung von der alten Generation neu zu definieren. Die Potenz der Patriarchen-Vorstellung liegt in seiner bis an Jenseitiges anknüpfenden Erfahrung; er war gewissermaßen immer schon da. Das stark entwickelte historische Bewusstsein unsrer Zeit hat diese Vorstellung allerdings zusammenschmelzen lassen. Unsere Jugend sieht im Alter nicht den Gipfel des Lebens, sondern einen sehr ephemeren Abschnitt einer persönlichen Geschichte. Dadurch geraten die Alten an das Ende der Familiengruppe, werden in Omega-Position fixiert und erscheinen in der Rolle des *Greises*, sei es mehr rührend oder mehr lächerlich, Bremser und Mahner wider den Gang der Entwicklung, als solche, die selbst nur mehr ambivalent zum Leben stehen. Vielleicht mehr denn je versuchen sich daher alternde Männer in Alpha zu fixieren, ihr Vorbild aufzudrängen. Dazu bietet die Berufsgruppe oft leichtere Möglichkeit als die Familiengruppe, besonders wenn eine altersgestufte Karriereleiter institutionalisiert ist. Das ergibt Pensionierungsprobleme. Die von den Geriatern beschriebene Dekompensation nach der Pensionierung betrifft ganz überwiegend Persönlichkeiten, die beruflich in Alpha ihrer Berufsgruppe standen. Sie spielt daher rein quantitativ auch nicht ganz diese große Rolle, wie aus dem nachhaltigeren Eindruck des Schicksals dieser hervortretenden Persönlichkeiten oft zu vermuten wäre. Heute finden wir relativ häufig die Fixierung des alternden Vaters in seiner Familiengruppe in Beta-Position, mit dem Rollencharakter des sachlich betonten *Familienvorstandes*, was emotionell einen nur lockeren Zusammenhalt für die Familie ergibt, aber oft in sachlichen Entscheidungen und Ordnungsfragen sehr starre, z. B. die finanzielle Abhängigkeit unterstreichende Haltungen darstellt.

Die Institutionalisierung der Familiengruppe bindet natürlich auch die Kinder in fixierte Rangpositionen. Setzt dieser Vorgang früh ein, so ist er nicht ohne Auswirkung auf die Ich-Entwicklung. Unser Material weist darauf hin, dass das Durchleben der früh-infantilen und der Entwicklungsjahre in einer fixierten Omega-Position eine deutliche Disposition zur Ich-Schwäche ergibt. Bei vielen unserer schizophrenen Patienten, vor allem des abwehrlosen, versandend-hebephrenen Verlaufs, ergeben sich solche Jugendkonstellationen. Dagegen steigert eine Fixierung in der Gegner-Position die Aggressionsentwicklung; wir begegnen dieser Konstellation typisch bei immer wieder herumversetzten Heim- und Pflegekindern. Eine andauernde Fixierung in Beta-Position scheint Reaktionsbildungen zu fördern, wie zynische oder depressive Lebenshaltungen. In Gamma-Position fixierte Kinder stehen meist unter dem starken Druck, dem Vorbild des Alpha-Vaters nachzueifern, und entwickeln ein sehr zwingendes, nicht unbedingt auch strenges Über-Ich. Das hat früher sicher Familientraditionen bei der Berufswahl unterstützt und die konservative Konstanz der Gesellschaft begünstigt. Heute macht sich mehr der Aspekt der Zurückhaltung der Kinder in überlebten Formen und Anschauungen geltend; der Eindruck der sehr konservativen Familie entsteht. Das gibt Anlass zur gesellschaftlichen Isolierung solcher Kinder, die dann ihrerseits ihre Familien rasch abkapseln und institutionalisieren, sodass im Sinne eines Circulus vitiosus eine Verschärfung der Spannung zur Umwelt mit jeder Generation erfolgt. Keineswegs gar so selten kommt es zur frühen Fixierung eines Kindes in der Alpha-Position der Familie. Das tritt dann ein, wenn eines der Eltern ausfällt, sei es durch Tod oder durch Untreue oder durch menschliches Versagen, z. B. bei Trinkerfamilien. Beim Kind führt diese frühe Fixierung in Alpha zu einer Art Ich-Aufblähung mit überhöhten Ansprüchen gegen sich selbst und das Verhältnis zur Umwelt, sie finden in keinen Gruppenkontakt mehr herein, wenn man ihnen dort nicht die Alpha-Position einräumt. Als Rollenanspruch finden wir hier häufig eine Tendenz zum Künstlertum. Tatsächlich kann man die Stellung des Künstlers gruppendynamisch mit einer massiven Alpha-Qualität gleichsetzen, denn von ihm erwarten wir ja, dass es ihm durch sein Werk oder sein Agieren gelingt, eine unverhältnismäßig große, amorphe Menge »durch die Glut der Begeisterung zu einer Gemeinschaft zusammenzuhauchen«, wie Carossa so schön sagt. Auch diese Konstellation finden wir häufig bei schizophrenen Patienten, doch neigen diese mehr zum katatonen Verlauf, zu wahnhaften Vorstellungen des Berufen-Seins, zur Verstiegenheit im Sinne Binswangers. Unsere künstlerische Beschäftigungstherapie schließt übrigens an diesen Untergrund an und führt oft zu recht bedeutenden Ergebnissen.

Wir haben schon allenthalben während unsrer Überlegungen gesehen, dass die Institutionalisierung nicht nur als Alterserscheinung der Gruppe auftritt, gewissermaßen als letzte Personalisationsphase, als Höhepunkt der Verbewusstheitlichung und Fixierung für die Geschichte. Wir begegnen ihr auch vorgreifend, eine *institutionalisatio precox*, aus dem Grunde der Angstbewältigung. Diese vorgreifende Institutionalisierung erfolgt auf vollkommenem Bewusstheitsniveau; ihr Merkmal ist die Fixierung im Wiederholungszwang. Die psychopathologische Erforschung der Gruppen lässt alle Varianten erkennen: Die Teilfixierung formaler Strukturen, z. B. der Rangpositionen oder von Rollencharakteren einzelner oder aller Teilnehmer oder von Stilformen, die zur notwendigen Etikette entarten, die Kombinationen von Teilfixierungen oder die Gesamtfixierung. Die

Ursache dieser Erscheinungen kann wiederum in der Angst einzelner Gruppenglieder liegen, die von der Gruppe nicht abgedeckt und bewältigt werden kann. Dies trifft z. B. bei kranken Mitgliedern zu, man denke etwa an eine Familie mit einem schwachsinnigen oder sonst wie chronisch gestörten Kind. Die Angst wird dabei umso mehr zunehmen, je mehr die Gruppe die Möglichkeit erwägt, sich ihres Problems durch Ausstoßen des belastenden Mitgliedes zu entledigen, ohne dies aber zu vollziehen. So gibt es zahlreiche schizophrene Kranke, die als Problem ihrer Familiengruppe ständig in der Angst des Verstoßenwerdens leben und in wiederkehrenden Angstkrisen diese Verstoßung im Sinne der Einweisung in ein psychiatrisches Spital provozieren, was zu Krisen des Schuldgefühls in der Familiengruppe führt, die alsbald, ebenso unangepasst an die Realität, alles daransetzt, ihr verlorenes Kind wiederzuerhalten, so, als wäre die psychotische Krise selbst ein sekundäres Artefakt.

Die *institutionalisatio precox* kann aber auch durch die Angst der Gruppe bedingt sein, die ihr Identitätsproblem nicht zu bewältigen vermag. Wir bemerken solche Tendenzen am Beginn jeder Therapiegruppe, wenn Vorschläge auftauchen, den schwierigen Prozess des Zueinanderfindens durch äußerliche Formalismen zu entschärfen, z. B. durch Bestimmen von Funktionären und von verpflichtenden Spielregeln.

Oder die Gruppe scheitert an ihrem Potenzproblem. Wir kennen diese Problematik unter dem Titel *Minoritätenprobleme*. Wir sagten schon einmal, dass eine Gruppe in der Gesellschaft eigentlich immer eine Minorität darstellt. Aber sie fühlt sich nicht so, wenn ihre Erwartungen an die eigene Gruppenpotenz, an ihre gesellschaftliche Wirksamkeit also, im Einklang mit der Realität stehen. Fühlt sie sich aber als verschlagenes Partikelchen einer großen Gemeinschaft oder auch als Bannerträger einer besonders potenten Idee, so entstehen notwendig Ängste und das Gefühl, allein, einem Übermaß fremder Gruppeneinflüsse ausgesetzt, bestehen zu müssen. Die Gruppe verteidigt sich gegen den Fremdeinfluss durch Überbetonen ihrer Eigenart, sodass jeder Gruppenfremde sich deutlich abhebt, da er ihre Sitten nicht kennt oder nicht so ernst nimmt, durch Überbetonen ihres Alpha, dem Repräsentanten der eigenen Identität, wodurch meist autoritäre Strukturen entstehen und durch Abschwächen der Berührung mit den umgebenden Gruppen, deren Potenz infrage gestellt wird. So entsteht das Phänomen der *Orthodoxie* mit ihrem Effekt der Fixierung und Isolierung.

Wir haben hier ein Stück Gruppenpathologie entwickelt und die Aufmerksamkeit von der Krise des Individuums auf die Krise der Gruppe gelenkt. Es ist naheliegend, dass wir diesen Krisen nur wiederum mit den Mitteln der Gruppe begegnen können. Diesbezüglich sieht der Arzt erst auf eine sehr junge Erfahrung zurück, während dem Seelsorger jahrtausendealte Erfahrungen zur Verfügung stehen. Allerdings war auch der Blick des Priesters, der sich ja immer im Bewusstsein des Besitzes einer überragend potenten Idee fühlte, sehr stark auf die Großgruppe gerichtet; die Kleingruppe geriet in den Geruch des Sektenwesens. Mag sein, dass die kritische Erfahrung unserer Gegenwart die Bedeutung der Kleingruppe auch hier in den Vordergrund gerückt hat. Sicher scheint mir zu sein, dass die Not der Gruppe in unserer Gesellschaft erkannt werden muss, wo immer sie erscheint, in der Ordination des Arztes, in der Beratung des Seelsorgers oder bei uns selbst.

Ärzte und Psychologen haben eine Reihe von Methoden entwickelt, durch die die Gruppe zum therapeutischen oder psychohygienisch wirksamen Medium gemacht werden kann. Sie nur theoretisch zu besprechen, ist eher unanschaulich, wie immer, wenn man nicht mit seelischen Zuständen, sondern seelischen Prozessen befasst ist. Wer sich genauer damit beschäftigen will, sollte die Gelegenheit nützen und an einer der sich in immer größerem Umfang anbietenden Selbsterfahrungsgruppen oder einem Sensitivity-Training teilnehmen. Erstere sind Veranstaltungen, die sich meist in wöchentlichen Sitzungen durch längere Zeit fortsetzen und damit Gelegenheit geben, gewisse Probleme wiederaufzunehmen und durchzuarbeiten. Die Sensitivity-Trainings oder gruppendynamischen Laboratorien sind konzentrierte Veranstaltungen von zwei Tagen bis zwei Wochen Dauer, in denen Gruppensituationen und -prozesse durchgelebt werden, wobei gleichzeitig das Bewusstsein mit diesen Vorgängen befasst und für sie sensitiv gemacht werden soll. Sie stehen im Zeichen des Experimentierens, bieten in der Regel daher viel dichtere und gewagtere Erlebnisse, aber kaum Chance, die persönlich aufgerissene Problematik durchzuarbeiten. Sie fühlen sich auch gar nicht dazu berufen, sie wenden sich an gesunde Menschen, möchten dem Teilnehmer eine größere Sensibilität für Probleme der Gruppe und nicht zuletzt seine Probleme mit der Gruppe geben, erachten ihn aber für mündig, für die Bewältigung des ansichtig Gewordenen selbst zu sorgen, falls notwendig auch durch Aufnehmen einer Psychotherapie. Sie sind aber nicht selbst psychotherapeutisch gedacht, eher psychohygienisch im Sinne einer Selbstklärung. Das setzt eine gewisse Selbstkritik voraus.

Psychisch labile Personen sollten sich daher dem Selbstexperiment nicht aussetzen und die ruhigere Form der sich langsam durch die Zeit erstreckenden Selbsterfahrungsgruppe wählen. Da nicht vorausgesetzt werden kann, dass jeder genügend kritische Selbstkenntnis besitzt, ja gerade die gefährdetsten Persönlichkeiten keine Einsicht für die eigene Schwäche haben, muss im Prinzip bei den gruppendynamischen Laboratorien mit psycho-reaktiven Krisen gerechnet werden; die Auslösung psychotischer Schübe ist vorgekommen. Ich glaube nicht, dass damit den betreffenden Personen geschadet worden ist, die Krise wäre etwas später über eine andere Auslösung auch zutage gekommen, ich glaube aber, dass diese Erfahrung solche Veranstaltungen verpflichten sollte, immer einen Psychiater im Team zu beschäftigen, der gegebenenfalls konsultiert werden kann, damit der diagnostischen Klärung auch die therapeutische Konsequenz folgt und gefährliche Zwischenzeiten vermieden werden. Die mit amerikanischem Pragmatismus sich derzeit stürmisch entwickelnden Trainings-Veranstaltungen übersehen wohl vielfach diese Vorsichtsmaßnahme, was ich für äußerst bedenklich halte; ich meine, dass es nicht nur den Teilnehmern, sondern auch der Sache in der Zukunft Schaden bringen könnte.

Die meisten therapeutischen Gruppentechniken schreiben dem Gruppenleiter Passivität in der Initiative vor, er begleitet die Gruppe bei ihrer Bemühung durch Hinweise, wodurch sie sich zu hemmen scheint. Mit der Durchformulierung der Beiträge deutet er der Gruppe wohl auch ihre Erwartungen und Ansprüche. Dadurch wird der Vorgang der sogenannten Übertragungsbildung stark angeregt und die Anstrengungen zur Identitätsbildung werden unterstützt und trainiert, Fixierungstendenzen kommen zur Ansicht und können zunächst im Modell der eigenen Therapiegruppe überwunden und unter Umständen in ihren Voraussetzungen bewältigt werden.

In neuerer Zeit gewinnt die sogenannte Familientherapie große Bedeutung, vor allem in den USA und England und den skandinavischen Staaten. Sie ist keineswegs so expansiv aufwendig, wie es scheint. Der Therapeut wendet sich hier konsequent an die Familie als Gruppe, er analysiert mit ihr das Erscheinen der Krankheit des Einen in ihrer Bezogenheit zum Problem des Ganzen. Auch psychische Krankheit ist zunächst eine persönliche Angelegenheit, die wenig auffällt und kaum jemand stört. Dass sie zum sozialen Problem wird, zur lauten Krise, die eine Entfernung aus dem sozialen Bezug und Einweisung in eine Station verlangt, ist weitgehend und vielleicht überhaupt der Ausdruck einer Gruppenkrise. Ich würde denken, dass hier dem Seelsorger, mit seinem guten Kontakt zur Familiengruppe, oftmals ein viel besserer Zugang offen steht als dem Psychiater, dessen Erscheinen bereits das Symbol eines geschehenen Misserfolges für die Familie ist. Hier scheinen mir große Möglichkeiten im Sinne einer geeigneten Familienberatung unter Zusammenarbeit von Arzt und Seelsorger zu liegen.

Störungen der Selbstfindung in der Gruppe: Behinderungen und Widerstände[1]

Raoul Schindler

Schon in der frühen gruppentherapeutischen Literatur der Zwischenkriegszeit, etwa bei Dreikurs, finden sich wiederholt Hinweise, dass die Gruppe nicht nur als ein Ort angesehen werden könne, in dem das Individuum sich und andere erfahre, sondern vielmehr auch als eine Möglichkeit sich zu verbergen. Gedacht wurde hier vordergründig an den passiven, schweigsamen Gruppenteilnehmer, der andere für sich reden lässt und sich nicht exponiert. Diese Feststellungen erfahren eine gewisse Einschränkung durch die Betonung Homans, dass der therapeutisch genutzten kleinen Gruppe der Charakter des face to face zukomme, dass es also geradezu zur Definition dieses Instruments gehöre, dass jeder jeden erkenne und z. B. sein Fehlen wahrnehme. Auch gilt in der Gruppe das von Watzlawick hervorgehobene Paradox: man kann nicht nicht kommunizieren. Tatsächlich bedeutet das Dulden eines sich verbergenden, z. B. schweigsamen, stellungsnahmelosen Verhaltens durch die Gruppe bereits eine Rollenzuweisung, der eine Persönlichkeitsdeutung zugrunde liegt. Und man muss sich als Gruppenleiter darüber im Klaren sein, dass man diese Deutung akzeptiert, wenn man nichts dagegen unternimmt. So gesehen kann die Gruppe auch zu einem Ort der Verleugnung werden, wenn nämlich das Spiel der Interaktionen sich auf einem Nenner einpendelt, der entweder sekundär genügend Lustgewinn bringt oder dessen Erschütterung mit großer Angst bedroht ist.

Man kann dies leichter noch am Gegenstück des schweigsamen Gruppenteilnehmers darstellen, am dominanten. Gerade in der risikoreichen ersten Bil-

1 Referat gehalten bei den Lindauer Psychotherapiewochen 1977. Erstveröffentlichung: Schindler, R. (1977b). Störungen der Selbstfindung in der Gruppe – Behinderungen und Widerstände. *Praxis der Psychotherapie, 22*, 159–164. Abdruck mit freundlicher Genehmigung der Hogrefe AG, Verlag Hans Huber, Bern.

dungsphase dulden die Gruppen oft gerne die Dominanz eines Teilnehmers, die es ihnen abnimmt, je persönlich hervorzutreten. Ich hatte z. B. einmal das Vergnügen, von einer Institution im kirchlichen Sozialdienst die Leitung einer Gruppe mit Selbsterfahrungsintention anvertraut zu erhalten. Man kannte mich dort nicht, bis auf irgendeine Verbindung mit Rangdynamik, Alpha-Omega-Position, Sie wissen schon. Man setzte sich also zusammen ohne sich vorzustellen und während ich abwartend ein erstes Gefühl der mich umgebenden Personen zu spüren versuchte, begann ein energischer Herr die Situation zu erklären, sprach von Dependenz und Autorität und ordnete gleichweg eine Dame in Omega-Position ein. Ich horchte auf und fand Gefallen an dem mich erübrigenden Treiben, die Gruppe auch, und alsbald verstanden ihn alle als unseren Gruppenleiter und besetzten ihn mit den auf mich gerichteten Erwartungen. In seiner Angst vor Stille bemerkte er anfänglich die sich entwickelnde Verwechslungskomödie nicht, dann befriedigte die übernommene Rolle ihn zusehends, und er schob unsicher testende Fragen mit kühnen Behauptungen mutig zur Seite. Er überhörte sogar schlicht, als ein schon deutlich verärgerter Herr ihn mit Herr Schindler ansprach, reagierte nur inhaltlich auf den Vorwurf. Nach etwa 20 Minuten stand es für die Gruppe allgemein fest, dass sie in ihm den in Aussicht gestellten Schindler vor sich hatte, und sie begann nun sich auf ihn einzuschießen. Und alsbald waren wir alle zufrieden: Er genoss, wenngleich im Sperrfeuer immer aggressiverer Kritik, sichtlich die Wichtigkeit seiner Rolle, die anderen die immer deutlichere Überlegenheit ihrer Angriffe und ich meine Anonymität, die es ermöglichte, dass ich den mit mir verbundenen zweideutigen Erwartungen ohne jede Betroffenheit zuhören und mich überdies an der überraschenden Verbreitetheit meiner rangdynamischen Theorien erfreuen konnte, obwohl sie geradezu zu den Schuldigen der Situation wurden. So sehr empfand ich das Ärgernis des Spielverderbens, dass ich den Laissez-faire-Stil der Gruppenleitung bis zum Mittagessen geschehen ließ, wo mir auch prompt jemand diskret die Tischkarte mit meinem Namen von dem von mir okkupierten Platz entfernte, jedoch in gruppendynamischer Gleichheit mein Vordringen an den Tisch der Honoratioren nicht zur Rede stellte.

Ich will mit dieser Illustration meine erste These unterstreichen und in den Raum stellen: Wenn jemand glaubt, dass die Interaktion in Gruppe schlechthin zur Wahrheit übereinander führe, so irrt er. Gruppe kann ebenso zur Bestärkung von Unwahrheit wie von Wahrheit benützt werden. *Das Bestreben von Gruppen ist nicht die Wahrheit, sondern das Minimalisieren von Enttäuschung.* Das gelingt aber nicht nur durch den Verzicht, sondern auch durch das Stabilisieren von Täuschung. Ja, die Schwerkraft der Gruppe selbst, der ihr einwohnende Todestrieb zur erstarrenden Institutionalisation, stabilisiert Täuschung, denn das Leben ist immer anders. Wenn wir uns also endlich geeinigt haben, dass wir so und nicht anders sind, so verhilft diese beschwörende Stabilisierung des ewigen Flusses uns zwar zur Fähigkeit der Entscheidung im gegenwärtigen Moment, aber schon morgen ist unser Verhältnis in Wahrheit wieder ein anderes, denn wir leben ja. Das Festhalten der Entscheidungsbasis von gestern ist die Täuschung von morgen. Sie verpflichtet uns an Rollencharaktere und Funktionen, lässt sie gerinnen und zur Routine werden, wir profilieren uns zum Stereotyp unserer selbst.

Der Zwang einer bevorstehenden Entscheidung drängt daher zur Stabilisierung der Gruppeninteraktion, zur Verpflichtung in gegebene Strukturen und Machtverhältnisse. Er wird oft als beschwörend-fixierende Geste missbraucht, um Täuschung zu etablieren. *Im Gegensatz dazu hat der Vollzug einer Entscheidung demaskierende Wirkung.* Er legt fest und wer sich anerkennend oder zurückweisend an ihr beteiligt, der verzichtet auf Täuschung. In diesem Sinne ist die Ermutigung der Gruppendynamiker »Frag nicht ängstlich herum, tu's doch!« zu verstehen. Die unvorbereitete, spontane Tat nennen wir auch kreativ. Der sich in ihr ausdrückende Verzicht auf Täuschung geht mit der Errichtung von Macht einher, die Macht der Initiative, die die anderen herausfordert, sich ebenfalls festzulegen.

Der so begründete Anspruch muss im Weiteren behauptet werden. Das geschieht durch Dahinterstellen meiner Fähigkeiten und durch Akzeptiertwerden. Meine Selbstbehauptung hat also einen narzisstischen Anteil – insoweit ich mir in meinem Anspruch gefalle –, und einen interaktionellen – insoweit sich mein Anspruch mit den Ansprüchen der anderen berührt. (Darüber lässt sich bei Stierlin *Das Tun des einen ist das Tun des andern* nachlesen.) Auch ein verstiegener Anspruch (im Sinne Binswangers), der sich also von meinen Fähigkeiten weit entfernt, kann durch das Akzeptieren anderer seine Geltung behalten. In einer zweiten These stelle ich daher fest, dass *das ICH sich nur in seinem narzisstischen Anteil, man mag ihn das »Selbst« nennen, aus mir, meiner leibseelischen Individualität, organisiert und dass es sich ebenso wichtig aus einem interaktionellen Anteil konstituiert, der sich im Vorstellungsbild meiner Bezugsgruppen abbildet.* Das Ins-Bewusst-sein-Rücken dieses zweifachen Aufbaus des ICHs im Zuge der letzten 40 Jahre drückt sich auch in dem Bedürfnis für integrative Begriffe wie »Identität« aus und mag mit der Zuwendung des psychoanalytischen Interesses für Charakterneurosen und narzisstische Neurosen, die uns an eine Vermehrung dieser Störungsbilder glauben lässt, zusammenhängen, ebenso natürlich mit dem Einströmen soziologischer Beschreibungen, der Sprachstrukturen bei Lacan und Lorenzer und der Entwicklung der Familientherapie.

Für unser Problem bedeutend ist der nun deutlich gewordene Umstand, dass das Instrument Gruppe dieses SELBST, das es zu finden gilt, ständig auch mit konstituiert. Und so schließt sich der allgemeine Teil meiner Ausführungen mit der dritten These: *Selbstfindung in der Gruppe ist ein sowohl reflektierender als auch aufbauender, kreativer Vorgang, in dem der selbst-schöpferische Entwurf des mir möglichen Lebens im Aufnehmen und Einbinden in das Leben der Gruppe seine Bestätigung findet.*

Im speziellen zweiten Teil meiner Ausführungen wollen wir uns nun mit den praktischen Bedrohungen solcher Selbstfindung befassen. Aus Gründen der Übersicht folge ich dabei einer gewissen Systematik, beabsichtige aber nicht etwa alle möglichen Störungen anzuführen.

Eine naheliegende Quelle von Schwierigkeiten liegt natürlich in der Struktur der Gruppe selbst. Sie kann z. B. einfach zu groß sein, um menschliche Profile abzubilden. Dafür gibt es einige Regeln. Wir wissen aus empirischen Ergebnissen, dass die Schwierigkeiten durch die Gruppengröße mit den Vielfachen von 7 der Teilnehmerzahl zunehmen. Je größer eine Gruppe ist, desto mehr müssen alle Aktionen und Beiträge sich mit Pathos aufladen, um noch allgemein gehört zu werden. Damit ändert sich auch ihr Inhalt: sie werden allgemeiner, prinzipienhaft. Ihr Selbst-Verständnis ist das einer Lehre, einer Ideologie, eines Grundsatzes. Die Menschlichkeit des Bezugspunktes verschwindet hinter einer unmenschlichen Größe. Der größere Vorteil wird zur Kluft von gut und schlecht, damit unverzichtbar.

Dem kann durch Gruppenteilungen gegengewirkt werden und eine der interessantesten Entwicklungen, der wir auch bei unserem gruppendynamischen Großtraining des ÖAGG in Alpbach (das jährlich im Vorsommer, heutzutage zu Pfingsten, veranstaltet wird) großes Gewicht geben, ist das Experimentieren mit Großgruppen. Es ist ziemlich klar geworden, dass Großgruppenabläufe einem Dreiphasentakt folgen: 1. Ein gemeinsames Aufladen mit Problembewusstsein wird gefolgt von einer 2. Phase des Zerfallens in Untergruppen überschaubarer Größe. Dem Strukturproblem dieses Zerfallens wurde bisher die größte Beachtung gewidmet. Gibt man keine Struktur vor, so bilden sich im Allgemeinen drei Untergruppen: eine kleinere, dynamischere, oft in ihrem Anspruch radikal wirkende, die auch manchmal sich noch unterteilt und ihre vielfach divergierenden Tendenzen meist in einer dialektischen Kontrasteinstellung zur größeren, schwerfälligeren, tolerant-konservativeren anderen Untergruppe bewältigt, und drittens eine Gruppe von mehr oder weniger kooperierenden Outsidern, zu denen auch bisweilen der Trainingsstaff zu rechnen ist. Die synthetische 3. Phase ist im Allgemeinen das Organisationsproblem, da die Untergruppen erst verhandlungsfähig werden, bis sie ihr eigenes Identitätsproblem gelöst haben, dann aber wieder starke Autonomiebestrebungen entwickeln. Euphorisch getönte Aggressivhandlungen werden von autoaggressiven, depressiven Stimmungen abgelöst, in den Übergängen liegen offenbar die größten Chancen für eine fruchtbare Kommunikation, wobei den Outsidern oft eine, gegenüber ihrer sonst mehr verachtet-abgelehnten Rolle, kontrastierend hohe Bedeutung zukommt. Die je individuelle Befriedigung nach solchen Großgruppenerfahrungen ist ungleich und offenbar in Zusammenhang damit, wie sehr das Individuum das Problem seiner Untergruppe mit seinem je persönlichen identifizieren konnte, sie hängt also mehr am narzisstischen als am interaktionellen Anteil. Die von Battegay betonte Verstärkerwirkung für das Erlebnis ist aber in der Großgruppe noch größer als in der Kleingruppe, sofern sie nur ins Handeln kommt. Man kann dies auch an den größeren Ängsten des Staffs gegenüber Großgruppenaktionen ablesen, die sich ja jeder Kontrollmöglichkeit entziehen können. Deswegen mag die therapeutische Verwendung von Großgruppen, obwohl darin offenbar die Chance der Psychotherapie in einem sozialen Anspruch liegt, bis auf eher zweifelhafte Experimente einzelner bisher noch ungenützt geblieben sein.

Hingegen machen wir uns wahrscheinlich viel zu wenig bewusst, wie oft unser psychotherapeutisches Handeln in einen Großgruppenablauf eingebettet verläuft, das heißt, dass wir unsere therapeutische Kleingruppe als die Untergruppe einer Großgruppe verstehen müssen. So sind z. B. alle Selbsterfahrungsgruppen hier in Lindau, gleichgültig ob alter Tradition oder neuer Bildung, eingebettet in den Großgruppencharakter dieser Gesamtveranstaltung. Und sie sind abhängig von seinem Erfolg. Auch dann, wenn sie in Intervallbegegnungen sich einen gewissen Autonomiecharakter zulegen. Auch dann, wenn sie als inoffizielles Anhängsel dieses Großtreffens sich unangekündigt ihre eigene Veranstaltung machen wollen und in der verächtlichmachenden Überheblichkeit des Schmarotzers ihre Konterdependenz anzeigen. Dependent oder konterdependent gerät die Untergruppe in den ideologischen Anspruch der Großgruppe. Je größer diese ist, desto erstarrender wird jener Anspruch, was man am Schicksal der Kirchen ablesen kann. Die interaktionelle Komponente wird übermächtig gegenüber dem je persönlichen Narzissmus des Individuums, das sich im Leben dieser Gruppe nicht mehr selbst finden kann. Auch eine Berufsgruppe kann sich so dominant organisieren, z. B. die Ärzte oder die Psychoanalytiker oder die Gruppentherapeuten oder die sozialen Psychiater usw. Ich lade Sie alle ein, die Ihnen fühlbare Situation in Ihren Untergruppen oder bei Tisch zu reflektieren.

Aber die störende Dominanz kann auch von demjenigen ausgehen, von dem die Gruppe mit Recht Hilfe gegen Störwirkungen erwartet, nämlich vom Gruppenleiter. Eine der häufigsten Behinderungen entsteht dann, wenn der Gruppenleiter unbedingt die Alpha-Position in der Gruppe für sich beansprucht und sie nicht freigibt. Dann nämlich überlässt die Gruppe allmählich ihm alle Initiative und beschränkt sich auf das Einfühlen seiner Person. Das wird wohltuend und bestätigend empfunden, das mag auch vielfach das Motiv dafür sein. Denn wir finden solche Haltungen bei jungen, unsicheren Gruppenleitern, die die Bestätigung der Gruppe eben brauchen, aber auch bei manchen Berühmten, die es scheinbar nicht notwendig hätten, aber sich zu viel vorgenommen haben, sei es hinsichtlich der Gruppengröße oder der Schnelligkeit der Prozessentwicklung, weil sie sich oder anderen etwas demonstrieren wollen. So wie der alternde Vater in der Familiengruppe oft Angst entwickelt, dass er die einmal aufgegebene Alpha-Position im kritischen Moment nicht wieder einnehmen könnte und gleichzeitig zu wenig Vertrauen, dass die jugendlich initiative Gruppe ihm nicht davonziehen, ihn zurücklassen könnte oder doch in die Omega-Position abfallen lassen, so ergeht es wohl auch manchem Gruppenleiter, und wem es nie so ergeht, der möge sich fragen warum.

Dauer-Alphas sind Ausbeuter ihrer Gruppe für die eigene Selbstfindung. Das lässt sich nur rechtfertigen, wenn er dann auch wenigstens etwas Bedeutendes wird, das heißt durch die Resonanz der Großgruppe. Wieder begegnen wir dem Verlangen nach Großgruppe, hier als einer Art Flucht nach vorn. Auf die störenden Implikationen solcher Tendenzen sind wir schon eingegangen.

Man könnte angehende Gruppenleiter einem Ausbildungsgang unterwerfen – man beachte die machtstrotzende Formulierung, voll des hierarchischen Imponiergehabes: unterwerfen –, also man könnte Gruppenleiter einem Ausbildungsgang unterziehen, in dem sie auch die Vorzüge der Omega-Position bewusst erleben und lieben lernen, oder doch Techniken zum bewusst gesuchten Wechsel der Rangposition. »Man« tut das bisher nicht, und es können auch nur wenige.

Aber es ließe sich damit auch nicht verhindern, dass Störungen für die Gruppe aus der Dominanz einzelner Gruppenteilnehmer entstehen. Ist das deren Überkompensation eines Minderwertigkeitsgefühls, so ist es bearbeitbar, indem Schritt für Schritt Deutung des falschen Anspruchs gegen die Feststellung des echten Wertes für uns getauscht wird. Schwieriger ist die angstabwehrende Dominanz aus überhöhter Verletzlichkeit, also aus charakterneurotischen Motiven. Sie bedarf eines längeren Bearbeitungszeitraums, ist daher für kurz terminisierte Gruppen praktisch nicht zu leisten. Länger zusammenarbeitende Gruppen können den Überempfindlichen mit ihrer Solidarität (um modern zu sprechen) umwachsen und je mehr sie seine Erfahrungen verstehen, desto mehr verschwindet der Eindruck der Wehleidigkeit bzw. der Frustrations-Intoleranz, desto mehr verbindet sich seine je persönliche Selbstfindung mit der der Gesamtgruppe. Bisweilen findet sich eine hilfreich-stützende Person, die diesem Prozess voraneilt und den Schutzbedürftigen mit ihrem je persönlichen Schutz umgibt. Das entlastet zunächst die Gruppe, mildert seine Dominanz, wird aber für die weitere Entwicklung gefährlich, wenn nämlich diese dyadische Hilfe dem Einverständnis der Gruppe entgleitet, als Selbstverständlichkeit abgewertet oder als das symbiotische Anliegen dieser beiden kontrastierend erlebt wird. Mit der zunehmenden Distanz der Dyade von der Gesamtgruppe modellieren sich zwei mögliche Entwicklungen, die wir aus der Pathologie gut kennen: Ist die hilfreiche Person in der Dyade eine sehr starke Persönlichkeit, so entwickelt sich das Bild der overprotektiven Mutter, ist sie selbst empfindsam und zur isolierenden Abwehr neigend, dann entwickelt sich das Bild der folie à deux, das übrigens viel häufiger ist, als wir allgemein meinen, und der Ausgangspunkt für den Familientyp »Festung« werden kann, den H. E. Richter beschrieben hat.

Damit haben wir einen Bogen zurückgelegt, der uns wieder an den Anfang unserer Überlegungen zurückführt: Die Störung der Selbstfindung durch das je individuelle Verweigern hervorzutreten, zu erscheinen. Dieses der Dominanz komplementäre Verhalten entspricht einem Einigeln des narzisstischen ICH-Kerns zum Schutz seiner Ansprüche an sich selbst gegenüber dem Risiko des Sich-Darstellens. Dieser individuelle Festungsbau übernimmt dabei den interaktionellen ICH-Anteil aus dem Erlebnis früherer Bezugspersonen, lässt aber die Diskussion der daraus resultierenden Übertragungen mit der je aktuellen Erfahrung der gegebenen realen Gruppe nicht zu. Mag sein aus zu viel narzisstischer Selbstzufriedenheit, mag sein aus zu wenig narzisstischem Selbstvertrauen, der Angst Sich-Selbst an die suggestive Macht des übermächtigen interaktionellen ICH-Anteils zu verlieren. Wer seinen Charakter wahrt, ohne ihn auch zur Verfügung zu stellen, stört die Selbstfindung seiner selbst und seiner Gruppe.

So übergebe ich dieses Referat Ihrer Diskussion und hoffe, dass es darin aufgenommen werden wird.

Gruppenpsychotherapie an psychiatrisch-klinischen Stationen oder vom Kurhaus zur Gegenfamilie[1]

Raoul Schindler

Krankenhäuser sind ihrem Wesen nach Kollektivgebilde, die Wohn-, Ess- und Schlafgruppen formieren. Es ist daher überraschend festzustellen, dass die Nutzbarmachung dieser Gruppen für psychotherapeutische Prozesse nur mühsam und gegen deutliche Widerstände in Gang gekommen ist. Das gilt – begreifbarerweise – für alle Stationen, die einen raschen Wechsel der Patienten aufweisen; an Abteilungen für chronische Krankheiten müssen wir Vorstufen der Gruppenarbeit erwarten. Und tatsächlich ist das klassische Vorbild bewusst angestrebter Gruppenwirkung die Kuratmosphäre, mit ihrem gepflegten Schonklima, der Bereitstellung kommunikativer Warteräume, dem Kurkonzert als Treffpunkt der Großgruppe (der Plenarversammlung würden wir heute sagen), kleineren Aktivitätsgruppen im Betrieb der Kurmittel und auflockernden Veranstaltungen von Animationswert. Es wird die Struktur allein angeboten, die inhaltliche Gestaltung der Gruppenkommunikation bleibt den Gruppen selbst überlassen. Niemand bezweifelt, dass die psychosomatische Einheit von Kurmittel und Kuratmosphäre bedeutend mehr Heilwirkung entfaltet als etwa die Applikation des Kurmittels allein.

An einer Tuberkulosestation entwickelt der Amerikaner J. Pratt (1908) vermutlich als erster eine gruppentherapeutische Intention. Er versammelt seine Patienten regelmäßig zu einer Art Hygieneunterricht, schließt an seine Ausführungen eine allgemeine Diskussion an und erkennt, dass diese der wichtigere Teil

1 Erstveröffentlichung: Schindler, R. (1978a). Gruppenpsychotherapie an psychiatrisch-klinischen Stationen oder vom Kurhaus zur Gegenfamilie. In A. Heigl-Evers (Hrsg.), *Die Psychologie des XX. Jahrhunderts, Bd 8: Lewin und die Folgen. Gruppendynamik, Sozialpsychologie, Gruppentherapie* (S. 938–944). Zürich: Kindler. Abdruck mit freundlicher Genehmigung.

der Veranstaltung ist. Erwartungen und Projektionen, die weit über das eigentliche Thema hinausführen, werden ausgedrückt. Er strukturiert das Geschehen, indem er die jeweils engagiertesten Diskutanten in der folgenden Sitzung in die vordersten Reihen einlädt, und erreicht mit dieser einfachen Strukturierung eine operante Belohnung der Beteiligung und eine Bewegungsrichtung auf seine Person, die ihm massive Übertragung sichert. Als sich in den späten 20er Jahren Psychoanalytiker (Schilder, 1936) aus ökonomischen Vorstellungen in zumeist relativ großen Gruppen von 30–200 Teilnehmern versuchen, praktiziert man ebenfalls ein modellhaftes Analysieren in der Gruppe, in der Erwartung, dass sich die Zuhörenden teilnehmend identifizieren und dadurch in den Prozess einbringen. W. Klapman (1950) bringt Modelle aus der Neurosenlehre in kasuistischer Aufmachung und übergibt sie der Diskussion der Gruppe, doch wird dieses Vorgehen bald wieder aufgegeben, da es zu sehr an der Bewusstseinsoberfläche bleibt. Doch noch Fritz Perls (1893–1970), der die Analyse zur »Gestalttherapie« ausbaut (vgl. Perls, 1969), benutzt die Gruppe als eine Art Hintergrund, einen verstärkenden Resonanzboden, dessen emotionale Reaktion er im Feedback-Verfahren abruft und in der »hot-seat-Technik« seinem Patienten zur Verfügung stellt. Walter Schindler (1955), ein ingeniöser Schüler von Stekel, erlebt in der Therapiegruppe eine klare Übertragungsfigur: Der Therapeut erhält die Vater-Übertragung von den Teilnehmern, während in die Gruppe als Ganzheit die Muttergefühle übertragen werden.

Auch auf psychiatrischen Stationen, speziell solchen mit chronisch Kranken, entstehen spontan familienartige Übertragungsformen, in deren Mittelpunkt die Stationsschwester wie eine übermächtige, bergende, aber auch zwingende, possessive Mutterfigur steht. Sie verwaltet Patienten und Ärzte und bewahrt sie vor allzu naher Berührung. Und als Hermann Simon (1867–1947) in seinen Anstalten Warstein und Gütersloh die Arbeitstherapie mit eiserner Konsequenz durchsetzt und damit ein allgemeines Modell gibt, werden allenthalben Aktivitätsgruppen mit Arbeitsinhalt gebildet. Sie durchbrechen die Isolierung und feindselige Angst zwischen Patienten und Personal, schaffen eine neue Kommunikation und damit Vertrauensbasis, die auch durch die Ausgabe von Werkzeug dokumentiert ist. In den Notzeiten des Zweiten Weltkrieges und der damit einhergehenden Personalverknappung werden diese Arbeitsgruppen aber zunehmend zu Leistungsträgern vor dem Hintergrund einer verwaltenden Administration, der Kommunikationswert sinkt ab. Der offenkundige Ausbeutungscharakter dieses Arbeitsverhältnisses ohne Lohn wurde nicht erst von der Studentenbewegung der 60er Jahre erkannt; bereits Conolly (1794–1866), der Initiator der No-restraint-Bewegung von 1838, hatte die lohngerechte Bezahlung produktiver Tätigkeit für seine Patienten verlangt (vgl. Conolly, 1856). Auch die mütterlich fühlenden Stationsschwestern empfanden und mitigierten das Unrecht des mangelnden Leistungslohns, indem sie den fleißigen Helfern Privilegien einräumten. Da aber die konstantesten Helfer zu den langjährig chronischen Anstaltsfällen zählen und von diesen die Schwachsinnsformen den größten Anteil bilden, so entstand eine sehr eigentümliche Gruppenstruktur: Die rangdynamisch schwachen, spontan zur Omega-Position neigenden Persönlichkeiten wurden durch die Autorität der Institution in Gestalt der omnipotenten Pflegemutter zu privilegierten Funktionen berufen und entwickelten nicht selten in diesen ein nicht unerhebliches Terrorregime, da sie sich sonst nicht hätten durchsetzen und ihre Aufgaben erfüllen können. Damit war der gruppentherapeutische Ansatz der Arbeitstherapie misslungen.

Der quantitative Faktor des sozialen Behandlungsanspruchs für alle hat seit der Mitte des neunzehnten Jahrhunderts die Psychiatrie in einen ständigen Wettlauf mit der ansteigenden Zahl ihrer Patienten gestürzt. Dem fiel auch eine weitere Forderung Conollys zum Opfer, nämlich nach kleinen Anstalten und die Ergänzung durch außerklinische Einrichtungen, die hundert Jahre später unter dem Stichwort »Sektorisierung« erst neu entdeckt werden musste. Um die Jahrhundertwende entsprach ihr die Bauform des Pavillonsystems, eine Art architektonischer Strukturierung in kleinere Wohngruppen. Das System kam nicht ausreichend zum Tragen, weil die Wohneinheiten immer noch zu groß gewählt und durch den unplanmäßigen Andrang noch überfordert und die Pavillons zu überdimensionalen Großkrankenhäusern zusammengeschlossen wurden.

Als außerklinische Ergänzungen entstanden da und dort sogenannte »Kolonien«, kleinere Arbeits-Wohn-Gruppen im agrar bewirtschafteten Landbesitz der Anstalten, denen tatsächlich weitgehende Freiheiten zugebilligt wurden und die z. T. mit dem sie betreuenden Personal sich gruppenmäßig integrierten. Die technische Entwicklung der Landwirtschaft, die ihren Betrieb in jener Form für die Anstalten unökonomisch machte, beendete auch diesen Ansatz.

So steht das Werk Joshua Bierers ziemlich allein in seiner Zeit: Bierer verband noch während des Zweiten Weltkrieges den gemütlichen Stil des Wiener Caféhauses mit dem elitären Klubwesen seiner neuen Heimat London und errichtete ein System sozialer Klubs für psychiatrische Patienten. Sie beinhalteten eine Reihe offener, halboffener und geschlossener Gruppenformen, in denen der Übergang von der geschützten Bewahrung in einer akzeptierenden Gruppe bis zur analytischen Arbeit an der Konfliktklärung gefunden werden kann. Das Bedeutende am Ansatz Bierers ist sein verwegen anmutender Anspruch, mit seinen Sozialklubs die großen Anstalten gewissermaßen unterlaufen und gruppenmäßig aneinander abgestützte Lebensformen für alle Abstufungen von psychischen Behinderungen daraus entwickeln zu können (vgl. Bierer, 1955, 1965). Es ist daher zweckmäßig, in den Zusammenhang einer Tages- und einer Nachtklinik auch eine geschützte Werkstätte einzugliedern. Der über die Akutbehandlung hinausgehende Anstaltsaufenthalt lässt sich in sogenannte Übergangsheime oder Halve-way-Houses verlagern, in denen die Bedingungen einer integrierten Wohngruppe mit weitgehender Selbstverwaltung und regelmäßigen Gruppenzusammenkünften als tragendes Gerüst der Organisation verstanden werden. Die nach London übersiedelte holländische Studentin Elly Jansen stellt sich voll in den Dienst dieser Idee und entwickelt das Richmond Fellowship, eine Trägerorganisation mit eigener Ausbildungsstätte für das eingesetzte Personal und gut durchdachtem Erfahrungsaustausch, die in der Zeit von 1959 bis 1978 allein in Großbritannien 27, in den USA 10, in Kanada vier solcher Halve-way-Häuser errichtet. Einer ihrer frühen Mitarbeiter ist der 1927 geborene Psychiater Ronald Laing (Laing, 1960, 1964, 1967, 1969a, 1969b), der sich aber bald von ihr trennt und mit seiner Projektgruppe im Londoner East End das Haus »Kingsley Hall«, in dem auch Mahatma Gandhi einmal abgestiegen war, mietet. Von 1965 bis 1970 lebt dort eine selbstverwaltende therapeutische Wohngruppe, die nicht zuletzt durch die Beschreibung einer Patientin, der vielseitig talentierten Mary Barnes (Barnes & Berke, 1973), bekannt geworden ist. Die Patienten dieser Wohngemeinschaft gehen, soweit sie dazu in der Lage sind, einer Arbeit nach, sie arbeiten in fixierten Stundeneinteilungen mit ihrem persönlichen Psychiater oder Psychoanalytiker an ihrer Wiederherstellung bzw. Weiterentwicklung; im Zentrum aber steht das gemeinsame Gruppengespräch, durch dessen Vermittlung die Entschlossenheit, jedem das für ihn notwendige Ausmaß an Regressionsbedürfnis zu ermöglichen, erst realisierbar wird. Mary Barnes macht ausgiebig davon Gebrauch, bemalt die Wände mit ihrem Kot usw. und wird nicht daran gehindert. Der Erfolg der Behandlung als individuelles Ereignis wäre vielleicht auch mit anderen, weniger dramatischen Behandlungsmethoden zu erreichen gewesen (obwohl Mary Barnes zuvor die geläufigen Anstaltstherapien erfolglos ausgeschöpft hat), nicht aber die Einbindung in einen Gruppenvollzug, dessen ungeheure, bergende Tragfähigkeit das psychoanalytisch begründete Konzept der Regressionsbejahung, als regenerative Quelle der Persönlichkeitsentwicklung, erst möglich macht.

In einem anderen Londoner Vorort, am Belmont-Hospital in Sutton, entwickelt Maxwell Jones (1953, 1968) von 1946 bis 1956 eine »therapeutische Gemeinschaft« mit seinen Patienten. Der Begriff wurde von Main (1946) geprägt, »Max« und seine Patienten realisieren ihn erstmals in voller Konsequenz. Durch echte Beteiligung an der Verwaltung und Beilegung jeglicher innerer

Konflikte in der täglichen allgemeinen Zusammenkunft von Patienten und behandelndem Personal aller Funktionsebenen wird der Rückzug in die passive und regressive »Krankheitsrolle« (Parsons & Bales, 1955) überwunden, das Selbstbewusstsein geweckt und die Über-Ich-Funktion durch die volle Einbindung in die Verantwortung gestärkt, sodass physische Beschränkungen wegfallen können. Die Erfahrungen dieser zehn Jahre mit verhaltensgestörten, neurotischen und z.T. kriminellen Patienten in überschaubarer Zahl überträgt M. Jones in den folgenden Jahren auf große psychiatrische Anstalten in Denver/USA und Melrose/Schottland. Das Prinzip wird in der ganzen Welt begrüßt und mehr oder weniger nachgeahmt, vielfach aber nur in Teilaspekten. Es lässt sich von der Dynamik einer mitreißenden Persönlichkeit nicht völlig abstrahieren; schwache oder unsichere Abteilungsleiter, die sich der Gruppe nicht anzuvertrauen wagen, geraten entweder in einen Laisser-faire-Stil oder wenden sich in moralisierenden Appellen an die Selbstkontrolle der Patienten.

Dahin zielt auch die Kritik des italienischen Psychiaters Franco Basaglia, der in der therapeutischen Gemeinschaft nur eine spätkapitalistische Form des Anpassungstrainings sieht. In der psychiatrischen Anstalt von Görz (Italien) führt er 1961 bis 1971 eine konsequente Öffnung und Liberalisierung durch. Überall werden Gruppen gebildet, deren akzeptierende Präsenz den Zwang der institutionellen Maßnahmen unnötig macht. Als kämpferische Stoßrichtung dieser Gruppen proklamiert Basaglia (1968) die »Negierung der Institution«. Dazu haben ihn soziologische Studien über psychiatrische Institutionen, die in Amerika errichtet wurden, motiviert. E.M. Lemert (1951) hatte durch Verlaufsstudien gezeigt, dass durch das Stellen einer psychiatrischen Diagnose oder die Nennung einer bekannten psychiatrischen Behandlungsstation Erwartungen in Richtung eines von der Norm abweichenden Verhaltens geweckt werden, sodass gleichartige Handlungen wesentlich häufiger als irgendwie krankhaft klassifiziert werden als ohne vergleichbare vorausgegangene Etikettierung (»labeling-effect«). Der junge Soziologe Caudill (1958) lässt sich als Patient in eine psychiatrische Klinik aufnehmen, um sie aus dem Aspekt dieser Rollenerfahrung zu beschreiben, und Erving Goffman (1961, 1963, 1967) führt eine groß angelegte Feldstudie am 7.000 Betten führenden St.-Elisabeth-Hospital in Washington D.C. durch. Er zeigt, dass die Geschlossenheit dieser Behandlungssysteme zur Unterwerfung und Anpassung der ihnen Anvertrauten an die Riten und Bedürfnisse ihrer Organisation zwingt und vom natürlichen Leben entfremdet. Die Asyle aller Art stellen »totale Institutionen« dar, gewissermaßen »Gegenwelten« gegen die sich in freier Auseinandersetzung selbst ständig ordnenden und umordnenden offenen sozialen Systeme unserer Welt. Goffman formuliert die These, dass die

Gesellschaft solche Räume der Abweichung braucht, um ihre Entwicklung zu definieren, indem sie jene mit einem »Stigma« (Goffman, 1963) des Abstoßenden belegt. Dadurch aber wiederum werden die Abweichungen verstärkt und fixiert; typische »Patientenkarrieren« zeigen, dass der soziale Verlauf weit weniger von der Krankheit abhängt, als von der Behandlungseinheit, in die der Betroffene gerät.

Als Basaglia 1971 nach Triest übersiedelt, gilt seine Reform bereits primär der Gesellschaft und nur mehr sekundär der Psychiatrie. Er organisiert seine Bewegung nach Art einer politischen Kraft – sie erhält 1973 auch den Titel »Democratia Psychiatrica« – und assoziiert sie mit der großen Oppositionspartei seines Landes, gründet Ortsgruppen in 41 von 96 italienischen Provinzen. Ziel ist nun die volle Liquidierung der psychiatrischen Anstalten und Ersetzung durch psychosoziale Beratungszentren und Wohnkollektive. Die Institution soll überall der Gruppe weichen; das Anpassungsproblem liegt auf der Seite der sogenannten gesunden Gesellschaft, die abweichendes Verhalten nicht exkommunizieren, sondern als Symbol der Befreiungssuche von den normierenden Zwängen, mit denen sie sich selbst der Kreativität beraubt, begrüßen soll. Er versucht aber nicht, wie der in New York lebende Ungar T.S. Szasz (1970), das in der psychischen Krankheit offenkundig stattfindende Sich-Festlaufen in einer Art Sackgasse zu leugnen und das Problem wegzuwischen mit der lerntheoretisch rationalisierten Behauptung, es gäbe Geisteskrankheiten nur, weil man sie so nenne.

Das von David Cooper (1967), einem Mitarbeiter von R.D. Laing, ausgegebene Stichwort »Antipsychiatrie« wendet sich gegen die exkommunikativen Wirkungen einer auf den »Kranken« zentrierten Psychopathologie, die die interaktionellen Bezüge außer Acht lässt. Sie wird zum Handlanger des strafend oder unterwerfend ausgestreckten Arms der Familie. Und alsbald verkündet Cooper (1971) den »Tod der Familie«. Er sieht in ihr eine versagende Institution, die sich gegen die von ihrer Norm abweichenden Tendenzen mit verrücktmachenden Interaktionsmustern pathogen zur Wehr setzt. Er knüpft damit an die Forschungen der amerikanischen Gruppe um T. Lidz (R.W. Lidz & T. Lidz, 1949, 1959/60) an und die davon inspirierte Familientherapie.[2] Unter diesem Gesichtspunkt werden die therapeutischen Gruppenbildungen zu Modellen von Gegenfamilien mit humanem Freiheitsraum.

---

2 S. die entsprechenden Beiträge in diesem Band; s. auch die Konzepte der »pseudomutuality« von L.C. Wynne (1972), des »double bind« der Palo-Alto-Gruppe Bateson, Jackson, Haley und Weakland (Bateson et al., 1972), die Mechanismen der elterlichen »Bindung, Ausstoßung oder Delegation« nach Stierlin (1974), die pathologischen Familientypen nach H.E. Richter (1970), die Fixierung der Rangpositionen nach R. Schindler (1957a) usw.

Aber solange Problemlösungen in der Form beschuldigender Frontstellung gesucht werden, also mit Antiformeln arbeiten, wird die Schuldfrage nur verschoben. Wing und Creer (1974) beschreiben in sorgfältiger Untersuchung »die andere Seite der Schizophrenie« (Katschnig, 1977), nämlich die Belastung, der Angehörige durch die kommunikationsgestörte Verhaltensweise von Schizophrenen, die im Familienverband leben, ausgesetzt sind, und wie sie davon verändert werden, wie die Menge der emotionellen Vorgänge (emotional events) mit der Rückfallquote korreliert, bis die Familien selbst emotional verarmen oder eine neuroleptische Abschirmung über den Patienten gelegt wird.

Die Familie ist freilich nur der Knotenpunkt, über den die Gesellschaft ihre Zwänge und Konflikte an das Individuum vermittelt, und so verbindet sich Psychiatrie mit Gesellschaftsreform. Gruppentherapien an klinischen Stationen führen zu innovatorischen Prozessen und stellen die Organisation infrage. Ploeger und Kollegen (1972) haben ein System regelmäßiger soziometrischer Bewertungen innerhalb der Station mit Einschluss des Personals eingerichtet und verstärkt durch diese Rückmeldung operant patientengerechtes Pflegeverhalten. Gewiss bindet sich auch aggressives Potenzial in realitätsgerechte Anwendungen. Das ändert sich allerdings bei Verlassen des eigenen, konkreten Bereichs infolge der veränderten Machtverhältnisse. Die Ziele werden dann irreal, und das Engagement der Patienten wird zum Vorspann gesellschaftlicher Auseinandersetzungen, wie im gescheiterten Versuch des Heidelberger Patienten-Kollektivs.

In der Sicht des Verfassers befinden sich die Familien und das in ihnen heranwachsende Individuum in der gleichen Not, wenn es ihnen nicht gelingt, das für die Erfordernisse der Identitätsbildung geschlossene System der Familiengruppe zur rechten Zeit wieder zur Öffnung zu bringen, damit der Spannungsausgleich des allgemein fortschreitenden Lebensprozesses stattfinden kann. Der sich sonst verdichtende Interaktionskonflikt der Subsysteme wird von dem in Omega Position stehenden Individuum als zerreißende Kraft übernommen und dargestellt. Es genügt dann nicht, den Konflikt an die Familie zurückzuspielen, sie muss auch entlastet und unterstützt werden, um ihn annehmen und bewältigen zu können. Die dazu entwickelte »bifokale Familientherapie« (Schindler, 1976) arbeitet analytisch und systembezogen in zwei Fokalgruppen (Patientengruppe und Angehörigengruppe) in einer Vierphasenfolge über ein Jahr daran, die zugrunde liegenden Bedürfnisse zunächst getrennt wahrzunehmen und sodann im interaktionellen Spannungsfeld so weit auszugleichen, dass die Systemöffnung weitergeführt werden kann und Entwicklungsmöglichkeiten freigibt. Diese bei der Behandlung der Schizophrenie sehr erfolgreiche Methode beinhaltet den fließenden Übergang von stationärer Gruppentherapie zu ambulatorischer Weiterführung, da die Patienten die Station nach und nach verlassen, die Gruppe aber geschlossen weiter arbeitet und diesen Ablösungsprozess begleitet. Sie verlangt einen entwickelten Ausbildungsstand des Therapeuten, der lange die Spannung zwischen den Fokalgruppen im Übertragungswege aufzunehmen und zu ertragen hat. Zur Veranschaulichung der Systemkräfte hat sich die Beachtung der »Rangdynamik« (Schindler, 1957a) als wesentlich erwiesen: Da Gruppen sich erst durch ihre relative Bewegung zu anderen Systemen als Ganzheit definieren, so gewinnt die mit der Bewegungsrichtung zusammenhängende Alpha-Position strukturell die Bedeutung eines Identitätsprinzips, die antipodische Omega-Position die Bedeutung des Ambivalenzprinzips mit Verweisung in die negative Identität. Die Bestimmung der Rangpositionen in der Stationsgruppe einer Klinik ergibt überdies klare Beziehungen zum Stationsklima und zu der Art, wie medizinische Anordnungen (z. B. die Medikation) von den Patienten angenommen werden und wirken (Schindler, 1957b), je nach der positionellen Einordnung der Funktionselemente »Krankenschwester« und »Arzt« (vgl. auch Schindler, 1959, 1966).

Breite Möglichkeiten der Einbeziehung von Gruppendynamik in die stationäre und Familiengruppenarbeit bietet die »Netzwerktechnik« nach R. V. Speck und C. L. Attneave (1973): Der Klient wird angeregt und bestärkt, seinen Konflikt nicht bei sich zu behalten, sondern an andere heranzutragen, die ihm bei der Bewältigung Hilfe geben können. Die Therapeuten fördern nur den Aufbau eines sozialen »Netzes« von Hilfswilligen (»Aktivisten«), stehen wohl auch beratend zur Verfügung, überlassen aber die therapeutische Aktion dem »Netzwerkeffekt«. So werden natürliche Ausgleichswirkungen der Gruppe für den therapeutischen Einsatz mobilisiert.

Damit führt die Netzwerktechnik die therapeutische Bemühung in unmittelbare Nähe der von K. Lewin ausgegangenen gruppendynamischen Bewegung und des »Encounter« etwa im Sinne von C. Rogers (1961). Der Weg der klinischen Gruppentherapie im zwanzigsten Jahrhundert, vom Schonklima der Kuranstalt über das Konfliktmodell der Psychoanalyse bis zur Interaktionstheorie und dem Ringen um das Öffnen der Systeme, erscheint gewaltig. Freilich gemahnt das ständig zu beobachtende Zurücksinken der dynamischen Öffnungen in die geistigen Asyle neu stagnierender Werte und Traditionen (Schulen, Institutionen, Gegenfamilien ...) an die dualistische Triebtheorie Freuds (1920g), den ewigen Kampf zwischen der triebhaften Unruhe des Lebens und dem homöostatischen Erstarren zum Tod. Denn trotz aller Bemühung ist das Offenhalten der Systeme in der freien Struktur der Selbstreflexion, dieser geniale Versuch zur Befreiung des Lebens aus seinen Zwängen, bis heute nicht gelungen.

Literatur

Arnold, O.H. & Schindler, R. (1952). Bifokale Gruppentherapie mit Schizophrenen. *Wiener. Zeitschrift f. Nervenheilkunde u. deren Grenzgebiete, 5*, 155–174.

Barnes, M. & Berke, J. (1973). *Two Accounts of a journey through madness.* London: Penguin.

Basaglia, F. (Hrsg.). (1968). *L'istituzione negata.* Turin: Einaudi.

Basaglia, F. (1973). *Che cos'e la psichiatria.* Turin: Einaudi.

Bateson, G., Jackson, D.D., Laing, R.D., Lidz, R.W. & Wynne, L.C. (Hrsg.). (1972). *Schizophrenie und Familie.* Frankfurt/M: Suhrkamp.

Bierer, J. (1955). Die therapeutischen Sozialklubs. *Zeitschrift für Psychotherapie und medizinische Psychologie, 5*, 58–64.

Bierer, J. (1965). Gegenwart und Zukunft der psychiatrischen Krankenhäuser. *Zeitschrift für Psychotherapie und medizinische Psychologie, 15*, 122–125.

Caudill, W. (1958). *The psychiatric hospital as a small society.* Cambridge/Mass.: Harvard Univ. Press.

Conolly, J. (1856). *Treatment of the insane without mechanical restraints.* London: Smith Elder and Co.

Cooper, D. (1967). *Psychiatry and Anti-psychiatry.* London: Tavistock.

Cooper, D. (1971). *The death of the family.* London: Penguin Press.

Freud, S. (1920g): Jenseits des Lustprinzips. In *GW XIII*, S. 1–69.

Goffman, E. (1961). *Asylums. Essays on the social situation of mental patients and other inmates.* New York: Doubleday.

Goffman, E. (1963). *Stigma. Notes on the management of spoiled identity.* Englewood Cliffs: Prentice Hall.

Goffman, E. (1967). *Interaction ritual. Essays in face-to-face-behavior.* Chicago: Aldine Pub. Co.

Jackson, D.D. (Hrsg.). (1960). *The etiology of schizophrenia.* New York: Basic Books.

Jones, M. (1953). *The therapeutic community: A New Treatment Method in Psychiatry.* New York: Basic Books.

Jones, M. (1968). *Beyond the therapeutic community: Social learning and and Social Psychiatry.* New Haven CT: Yale University Press.

Katschnig, H. (1977). *Die andere Seite der Schizophrenie. Patienten zu Hause.* München/Wien/Baltimore: Urban & Schwarzenberg.

Klapman, J.W. (1950). *Social adjustment. A textbook for patients for group psychotherapy.* Chicago: Resurgo Associates.

Laing, R. (1960). *The devided self.* London: Tavistock.

Laing, R. (1964). Is schizophrenia a disease? *Social Psychiatry, 10*, 184.

Laing, R. (1967). *The politics of experience*: London: Tavistock.

Laing, R. (1969a). *The politics of the family.* Toronto: CBC Publications.

Laing, R. (1969b). Mystifizierung, Konfusion und Konflikt. In G. Bateson, D.D. Jackson, R.D. Laing, R.W. Lidz & L.C. Wynne (Hrsg.), *Schizophrenie und Familie* (S. 274-304). Frankfurt/M: Suhrkamp.

Laing, R. (1970). *Knots.* London: Tavistock.

Lemert, E. (1951). *Social pathology.* New York: McGraw-Hill.

Lidz, R.W. & Lidz, T. (1949). The family environment of schizophrenic patients. *American Journal of Psychiatry, 106*, 332–345.

Lidz, R.W. & Lidz, T. (1959/60). Zur Familienumwelt des Schizophrenen. *Psyche 13*(5/6), 241–396

Main, T.E. (1946). The hospital as a therapeutic institution. *Bull. Menninger Clinic, 10*, 66–70.

Parsons, T. & Bales, R.F. (1955). *Family socialisation and interaction process.* Glencoe, Ill: The Free Press.

Perls, F.S. (1969). *Gestalt therapy verbatim*. Lafayette CA: Real People Press.

Ploeger A., Bassyouni C., Bonzi A., Markovic A. & Wolf E. (1972). Die Anwendung der »Therapeutischen Gemeinschaft« bei kleinen Psychotherapie-Gruppen. *Gruppenpsychotherapie und Gruppendynamik* 6(1), 85–90.

Pratt, J.H. (1908). Results obtained in the treatment of pulmonary tuberculosis by the class method. *British Medical Journal, 2*, 1070–1071.

Richter, H.-E. (1970). *Patient Familie*. Hamburg: Rowohlt.

Rogers, C.R. (1961). *On becoming a person: A Therapist's View of Psychotherapy*. Boston: Houghton Mifflin.

Schilder, P. (1936). The analysis of ideologies as a psychotherapeutic method especially in group treatment. *American Journal of Psychiatry, 93*, 601–615.

Schindler, R. (1957a). Grundprinzipien der Psychodynamik in der Gruppe. *Psyche, 11*, 308–314.

Schindler, R. (1957b). Soziodynamik der Krankenstation. *Zeitschrift f. diagnostische Psychologie u. Persönlichkeitsforschung, 5*, 227–236.

Schindler, R. (1959). Der soziodynamische Aspekt in der bifokalen Gruppentherapie. *Acta psychotherapeutica, psychosomatica et orthopädagogica, 7*, 207–220.

Schindler, R. (1966). *Zur Pathologie der fixierten Gruppenposition. Excerpta Medica International Congress Series, 150*, 2781–2784.

Schindler, R. (1976). Bifokale Familientherapie. In H.E. Richter, H. Strotzka & J. Willi (Hrsg.), *Familie und seelische Krankheit* (S. 216–235). Hamburg: Rowohlt.

Schindler, W. (1955). Gegenübertragung in der »Family Pattern«-Gruppenpsychotherapie. *Zeitschrift für Psychosomatische Medizin, 1*(2), 130–134.

Speck, R. & Attneave, C. (1973). *Family networks*. New York: Pantheon books.

Stierlin, H. (1974). *Seperating parents and adolcscents: A perspective of running away, schizophrenia and waywardness*. New York: Quadrangle.

Szasz, T.S. (1970). *The manufacture of madness*. New York: Harper & Row.

Wing, J. & Creer, C. (1974). *Schizophrenia at home*. London-Surbiton: National Schizophrenia Fellowship.

Wynne, L.C., Ryckoff, I.M., Day, J. & Hirsch, S.J. (1972). Pseudo-Gemeinschaft in den Familienbeziehungen von Schizophrenen. In G. Bateson, D.D. Jackson, R.D. Laing, R.W. Lidz & L.C. Wynne (Hrsg.), *Schizophrenie und Familie* (S. 44–80). Frankfurt/M.: Suhrkamp.

II.4 Soziale Vision und Institutionalisierung: Macht (1986–1993)

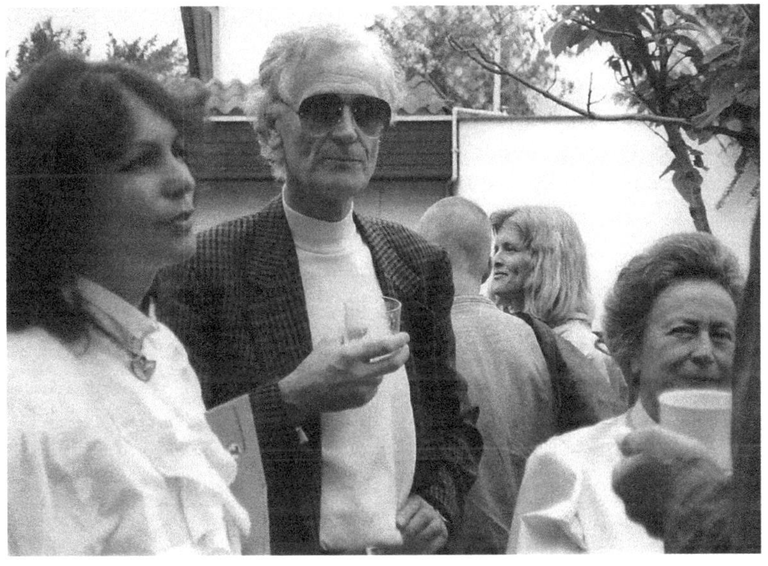

Raoul und Jutta Schindler bei der Tagung anlässlich des 100. Geburtstags von J. L. Moreno (Foto © Familie Schindler)

Die ersten drei Artikel widmen sich Aspekten der Machtgestaltung. Kritisch gegenüber institutionalisiertem Machterhalt argumentiert Schindler im ersten Text für ein dynamisches Verständnis, das sich an der Realität und den sich verändernden Gegebenheiten ausrichtet. Ähnlich beschreibt er im zweiten Text – anhand der Entwicklung und Veränderung der Großgruppenseminare Alpbach – die Notwendigkeit, sich an den dynamischen Prozessen, gruppalen wie gesellschaftlichen Erfordernissen zu orientieren. Nicht Machterhalt, sondern im Diskurs hergestellte Wirklichkeit und die sich daraus ergebenden Fragen und Anliegen stehen im Zentrum. Die Machtfrage und die Kommunikation leiten seinen Blick auch im dritten Text.

Schindler wendet sich in diesen Jahren zunehmend gesellschaftlichen und berufspolitischen Fragestellungen zu. So setzt er sich im vierten Text für die Schaffung eines Psychotherapiegesetzes ein und begreift in Anlehnung an T. Parsons *Krankheit* und *Gesundheit* als soziale Rollen. Trotz dieses Engagements bleibt er skeptisch gegenüber jeder Institutionalisierung, denn einerseits sieht er die Notwendigkeit organisatorischer Strukturen, andererseits fürchtet er die damit einhergehende Lähmung jeder kreativen Dynamik. Diesen Widerspruch versucht er mit seiner Forderung aufzulösen, stabilisierende Machtstrukturen permanent infrage zu stellen.

Der letzte Artikel fasst das Modell der Rangdynamik zusammen und benennt kritische Situationen, in denen Gruppenleitungen zu Interventionen aufgefordert werden. Der Text schließt mit der Aufzeichnung einer Diskussion von Teilnehmer_innen mit Schindler und einer für ihn typischen Intervention.

Macht in der Organisation psychoanalytischen Wissens[1]

Raoul Schindler

Zu keinem Zeitpunkt wird Psychoanalyse klarer zur *Handlungstheorie* im Sinne Roy Schafers (1982) als in der Frage um die *Deutung von Macht*. Natürlich dürfen wir »Handeln« dabei nicht nur auf motorische Schablonen reduzieren. Handeln geschieht auch, wenn der Mensch sich hemmt, wenn er schweigt, wenn er meditiert. Handeln ist nicht nur Denken und Träumen, das sich als eine Art löschbarer Vorstufe in der Vorstellung bzw. Fantasie vollzieht, ähnlich wie bei modernen Schreibmaschinen, die ihre Zeilen zunächst auf eine korrigierbare »Display-Zeile« entwerfen, ehe sie im Druckvorgang motorisch vollzogen werden. Handeln geschieht auch in der Vorgestalt der Gefühle, die den Fühlenden in eine handlungsbereite Übereinstimmung mit seiner Umwelt bringen, indem sie eine symbolgerechte Ausleuchtung herstellen. Damit meine ich z. B., dass eine Straße mit Geschäften für einen Liebenden ganz anders aussieht als für einen Hungernden, dass ein Sessel für einen aggressiv Gereizten nicht zum Ruhen einlädt, sondern sich als potenzielle Waffe, als eine Art Keule vielleicht, darstellt.

Deshalb kann auch F. Perls in seiner tiefenpsychologischen Technik, die er »Gestalttherapie« nennt, Gefühle wie Handlungen ansprechen: was will dieser Schmerz, diese Spannung? Und die von Wilhelm Reich abgeleiteten »Körpertherapien« gehen allesamt vom Grundbefund muskulärer Verspannungen aus, die, ohne mit der Vordergrundaktivität Übereinstimmung zu bilden, ein Hintergrundmuster eingefrorener Handlungsansätze bilden, zumeist in der Intention von Abwehr. So gesehen ist es für das Leben primär unmöglich, nicht zu handeln,

1 Erstveröffentlichung: Schindler, R. (1986d). Macht in der Organisation psychoanalytischen Wissens. In G. F. Zeillinger (Hrsg.), *Psychoanalyse und Macht* (S. 17–34). Wien: Literas Universitätsverlag. Abdruck mit freundlicher Genehmigung.

es lassen sich sekundär nur dessen Ausgestaltung und Ebene verschieben. So können wir z. B. Handeln in motorischer Ebene hemmen, sei es durch Fesseln, Gitter, Schlafmittel oder auch nur den Willen zur Nichtbewegung, aber wir verschieben es dadurch in die Ebene der Vorstellung oder der Fantasie. Seit jeher regen ja bekanntlich Kloster- wie auch Gefängnismauern unsere Fantasie an, entwickeln sich die Träume an schönsten in der völligen muskulären Entspannung, sei es im Lotussitz oder auf der analytischen Couch, im Gelehrtenstübchen oder dem Säulensitz des Eremiten.

Alle diese Vorgestalten und Vorstufen der exekutierten Handlung enthalten einen größeren Freiheitsraum als die vollzogene Handlung selbst, eben den *Spielraum der Persönlichkeit*, der zwischen Subjekt und Objekt transzendierend vermittelt und eine Unbestimmtheit enthält, die Caruso gerne *opaque* genannt hat. Informationstheoretiker sprechen von Rauschen oder Redundanz im Mitklang der Information. In diesem Zwischenbereich von Entwürfen und Vorgestalten geschichtlich sich niederschlagenden Handelns ist Macht angesiedelt.

I. Macht in gesellschaftstheoretischer Sicht

»Macht ist eine codegesteuerte Kommunikation«, definiert Niklas Luhmann. Sie reduziert die Komplexität der Zusammenhänge und schafft Sicherheit. Insofern dient sie auch der Wahrheit, von der Luhmann sagt, sie »ist überwundener Zweifel«. Beachten Sie an dieser Formulierung, dass sie nicht nur auf den Anspruch nach einer »absoluten Wahrheit« verzichtet – tatsächlich hat ein solcher seit Kant bereits nur mehr ideologische Bedeutung –, sondern dass hier der Begriff der Wahrheit den des Zweifels impliziert und in einer Art innerer Handlung (Überwindung) verbindet.

> »[…] es muss im Rahmen allgemeiner lebensweltlicher Selbstverständlichkeiten und Glaubwürdigkeiten zunächst zu einer gewissen Unwahrscheinlichkeit der Information kommen, bevor Prüfkriterien in Funktion treten und ein besonderer Code sich herausbilden kann, der die Feststellung von Wahrheiten und Unwahrheiten reguliert. Ihr Auslöser kann die schlichte Enttäuschung kognitiver Erwartungen sein, aber auch ein verschärft abstrahiertes Auflösungsvermögen kognitiver Instrumente« (Luhmann, 1975).

Wir bewegen uns also in einem nicht hinterfragten Bereich allgemeiner Glaubwürdigkeiten, der erst durch konfrontative Infragestellung oder durch Entwicklungs- und Reifungsvorgänge, die die Auflösungsfähigkeit der bewussten und unbewussten Erfahrung erhöhen bzw. im ausgereiften Alter durch Entwicklung technischer Instrumente steigern; erst dann bricht solche Glaubensseligkeit in Alternativen auf, die entschieden werden müssen. Solche Alternativen sind z.B.:

- in den ersten Lebenswochen: autistische Subjektvielfalt gegen inkonstante Objekte (und Übergangsobjekte nach Winnicott)
- um den 8. Lebensmonat: Teilhabe oder Abwehr
- anal: Besitz oder Verlust
- ödipal: Alternativen zu meinem Geschlecht
- pubertär: Alternativen zur Primärgruppe (Familie)
- »reif«: Alternativen der Partnerschaft
- involutiv: Alternativen zur eigenen Geschichte

Dies alles sind Codierungen von Macht. Die Psychoanalyse ist mit der Entschlüsselung innerseelischer Machtverhältnisse und -ansprüche befasst. Zu ihnen stehen die gesellschaftlichen Erscheinungen von Macht in makrokosmischer Entsprechung, sie sind offensichtlicher, anschaulicher, für das Annähern an das Phänomen Macht zunächst leichter geeignet. Ich folge hier wiederum der Diktion Luhmanns (1975): »Macht stellt die Möglichkeit einer Gemeinsamkeit unter der Bedingung der Vielfalt her, sie überbrückt den Unterschied ohne ihn aufzuheben.« Es entsteht ein Spielraum alternativer Möglichkeiten, deren Beziehung durch den kommunikativen Code der Macht beeinflusst wird. Und

> »... sie ist größere Macht, wenn sie sich auch gegenüber attraktiven Alternativen des Handelns oder Unterlassens durchzusetzen vermag. Und sie ist steigerbar nur zusammen mit einer Steigerung der Freiheiten aufseiten Machtunterworfener« (Luhmann, 1975).

> »Macht ist daher zu unterscheiden von dem Zwang, etwas konkret genau Bestimmtes zu tun. Die Wahlmöglichkeiten des Gezwungenen werden auf Null reduziert. Im Grenzfall läuft Zwang auf Anwendung physischer Gewalt hinaus und damit auf Substitution eigenen Handelns für unerreichbares Handeln anderer. Macht verliert ihre Funktion doppelte Kontingenz zu überbrücken in dem Maße, als sie sich dem Charakter von Zwang annähert« (ebd.).

Der Code der Macht regelt aber nicht nur Einflussmöglichkeiten, er regelt auch die Zurechnung der Macht einseitig auf den Machthaber.

> »Obwohl beide Seiten handeln, wird das, was geschieht, dem Machthaber allein zugerechnet... Solche Regelungen bewirken (aber) nicht, dass der Machthaber für das Zustandekommen von Macht wichtiger oder in irgendeinem Sinne ›ursächlicher‹ ist als der Machtunterworfene« (ebd.).

Ich verlasse jetzt die Diktion Luhmanns und folge wieder meiner eigenen, wie sie sich nicht zuletzt *im Gespräch des Wiener Arbeitskreises für Tiefenpsychologie* herausgebildet hat. Macht beschreibt also eine Vorwegnahme möglichen Handelns unter der Vorstellung der Gemeinsamkeit Unterschiedlicher und bestimmt einen Spielraum dafür. Obwohl die Vorstellungen der solcherart Zusammengeschlossenen sehr unterschiedlich sein mögen und sind, personalisieren sie sich in der Person des »Mächtigen«. Im fällt daher auch die Rechtfertigung zu, ob das, was mit dieser Macht getan wurde, auch mit den Erwartungen derer übereinstimmt, die durch ihr Vertrauen die Machtbildung ermöglicht haben. Bis zu dieser Rechtfertigung, die natürlich erst mit und nach Vollziehung der Tat geschehen kann, bleibt der Mächtige im Zustand der Schuld.

Schuld ist daher eine Erscheinung der Macht, gewissermaßen ihre Rückseite – nicht allerdings *Schuldgefühle*. Letztere widerspiegeln nur den Anspruch auf Schuld bzw. Macht. Depressive belasten bekanntlich ihre Umwelt mit solchen Schuldansprüchen, in denen unschwer die Machtansprüche zu erkennen sind. Sie wirken damit sehr provozierend, weil sie gleichzeitig im Bilde der Hemmung und Angst ihre Unfähigkeit oder Nichtbereitschaft ausdrücken, die Erwartungen an die Macht irgendwie einzulösen. Sie überlassen vielmehr die Rechtfertigung ihrer Umwelt, die sie durch paradoxe Selbstbeschuldigungen in eine pauschale Rechtfertigungsstimmung drängen und zwingen ihr durch den Rückzug aus der Kommunikation die Übernahme der Verantwortung auf. Aber auch sonst begegnen wir allenthalben Machtansprüchen, die einhergehen mit einem Unwillen zu handeln, und damit die erteilte Macht zu rechtfertigen:

Denken wir nur an die triviale Karriereleiter, die bis in die sogenannte »verantwortliche Position« des Chefs irgendeiner Leistungseinheit führt. Das Einrücken in diese Position geschieht unter der Motivation eines normalen Aufstiegs – mehr Geld, mehr Ehr‹ –, die Verantwortung aber richtet sich nach den Erwartungen, die sich auf die Leistungen dieser Einheit richten. Sie sind vielfach unerfüllbar, sei es aus Gründen mangelnder Ausstattung, widersprüchlicher Ansprüche oder einfach fehlweisender oder fehlender Definition der Aufgaben. Der in die Macht eigentlich wider Willen verstrickte Chef fühlt, dass er als Sündenbock struktureller Widersprüche herhalten soll und zieht sich in Unentschlossenheit zurück, er glaubt sich nicht schuldig zu machen, wenn er nichts

(Schuldhaftes) tut. Aber gerade das lässt die Schuld offen. So fühlt er schließlich dankbar, wenn untergeordnete Mitarbeiter in Überschreitung ihrer Kompetenz und Machtvollkommenheit etwas machen. Er deckt es mit seinem Vertrauen und manche Chefs sehen ihre Aufgabe nur darin, dass sie sich wohlwollend vor ihre Mitarbeiter stellen. Alsbald wird solches Vertrauen einfach eingefordert. Man kann dies aus vielen Überbetonungen heraushören, in denen die wahre Abhängigkeit des »Mächtigen« deutlich wird. Die Rolle des »Mächtigen« ist eben mit Macht keineswegs gepaart, sie spricht Macht an, weiter nichts.

Aus der *Rollenfunktion des »Mächtigen«* heraus verhalten sich Machtanspruch und Macht reziprok. Je mehr Machtanspruch und wirkliche Macht aber auseinanderklaffen, desto empfindlicher wird die Situation gegenüber den Attributionen der Macht, wie Ehrerweisungen, Demutshaltung, Distanz. Die Einlösung des Machtanspruchs durch Rollenverhalten tritt anstelle der Machtausübung, es entstehen höfliche Rituale.

Befindet sich der »Mächtige« gruppendynamisch in Alpha-Position, so verlangen die in Gamma-Position sich mit seinem Schicksal identifizierenden Gruppenmitglieder umso drängender nach Erscheinungen seines Machtanspruchs in seiner Persona, je fragwürdiger seine tatsächliche Macht zu werden beginnt. Die Geschichte illustriert dies mit zahllosen Beispielen: etwa in der Geschichte der Päpste, die ihren größten Machtanspruch in der Renaissance erreicht, eben als das Bewusstsein der Welt in Form wissenschaftlicher Aufklärung die Macht der Religionen aufzulösen sich anschickt. Der Weg von Canossa bis zur symbolischen Verurteilung des Galilei veranschaulicht die Verwandlung der gesellschaftlichen Szene. Ein anderes Beispiel bietet die tragische, in Machtansprüche verhüllte Figur Ludwig XVI., der nicht einmal mehr über die Macht verfügt, sich diesem Anspruch zu entziehen, so sehr er es persönlich offenbar wollte. Erst der Tod unter der Guillotine gibt ihm die Macht, sich von den ritualisierten Machtansprüchen zu lösen.

II. Macht und Freiheit

Neben der Verstrickung in gesellschaftlichen Rollen gibt es aber auch einen autochthonen, der menschlichen Organisation eigenen »Willen zur Macht«, der mit dem Motiv zur »Freiheit« zusammenfällt. Das Bewusstsein, das wir *Freiheit* nennen, stellt sich dann ein, wenn wir uns aus den Systemabhängigkeiten, die uns definieren, lösen können. Also etwa nach dem Gipfelsieg des Bergsteigers über einen als unbesteigbar angesehenen Berg, nach der Verwandlung des schweregebundenen Menschen in einen fliegenden, nach der Durchbrechung traditioneller Denkabläufe in eine neue Einsicht – was wir auch als »Aha-Erlebnis« bezeichnen. Wir erleben uns dann als »neuer Mensch«. Eine solche Systemöffnung entsteht in dem Zeitraum zwischen Machtbildung und -einlösung. »Hand in Hand mit dir fordre ich mein Jahrhundert in die Schranken« (aus Friedrich Schiller, Don Carlos, 1. Akt, 9. Szene; Anm. d. Hrsg.) – ein Machtanspruch, der offenbar verspricht, mit der vereinten Macht der Freunde die Schranken des Jahrhunderts (= des Systems seiner Zeit) zu brechen. Und da das Bedürfnis, seine Systembefindlichkeit zu öffnen, sich in seiner Definiertheit zu überschreiten, zu den Grundbedürfnissen des Menschen gehört, findet sich auch das Problem von Freiheit, Schuld und Rechtfertigung in allen Religionen.

Der Anspruch auf Macht könnte ausartikuliert etwa so lauten: »Ich könnte mehr sein, als ich jetzt bin, hilf mir dabei!« Oder: »Ich bin mehr, als ich bin, glaub mir das!« Nun ist dieser zweite, anscheinend widersprüchliche Satz nicht ganz so falsch, wenn wir die prospektive Potenz der Entwicklung einbeziehen. Er hätte dann etwa die Bedeutung von: »Ich kann noch über mich hinauswachsen« bzw.: »Ich fühle in mir die Freiheit, die Systeme, die meine Gegenwart bilden, zu überschreiten.« Es überrascht wohl nicht, dass der Wunsch, diesen Satz zu bestätigen, also den Machtanspruch durch eine Vertrauenserklärung zu bejahen, am heftigsten von denjenigen vorgebracht wird, deren innere Wachstumsfähigkeit zweifelhaft ist – ich denke hier an die narzisstischen Persönlichkeiten, die sich selbst durch Eigenliebe in ihrer Gegenwärtigkeit fixieren, und an die Senilen, deren Wachstum ja an seinem Ende angekommen ist. Ihre tatsächliche Macht, sich aus ihren Abhängigkeiten zu befreien, ist überaus gering geworden. Umso drängender ihr Machtanspruch und ihr Wunsch, ihn bestätigt zu bekommen. Die Abwehrmechanismen der Gesellschaft enthalten solche illusionären Beruhigungen: Etwa die Forderung an die Jugend nach Respekt vor dem Alter an sich; oder das kritiklose Beipflichten und Bestätigen des sogenannten »Freundeskreises«, der sich solcherart zu einem Resonanzboden der Einseitigkeiten und Verstiegenheiten macht bzw. zum Spiegel, in dem sich Narziss gefällt.

Ist nun die akzeptierende Haltung des Psychoanalytikers ähnlich zu bewerten? Tatsächlich gibt es keine Psychoanalyse ohne das akzeptierende Annehmen des Patienten in seiner Art, ohne Empathie, das Mitfühlen noch unentwickelter Möglichkeiten. Aber es gibt auch eine psychoanalytische Routine, immer einfühlend, alles akzeptierend, hinter der keinerlei persönliches Wollen existiert. Lange genug hielt man dies für den idealen leeren Spiegel, in dem sich Übertragungen und Projektionen ungetrübt abbilden. Erst in der Mitte unseres Jahrhunderts erkannte man den unerfüllbaren Anspruch, das Ausschalten des Menschen zugunsten eines technischen Prototyps, eines *typus psychoanalyticus*. Auch hier handelt es sich um einen ungedeckten Machtanspruch, eine Größenidee zugunsten eines Idealichs, zu deren Bestätigung die Patienten in ihrer Hilflosigkeit herhalten müssen. Freilich nicht nur diese. Liegt darin eine Wurzel für das überdurchschnittlich häufige Scheitern von Psychoanalytiker-Ehen? Frauen, die sich an keinem Wollen reiben und messen können, Kinder, die in repressiver Toleranz aller Hoffnung auf eigene Macht und Freiheit verlieren.

Hier begegnen wir auch dem Problem der unabgegrenzten Indikation zur Psychoanalyse, dem fließenden Übergang von der Krankheitsbewältigung zum Persönlichkeitswachstum. Wegen der damit verbundenen Tendenz zur unendlichen Analyse zeigen die Krankenkassen hier gesundes Misstrauen. Freud neigte dazu, ein ebensolches Misstrauen des Patienten an Hand der Honorierung in den psychoanalytischen Prozess einzubinden. Mit seiner Bezahlung bestätigt der Patient, dass seine Erwartungen eingelöst wurden oder ihm weiterhin einlösbar erscheinen, er rechtfertigt die Macht des Analytikers. Wenn aber ein Dritter zahlt, etwa der Vater oder der Ehemann oder eben die Krankenkasse, dann wird nur die Einlösung der Erwartungen dieses Dritten bestätigt. Wir kennen dieses Problem von der Analyse Abhängiger, z. B. Jugendlicher, als ein Motivationsproblem: Will er auch wirklich Analyse machen, oder folgt er einem sekundären Lustgewinn, etwa dem Genuss der Abhängigkeit?

Heute interessiert uns mehr das Rechtfertigungsproblem des Analytikers. Denn in seiner Ungelöstheit wurzelt wohl auch ein Teil der Widerstände gegen soziale Entwicklungen in der Psychoanalyse, ihr unverkennbarer Trend zu konservativ-kapitalistischen Abmachungen mit all ihren possessiv-analen Implikationen. Ein solcher Weg ist das grundsätzliche Verweigern versicherungstechnischer Honorierung. Ein anderer: Die Beteiligung des Patienten an der Honorierung mit einem Grundbetrag und Ergänzung des Restbetrages durch eine Institution (Versicherung od. dgl.). In der Anmessung der Relation dieser zwei Teilbeträge wäre aber nicht nur ein Verhältnis zur Einkommenslage des Patienten herzustellen, sondern auch ein Verhältnis zwischen dem privaten und dem Öffentlichkeitswert seiner Behandlung. Eine derartige Abwägung findet bisher nicht statt, mit dem Ergebnis, dass sich z. B. Drogenabhängige nur als öffentliches Interesse empfinden und kaum Ich-Interessen in die Behandlung einbringen. Ihre Therapeuten leiden dafür unter ständigen Schuldgefühlen und Ängsten, allzu sehr Anpassungswünschen der Öffentlichkeit und nicht Persönlichkeitswünschen ihrer Klienten zu dienen. Hier bestünde m. E. ein weites Feld für den Arbeitskreis und ähnliche Interessenten an der Bewältigung psychosozialer Versorgung, neue Modelle zu entwickeln, die zunächst etwa als subventionierte Studien eingeführt und wissenschaftlich kontrolliert werden könnten.

III. Organisation des psychoanalytischen Wissens

Unser psychoanalytisches Wissen wird traditionellerweise dreifach organisiert:

1. Organisation geschieht durch das Übermitteln psychoanalytischer Erfahrung, der daraus abgeleiteten technischen Regeln und theoretischen Ordnungen, in einem *Denksystem*. Das geschieht, wie in jeder Wissenschaft, durch Vorträge, Seminare usw. Dabei haben sich gewisse Begriffe, die zumeist auf Freud zurückgehen oder aus der Diskussion der Pionierzeit hervorgegangen sind, wie z. B. »Übertragung«, »Widerstand«, »Abwehr« usw. eingebürgert. Sie erfüllen aber heute nicht nur die Aufgabe, uns mit Funktionsvorstellungen zu erfüllen, sondern auch, uns als eine Sprachgemeinschaft auszuweisen. Damit werden Zuordnungen codiert, das heißt Machtstrukturen geschaffen.

Wir haben ein feines Ohr dafür, ob einer sich mehr triebmechanisch mit dem frühen Freud oder Instanzen-mechanisch mit dem späten Freud, ob er metapsychologisch-dualistisch mit Freud oder metapsychologisch-ontologisch mit Binswanger-Boss, ob er metapsychologisch-linguistisch mit Lacan, ob er Ich-psychologisch mit Kernberg oder Kohut, ob er kollektiv-psychologisch mit C. G. Jung oder gesellschaftspsychologisch mit eingestreutem Marx und vor allem Marcuse oder individual-psychologisch mit Alfred Adler oder meta-individualpsychologisch mit Nietzsche, ob er sich personalistisch-psychologisch mit dem frühen oder meta-personalistisch-psychologisch mit dem späten Caruso im Gespräch fühlt.

Wir haben allen Grund, jedes dieser Gespräche zu achten und dem *eklektizistischen Vermitteln* als einem *Machtanspruch ohne Macht* zu misstrauen. Handelt es sich doch um Epigonen, die mit jedem reden wollen, weil keiner ihnen zuhört. Aber der Orthodoxie-bewusste Kampf um die Reinheit der Sprache, für den Kreuze und Scheiterhaufen errichtet wurden, ist kein Organisationsziel. Er verwandelt Macht in Zwang, verhindert den bekennenden Kontakt mit den Phänomenen, indem er das Tragen der Persona vorschreibt.

2. Unser Wissen wird durch die *Lehranalyse* organisiert. Ihr Anspruch ist die Befreiung aus den Systemzwängen unserer Entwicklungsgeschichte, ihr Ergebnis ist aber nicht der »befreite Mensch«, so gerne wir das glauben möchten. Denn diese Vorstellung – die sich für mich noch am ehesten mit der eines erfüllten Todes verbindet – ist unter den Bedingungen der Zeit nicht einlösbar. Freiheit ist eben kein andauernder Zustand, sondern ein Moment machterfüllten Handelns.

Analyse kann mich nicht befreien vom Objekt meiner Geschichte, im Gegenteil, sie bindet mich mit den Spuren der Erinnerung zu einer Einheit. Aber dies ist es nicht allein: Analyse vermittelt im Prozess dieses Vereines von Entwurf und Entworfenem das Bewusstsein des Spielraums meiner Person. Dieser Spielraum wird verfügbar, für das Handeln in der Vorstellung zugänglich gemacht. Somit ist Analyse vor allem Ermächtigen der Persönlichkeit, ist sie *Technik der Personalisation.*

Nun ist das am deutlichsten dort spürbar, wo Hemmungen und Zwänge uns einengen, wo wir uns krank fühlen. Indem wir diese Zwänge lösen, rechtfertigt sich unsere aufgewendete Macht. So gesehen ist *Krankheit die Rechtfertigung des analytischen Anspruchs auf meine Person.* Und folglich Lehranalyse, der diese Rechtfertigung fehlt, ein im Ansatz maßloser Anspruch, der in Individualismus und Subjektivismus zu scheitern droht. Wir binden ihn darum ein in die lebendige Gestalt des analytischen Kreises, in dem sich die Lehranalyse vollzieht. Der Arbeitskreis übernimmt mit seinem Bildungsziel auch den sozialen Anspruch an meine Person, vor dem ich meine Schuld entlasten, meine Macht rechtfertigen kann. Darum legen wir auch Wert auf eine Entwicklung des Arbeitskreises als personale Artikulation der Gesellschaft und wir bemühen uns, seine Einseitigkeiten zu hinterfragen.

3. Wir organisieren unser Wissen durch *Supervision.* Dieser Begriff wird allzu leicht pädagogisch-didaktisch missverstanden, als eine Art Fortbildung durch Kontrolle der Anfänger. Daraus entstehen auch jene peinlichen Bedürfnisse, seine Kenntnisse zu zeigen und Unkenntnisse zu verbergen. Aber die eigentliche Bedeutung von Supervision liegt in der Entlastung von der Macht, aus der ein Therapeut nun einmal handelt. Und wieder ist es ein Missverständnis, wenn jemand diese Rechtfertigung im Lob und der Anerkennung eines als Autorität gehandhabten Supervisors sucht. Es geht ja nicht um die Einlösung der Erwartungen, die dieser haben mag, etwa nach einem braven Nachbeter seiner Lehre. Gesucht wird vielmehr die Rechtfertigung der Macht, die vom Patienten verliehen wurde. Diese kann nur in der Übereinstimmung mit dessen Erwartungen gefunden werden. Es muss daher vor allem ein erfahrbares Bild des Patienten und der mit ihm stattgehabten therapeutischen Auseinandersetzung in den Supervisionsbericht eingebracht werden, ungeachtet eigener Bestätigungsansprüche, wie sie sich nicht zuletzt aus den rivalisierenden Gefühlen zu anderen Ausbildungskandidaten herleiten. Die Befreiung aus solchen Zwängen zu frei-assoziierender Offenheit durch weitergehende Selbstanalyse ist daher ein wesentlicher Bestandteil der Supervision, damit eine echte Schuldentlastung stattfinden kann. Das hat M. Balint wohl am besten verstanden.

In den Anfängen unseres Wiener Arbeitskreises für Tiefenpsychologie lag auch in unseren wissenschaftlichen Sitzungen ein Schwergewicht der Kommunikation in der Kasuistik und erfüllte damit ein Bedürfnis nach Supervision, wie sie damals noch nicht gebräuchlich war. Das lag vielleicht an der ungesicherten Situation der Psychoanalyse in einer nachfaschistischen Gesellschaft und wohl auch im Anspruch, nicht nur überkommene Wege wiederzuentdecken, sondern auch fortzuführen. Darin unterschieden wir uns ja von der psychoanalytischen Vereinigung Wiens, die ihre Aufgabe im orthodox-gewissenhaften Bewahren der reinen, damit aber auch alten Lehre sah.

Ein wenig wehmütig vergleiche ich diesen Rückblick mit dem Eindruck, der mir bisweilen aus gegenwärtigen Sitzungen verbleibt: Weicht dieses befreiende Einbekennen seines jeweiligen Standortes nicht oft allzu habgierigem Erraffen von Theorie, das verantwortungsfreudige Experimentieren mit Neuem einem Konfrontieren mit neuartiger Literatur, gerät das Verstehen unter den Druck des Bewertens und Beurteilens? Vielleicht tauschen wir zu viel Machtansprüche aus und entlasten uns zu wenig von unserer Schuld, verstecken unsere Macht zu rasch hinter der Rollenfigur des Schülers, der seine Unschuld aus der Machtlosigkeit bezieht und der des Meisters, dessen Machtausübung das Bewusstsein seiner Schule definiert, daher nicht ohne Erschütterung hinterfragt werden kann.

Bekanntlich ist »das herrschende Recht allemal das Recht der Herrschenden«. Das ergibt eine Selbstbestätigung für den Mächtigen, die er zur Entlastung seiner Minderwertigkeitsgefühle nutzen kann, wie A. Adler genügend betont hat, erlaubt aber kein Urteil über seine Machtausübung. Sie kann gut oder schlecht sein, die Erwartungen, die mit seiner Ermächtigung verknüpft wurden, erfüllen oder enttäuschen. Ist letzteres der Fall, dann verändert sich das Bewusstsein der Beherrschten hin zum Erleben des »herrschenden Unrechts«; dieses ist aber bereits ein Zeichen sich verändernder Herrschaftsverhältnisse. Daher verschwindet die Pathologie in der Person eines Mächtigen im Erfolg seiner Macht und erscheint im Vollzug seiner geschichtlich sich vorbereitenden Entmachtung. Solcherart ist der Spielraum in der Personalisation des einzelnen eingebettet in den Spielraum der Personalisation seiner Gruppe. (Als Beispiel mag der Versuch H. Stierlins zur Familienbiografie Hitlers dienen.)

IV. Machtfragen im Arbeitskreis

Warum beschäftigen wir uns gerade heute mit der Frage der Macht, die sonst in der psychoanalytischen Literatur nur spärlich anklingt, und warum bewegt diese Frage gerade unseren Arbeitskreis besonders?

Dafür gibt es mehrere Gründe:

1. Die Psychoanalyse ist seit Ende des Zweiten Weltkrieges aus dem gesellschaftlichen Abseits herausgetreten, hat vor allem in Amerika Machtpositionen übernommen und als Verein Machtentfaltung betrieben. Dies geschah nicht zuletzt als Gegenbewegung unter dem Eindruck der Entmachtung in Hitler-Deutschland und Stalin-Russland. Sie hat unter den anti-diktatorischen Gegenbewegungen einen bevorzugten Platz, weil sie nicht der unmittelbaren Politszene angehört, keine politische Partei ist.
2. Die Psychoanalyse hinterfragt ideologische Betonungen und Einseitigkeiten der innerpsychischen Machtverteilung, sowohl innerhalb der Instanzenhierarchie (Es–Ich–Überich), als auch der Dominanz regressiver Ansprüche (etwa des infantilen Größen-Ichs) oder der Partialtriebe. Es strebt eine Verhältnismäßigkeit der Beziehungen an und erweckt damit Hoffnungen auf einen analogen Spannungsabbau innerhalb der Gesellschaft. Solche Hoffnungen wurden 1968 drängend artikuliert und enttäuscht. Die Psychoanalytiker waren darauf nicht vorbereitet und schienen eher geneigt, das Drängen zu hinterfragen, als befähigt, eine Antwort zu geben. Sie fühlen sich an der Not der Welt zwar verhältnismäßig beteiligt, aber nicht für sie verantwortlich, sie sind bestrebt, das Verhältnis ihrer persönlichen Beteiligung zu reduzieren.
3. Der Wiener Arbeitskreis für Tiefenpsychologie nimmt hier eine Sonderstellung ein: Er hinterfragt den Rückzug aus der Beteiligung. Und er will in der Verantwortung ausharren, obwohl er weiß, dass er damit seine Kräfte übersteigt. Es ist notwendig, die Motive dafür auszuführen:
   a) Der Arbeitskreis ist relativ jung, er wurde von Igor Caruso erst 1947 gegründet, er hat sich von Anfang an nicht restaurativ, sondern innovativ verstanden. Er will den Problemen unserer Zeit daher nicht ausweichen, sondern in sie eintreten.
   b) Der Arbeitskreis hat sich in seiner Zusammensetzung nicht einseitig berufsständisch organisiert. Er erlebt daher die Nöte seiner Klienten nicht nur aus der Distanz einer berufsbedingten Arbeitshaltung, sondern er ist gewohnt, sie in seiner Diskussion einer vielschichtigen Sichtweise zu unterwerfen.
   c) Der Arbeitskreis weicht der Tatsache nicht aus, dass Macht nicht gleich verteilt ist. Einmal, weil die Menschen sie ungleich beanspruchen. Aber es ist auch offenkundig, dass die Macht der Außer-Selbst-Bezüge, die wir auch gerne mit dem Begriff »Sachzwänge« kennzeichnen, mit dem Grade der Armut zunimmt. Arme unterliegen

> mehr den Sachzwängen als Reiche, in ihrer Beziehungslage schieben sich nicht-menschliche Beziehungen in die Dominanz. Und man sollte das durchaus nicht nur auf wirtschaftliche Macht reduzieren, der Begriff »Armut« ist vormarxistisch und hat eine umfassendere Bedeutung. Wir nennen arm schlechthin denjenigen, in dessen Lebenslage »objektive« (sachliche) Bestimmungen die Bedeutung der »subjektiven« (persönlichen) Bestimmungen überwiegen und zurückdrängen. Das geschieht z. B. durch das Vordringen körperlicher Begrenzungen und Ausfälle im Handlungsspielraum alternder oder kranker Menschen, wie es Jean Amery treffend beschreibt, aber auch in der Verdinglichung der menschlichen Beziehung im Vollzug einer unpersönlichen Bürokratie, Gerichtsbarkeit oder Behandlung schlechthin, etwa in durchinstitutionalisierten Spitälern oder Betrieben.

Seit jeher dient die Berufung auf Sachzwänge der Rechtfertigung von Macht, nicht nur bei Politikern, auch bei Hysterikern und Zwangsneurotikern. Im Appell auf die eigene Armut kündigt sich ein Machtanspruch an. Es ist aber keineswegs Sache des Analytikers, diesen Anspruch agierend zu übernehmen, noch auch freilich ihn zu verleugnen. Es gibt Berührungen mit echter Armut des Patienten, deren Bewältigung nicht nur in Anerkennung des Realitätsprinzips gefunden werden kann. Ist dann der Psychoanalytiker berufen, seine Analyse einzustellen und sozial kämpferisch tätig zu werden, wie das in südamerikanischen Ländern bisweilen geschieht? Auch Freud hat bekanntlich dem durch die russische Revolution verarmten »Wolfsmann« mehrfach praktische Hilfen zugewendet und ihn nicht nur zu neuer Psychoanalyse weitervermittelt. Gewiss kann uns die Berufsrolle als Psychoanalytiker nicht hindern, außerhalb der Analyse so sozial zu handeln, wie wir es persönlich gutheißen. Innerhalb der Analyse allerdings ist kein Platz für agierendes Unterwerfen des Patienten unter die sozialen Rechtfertigungsbedürfnisse des Analytikers, er darf jenen nicht als Objekt seiner Güte missbrauchen. Vielmehr gilt es, die Armut, die als Argument eines resignativen Nicht-Handelns für einen falschen Machtanspruch herhalten muss, in personale Armut zu verwandeln. Das heißt, den persönlichen Spielraum aufzuschließen, der durch die Erweiterung der reinen Sachlage in der Beziehung zur Person des Patienten entsteht.

Das kann sich manchmal mit der von Viktor E. Frankl herausgestrichenen »Sinnfindung« treffen, meint aber nicht dasselbe. Denn es kann gewiss nicht Aufgabe des Analytikers sein, die Macht der Übertragung zur Suggestion von

Sinn-Entwürfen einzusetzen. Aber er muss für den Tatbestand der Armut aufnahmefähig bleiben, sie mitaushalten können, ohne sie wegpsychologisieren oder durch Fortschrittsglaube wegrationalisieren zu wollen.

Daher gehört auch das Annehmenkönnen der eigenen, persönlichen Armut als Einladung zu dialogischem Handeln in den Erfahrungsbereich der Lehranalyse. Er liegt hier nahe der Narzissmusschwelle. Aber die personale Armut begegnet uns wieder in der Supervision, wenn die Ungeduld des jungen Analytikers an die Grenzen des von ihm und seinem Patienten Bewältigbaren stößt. Und sie macht nicht halt vor dem alten Erfahrenen, dem Lehranalytiker und dem Funktionär des Arbeitskreises, etwa in seiner Konfrontation mit der Innovationskraft der »Jungen«, die sich Freiräume für ihre Ausbildungsbedürfnisse schaffen. Erst die Zuflucht zu pädagogisch-didaktischen Sachzwängen (als Begründung für Machtansprüche) oder erstarrten Traditionen (als Begründung für Resignation) lässt Armut anwachsen. Dort aber, wo es gelingt, seine persönliche Armut im Vertrauen des anderen zu bergen, dort überschreite ich mich selbst, dort entsteht Freiheit. Und so wünsche ich dieser Tagung auch den offenen Spielraum einer freien Diskussion.

Zusammenfassung

I. Gesellschaftstheoretisch ist Macht eine »codegesteuerte Kommunikation« (Luhmann, 1975). Sie ist dies auch in den Vorgestalten des Handelns: Fühlen, Träumen, Denken. Sie eröffnet eine Erwartungsschuld, deren Rechtfertigung »dem Mächtigen« obliegt. In seiner Rolle verhalten sich Macht und Machtanspruch (ebenso wie Schuld und Schuldgefühl) reziprok.

II. Freiheit ist die Macht, Systemkreise, die meine Gegenwart definieren, zu überschreiten. Das Erlöschen kreativer Wachstumspotenz (im Narzissmus oder auch im Alter) steigert das Verlangen nach Bestätigung von Macht. Der *typus psychoanalyticus* als technischer Prototyp routinehaften Akzeptierens ohne Empathie, das heißt ohne Mitfühlen noch unentwickelter Möglichkeiten, missbraucht die Hilflosigkeit des Patienten für seinen ungedeckten Machtanspruch.

III. Die Organisation psychoanalytischen Wissens unterliegt dreifacher Machtprägung: 1. In der Theorie als Machtcode einer Sprachgemeinschaft. 2. In der Lehranalyse als Bindung an die Geschichte und Ermächtigung des Spielraumes der Person, also Förderung der Personalisation, aber eingebunden in das Bildungsziel des Arbeitskreises, der die Macht-Schuld entlastet. 3. In der Supervision, die therapeutische Macht zu entlasten vermag, wenn sie nicht hinter der Unschuld = Machtlosigkeit der Schülerrolle oder der Unberührbarkeit der Meisterrolle verborgen wird.

IV. Die Machtfrage betrifft die Arbeitskreise für Tiefenpsychologie besonders, weil sie 1. sich innovativ und nicht orthodox-bewahrend verstehen, daher 2. der Verantwortung vor den Fragen unserer Zeit nicht ausweichen und 3. Armut als das Dominieren sachlicher oder versachlichter Selbstbestimmungen über die persönlichen nicht verleugnen. Aber im Anvertrauen personaler Armut entsteht Freiheit!

Literatur

Luhmann, N. (1975). *Macht*. Stuttgart: Enke.

Schafer, R. (1982). *Eine neue Sprache für die Psychoanalyse*. Stuttgart: Klett-Cotta.

Wandel des Gruppenverständnisses anhand 20 Jahre Internationale Trainingsseminare in Alpbach[1]

Raoul Schindler

Der klassische Anfang aller Gruppentherapie liegt weit zurück in der Kuratmosphäre: Die Bereitstellung kommunikativer Warteräume, das Kurkonzert als Treffpunkt der Großgruppe, kleine Aktivitätsgruppen im Betrieb der Kurmittel und auflockernde Veranstaltungen von Animationswert. Angeboten wird nur die Struktur, die inhaltliche Gestaltung der Kommunikation bleibt den Gruppen selbst überlassen. Sie wissen, dass diese Inhalte bereits in der Antike von Gymnastik bis zur Philosophie reichten. Es blieb auch so bis zur Wende ins 20. Jahrhundert. Aber bereits 1905 manipulierte der Amerikaner John Pratt seinen Hygieneunterricht an einer Tuberkulosestation und erkannte, dass das beteiligte Gespräch seiner Patienten therapeutische Bedeutung annahm. Bis in die späten 30er Jahre blieb das Gruppengespräch pädagogisch orientiert: In der Elternberatung durch die Individualpsychologen Dreikurs u. a., der Psychoanalytiker Paul Schilder führte in seiner kurzen amerikanischen Zeit Modellanalysen in Gruppen ein, Werner Klapman überzog diese Methode, aber noch Fritz Perls benutzte das »sharing« der Emotionen und Vorstellungen für seine Gestalttherapie als pädagogische Verstärker. Während aber die Analytiker den Weg über das lernende Bewusstsein immer wieder aufgeben, nehmen ihn neuerdings Verhaltenstherapeuten und Lerntheoretiker wieder auf.

Morenos Ansatz kommt bekanntlich aus dem Spontantheater, seine Vorläufer liegen bei der Comedia del arte. Seine Initiative heißt »acting out« und bestimmt

---

1 Erstveröffentlichung: Schindler, R. (1986e). *Der Wandel des Gruppenverständnisses – an Hand 20 Jahre Internationale Trainingsseminare in Alpbach.* 9. Kongress der International Association Group Psychotherapy, Zagreb [Unveröffentlichtes Vortragsmanuskript]. Abdruck mit freundlicher Genehmigung der Familie Lamatsch/Schindler.

die Gruppenpsychotherapie ab den 30er Jahren. Es war nicht nur eine Abkehr von der psychoanalytischen Abstinenz, sondern auch die Verlegung des therapeutischen Geschehens in das »hic et nunc« der psychodramatischen Aktion.

Dagegen blieb die Psychoanalyse lange Zeit nur kritisch eingestellt und übertrug ihre Methoden und Begriffe zögernd in den Bereich der Gruppe. Vor allem durch Slavson in Amerika in ständiger Auseinandersetzung mit Moreno, und durch Foulkes und Anthony in England in vorsichtiger Auseinandersetzung mit der klassischen Analyse im Zweiersetting. Erst Ende der 40er Jahre erfolgte der Durchbruch mit den Arbeiten von Bion und der Tavistock-Clinic zur Psychoanalyse der Gruppe als personaler Ganzheit, die dann von Ezriel, Liebermann und Whitacker fortentwickelt wurde.

Aber parallel dazu entwickelte sich aus der Feldtheorie Kurt Lewins bewusstseinsorientiert die »Gruppendynamik«, die dann mit Gründung der National-Training-Laboratories in Bethesda unter Bradford, Lippitt u. a. in den 50er Jahren einen ungeheuren Aufschwung nahm. Sie wurde nicht nur zur Organisationshilfe in Betrieben, sondern vielmehr zu einer psychohygienischen Sensibilisierungsmethode im Kampf gegen Zivilisationszwänge, Großstadtisolation und autoritäre Entgleisungen der Gesellschaft. Alsbald entwickelten sich aus ihrer Rollen- und Interaktionstheorie ideologische Bewegungen und zwar:

1. die antiautoritäre Bewegung
2. die Antipsychiatrie-Bewegung
3. die Encounterbewegung

Sie beherrschten die 60er und 70er Jahre und verloren in den 80er Jahren wieder rasch an Bedeutung. Die Encounterbewegung ist heute wahrscheinlich in hohem Maße in die sogenannte »Friedensbewegung« eingegangen, aber auch allerlei Sekten und Subkulturen haben von ihr profitiert. Die Anti-Bewegungen haben eine kritische Einstellung zur Macht hinterlassen, auch zur Macht des Therapeuten.

So gewinnen einige Methoden Einfluss, die dem Therapeuten eine integrative Managerposition zuschreiben, wie die »Themenzentrierte Interaktion« von Ruth Cohn und die »non-direktive« Gruppen-(oder auch Gesprächs-)Führung nach Carl Rogers, oder auch die therapeutischen Rollenspiele und das »faire Streiten« nach George Bach. Sie haben den Vorteil einer pragmatischen Methodenverwendung und den Nachteil des Mangels einer Psychopathologie.

Gerade diese aber hatte die Gruppentherapeuten aller Provenienz im Wesentlichen enttäuscht. Weder die formalistische Psychopathologie der klassischen Psychiater noch die psychoanalytische Psychopathologie auf Basis des Regressionsmodells und der Abwehrmechanismen konnte uns wesentliche Voraussagen für das Gruppenverhalten ermöglichen, geschweige denn die statistischen Einteilungen (ICD und DSM III). Die gruppenspezifischen Versuche einer Psychopathologie setzen ein mit Morenos *Soziometrie* in den 30er Jahren, sie stehen heute mit in den Erwartungen an die *Systemtheorie*. Dazwischen liegen überzogene Erwartungen an die Rollentheorie, wie die Labeling-Theorie der Antipsychiatrie und die »Spiele der Erwachsenen« von Berne, sowie mein eigener Ansatz aus der *Rangdynamik* seit Mitte der 50er Jahre, der aber in Amerika kaum bekannt ist.

Vor diesem Hintergrund ist die Gründung des ÖAGG 1959 erfolgt, als integrativer Versuch zur Kommunikation aller, die auf dem Feld der Gruppenwirkungen wissenschaftlich arbeiten. Der Ansatz hat zu ähnlichen Gründungen im deutschsprachigen Raum geführt, die bei völlig autonomen Entwicklungen zu einer guten, aber völlig unformalisierten Zusammenarbeit geführt hat, wie uns ein gemeinsamer Kongress des ÖAGG, DAGG und SGGG (also der österreichischen., deutschen und schweizerischen) Gesellschaften 1986 in Innsbruck gezeigt hat.

Die »Internationalen Trainings-Seminare« in Alpbach wurden seit 1962 in Baden bei Wien und in Innermanzing vorbereitet, seit 1967 finden sie alljährlich zur Eröffnung der Sommersaison in dem kleinen Tiroler Ort Alpbach statt, der schon durch die Europäischen Hochschulwochen eine integrative Bedeutung hat und die nötigen Voraussetzungen an Hotellerie und Tagungsräumen bietet. Er vermittelt durch sein Beruhen in einer unbeschädigten Tradition das Gefühl einer abgeschlossenen Ganzheit.

In den 20 Jahren bis 1986 kamen 2.356 Teilnehmer aus etwa sieben europäischen Ländern, 31% kamen aus dem Ausland, die meisten aus Deutschland oder der Schweiz, vereinzelt aus Holland, Schweden, Ungarn, Italien. Das Verhältnis der Geschlechter war ziemlich ausgeglichen, Frauen überwogen mit knapp 53%. Mit ihnen übten im Lauf der 20 Jahre 38 Trainer aus vier Ländern (26 aus Österreich [68%], acht aus Deutschland, je zwei aus der Schweiz und den Niederlanden), hievon allerdings nur 18% Frauen. Beruflich überwogen mit 22% knapp die Ärzte, vor 19% aus pädagogischen Berufen (Erzieher, Lehrer, Heimleiter), 14% aus sozialen Berufen (Sozialarbeiter, Bewährungshelfer, Pflegepersonal), 12% Psychologen, 13% Studenten und 20% gestreut über andre Berufe (Juristen, Theologen, Ingenieure, Manager, Angestellte in Verwaltungen).

Das einzelne Training dauerte 5 bis 7 Tage, wobei in Kleingruppen zu 10 bis 14 Teilnehmern gearbeitet wurde, die sich aber auch regelmäßig in Plenarveranstaltungen oder Gruppenbegegnungen trafen. Trainerbesprechungen nach Bedarf zu allen Mahlzeiten oder nach Vereinbarungen. Es spielten sich Übungszeiten von 4x90 Minuten ein, informelle Begegnungsmöglichkeit bestand über die ausgiebige Mittagspause, die manche zu gemeinsamen Spaziergängen nutzten und damit ihre Partner zusammenstellten, oder am swimming pool (mit zufälliger Zusammenstellung), sowie abends in der Sauna und in einer Diskothek, natürlich auch in den verschiedenen Räumlichkeiten des Hotels bei einem Glas Wein. Die Struktur der Veranstaltung war als ein Ganzes ausgelegt, nicht als ein Nebeneinander von Übungsgruppen, im Unterschied zu einer ähnlich großen Trainingsveranstaltung im Herbst (ab 1972) in Bad Gleichenberg, die eine nur lockere Verbindung von parallel übenden Kleingruppen vorsah, bei denen verschiedene Therapietechniken kennengelernt werden konnten.

Die Ziele der Trainings in Alpbach sind mehrfach:

1. dienen sie der Selbsterfahrung der Teilnehmer und ihrer sozialen Sensibilisierung
2. dienen sie der Durchleuchtung des beruflichen oder familiären Rollenverhaltens. Damit sollte vor allem auch ein Beitrag geleistet werden für den Umbau medizinischer Spitalsstationen nach dem Konzept der therapeutischen Gemeinschaft und der Unterwanderung hierarchischer Organisationsstrukturen durch Teamwork.
3. werden Gruppentechniken vermittelt und es gibt Gelegenheit zur Begegnung verschiedener Methoden sowohl für die Teilnehmer als auch auf dem Niveau des Co-Trainings, eine wichtige Stufe in der Ausbildung und zur unmittelbaren Erfahrung der Arbeitsweise bekannter Kollegen
4. sind die Trainings auch Gelegenheit für Fortentwicklung der Gruppentechnik, für selbstkontrollierte Experimente und ihre Diskussion. Dies gilt für den einzelnen Teilnehmer, der ein Verhalten neu erproben mag, aber auch für die Trainer. Voraussetzung ist nur die Offenlegung des versuchten Konzepts spätestens bis zum Ende des Seminars, sodass an Verlauf und Ergebnis jeder, der will, teilnehmen kann.

Gerade dieses Zielvorhaben war nicht unbestritten, konnte sich dadurch doch jeder nicht nur als Experimentator, sondern auch als Versuchskaninchen fühlen, mit dem manipuliert wurde. Andernteils trug es wesentlich zur Fortentwicklung des Geschehens, zur Spannung und Wirklichkeitsnähe bei, die Illusion einer heilen Welt der Gruppendynamik, einer Spielwiese optimaler Lösungen, wurde frühzeitig erkannt und einer Wirklichkeit gegenübergestellt, die komplexer ist als akademische Vorstellungen je sein können.

Also baute sich jedes Alpbach-Training als dialektische Entwicklung aus dem vorhergegangenen auf, Überraschung und Sukzession gleichermaßen. Und welches war der Weg dieser 20 Jahre?

In den vorbereitenden Jahren waren die Plenarsitzungen noch von Vorträgen bestimmt. Diese wichen bereits in den ersten Alpbach-Jahren dem Bedürfnis nach Sensitivity-Trainings-Zeit in den Kleingruppen, die Plenarsitzungen wurden ein Instrument antiautoritärer Kritik, die sich bald vornehmlich gegen die Geheimsitzungen des Trainerstaffs richtete. Zwei Tendenzen des Umgangs damit zeichneten sich ab:

Eine vorsichtig-behutsame, der es genügte das eigene Ausgeliefertsein an Autorität kritisch zu durchfühlen und die ihre Hoffnung auf die Einsicht der Autoritätsfiguren setzte und eine andre, die ihre emanzipative Einsicht experimentell zu verwirklichen suchte, indem sie antiautoritär agierte. Aus der Position der Autorität bedeutete dies ein Sich-anheim-Geben an die Gruppe. Wir reagierten daher 1968 bereits auf die Phase der Konterdependenz, indem wir unsre Geheimberatungen öffneten und in die Plenarsitzung verlegten. Dies ging als »Alpbach quer« in unsre Geschichte ein und es ist für uns heute fast nicht mehr nachfühlbar, welche Erschütterungen es unter Trainern und Teilnehmern damals auslöste. Das Überantworten kritischer und planender Vorgänge an die unübersehbaren Einflüsse einer Großgruppe erschien auch vielen Trainern verantwortungslos, ohne didaktischen Wert, reines Experiment, durch das alle zu Versuchskaninchen würden. Ein Trainer verließ das Team, für die andern schien es ratsam die Teilnehmer in Anfänger und Fortgeschrittene zu teilen. Erstere hätten mit sich und der Überwindung ihrer Ängste vor der Gruppensituation genug zu tun. Zwischen den Trainings wurden »Trainer-Treffen« geschaffen, bei denen die zukünftige Struktur und Staff-Zusammensetzung von Alpbach geplant und umstritten wurde.

Der ganze Verein ÖAGG erlebte in den 70er Jahren eine intensive Unterstrukturierung in regionale und Fach-Sektionen, entsprechend seiner zahlenmäßigen Entwicklung, sowie der Methodenvielfalt. Entsprechend vermehrte sich auch in Alpbach das Angebot und 1976 gab es schon sechs Varianten:

1. reines Sensitivity-Training (mit Schwergewicht für Anfänger)
2. leistungsorientiertes Training mit Übungsaufgaben
3. Paar-Gruppen
4. berufsfeldbezogene Übungsgruppen, die sich gerne an Rollenspielen orientierten
5. konfliktorientierte Übungsgruppen
6. »faires Streiten«

Die Problematik aber wechselte allmählich von Sexualität zu Aggressivität: Wie wird aggressives Verhalten organisiert, wie geht man damit um? Durch juristischen Gewaltverzicht? Das ganze Alpbachtraining kulminierte in einem großen

Gerichtsverfahren gegen mich, als Leitfigur, unter der Anklage der Manipulation. Dabei kam es zu spannenden Überschneidungen zwischen meinen Interessen als individuelle Person, den Loyalitäten und Rivalitäten mit den Mitgliedern der von mir geleiteten »Konflikt-Gruppe« und der »Staff-Gruppe«, in der ich Team-Mitglied war. Dabei wiederholte sich, was im Modell-Spiel an der Beziehung zu meiner Person abgehandelt wurde, auf Gruppenebene in der Beziehung der Übungs-Gruppen zur Staff-Gruppe, ungeachtet der Distanzierung mancher Trainer zu meinem Verhalten. Die Formalisierung im juristischen Verfahren zeigte sich dem emotionellen Hintergrund des Konflikts völlig inadäquat.

So kam es im nächsten Jahr, 1977, zu einer Variante »Organisations-Gruppe«, die einen Informations-Kiosk mit Wandzeitung entwickelte und eine Sammlung für materiell überbelastete Teilnehmer durchführte. Zunehmend entstand Interesse an den Vorgängen zwischen den Gruppen, ihre gegenseitige Beeinflussung, die sich bewusst zumeist als Störung auswirkte, die Bedeutung des informellen Begegnungsraums, die Abwehr der Gruppen dagegen in einer »Heile-Welt«-Zuflucht.

1979 versuchten wir es soziologisch und durchforsteten das Seminar mit Fragebögen und statistischen Auswertungen. Aber die Ergebnisse waren zu langsam für den Gang der Ereignisse und zu komplex in den Aussagen, sodass sie Spott ernteten und kaum angenommen wurden. Nur ihre Einengung auf einzelne gezielte Fragestellungen erschien gruppenwirksam, erwies sich damit aber auch manipulativ. Für mich interessant war ein ziemlich einfacher Fragebogen, der nach der Einschätzung der persönlichen Stellung in der Übungsgruppe, der Übungsgruppe im Gesamtseminar und des Gesamtseminars in den Gefühlen des Ortes Alpbach fragte und am Beginn, in der Mitte und am Ende ausgegeben wurde. Er zeigte nicht nur eine sehr homologe Entwicklung der Gefühle in allen Gruppen, sondern auch eine genaue Umkehr der Einschätzung im Vergleich der Stellung der eigenen Person in der Kleingruppe und des Gesamtseminars im Ort. Also je mehr sich im Zuge der Seminardauer die Gefühle, Interessen und Kontakte der Seminarteilnehmer untereinander subjektiv verstärken, desto mehr scheint die Einschätzung des Interesses des Ortes für das Seminar abzusinken, während die Gefühle des Einzelnen in der Kleingruppe von Abgelehntheit zu Geborgenheit wechseln, schätzt er die Stellung des Seminars im Ort genau gegenläufig ein. Ist also die fremde Großgruppe ein projektiver Spiegel der eigenen Gruppenbedürfnisse?

1980 führten Fritz Simon und ich eine Gruppe unter der Themenstellung »Macht und Vertrauen«, die im Detail in seinem Buch *Der Prozess der Individuation* (Simon, 1984) wiedergegeben ist. Über neun Sitzungseinheiten hielten wir eine einfache Konfusionsstrategie durch, die die Entwicklung irgendwelcher konsensueller Gruppenregeln nicht zuließ, wir hielten also die Gruppe in einer künstlichen Anomie. Die Folge war eine tiefe Regression mit symbiotischen Abhängigkeitsbedürfnissen und Schizophrenie analogen Spaltungsphänomenen. Es bildeten sich drei Fraktionen: eine »katatone«, die sich um philosophemhafte Erklärungen bemühte, eine »hebephrene«, die sich oral erging und alles in Witze auflöste, eine »paranoide«, die ängstlich-heimatlos zwischen den Fraktionen wechselte und sich überall abgelehnt fühlte. Als wir im zweiten Abschnitt die Strategie änderten, wurde dies zunächst als »Manöver« nicht angenommen, das System blieb irreal. Erst der Zusammenstoß mit einer andern Gruppe führte über terroristisch-aggressive Fantasien in ein Realitätsbewusstsein zurück, das sich über Bedürfnisse gewalttätiger Stabilisierung oder sich aufgebender blinder Unterwerfung zu der Erkenntnis führte, dass Macht nicht durch Rebellion oder Unterwerfung aufgelöst werden kann, sondern nur über eine Phase des »Aushaltens der Realität« jene Eingrenzungen erreicht und ausgehandelt werden können, die Vertrauen geben. Über das Gruppenthema hinaus aber begann uns die Bedeutung der umgebenden Gruppen zunehmend zu interessieren.

So versuchten wir 1981 eine Gruppe mit dem Problem der Organisation des Ganzen zu beschäftigen, was aber bei den andern Gruppen als Eingriff erlebt und oft aggressiv abgelehnt wurde. Dagegen konnte fast mehr Einfluss durch eine »Beobachter-Gruppe« gewonnen werden, obwohl diese in die Gruppen entsandten »Beobachter« dort in den Prozess gar nicht eingriffen, sich passiv verhielten und den Platz einnahmen, den man ihnen zuwies. Im gleichen Jahr bestätigte sich beim Sektionstraining in Wien, das ich zusammen mit A. Ruhs geleitet habe, diese Erfahrung.

1982 organisierten Fritz Simon und Alfred Pritz eine Gruppe mit Teilnehmern, die sich als »Außenseiter« verstanden. Das Training gipfelte in einer gemeinsamen Großgruppensitzung, in der diese Außenseiter ein Jedermannartiges Bacchanale inszenierten. Ablehnung und Betroffenheit war groß. Aber nun interessierten sich auch Trainer, die bisher Großgruppensitzungen mehr als Störung ihrer Kleingruppe empfunden hatten, für die Integration dieses Umfelds. Isolierte Kleingruppen sind irreale Spielwiesen, die es in der Wirklichkeit nicht gibt.

Seither gehört die Großgruppe, als Zusammenkunft aller Kleingruppen, zu den Alpbach-Trainings dazu und gewinnt immer größere Steuerungskompetenz. Da in den 70er Jahren die Auseinandersetzung mit dem Hotel und seiner Preisgestaltung oft Thema gewesen war, übergaben wir 1984 die Probleme der Bettenvergabe usw. an die Großgruppe. Aber es entstanden keine nennenswerten Probleme, die Teilnehmer regelten sich ihre reale, materielle Existenz informell. Wo Probleme entstanden, waren sie Vehikel für emotionelle Interferenzen, an denen der sich mühsam bildende Großgruppenrat vorbei regieren würde, er artikulierte daher mehr Schauspiel als Entscheidung. Wir gewannen Vertrauen und 1985 übergaben wir der Großgruppe die Strukturierung des Ganzen. Schon am zweiten Tag hatten sich sechs Kleingruppen gebildet:

1. eine Aktivisten-Gruppe
2. im Kontrast dazu eine faulenzende Intellektuellengruppe, die sich Mittelmeergruppe nannte und ihren Platz vorzüglich am swimming pool einnahm
3. eine Gestaltgruppe, mit hohem Anspruch an Intimität und Geschlossenheit
4. eine Sesshaften-Gruppe, die sich den größten Raum und die ältesten Trainer suchte
5. eine konterdependente »Trainerlose Gruppe«, die aber drei Trainer an sich zog
6 sogenannte »Flatterer«, die ohne Ächtung und Ablehnung zwischen den Gruppen wechseln konnten. Da sie nicht abgelehnt werden, vermitteln sie integrative Bedürfnisse ohne Scheu und verbreiten ihre symbiotische Sehnsucht nach einem harmonischen Ganzen

In diese Atmosphäre toleranten Selbstvertrauens startet die Aktivistengruppe im Verlauf eines Bergausfluges das Experiment einer »Religionsgründung«: In verteilten Rollen werden Andeutungen über einen neu entdeckten Indianerkult mit wundersamen therapeutischen Wirkungen in den andern Gruppen, informell und in den Großgruppenzusammenkünften platziert, die konstruktiv-logischen Beiträge in der Großgruppe werden als oberflächlich kritisiert und alle unverständlichen Vorgänge werden mystisch betont. Es gelingt innerhalb von drei Tagen das Interesse aller Gruppen auf die neue »Myristik« zu zentrieren. Ein Gruppenmitglied gibt außerhalb der Trainingszeiten einen kleinen Vortrag über diese wundersam verschrobene Kultform, der gut besucht ist. Bei einer angeschlossenen praktischen Übung kommt es zu einem Erleuchtungserlebnis eines Teilnehmers, der plötzlich sein Verhältnis zu seiner Mutter neu versteht und das der Großgruppe beeindruckt verkündet. Er ist nicht von der Aktivistengruppe und natürlich sehr verärgert, als diese Gruppe am nächsten Tag ihr Experiment auflöst und allgemein erklärt. So einfach also lässt sich eine neue Sekte oder Jugendreligion in die Welt setzen, ohne Drogen und ohne Geld. Da auch der Trainerstaff vom mitbeteiligten Trainer nicht informiert worden war, gehen die Wogen der Entrüstung bis in den Staff und beschäftigen in Stellungnahmen für und wider noch den Winter über das kleine Organ des ÖAGG, genannt »Feedback«. Und die Großgruppenerfahrung des Trainings 1986 widerspiegelt alle bisherigen Lernschritte:

1. Die Großgruppe wird überwiegend als wichtig und interessant empfunden.
2. Langatmige und aggressive Stellungnahmen werden vermieden.
3. Machtblöcke werden nicht angestrebt und wo sie sich bilden rasch aufgezeigt.
4. Erstmalig gelingt es der Großgruppe durch längere Zeiten konstruktiv zu schweigen, das heißt, das Schweigen nicht abwehrend zu unterbrechen, sondern in es hineinzuhorchen, ohne in mystisches Schwelgen auszubrechen. Das Hören ist wichtiger geworden als das Sagen. In dem so gebildeten angstarmen Großraum können auch zaghafte Stimmen zu Wort kommen, originelle, trendfremde. Die Überwachung und Begrenzung der Macht lässt uns auch in der Großgruppe noch persönlich werden.

Zusammenfassung

1. Der Weg der 20 Jahre hat von der Kleingruppe zur Großgruppe geführt. Nicht im Sinne eines technischen Organisierens, also etwa der lernfähigen Erfahrungen eines Organisationstrainings. Sondern im Sinne der personalen Bewältigung von Großgruppen durch Sensibilisierung für die in ihnen wirksamen Kräfte und ihrer emanzipativen Begrenzung.

   Im Grunde wiederholen wir die Erfahrung, die wir vor 20 Jahren gemacht haben: Galt es damals die Angst des Individuums vor der Öffnung in der (kleinen) Gruppe zu überwinden, indem wir den Einzelnen sensibel für seine Ängste machten und selbstbewusst, um sich persönlich zu artikulieren, so geht es heute um das Persönlich-Machen der Großgruppe. Wieder müssen wir sensibel werden für unsre Abhängigkeitswünsche und für die rebellierende Aggression der Befreiungsansprüche, müssen das Schweigen ertragen lernen und die Machtbedürfnisse begrenzen. Wir wissen noch nicht viel, aber wir haben nachweisen können, dass die personale Erfahrung von Großgruppen möglich ist. Die ihnen eigentümlichen quantitativen Begrenzungen und Beziehungsmuster werden das Forschungsprogramm der 90er Jahre bilden.
2. Die menschliche Entwicklung lässt bisher folgende Beziehungsformen erkennen:
   a) die *symbiotische Beziehung* der ersten Lebenstage als Übergang zur individuellen Freiheit und damit auch Begrenzung
   b) die *duale Beziehung* in patriarchaler oder matriarchaler Abhängigkeit. Sie ist ihrem Wesen nach eine Un-gleichbeziehung, aber nicht ohne Wechselseitigkeit, vor dem Hintergrund einer unerschlossenen Welt.

c) die *personale Kleingruppenbeziehung* mit Rangordnungsstruktur, die im Bereich von 1–3x7 Gruppenmitgliedern vorrangig gilt

d) Oberhalb von 21 Teilnehmern kommt es in der Regel zum Umschlag zur *prototypischen Großgruppenbeziehung*. Sie ist immer dann gemeint, wenn von einem Menschen als einem »Typ« gesprochen wird, also einem, der für eine Mehrzahl ihm Gleichartiger (Clanmitglieder) steht bzw. spricht.

e) Die ausgereifte Beziehung ist weltoffen, wir können sie die *akzeptierende* nennen. Sie verweist auf eine unerschlossene, nicht auflösbare Öffentlichkeit, die in ihrer Komplexität ausgehalten werden muss. Wo das nicht gelingt, wird Autorität zum Abschluss des Systems eingesetzt und mit ihrer Hilfe die Komplexität bis zur Erträglichkeit verringert.

3. In jeder Beziehungsebene wiederholt sich der Aufbau der vorangegangenen. So lässt sich die Geschichte des ICH-Aufbaus in den regressiven Phasen der Großgruppen studieren und wie in Vergrößerung ansichtig machen.
4. Eine Beziehungs-Pathologie muss erst erarbeitet werden. Sie wäre die Voraussetzung für eine spezifische Indikation von Gruppenpsychotherapie.

Literatur

Simon, F. (1984). *Der Prozess der Individuation: über den Zusammenhang von Vernunft und Gefühlen.* Göttingen: Verlag für Medizinische Psychologie im Verlag Vandenhoeck & Ruprecht.

Zur Optimierung des Chaos[1]

Raoul Schindler

Wir sind am letzten Kongresstag, und es wäre legitim, nun so etwas wie eine Zusammenfassung zu präsentieren, aber das kann ich nicht. Unser Kongress war eine sehr weit streuende Öffnung des gestellten Themas, ich bin weder Willens noch in der Lage, es durch ein paar kluge Sätze zu beschließen. Also verbleibt doch »Chaos«. Ja, warum denn nicht? Ist denn nicht alles chaotisch, was uns da als natürliche und gesellschaftliche Welt umgibt, sich gegenseitig verschlingend, anpassend und neuschöpfend, ausgenommen die kleine Durchsicht dessen, was wir durch systemische Gitter und Gleichgewichte festzuhalten vermögen und unsere Umwelt nennen können. Umwelt ist nur ein Ausschnitt von Welt, aber eben der uns wichtige, auf den wir durch unsere Konstruktion bezogen sind oder uns durch das Eindringen unseres Verstandes beziehen wollen. Umwelt beginnt daher mit der Initiative einer Zuwendung und der ungewissen Angst, vielleicht nicht eingelassen zu werden. Wir fürchten uns vor der komplexen Dichte des Fremden und in der Chance doch schon ein wenig drinnen zu sein. *Angst* ist deshalb ein informatives Gefühl, zwischen Risiko und Chance, zwischen Deutung und Missdeutung, ein Dazwischen-Sein. Und so fühle ich mich mit Klaus Dörner (1982), Horst-Eberhard Richter (1976) und schon Michael Balint (1959) einig, dass Angst keineswegs etwas Pathologisches ist, sondern unser Bemühen umspielt, in Anderes, Neues, Fremdes einzudringen. Angst löst sich, wenn wir uns entscheiden, aus dem Zwischen-Dasein herausfinden in eine neue Entwicklung

1 Keynote zum dritten Tag des III. Europäischen Kongresses für Gruppenpsychotherapie und Gruppendynamik in Budapest, 20.–23. September 1990. Erstveröffentlichung: Schindler, R. (1991). Zur Optimierung des Chaos. *Gruppenpsychotherapie und Gruppendynamik, 27*, 50–68. Abdruck mit freundlicher Genehmigung der Vandenhoek & Ruprecht GmbH & Co. KG, Göttingen.

oder regressiv zurückweichen in alte, bekannte Fixierungen und Zustände. Deshalb markiert das Auftreten von Angst alle Entwicklungsschritte, persönliche und gesellschaftliche. Das Ausfallen ihres Auftretens ist ein Hinweis für das Fehlen einer biologischen Entwicklung. So fällt z. B. die Angst des achten Lebensmonats, auf die René Spitz (1965) aufmerksam gemacht hat, bei Schwachsinnsformen weg, die die Diskriminierung von Fremdwahrnehmung und Geborgenheit in der Mutter- bzw. Familienbeziehung nicht erreichen. Unter gesunden Bedingungen endet der Entwicklungsschritt mit dem Gewinnen des aufrechten Ganges, der Mensch wird also von einem Kriechling zu einem Gehling und kann mit dieser Veränderung seiner Identität einen beträchtlichen Zuwachs an Macht registrieren: Er kann nunmehr hin- und davonlaufen, mehr Welt übersehen und aufrecht zu sich stehen. Er wird ein Stück Umwelt für sich besetzen und verteidigen. Wieder stoßen wir auf einen oft missverständlich beargwöhnten Begriff: *Macht.* Da wird doch tatsächlich im gleichen Atem die eigene Ohnmacht beklagt und die Kommunikationsform ohne Macht gesucht! Schon im Titel unserer Tagung finde ich dieses Missverständnis, wenn da von »Macht *und* Gewalt …« die Rede ist. Es müsste Macht *oder* Gewalt heißen! Denn die gewaltsame Durchsetzung von Ansprüchen tritt erst auf, wenn die kommunikative Macht scheitert.

Ich möchte das in einem persönlichen Eindruck veranschaulichen, den ich gestern hier in Budapest in dem meinem Hotel gegenüberliegenden Museum im Salon für moderne Kunst erfahren durfte. Da hängen unweit voneinander zwei Bilder: Das eine stammt von einem 1912 in Krefeld geborenen Maler, der die belastenden Namen »Adolf« und »Luther« führt. Es nennt sich »Energetic Construction« und besteht aus handtellergroßen Spiegeln, die zusammen eine quadratische Fläche bedecken. Der Beschauer sieht sich darin in einer Fülle von Brechungen, als Vordergrund- und Hintergrundperson, die sich in die Spiegelungen der ihn umgebenden Umwelt in lauter Brechungen integriert.

Das andere Bild stammt von Harald Falkenhagen, geboren im Jahr 1956 in Delmenhorst. Es zeigt eine Art sehr engen hohen Beichtstuhl, in dem ein hagerer Mensch eingeklemmt sitzt. Der Stuhl steht in der Mitte einer sehr großen, grauen Wand, die völlig leer ist, das Bild enthält nichts und niemanden, der die mögliche Beichte hören will. Diese Bilder stellen mit den Mitteln der Kunst aufs beste die Begriffe »Macht« und »Ohnmacht« dar.

Um es aber auch in eine wissenschaftliche Aussage zu bringen, so verstehe ich unter *Macht die Organisation von Kommunikation*. Ich folge darin Niklas Luhmann (1975, 1986, 1989), der auch darauf hinweist, dass Macht abzugeben nicht weniger Macht zur Folge hat, sondern mehr Macht. Auf seinem Weg von der Leibeigenschaft bis zu den Menschenrechten hat der Mensch dem Menschen laufend mehr Macht gegeben, und ich möchte zu behaupten wagen, es geschah nicht aus Liebe – wie es der Vorschlag schon seit 2000 Jahren vorsieht –, sondern aus dem Bestreben nach mehr Macht, deren subjektives Erleben mehr *Freiheit* heißt.

Wie aber organisiert sich Kommunikation? Die psychoanalytische Ich-Theorie von Margret Mahler (1968) bis Kernberg (1988, 1991) zeichnet ein Bild der Individuation als Organisation eines ersten, überwiegend narzisstischen Ich-Selbst aus der symbiotischen Weltverbundenheit mit der Mutter, eine verblüffende Analogie zur Organisation kollektiver Gebilde. Wir wollen diese Vorgänge daher gleich unter dem Makroskop der Gruppenpsychologie darstellen. Ich folge dabei der in der Interaktion mit dem Österreichischen Arbeitskreis für Gruppenpsychotherapie und Gruppendynamik entstandenen Sicht.

Als erste Organisationsstufe bezeichnen wir das ängstliche Wahrnehmen einer unstrukturierten *Menge* von Menschen um mich. Sie ist von dichter Komplexität, verlockend und gefährlich. Ich verspüre Machtzuwachs als Chance der Kommunikation und Übermächtigung meiner Identität als Risiko. Wenn ich nicht zurückweiche und die Zeitung zwischen mir und den anderen hochziehe, so versuche ich mein Dazwischen-Sein (Interesse) durch Kontraste aufzulösen. Ich erreiche die zweite Organisationsstufe, indem ich eine *Wir-Beziehung* bilde, eine Grenze der Gemeinsamkeit zwischen den solcherart mit mir Verbundenen und anderen ziehe, die sich daran nicht beteiligen oder uns bedrohen. Bion (1948, 1952, 1961) hat für dieses Stadium die Kennzeichnung »pairing« und »fight and flight« gewählt. Letzteres beschreibt den rivalisierenden Spannungskampf innerhalb der sich zuerst organisierenden Gruppe, die sich zwar nach außen abgegrenzt, aber nach innen noch unstrukturiert ist. Durch Imponiergehabe sucht jeder auf seine Initiative aufmerksam zu machen und verweigert seine Beteiligung an anderen Initiativen bei der Suche nach einer gemeinsamen Richtung. Erst als dritte Organisationsstufe entsteht die »Gruppe«, eine kollektive Ganzheit also, die eine gemeinsame Bewegungsrichtung gefunden hat für ihr Handeln. Rezeptiv ausgedrückt bedeutet dies, dass die Gruppe aus der Komplexität einer chaotischen Weltganzheit ihr Thema herauslöst, mit dem sie nunmehr in lebendige Interaktion eintreten wird und solcherart Welt in Umwelt verwandeln wird.

Mit diesem dynamischen Aufbruch verbindet sich eine charakteristische *Rangordnung* als innere Struktur. Mit dem Initiativeträger »Alpha« identifizieren sich die in »Gamma«-Position rangierenden Gruppenmitglieder, deren letzter, zögernster die »Omega«-Position einnimmt. Randständig, in »Beta«-Position, begleiten einige die Gruppe, die sich auch für andere Umwelten interessieren und daher für die Gruppe das Realitätsprinzip repräsentieren, während Alpha und Omega den Identitäts- und Ambivalenz-Pol der Gruppe markieren.

Das hat nichts mit Hierarchie zu tun, auch wechseln die Positionen der einzelnen Gruppenmitglieder meist mit jedem Themenwechsel ohne besondere Auffälligkeit. Mit dem Anwachsen der Gruppe über die magische Zahl 7 hinaus wird die Übersicht schwieriger und zwar nach dem Vielfachen von 7. Ab 21 (3x7) Mitgliedern beginnt eine neue Organisationsstufe fühlbar zu werden, die ab 49 (7x7) Mitgliedern das Erscheinungsbild beherrscht: die Großgruppe. Sie zu erreichen, macht ein dramatisierendes Pathos notwendig, das den Informationsgehalt zunehmend färbt. Die Mitteilungen werden kürzer und übertreibend, der einzelne wird nicht mehr persönlich wahrnehmbar, sondern zum »Typ«, zum Protagonisten einer Idee, die er vertritt oder die mit ihm verbunden wird. Die Akteure in Großgruppen agieren daher wie auf einer Bühne, verstärkt oder herabgesetzt durch Beiträge von Zurufcharakter. Sachliche Entwicklungen eines Themas werden meist nur von einer Kleingruppe getragen, die Zurufer nehmen sich oder erhalten zu wenig Zeit, um sich in der Sache zu artikulieren. Sie geben gewissermaßen die Beleuchtung, etwa durch Größenverzerrungen, assoziative Verfremdungen, ausschnitthaft aufspaltende Akzente. Sie ernten und zünden damit Gelächter, Angst, Ärger, Verwirrung. Je mehr die Dominanz der Pseudo-Klugen als Schwelle für einen Beitrag hingenommen wird, desto geordneter und autoritärer geht es zu, je mehr jedoch die Bedeutung der Zurufer zunimmt, desto unübersichtlicher und chaotischer erscheint die Szene.

Diese Erscheinungen und ihre Interaktion mit der intimen Kleingruppe sind seit mehr als 15 Jahren zum spezifischen Thema unserer alljährlichen »Internationalen Trainingswoche in Alpach/Tirol« geworden, bei denen 70–100 Teilnehmer aus den deutschsprachigen Ländern zusammenkommen und in stets wechselnder Vorgabe ein gruppendynamisches Labor entwickeln, in dem sich Kleingruppen und Großgruppen durchdringen und begegnen. Die Erkenntnisse aus diesen Studien lassen sich leicht auf gesellschaftliche Vorgänge übertragen. Es erscheint uns immer wichtiger für die Entwicklung einer aufgeklärten Gesellschaft, Sensibilität für die in ihr ablaufenden Klein- und Großgruppen-Interaktionen zu erreichen.

Tatsächlich löst eine ganz unstrukturierte Großgruppe, die sich also auf die Ebene der »Zurufer« vereinigt hat, hohe Angstspannung aus. Sie ist voll von Handlungsbedarf, der vor der Hemmung einer unübersehbaren Komplexität steht, vergleichbar der Spannung katatoner Patienten zwischen Raptus und Stupor, die der Psychiater Zucker beschrieben hat. Und sie durchläuft völlig analoge Organisationswehen, wie das Ich der Einzelperson in der Individuationsphase: Bedürfnisse nach symbiotischer Einheit werden laut, manisch überhöht (»Seid umschlungen Millionen …«), rasch wechselnd zu tief depressiver Verzweiflung gegenüber der Undurchdringlichkeit und Fremdheit des anderen und der eigenen

Ohnmacht, des Nicht-Erhörtwerdens. Dann wieder greifen Spaltungen um sich und das Gefühl, von fremden Mächten manipuliert zu werden, paranoides Sich-Zurückziehen in Verschwörerkreise mit wahnhaften Deutungen der anderen. Derartige Beschreibungen finden sich auch in dem von Kreeger (1977) herausgegebenen Sammelband über die »Großgruppe«. Und wir erkennen leicht die Regression auf die um »Alpha« rivalisierende Ebene der Wir Beziehung in den Ängsten »vereinnahmt zu werden« und die Regression auf die symbiotisch verbundene Menge, die wir mit dem Begriff *Masse* beschreiben. Die Massenpsychologie des 19. Jahrhunderts von LeBon bis Freud hat sich mit diesen regressiven Phänomenen beschäftigt, angeregt durch die Schreckensbilder der französischen Revolution. Die Gruppendynamik und die von ihr inspirierte Soziologie des 20. Jahrhunderts beleuchtet die innovative Seite: die *Chance des Chaos*.

Diese Chance liegt in der innovativen Kraft zu Neuschöpfungen, die über historische Traditionen, den fixierenden Zwang der Institutionen und die Tabus der intimen Kleingruppen hinweg zu neuen Organisationsformen und -zielen führt. Es besteht kein Zweifel, dass die Großgruppe über eine solche kreative Macht verfügt, dass sie Befreiungsprozesse in Gang zu setzen vermag. Wir haben es gerade wieder staunend erlebt. Und dass das Scheitern dieser Macht, der Organisation von Kommunikation, zur Freisetzung restaurativer Gewalt führt und zur Festigung von Institution.

Großgruppen halten sich nur vorübergehend und entfalten ihre innovative Kraft im Zerfall in Kleingruppen, die die neue »Idee« weitertragen, verändern und mit ihrem dynamischen Schwung versehen. Diese neue Garnitur von »Alphas« verdrängt die Gallionsfiguren der Großgruppe, was häufig deren Widerstand auslöst und zu gewalttätigen Auseinandersetzungen führt, die wir unter der Formel »die Revolution frisst ihre Kinder« oberflächlich kennen.

Im Bemühen, die Kraft der Großgruppe zu erhalten, bilden wir *Institutionen*. Es werden sachliche Spielregeln und Strukturen festgelegt, die nunmehr mit beliebiger Mitgliederzahl erfüllt werden können, ohne die Übersicht zu gefährden. Die Rangordnung wandelt sich zur Hierarchie mit Titeln und Abzeichen, die Rollen zu Funktionsbeschreibungen mit kontrollierter Machtbegrenzung oder voller Machtlosigkeit als rein durchfahrendes Organ. Während *Kulturen* von Gruppen und Großgruppen getragen werden, ist das Kennzeichen der *Zivilisation* das Überwiegen von Institutionen. Tatsächlich ist in unseren hochzivilisierten Gesellschaften fast alles institutionalisiert. Alle größeren Wirtschaftsunternehmen, die Schule, das Recht und die Verwaltung, die Familie und nicht zuletzt der Krieg.

Da die Technik mit Telefon, Funk und computerisierten Netzwerken nunmehr die »Kommunikationsmittel« zur Verfügung stellt, können sich Zeitung und Fernsehen zu zivilisierten Meinungsmachern entwickeln, die dem verschüchterten Zeitgenossen Großgruppenpathos als Selbstzweck servieren. Politik wird zum vorprogrammierten Rollenspiel, Entscheidungen treffen die Rechner und Meinungszähler, die allerdings nur eine Art Kontrolle darstellen, ob die Meinungsmache auch funktioniert.

Sie funktioniert nicht immer, und die Workshops unserer Tagung waren voll von Beispielen, wie Institution sich in Zwang verwandelt. So wird die institutionalisierte Familie pathogen, indem sie keinen Wechsel der Rangpositionen mehr zulässt, die Rollen verpflichtet und die Rollenträger zu klischeehaften Karikaturen werden lässt und ihre Identität degeneriert. Kreative Eigenentwicklung gerät dann ins Netzwerk von Double-binds.

Institutionen werden notwendig unzeitgemäß, wenn die Zielrichtung ihrer Entwicklung sich ändert. Sie werden dann, zeitverzögert, entweder evolutionär von Kleingruppen, die sich in ihrem Innern bilden, umgestaltet oder revolutionär von außen. Es spricht vieles dafür, dass wir uns historisch wieder in einem Prozess befinden, der den Kulturkämpfen neuen Antrieb gegenüber den zivilisatorischen Auseinandersetzungen bringt, wie auch R. Altmann (1987) vermutet. Dafür spricht das Aufleben des Fundamentalismus, übrigens auch in der Epigonengesellschaft der psychotherapeutischen Schulen und natürlich der esoterischen Szene des Psychobooms, die bevorstehende Ablösung der Kriege durch Revolten, die Durchsetzung der Hochzivilisation durch den dynamisierenden Ausgleich der Korruption.

Michel Foucault (1969) hat auf den Rückzug der Institution »Strafrecht« aufmerksam gemacht: Seit dem auslaufenden 18. Jahrhundert verschwinden Tortur und Missachtung des Täters aus dem Öffentlichkeitsbild. Der Täter wird zum Prototyp, der für viele andere steht, die nicht erwischt wurden, die Tat zur Zwangslage aus einer bestimmten sozialen und psychologischen Konstellation, die Sachverständige herauszufinden und nachzuweisen haben. Das Gerichtsverfahren wird zum Zeremoniell der Mächtigen, die ihren Weg durch die Markierung der Abweichungen darstellen, der Strafvollzug gerät aus dem Blickfeld der Gesellschaft und nimmt therapeutischen Charakter an. Die Strafe wird in Zeit bemessen, Besinnungszeit für das Individuum, gesellschaftlich Organisationszeit einer Subkultur der Ausgestoßenen, die Goffman (1972) in *Asyle* dargestellt hat. Diese Sicht lässt die Beziehung des Täters zur Tat gegenüber der Beziehung zur »Besserungsfähigkeit« zurücktreten, einer therapeutischen Beziehungsqualität also.

Dagegen wäre ein Paradigmenwechsel zu einer gruppendynamischen Beziehungsqualität durchaus möglich, sofern man bereit ist, *Unrecht als versäumte*

Kommunikation anzusehen und den Strafvollzug zu einer Nachholgelegenheit an Kommunikation auszubauen. Tendenzen in dieser Richtung sind durchaus vorhanden und lassen sich im Rahmen von Balint-Gruppen mit Richtern ansprechen, weit schwieriger mit Justizpersonal, das sich aus der Misstrauensperspektive nicht ohne Identitätsbedrohung zu lösen vermag. Im Grunde korrigiert z. B. jeder kleine Dieb die Institution »Besitz« aus dem Aspekt der sozialen Ungleichheit auf seine Weise. Er unterlässt dabei die Kommunikation mit dem Bestohlenen und erzeugt daher Unrecht. Freilich hätte auch dieser in den meisten Fällen die Kommunikation verweigert und sich solcherart, gestützt auf seine Großgruppenperspektive, an der Erzeugung des Unrechts beteiligt. Unter den Bedingungen einer Kleingruppenbegegnung allerdings erscheinen die Chancen eines persönlichen Arrangements relativ groß. »Recht« geben verwandelt sich dabei in »dem andern recht geben«, seine jeweils andere Konstellation erfahren, begreifen und akzeptieren. Das bedeutet natürlich keineswegs ein Verleugnen der eigenen Position. Erst das Aushalten des persönlichen Zusammenpralls der unterschiedlichen Interessen, vermittelt durch den Beistand der Gruppe, gibt neuen, persönlichen Lösungen eine (ge-)rechte Chance.

Der ins dritte Jahrtausend seiner Zeitrechnung reifende Mensch erkennt zunehmend sich selbst im Spiegel seiner Umwelt, wenngleich tausendfältig gebrochen, wie in den vielen Spiegeln des oben erwähnten Adolf Luther. Die Zwischenschicht der »Verantwortlichen«, Götter, Dämonen, Hexen, Potentaten und (Geheim-)Wissenschaftler ist im Zuge der fortschreitenden Aufklärung verloren gegangen. Die Natur ist nicht mehr die autoritäre Realität, sondern das, was der Mensch aus ihr macht. Autorität ist, wenn sie nicht Kommunikationsmacht ist, eine Fiktion, die Gewalt zu ihrer Rechtfertigung braucht, wie es uns die Diktatoren aller Zeiten vorgelebt haben.

Vermutlich war die Atombombe das letzte Symbol einer weltweiten Kontrollgewalt, gleichgültig, ob wir sie uns in der Hand der Militärs, der Physiker oder der Politiker vorstellen. Ihr Verrat hat das Chaos der Beziehungslosigkeit zwischen den Völkern offenbar gemacht und das Risikobewusstsein aus der Sphäre vorgestellter Machthaber in das Verantwortungsbewusstsein der vielen verlegt. Wie viele aber sollen es sein? Alle? Keineswegs! Dann würde nämlich keiner mehr handeln, und das Thema Atomgefahr würde aus unserem Bewusstsein verschwinden, so wie das in der geschlossenen Subkultur routinierter Techniker leicht geschieht.

»Alle« und »keiner« sind symbiotisch regressive Massenvorstellungen, die von kraftloser Euphorie in panikhafte Chaos-Angst umschlagen können. Diese aber wird sofort durch die Versuche, das System zu schließen, beantwortet, wie es uns die nationalistischen Diktaturen im Gefolge des sozialistischen Vorkriegs-Internationalismus gezeigt haben.

Ich komme zum Schluss mit der Feststellung, dass die Frage: »Wie viel Chaos darfs sein?« zwar marktwirtschaftlich klingt, aber die Probleme der Organisation unseres Seelenlebens an eine nicht vorhandene Objektivität verschiebt und daher falsch gestellt ist. Wir müssen uns vielmehr fragen, was wir tun, um uns für die Sprache der Großgruppen zu sensibilisieren, damit wir sie heraushören aus dem Hintergrundrauschen unseres mediengefütterten Alltags, damit ihre paradoxen Zeichengebungen unsere dem Neuen zustrebende, lustvolle Angst nicht in panikhaftes Erschrecken umschlagen lässt. Wir brauchen mehr Verständnis für die regressive

Befindlichkeit der Großgruppe, um sie zu akzeptieren und Mechanismen der Zeitsteuerung zu entwickeln im Transfer zwischen Groß- und Kleingruppe, wie wir es z. B. in unseren Trainingslabors in Alpbach zu studieren suchen.

Zusammenfassung

Macht wird im Sinne von N. Luhmann als »Organisation von Kommunikation« verstanden. Die Organisation zur »Gruppe« wird dargestellt und als Vergrößerung der Macht des Menschen gedeutet, ihre Analogie zur Ich-Bildung des Individuums aufgezeigt. Die Entwicklung von Großgruppen stellt das Individuum neuerlich vor eine unbewältigte Komplexität, die als Chaos-Angst erlebt wird. Die Massenpsychologie des 19. Jahrhunderts stellt die regressiven Bedrohungen dar, die Gruppendynamik des 20. Jahrhunderts beleuchtet die innovative Chance dieser Situation. Die Großgruppenperspektive teilt die Szene in »Macher« und »Zurufer«. Je mehr erstere hervortreten, desto mehr werden sie zu Mächtigen, je weniger, desto chaotischer erscheint das Bild. Die Organisation der Großgruppe in Institutionen führt zu Fixierungen, die der Dynamik neuer Entwicklungen entgegenstellen und daher Zwänge auslösen. Das freie Wechselspiel zwischen persönlicher Kleingruppe und unpersönlicher Großgruppenperspektive entartet daher leicht in regressive Massenphänomene oder in die Zwänge der Institutionen oder in Diktaturen. Dagegen empfiehlt der Autor die Sensibilisierung in gruppendynamischen Laboratorien, die den Wechsel und die Interaktion von Groß- und Kleingruppen zum Inhalt haben. Die Arbeit stützt sich auf die Erfahrungen einer solchen Labor-Tradition, die der Österreichische Arbeitskreis für Gruppentherapie und Gruppendynamik (ÖAGG) in seinen Trainingsseminaren in Alpbach/Tirol aufgebaut hat.

Literatur

Altmann, R. (1987). *Der Wilde Frieden*. Stuttgart: DVA.

Balint, M. (1959). *Angstlust und Regression*. Stuttgart: Klett.

Bell, D. (1979). *Die nachindustrielle Gesellschaft*. Reinbek: Rowohlt.

Bion, W. R. (1948). Experiences in groups, *Human Relations, I-IV*.

Bion, W. R. (1952). Group dynamics: a review. *International Journal of Psycho-Analysis, 33*(2), 235–247.

Bion, W. R. (1961). *Experiences in Groups and Other Papers*. London: Routledge.

Dörner, K. (1982). *Irren ist menschlich*. Rehburg-Loccum: Psychiatrie Verlag.

Foucault, M. (1969). *Wahnsinn und Gesellschaft*. Frankfurt: Suhrkamp.

Goffman, E. (1967). *Stigma*. Frankfurt: Suhrkamp.

Goffman, E. (1972). *Asyle*. Frankfurt: Suhrkamp.

Kernberg, O. F. (1988). *Innere Welt und äußere Realität*. München/Wien: Verlag Int. Psychoanalyse.

Kernberg, O. F. (1991). *Objektbeziehung und Praxis der Psychoanalyse*. Stuttgart: Klett-Cotta.

Kreeger, L. (Hrsg.). (1977). *Die Großgruppe*. Stuttgart: Klett.

Luhmann, N. (1975). *Macht*. Stuttgart: Enke.

Luhmann, N. (1986). *Ökologische Kommunikation*. Opladen: Westdeutscher Verlag.

Luhmann, N. (1989). *Vertrauen*. Stuttgart:.

Mahler, M. (1968). *Symbiose und Individuation*. Stuttgart: Klett.

Richter, H. E. (1976). *Flüchten oder Standhalten*. Reinbek: Rowohlt.

Schindler, R. (1960). Über den wechselseitigen Einfluss von Gesprächsinhalt, Gruppenposition und Ichgestalt in der analytischen Gruppentherapie. *Psyche, 14*, 381–392.

Schindler, R. (1968). Dynamische Prozesse in der Gruppenpsychotherapie. *Gruppenpsychotherapie und Gruppendynamik, 2*, 9–20.

Schindler, R. (1976). Groß- und Kleingruppenverschränkung an psychiatrischen Stationen. *Gruppenpsychotherapie und Gruppendynamik, 1*, 20–24.

Spitz, R. (1965). *Die Entstehung der ersten Objektbeziehungen*. Stuttgart: Klett.

Wie viel Krankheit braucht die Psychotherapie?[1]

Raoul Schindler

Die Fragestellung ist aktuell, denn nach dem ASVG können in Österreich nur diejenigen Leistungen von Psychotherapeuten durch Krankenkassen honoriert werden, die auf die Behebung oder Besserung von Krankheit ausgerichtet sind. Also natürlich nicht Leistungen im Rahmen von Ausbildung, Lehrbehandlungen aller Art, oder mit Zielsetzung inneren Wachstums, Reifung oder seelischer Fortentwicklung. Das erscheint zunächst einleuchtend, denn der Geldstrom sozialer Absicherung von Gesundheitsstörungen muss natürlich begrenzt werden und kann nicht uferlos übergehen in Grenzbereiche der Bildung und des Religiösen. Besonders letzterer erweist sich sensibel, weil Glaubensfragen rational nicht entschieden werden können und weil erst die kaum 300 Jahre währende Aufklärung Krankheit vom Verdacht existenzieller Schuld freigekämpft hat.

Wir neigen vielleicht dazu, Psychotherapie als eine von Freud eingeleitete Neuerung anzusehen. In einem bestimmten, ideologiekritischen Verständnis der Arbeit an Bewusstseinsbildung, ist sie das wohl auch. Also in einem Bildungsverständnis. In einem therapeutischen Verständnis aber ist sie uralt und hat das Mittelalter weit mehr beherrscht als die Medizin. Letztere musste sich erst mühsam gegen sie durchsetzen und die Vorstellung von der gleichmachenden Gerechtigkeit des Siechtums, das Reich und Arm nach einer höheren Weisheit befällt, widerlegen. Die breite Hoffnung richtete sich in animistischen Zeiten auf einen Gegenzauber, den auch heute noch viele Patienten von uns erwarten. Hypnose-Therapeuten verfügen gewiss über manche derartige Erfahrungen. Und

1 Erstveröffentlichung: Schindler, R. (1992c). Wieviel Krankheit braucht die Psychotherapie? *Imagination, 4*, 20–28. Abdruck mit freundlicher Genehmigung der ÖGATAP und der Facultas Verlags- und Buchhandels AG, Wien.

im mystischen Verständnis des christlichen Mittelalters war es die selbstlose, reine Liebe, die die in der Krankheit zum Ausdruck kommende Schuld durch ihre Teilhabe zur Auflösung bringen konnte. Vergleichen Sie die zölibatäre Teilhabe des Analytikers an den erotischen Fantasien seiner Patienten auf der Couch mit den Chancen des mieselsüchtigen »armen Heinrichs« auf die Erlösung durch ein unberührtes junges Weib, das sein Lager mit ihm zu teilen bereit ist.

Nun gut, ich wollte damit nur in Erinnerung rufen, dass das noch vielfach (wenngleich wohl weniger in diesem Kreis) bestehende Misstrauen zwischen Medizinern und Psychotherapeuten tiefere Wurzeln kennt, als die Angst um den Verdienst. Aber die Probleme haben in beiden Ständen verschiedene Ausrichtung. Bei den Ärzten mag der erst mithilfe der industriellen Revolution errungene Durchbruch zur Volksbehandlung eine gefährliche Nähe zur Industrie gebracht haben, die die Berührung mit den Patienten auf den Takt einer Maschine zu reduzieren droht. (Die Grenze der Rentabilität einer durchschnittlichen Kassenpraxis liegt bei bis sieben Minuten Kontaktzeit pro Patient für den Arzt.) Auch bei Psychotherapeuten droht der Schritt aus der Behandlung von Eliten zum Kontakt mit der Volksseele in eine Überforderung zu führen, die die Versuchung zu magischen Lösungen in sich trägt. Die vielfach spürbare Nähe zu esoterischen Bewegungen, wie sie z. B. der Optik des Fernsehens entspricht, führt an uneinlösbare Versprechungen heran, die das Vakuum beruhigen, das die Religionen hinterlassen haben. Das von den Journalisten durchaus zu Recht aufgezeigte Bedürfnis nach säkularisierten Glaubensformen, kann aber von der Psychotherapie nicht befriedigt werden. Wenn unser Stand es für public relations missbräuchlich benützen sollte, so befindet er sich in der Lage eines Therapeuten, dem vom Patienten letzte Heilserwartungen entgegengebracht werden. Er wird die Annahme dieser Hochstapelei eines Tages durch enttäuschte und enttäuschende Erniedrigung verantworten müssen. Ich möchte damit aufzeigen, dass die kritische Abweisung der Gesellschaft für die Psychotherapie einen Schutz gewährte, der jetzt wegzufallen droht. Wir sind nunmehr gezwungen, die Grenzen, die uns gezogen sind, selbst zu bestimmen.

Damit sind wir beim Begriff der Krankheit, für deren Behandlung wir einen Vertrag eingehen. Es lohnt nicht, auf die oberflächlichen Definitionen hinzuweisen, die das politisch-juristische Gespräch polemisch begleiten, ohne dass jemand sich wirklich auf sie zu stützen vermag. Krankheit ist nicht die Abwesenheit von Gesundheit oder Wohlbefinden, noch eine einfache, reparaturbedürftige Regelstörung, sondern die Definition einer sozialen Rolle. Talcott Parsons hat diese Rollenbestimmung schon in den 50er Jahren vorgenommen und dabei speziell fünf Punkte hervorgehoben: Die Bestimmung »krank« entbindet nach allgemeinem Verständnis von Arbeit und Leistung (1), erlaubt den Rückzug in regressive und passive Verhaltensweisen (2) und stimuliert die Umwelt zu einspringenden Pflegeleistungen (3); sie ist aber gebunden an den Ausdruck von Leiden (4) und eine absehbare Beendigung des Krankheitszustandes (5), was vom Kranken als Wille zu gesunden und von der Umwelt als absehbare Prognose (eventuell auch zum Tod) artikuliert wird. Die Stagnation in einer beeinträchtigten Lebensweise nennt man nicht Krankheit, sondern Invalidität oder Behinderung (z. B. durch einen angeborenen Defekt), sie ist nicht Gegenstand der Krankenversicherung.

Im dynamischen Austausch von Gruppen bestimmen sich Rollen aus dem unmittelbaren Erleben von Individuum und Gruppe. Das Individuum fühlt sich in einer Gruppe erst angenommen, wenn es in ihr eine Rolle zu spielen vermag und sei es die des Kranken. Arbeit ist ein anderer Weg dazu. Aber man muss eine finden, die gebraucht wird, sonst wird die bloße Leistung als lästig empfunden, – wir kennen dieses Problem aus der Familiensituation der alten Menschen. Oft ist es für die Jungen eine wahre Erleichterung, wenn der Alte sich endlich als krank definieren lässt. Sein ungebrauchter Leistungswille stört. Ein Machtkampf bahnt sich an, den die Jungen so ausdrücken: »Er (oder Sie) soll es sich doch endlich gut gehen lassen« und der/die Alte: »Sie wollen mich schon los sein.« Der Machtkampf um die Definition der Krankheitsrolle geht also auf Leben und Tod.

Die große Institution, die wir Gesellschaft nennen, hat diesen Kampf seit etwa fünf Generationen entschärft, indem sie die Definitionsmacht über die Krankheitsrolle dem Ärztestand übertragen hat. Das hat diesem Stand sehr viel Macht gebracht, und er hat sie bis heute überzeugend verantwortet. Man kann daher ruhig definieren: Krank ist, wen ein Arzt krankschreibt. Darüber verstummt mancher Zank, und auch die Psychotherapeuten in Österreich wollten daran nicht rütteln und haben bei den Diskussionen um das neue Psychotherapiegesetz nie den Anspruch auf das Recht zur Krankschreibung gestellt.

Aber sie haben sich den Anspruch auf eigene Indikation zur Psychotherapie erkämpft. Und die Krankenkassen stehen etwas verwirrt vor dem Tatbestand, dass sie Krankenbehandlung bezahlen sollen, deren Definition niemand übernimmt, – die vom Ärztestand in den Indikationsgang einreklamierte medizinische Untersuchung wurde von dieser Funktion, nämlich der Indikation zur Psychotherapie, ausdrücklich entbunden.

So paradox diese Situation erscheint, so drückt sie doch eine historische Entwicklung aus: Die Definitionsmacht des Ärztestands über die Krankheit schwächt sich ab. Und zwar nicht, weil ein anderer Stand, etwa die Psychotherapeuten, mit ihm darum rivalisieren, sondern aus sich heraus. Es lohnt sich zu diskutieren, warum das so ist. Etwa, weil die weitgehende Spezialisierung die Autorität des Ganzen aufhebt oder doch infrage stellt? Oder weil der Informationsstand des Laien durch die mediale Durchdringung so zugenommen hat? Fest steht jedenfalls, dass die Gläubigkeit der Gesellschaft kritisch geworden ist und der Patient sich nicht mehr einfach zuweisen lässt, sondern die Angebote wertet und hinterfragt. Er wählt selbst den Spezialisten, den er für sich zuständig hält und überspringt dabei vielfach den praktischen Allgemeinarzt, er liest oder hört von Kritik und von Alternativen zur Schulmedizin, er verlangt neueste Medikamente, lehnt andere ab und motiviert damit kritische Ärzte sich auch alternativ zu bilden, sich z. B. für Homöopathie zu interessieren oder für Psychotherapie.

Auch die Einstellung zur Krankheit hat sich verändert. Der Arzt war gewohnt zu reparieren, was der Patient durch seinen Leichtsinn oder seine Unwissenheit an seiner Gesundheit angerichtet hatte. Er erlässt diätetische, hygienische und Verhaltensvorschriften, die der Patient prophylaktisch oder zu seiner Gesundung einzuhalten hat, empört sich über mangelnde Compliance, wie über ein moralisches Versagen. Er verwaltet eine im Grunde oder potenziell gesunde Welt gegen den Störfaktor Krankheit, ist er fromm, so verweist er auf Gott als den eigentlich Heilenden und fühlt sich bescheiden als sein Mitarbeiter.

Der Psychotherapeut, gegebenenfalls auch der Psychotherapeut im Arzt, ist einen Schritt weiter säkularisiert. Er ist nur eine Art Berater des Patienten und versteht dessen Kranksein als eine unter vielen möglichen Ausdrucksformen, die dieser seinem Leben gibt. Kranksein ist für ihn grundsätzlich nichts Böses, sondern der Ausdruck einer Verweigerung, möglicherweise einer Teilverweigerung gegenüber vorherrschenden Ansprüchen. Ist er systemisch geschult, dann untersucht er das Verhältnis diese Ansprüche zueinander, ist er analytisch orientiert, so interpretiert er die Verweigerung positiv als den Ausdruck eines eigenen Anspruchs, der verhandelt werden kann, ist er Verhaltenstherapeut, so sucht er nach Strategien zur Durchsetzung des Anspruchs eines Auftraggebers, ist er ein Techniker der Entspannung, so vermittelt er Waffenstillstände, in denen »das Gesunde« im Patienten sich entwickeln kann, wie der Friede.

Wir sind also jetzt beim Thema unserer Tagung. Und ich möchte meine These nicht hinter schönen Formulierungen verbergen, sondern sie einfach aussprechen: Ich vermute, dass es »das Gesunde« gar nicht gibt. Dass es sich dabei um ein Organisationsproblem handelt, das persönlich durchaus verschieden gelöst werden kann: durch das Diktat einer Entscheidung, durch die demokratische Hereinnahme der Opposition in die Orientierungsfindung, auch durch die Fortsetzung des Krisenmanagements »mit anderen Mitteln« (um mit Clausewitz zu denken). Gesund ist nicht irgendein Zustand, sondern die Inanspruchnahme der persönlichen Selbstregelung oder – anders ausgedrückt – die Nicht-Inanspruchnahme der Krankheitsrolle.

Lassen Sie mich ein Beispiel durchdenken:

Als ich vor mehr als 25 Jahren begann im Rahmen des ÖAGG gruppendynamische Trainingsveranstaltungen einzurichten (z. B. in Alpbach mit Wolf Aull, in Gleichenberg in Motivation von Prof. Pakesch), so geschah das vorzüglich mit dem Gedanken der »therapeutischen Gemeinschaft« in Richtung Psychiatriereform. Es kam, wer kommen wollte, und jeder sollte seine Probleme und seine Lösungsversuche einbringen und das Verständnis der anderen in Anspruch nehmen können. Nach einigen Jahren registrierten wir in Alpbach eine anhängliche Klientel, die verschieden interpretiert wurde: Einige Trainer fanden sie störend, sie würden mit ihren Problemen die Gruppen zu dominieren versuchen und gehörten »eigentlich« in Therapiegruppen. Die Betonung der Eigenverantwortung für die Teilnahme an diesen Trainings und des möglichen Risikos für psychisch belastete Personen wurde daraufhin verstärkt. Es änderte sich aber eigentlich nichts. Die Gemeinten ließen sich davon weder abhalten, noch dekompensierten sie psychotisch.

Die Trainer beruhigten sich, und nach einigen Jahren berichteten sie so nebenher auch von Fortschritten solcher Personen.

Ich hielt das zuerst für einen Gewöhnungseffekt bei den Trainern, sprach aber in Pausenkontakten mit vielen so Hervorgehobenen. Und musste feststellen, dass die Trainer recht hatten: Es handelte sich tatsächlich um Personen, deren erhebliche Belastung mit neurotischen oder Borderline-Strukturen unverkennbar war und die ihre Lebenssituation im Laufe der Trainings deutlich verbessert hatten. Eines aber war ihnen gemeinsam: Sie verfügten zwar über eine Problemeinsicht, weigerten sich aber, sich als krank zu verstehen.

Sie blieben also »gesund«, aber »das Gesunde« in ihnen war keineswegs sehr günstig gewesen. Es hatte erst in den Kleingruppen die Entwicklung von einem sehr starren Anspruch und unduldsamer Abwehr zu tolerantem Ertragen-können und kompromiss-fähigen Übergängen gefunden, die es ihnen erlaubte, nun Hilfe unter vielerlei Gestalt anzunehmen.

Verfolgt man ihren Weg durch die verschiedenen Gruppen, die sie nach und nach belegt hatten, so gewinnt man den Eindruck, dass sich zwei Phasen unterscheiden lassen: Eine oft recht lange erste Phase, in der sie zwar intellektuell beachtlich viel formelhaftes Wissen aufnehmen und sich damit bisweilen erheblichen Respekt verschaffen, aber doch eigentlich nicht verstehen, worum es geht. Das, was sie suchen und mit staunender Erleichterung wahrnehmen, ist, dass sie, die Intoleranten, hier toleriert werden. Wir nennen das freilich »akzeptieren« und meinen damit, dass die bloß passive Duldung überschritten wird im Prozess der Kommunikation, was schließlich dazu führt, dass sie sich in den Gruppen eine Rolle finden. Erst dann können sie auch affektiv verstehen, was da um sie vorgeht, können am lebendigen Vollzug lernen, »livinglearning«, wie Ruth Cohn das genannt hat.

Solche Erfahrungen haben mich ermutigt, hinsichtlich der Hilfswirkungen aus dem nicht als »krank« etikettierten Raum, sie machen mich aber skeptisch hinsichtlich dessen, was wir da als das »Gesunde« im Kranken eigentlich meinen. Ist es einfach die Ablehnung der Krankheitsrolle, so kann ich das zwar gut verstehen, aber die Ablehnung an sich ist noch nicht »gesund«, ist vielmehr ein Widerstand gegen die Annahme von Hilfsbeziehungen, der auf ein sehr unsicheres Ich hindeutet, das sich nur krampfhaft selbstständig erhält und in der Angst lebt, von dem Hilfsangebot aufgefressen zu werden. Wir kennen solche Konstellation auch von Süchtigen, – manche Trainer sprachen übrigens auch von einer »Gruppen-Süchtigkeit«.

Ich denke, dass die Rollenstruktur der Arzt-Patient-Beziehung versucht, den Widerstand gegen die Krankheitsrolle zu brechen, als Voraussetzung für die Übernahme in Therapie. Eine ähnliche Haltung nimmt übrigens ein Teil der Psychoanalytiker ein, der eine bestimmte Übertragungs-Beziehung als Bedingung für Analysierbarkeit ansieht, nämlich ein Verhältnis von unselbstständiger Geborgenheit, das es möglich macht, seine unkontrollierten Impulse dem Analytiker anzuvertrauen. Viele Therapien und Analysen kommen deshalb nicht zustande, die Patienten wechseln von Arzt zu Arzt, Analytiker zu Analytiker, wie auch unsere von Gruppe zu Gruppe.

Dieses Wechseln wird freilich von Arzt und Analytiker und auch in unserem anfänglichen Verständnis als Abbruch bzw. Nichterreichen einer Beziehung bewertet. Seit einigen Jahren aber betrachten wir in Alpbach es nunmehr als ein Ausdrucksverhalten für eine bestimmte Beziehungsstruktur und akzeptieren es. Wir haben dafür auch einen Namen gefunden, der diese Rolle legitimiert, nämlich »Flatterer«. Und es gibt auch eine paradoxe Rollenverordnung dafür, nämlich »Beobachter«. Beobachter dürfen kraft Definition mit der von ihnen beobachteten Gruppe nicht aktiv kommunizieren, und der dadurch ausgelöste Mangelzustand wird ihnen alsbald leidvoll bewusst. Auch die von ihnen beobachtete Gruppe, die sie anfänglich meist aggressiv abwehrt und solcherart eine paranoide Beziehung zu ihnen herstellt, merkt diese Beobachter-Depression, und sie tun ihr allmählich leid. Damit wandelt die Beziehungsstruktur zu einer therapeutischen, wobei der Verfolgte seinen Verfolger behandelt und ihm Beziehung anbietet. Das Ganze endet dann meist mit happy end – psychoanalytisch würden wir sagen: mit Ich-Stärkung.

Es gilt, als psychotherapeutische Methoden mit der Ablehnung der Krankheitsrolle umzugehen, wenn wir von der Absolutierung dieser Begriffe »gesund« und »krank« uns nur einmal lösen können. Psychotherapeuten können das in der Regel leichter als Ärzte, aber Krankenkassen werden es vorläufig nicht können. Sie verlören ja auch ihre Identität damit. Es ließe sich vorstellen, dass es eines Tages eigene Versicherungssysteme für Psychotherapie geben wird, die sich anders definieren und dass die Bedeutung von Krankheit allmahlich abwandelt. Eine Tendenz dazu scheint in der zunehmenden Verflechtung von therapeutischem Anspruch und sozialer Problematik auf, wie sie auch im Begriff »psycho-soziale Dienste« zum Ausdruck kommt. Meine Vermutung ist allerdings, dass es sich hierbei um ein Übergangsstadium handelt, in dem soziale Kontrolle durch das Mäntelchen der Krankheitsrolle verdeckt weiterlebt. Die alte Fürsorgefrage »Bist Du auch arm genug für unsere öffentliche Hilfe?« wandelt eben ab zur gesundheitspolitischen Frage: »Bist Du auch krank genug für unsere öffentliche Hilfe?«

In einem gruppendynamischen Rollenverständnis hieße das wohl: »Leidest Du auch wirklich unter Deinem Problem, und kannst Du es uns in seiner Allgemeinbedeutung so verständlich machen, dass wir es in unserem gesellschaftlichen Austausch eine Rolle spielen lassen wollen?« Nun gibt es eben zwei Arten von Problemträgern: Solche, die ihr Problem selbst vertreten wollen und können, weil wir ihnen eine Rolle dafür zubilligen – und das nennen wir gesund, offenbar in Anerkennung der Wichtigkeit menschlicher Kommunikation.

Und es gibt andere, die dafür einen Vertreter oder Dolmetscher brauchen, weil sie die soziale Wirklichkeit des Problems nicht zur eigenen oder allgemeinen Anerkennung bringen können. Es könnte sich ja auch um ein unmenschliches Problem handeln, unmenschlich in seiner personalen, sozialen oder dinglichen Bedeutung. So ist ein Alkoholproblem z. B. menschlich in seiner personalen Verfallenheit, eben der Sucht, asozial in seinem Missbrauch sozialen Einvernehmens und dinglich, wenn wir es an der Menge von Alkohol oder Geld festmachen.

Rückt der Psychotherapeut in einem solchen Verständnis in die Nähe eines »seelischen Sachwalters«? Tatsächlich rückt das moderne Verständnis eines Sachwalters immer mehr aus der Analogie zu einem Wirtschaftstreuhänder in den Nahbereich zu einem Psychotherapeuten. Aber sein Einsetzungsverfahren ist unfreiwillig und von Misstrauen begleitet. Freilich sollten wir Psychotherapeuten uns über die Tragweite des gesellschaftlichen Vertrauens keine vorgreifenden Vorstellungen machen. Das Einverständnis zwischen Klient und Therapeut über den Wert einer solchen Vertretung im Verhältnis zu sich selbst ist schon privatrechtlich schwierig genug. Die meisten Patienten erwarten, dass der Therapeut ihnen die Arbeit abnimmt, die ihnen das neu zu gewinnende Selbstverständnis abverlangt und möchten ihn danach honorieren. Das wäre auch für die Kassen plausibel, trifft aber nur zu, soweit der Therapeut mit dem Patienten mittrainiert, ihm z. B. Entspannungsübungen vormacht. Für den überwiegenden Anteil der psychotherapeutischen Leistung wäre eine solche Honorierung missverständlich. Man kann aber nicht erwarten, dass der Kassenbeamte das regelt.

Dennoch ist der nun eröffnete Zweifrontenkrieg um das richtige Verständnis der Psychotherapie unvermeidlich, wenn wir den Verständniswillen der Gesellschaft für unsere Sache nicht zurückweisen wollen. Die Krankenkasse übernimmt hier nur die Mittlerfunktion einer kleineren Gruppe am Weg zur politischen Kommunikation und wir helfen mit, diesen Weg der Personalisierung zu gehen, wenn wir das persönliche Gespräch mit dem Beamten an Hand des übernommenen Falles nicht ablehnen. Dabei darf und kann es nicht um die intime Konstellation gehen, wohl aber um das Verständnis dessen, was hier unter »krank« gemeint ist.

Mag sein, dass dieses Verständnisgespräch in Vertretung des Krankheitsanspruchs des Patienten noch eine Generation andauert und derzeit im traditionellen Jargon der Ärzteschaft geführt werden muss. Dann allerdings erwarte ich mir davon eine differenziertere Verbegrifflichung der Problembereiche, für die ein Vertrauen in das gesellschaftliche Mitverständnis versichert werden soll.

Wieviel Krankheit braucht also die Psychotherapie? Bisweilen auch gar keine. Fragen wir lieber nach dem Gesundungsanspruch, der hinter der einzelnen Indikation steht, wie und wo wir ihn verständlich werden machen können. Schon heute gibt es therapeutische Gruppen für Arbeitslose, für Vertriebene und Randgruppen, die finanzielle Deckung finden, ohne sich krank erklären zu müssen. Der Durchbruch über die Krankheitsrolle wird einen Standard schaffen, er darf solche Bemühungen aber nicht gefährden.

Als Garant des erforderlichen Vertrauens dient das gesellschaftliche Prestige der angewandten Methode und als Repräsentant derselben der sie tradierende Verein. Auch wir bedürfen für die gesellschaftliche Anerkennung geeigneter Vertreter, und wir möchten uns deswegen nicht krank erklären müssen. Auch nicht, wenn dies, über den Rahmen der natürlichen Vertretung durch unsere Patienten bzw. Klienten hinausgehend, von den Professionisten des gesellschaftlichen Diskurses, den Journalisten und Politikern, aufgegriffen wird. Wir müssen uns an ihre dramatisierende Sprache, die unseren Entspannungswünschen oft entgegenläuft, erst gewöhnen, aber wir nützen ihre Hilfe und auch ihre Kritik als Gesunde.

Krank fühlen müssten wir uns erst dann, wenn wir in Abhängigkeit gerieten, also z. B., wenn unser Größenanspruch kein direktes Verständnis mit der

Gesellschaft zuließe, oder wenn unser gegenseitiges Misstrauen durch die methodischen Sprachgrenzen hindurch keine Artikulationsbasis mehr fände. Denn das nun einmal geweckte gesellschaftliche Bewusstsein könnte unsere Spaltungsphänomene heute nicht mehr einfach verdrängen und unser Leiden ungeschehen sein lassen, es würde uns sofort eine Krankheitsrolle aufdrängen, wie allen seinen nicht funktionierenden Subsystemen. Wir bekämen dann vielleicht eine Kammer oder gar ein Ministerium, wie die leidende Familie, die leidende Frau oder die leidende Gesundheit.

Darum begrüße ich die Öffnung des Gesprächs zwischen den Schulen und den Rückgang der Angst aufgefressen zu werden, – sei es von Medizinern oder Psychologen, Sekretariaten oder einfach Krankenkassen. Und ich freue mich, dass Sie es mir ermöglicht haben, an dieser schönen Tagung aktiv teilzunehmen und mitzuwirken. Lassen Sie mich daher auch zum Abschluss und als Ausdruck meines Respekts, statt einer Zusammenfassung die eingangs gestellte Frage, die zu erläutern ich mir erlaubt habe, nun an Sie zurückgeben: Wieviel Krankheit meinen denn Sie, braucht die Psychotherapie?

Interventionen in kritischen Situationen[1]

Raoul Schindler

Ich möchte zunächst danken, dass ich Gelegenheit habe, ein so wichtiges Thema mit Euch zu diskutieren. Es ist eben doch etwas Eigentümliches, dass Psychotherapie so allgemein als etwas Gutes und Segensreiches gehandelt wird, dass aber über ihre Gefahren so wenig Literatur vorliegt. Dass man zwar murmelt, manchmal sogar zählt, wie oft in gruppentherapeutischen Sitzungen Psychosen ausgelöst werden, dass man aber kaum davon berichtet, wie wohl in solchen Sitzungen richtig zu verhalten wäre. Man tut, als wäre es schlechthin falsch, überhaupt solche Sitzungen zu führen, als wenn man sie durch ausreichend kritische Indikationen vermeiden könnte oder auch nur sollte. Als wäre es ein Kunstfehler, psychotisch gefährdeten Personen die Chance einer Psychotherapie zu gewähren. Ich war nie ein Anhänger der Hemisphärenteilung in reine Interaktionstrennung in Somatotherapie einerseits, Psychotherapie andererseits, ich glaube, wir brauchen beides, um Menschen zu helfen, und tun wir das nicht, dann reduzieren wir unsere Patienten um der sauberen Wissenschaft willen zu Versuchskaninchen.

Was ist nun überhaupt eine kritische Situation? Es ist zunächst leichter zu sagen, was nicht kritisch ist. Ich denke da in erster Linie an all das, was von der Gruppe kritisch am Gruppenleiter vermerkt wird. Die Aggression, die man gegen ihn fühlt, die Missstimmungen und Enttäuschungen, weil er nicht das tut, was man von ihm erwartet, die Diagnose seines Versagens, all das ist nicht kritisch.

1 Erstveröffentlichung: Schindler, R. (1993c). Interventionen in kritischen Situationen. In M. Ertl, R. Fliedl & U. Margreiter (Hrsg.), *Gruppenarbeit* (S. 97–115). Wien: ÖAGG. Abdruck mit freundlicher Genehmigung des Österreichischen Arbeitskreises für Gruppentherapie und Gruppendynamik, Wien.

Es ist vielmehr eine Auskunft darüber, was die Gruppe in ihn projiziert oder erwartet, basiert auf sehr viel richtiger Beobachtung über ihn selbst. Ich denke, das muss man aushalten und für sein Verständnis von sich selbst und der Gruppe nützen, wenn man sich überhaupt in eine solche Rolle wie »Gruppenleiter« einlassen will.

Dagegen gibt es Situationen, bei denen etwas versäumt würde, wenn keine Intervention erfolgte. Diese nenne ich kritisch. Aus einem analytischen Verständnis heraus sind es sogar die einzigen Situationen, die die Intervention des Gruppenleiters rechtfertigen, in allen anderen gehört es zu seinem wichtigsten Tun, dass er nicht interveniert, dass er nur präsent ist.

Es lassen sich zwei Tendenzen prinzipiell unterscheiden: Die eine ist vorwärts gerichtet und entsteht dann, wenn ein (oder mehrere) Gruppenmitglieder latent an die Schwelle eines Entwicklungsschrittes gelangen, oder auch nur eines Verständnisses oder auch zum Erkennen eines Missverständnisses. In all diesen kritischen Situationen bedarf es der Intervention des Gruppenleiters, um sie über diese kritische Schwelle zu heben, sei in der Form der Ermutigung, des euthymen Mitfühlens oder der paradoxen Verstärkung. Bloßes Schweigen (auch im nonverbalen Verständnis) wird sonst zumeist als Bestätigung des Anhaltens, der Abwehr, verstanden und führt zur Entwicklung einer stillschweigend akzeptierten Grenze, über die hinaus keine Entwicklung mehr Statt hat. Über diese Indikationen werden Sie sicher in den begleitenden Vorträgen und Übungen vieles hören, ich befasse mich heute nicht weiter damit.

Eine andere kritische Tendenz ist gewissermaßen rückwärts gerichtet. Sie entsteht, wenn bei einem (oder mehreren) Gruppenmitgliedern Gefühle der Resignation oder Depression an die kritische Schwelle der Realisation drängen. Übersieht man das, dann kann es zum Ausscheiden eines Gruppenmitgliedes kommen und eventuell in weiterer Folge zu einem Suizid – oder aber die Gruppe löst sich auf.

Depression ist ein Gefühl, das mit Verzicht, mit Abgrenzung und Trennung zu tun hat. Es entsteht bereits mit der Abtrennung vom Mutterleib, der Geburt also, deren Bewusstwerdung sich allerdings in Stufenschritten vollzieht und nicht nur auf den Akt der Ausstoßung aus der Gebärmutter reduziert werden darf. Zumindest ebenso wichtig ist die orale Trennung von der Mutterbrust, die Lösung der symbiotischen Mutter-Kind-Einheit, die anale Abgrenzung von den eigenen Ausscheidungen, die Abgrenzung des eigenen Reviers, in dem ich Macht beanspruche, und die Entwicklung der Fremdheit, des Andersartigen, von der 8-Monate-Angst bis zur ödipalen Abgrenzung meines Geschlechts. All diese Trennungen vollziehen sich mit Unlust- und Schwächegefühlen, mit den Gefühlen von Entleerung, die allemal die Entmachtung einer illusionären Täuschung – also die Ent-täuschung – mit sich bringt.

Die vitale Antwort auf Trennungen, die die Entwicklung mit sich bringt oder fordert, ist die aggressive Abstoßung. Nicht ich bin es, der etwas verliert, vielmehr stoße ich Unwertes von mir ab. Daher verwandeln sich Abgrenzungsbedürfnisse in der Gruppe zu aggressiven Spannungen und Ausstoßungstendenzen. Gefährlich wird dies solange nicht, als es von reaktiven Aggressionen beantwortet wird, obwohl sich dergleichen hochschaukelt. Es wird kritisch, wenn sich die Enttäuschungsarbeit auf das Individuum selbst zurückwendet, obwohl gerade darin Reifungsschritte sich vorbereiten. Es kommt gewissermaßen darauf an, dass die Enttäuschungsarbeit ihre gute Grenze findet, dass ich das Abzulehnende in mir genügend abhebe vom narzisstischen Genuss meines Selbstwertgefühls. In der unscharfen Verallgemeinerung jedoch gerät die Welt und das Ich in eine unheilvolle Konfrontation ohne Spielraum, was Ringel treffend präsuizidale Einengung genannt hat. Und in der sogenannten endogenen Depression wird die Enttäuschungsarbeit zum Generalthema: der Kranke trennt sich ständig von seinen Wünschen, seinen Erwartungen – das ist sein einziges und unaufhörliches Thema, dessen Bewältigung nur mehr in der Trennung von sich selbst gefunden werden kann.

Die Gruppe ist eine Welt und die depressive Reaktion führt zum Rückzug des Individuums aus ihr, zum Ausscheiden aus der Gruppe. Bei bereits vereinsamten Individuen ist das unter Umständen bereits der Beginn des Weges in den Suizid, auch wenn dieser erst Wochen später erfolgt. (Die theatralische Selbstmorddrohung in der Gruppe ist dagegen eine Form des Gesprächs mit der Gruppe, die freilich als übermäßiger Machtanspruch aufgefasst werden kann und zur Isolierung führt.)

Es gibt grundsätzlich zwei Gefahren in der Gruppensituation: Entweder stirbt ein Individuum – und im übertragenen Sinne betrachte ich jeden Verlust eines Teilnehmers, also die nicht einvernehmliche Trennung von ihm, als eine Art Tod, die Überwältigung unseres Zusammenlebens durch einen die Ganzheit verändernden Einschnitt. Die Welt unserer Gruppe sieht nun anders aus, wir müssen die Ganzheit wiederherstellen, die entstandene Wunde schließen. Überlegungen, ob er oder wir Schuld an seinem Ausscheiden seien, bedeuten, dass wir darüber nachdenken, wer eigentlich die Macht hatte. Entgegen dem eigenen vitalen Interesse, nämlich selbst Macht zu beanspruchen, versucht die Gruppe in der Regel, dem ausgeschiedenen Teilnehmer diese zuzuschreiben, sie trachtet zu finden, dass er selbst an seinem Ausscheiden Schuld sei. Damit entlastet sie ihr Schuldgefühl und steigert sich in die erforderliche Aggression, um ihn nun auch bewusst hinaus zu wünschen. Sie belädt ihn mit Misserfolgen und Missgefühlen der vergangenen Gruppengeschehnisse und schickt ihn in die Wüste, das bedeutet alttestamentarisch: nach außerhalb unserer Welt, dort, wo kein Leben mehr ist. Wir können aus diesem Sündenbockmechanismus (Girard, 1972; Schwager, 1978) unschwer erkennen, dass es sich bei dem Verlust eines Individuums um ein Omega-Problem der Gruppe handelt.

Die andere Möglichkeit ist, dass die Gruppe stirbt. In der Regel ist das ja nicht ein Massensuizid, wie der der Ostgoten unter Teja am Vesuv, oder in unseren Tagen der der sektiererisch-kalifornischen Alternativen in der Dschungelstadt Johnstown, oder der Selbstverbrennung der russischen Altgläubigen im 17. Jahrhundert, um nur in einigen Beispielen anzudeuten, dass auch das nicht so ganz selten ist. Unsere therapeutischen Gruppen verbröseln sich in der Regel, sterben also einen unrühmlichen Tod der Motivationslosigkeit, selten mal setzen sie sich aggressiv vom Therapeuten ab und versuchen dann in der Regel, irgendwo privat eine eigene Gruppe ohne Therapeuten weiterzuführen, die aber meist auch allmählich verhungert, wenn der Therapeut kein weiteres Interesse, auch kein eifersüchtiges, an ihrem Schicksal nimmt. Sie erkennen gewiss schon den unterschiedlichen Charakter dieser Krise: beim kollektiven Gruppentod handelt es sich um ein Alpha-Problem der Gruppe.

Für diejenigen unter ihnen, die sich mit der sogenannten. Schindler'schen Rangdynamik nicht vertraut fühlen, fasse ich deren wesentliche Positionen hier schnell zusammen, die anderen mögen den Einschub entschuldigen.

Sie wissen alle von der Hackordnung am Hühnerhof, die Schjelderup-Ebbe schon in den 20er Jahren beschrieben hat. Da geht es um eine geradlinige Rangreihe von Alpha, Beta, Gamma usw. bis Omega, in der die Hühner ihre soziale Ordnung regeln. Sieht man auf verengte Passagen wie Türen, so könnte man meinen, dass es beim Menschen ganz genau so ist. Aber so einfach lässt sich das nicht übertragen, spätestens ab dem dritten Platz scheinen sich die Prestige-Verhältnisse zu nivellieren und nur zum Letzten hin abzufallen, aber auch am zweiten Platz finden sich bereits häufig mehrere Gleichwertige, bisweilen kann er aber auch ausfallen – tres faiunt collegium, die Gruppe bildet sich bereits ab drei Personen. Ich habe daher in meiner Beschreibung mich auf die für die menschliche Gruppenstruktur charakteristischen drei bzw. vier Rangpositionen beschränkt und auf die Ordnung innerhalb einer Position einzustufenden Individuen verzichtet. Es ergibt sich dann hinsichtlich der Zielposition, der sich die Gruppe gegenüber erlebt und die ich daher als G-Position (von »G«egner) kennzeichne, eine strukturale Beziehung (d. h. aus der Gruppenstruktur als solcher ableitbar, unabhängig von den Inhalten) eben die Rang-Dynamik. Sie sieht schematisch so aus:

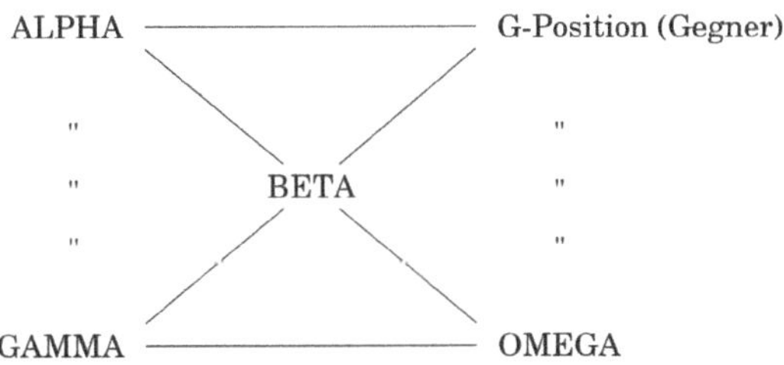

Abb. 2.37: Die soziale Dynamik der Gruppe

Das soll bedeuten: Eine Gruppe entsteht, wenn sich eine Bewegungsrichtung als etwas Gemeinsames durchsetzt. Sie richtet sich auf eine Zielvorstellung (Moreno sprach von »Tele«), die in Gegenrichtung bewegt erscheint und, personalisiert, sich daher als »Gegner« darstellt. Es kann sich hier um den Exponenten der Gegengruppe handeln, aber auch um eine Sache, etwa einen Berg, der von einer Bergsteigergruppe bezwungen werden soll, der sich aber dieser Absicht mit seinen Steilhängen und Schwierigkeiten, Steinschlag usw., entgegenstellt. Die Initiative zu diesem Vorhaben (psychische Bewegung) entstand, indem Alpha (von dem sie ausging oder dem alles zugeschrieben wird) die Unterstützung von anderen fand, die sich hier und auch weiterhin mit ihm identifizieren konnten – wir geben ihnen die Gamma-Position. Natürlich kommen nicht alle in dieser Bewegung gleichmäßig mit, sei es aus Unterschieden der Kondition oder der Begabung dafür, oder, weil sie mehr Angst entwickeln oder eigentlich gar nicht wollten, sondern nur mitmachen, um nicht allein zu bleiben. Der Letzte dieser Zurückbleiber markiert die Omega-Position. Und welche Gründe und Motive ihn auch immer dahin gebracht haben, sein Bild verbindet sich für die Gruppe mit einer potenziellen Gegenbewegung, das heißt, seine (»Schein«-)Bewegung wird mit der Bewegungsrichtung des Gegners identifiziert. Für unsere Bergsteiger wird der zurückhängende Omega zum Symbol ihrer Müdigkeit, ihrer Ängste usw., kurz, aller ihrer Motive, nicht hinauf, sondern lieber hinunterzugehen, umzukehren und die Letzten die Ersten werden zu lassen. Da sie aber vorwärtsstreben, so stärken sie sich am engagierten Bild des Alpha und stoßen sich vom defätistischen Bilde des Omega gewissermaßen ab. Es gilt dann die Gleichung: So, wie die in Gamma-Position versammelte Gruppenmitte träumt, dass Alpha sich mit dem Gegner auseinandersetzen werde, so setzen sich die Gammas mit Omega innerhalb der Gruppe auseinander und siegen über seine Schwäche. Das kann in der Form vorwurfsvoller Empörung geschehen oder auch mitleidiger Herablassung.

(Die Position des Beta bleibt außerhalb dieses dynamischen Kreislaufes, deshalb für uns heute von geringerer Wichtigkeit und nur der Vollständigkeit halber noch angeführt. In ihr finden sich Personen, die sich durch Sachorientiertheit für die Gruppe wertvoll machen, aber auch unabhängiger halten – sie rechtfertigen ihr gutes Prestige durch Sachleistungen, z. B. besondere Kenntnisse. Im Schema sollte zum Ausdruck gebracht werden, dass sie zu allen Positionen unabhängige Beziehungen haben, doch sind sie eigentlich nicht mittelständig, sondern eher randständig, um die Bewegungsrichtung der Gruppe oszillierend, zu sehen.)

Erfüllen wir diese abstrakten Positionen, die die Gruppenstruktur anzeigen, mit Inhalten, so wie wir es etwa mit der Bergsteigergruppe getan haben, so entstehen Rollen (etwa die des Initiators der Bergtour = Alpha, eines oder mehrerer Führer = Beta, der sich aufwärts plagenden Gamma und des Müden = Omega). Es gibt Rollenstereotype, die sich in typischer Weise wiederholen und bisweilen Affinität zu bestimmten Positionen zeigen. So etwa die des Prügelknaben, der seine Gruppe im Omega offenbar vor allem dazu begleitet, um sie durch seine Schwäche in dauernde Siegerlaune zu halten. Wer sie lange durchhält, verrät große Abhängigkeit. Es gibt aber einen kritischen Resignationspunkt, wenn die Gamma-Mitte sich in allzu weite Distanz entfernt und keine Hoffnung mehr besteht, sie je wieder einzuholen, wenn er sich sagen muss: »Jetzt ist es mir zu blöd, ich komm' da nicht mit, ich dreh um!« (Mein Lehrer, Prof. Hoff, zitierte in diesem Zusammenhang immer Windhunderennen, den Moment, wenn der Windhund nicht mehr hinter der Hasenattrappe herläuft, sondern stehenbleibt, aufgibt, weil sie ihm zu weit davongezogen worden ist.) Nun, an diesem kritischen Resignationspunkt scheidet unser Omega aus der Gruppe aus und die Gruppe bemüht sich alsbald, ihm ihre ganzen negativen Gefühle und Erfahrungen aufzubürden, sie hofft, sich dadurch davon zu erleichtern. (Etwa: Jetzt, ohne den Müden, kommen wir, die »Starken«, doppelt so rasch voran, gleich werden wir oben sein!) Unser Omega übernimmt also die Rolle des »Sündenbocks« solange, bis er außer Sicht kommt. Dann wird notwendig ein anderer Omega werden, vielleicht freiwillig vermag er der Position einen anderen Rolleninhalt zu geben.

Für unser Thema aber ist die Einsicht wichtig, dass eine Gruppe sich infolge der Rangdynamik besser übersehen lässt.

Sie, als Gruppenleiter, müssen nicht um alle Gruppenmitglieder gleiche Sorge empfinden, wenn einer aufgibt, dann wird es Omega sein. Oder, genauer: Nur für ihn ist das Aufgeben kritisch. Natürlich können auch andere Gruppenmitglieder aussteigen, etwa, weil alle andere, neue, bessere Chancen wahrzunehmen meinen, sie verlassen die Gruppe, weil sie eine besser erscheinende Alternative gefunden haben. Vielleicht kann man ihnen gratulieren dazu – gegebenenfalls sollte man das jedenfalls tun und nicht im gekränkten Gruppenleiter-Narzissmus verharren. Aber wenn Omega ausscheidet, dann bringt er sich der Gruppe als Opfer dar, nicht im hysterischen Sinne, um in den Mittelpunkt zu kommen, sondern im depressiven, als Trennung. Hat er nichts anderes als die Gruppe, dann trennt er sich von seiner Welt, er fällt ins Nichts und ist hochgradig suizidgefährdet. Darum habe ich gesagt: Der Tod des Einzelnen ist ein Omega-Problem in der Gruppe.

Und wie ist das mit dem Alpha-Problem von dem ich sagte, sein Risiko ist der Tod der Gruppe? Nun, stellen Sie sich wieder die Bergsteiger vor und deren Alpha, der sich nicht mehr sicher ist, ob sie überhaupt auf dem richtigen Weg sind. Sein Zögern, seine unruhige Inkonsequenz bemächtigen sich bald der ganzen Gruppe. Nach einer kritischen Phase der Unsicherheit entstehen Rivalitätskämpfe. Viele meinen, richtige Wege zu kennen und beanspruchen Gefolgschaft. Gelingt es keinem, sich durchzusetzen und der Gruppe ein neues Alpha zu geben, dann besteht große Gefahr, dass die Gruppe sich zerstreut, jeder sucht sein Heil auf seine Weise. In der therapeutischen Gruppe tritt das am ehesten dadurch ein, dass Alpha durch forcierte Konfrontation mit seinem Unbewusstsein in zu große Angst gerät. Also durch Alpha-Analyse. Diese bietet sich an, weil Alpha, gestärkt durch die Selbstbestätigung aus dem sich mit ihm identifizierenden Gamma-Element in seiner Selbstdarstellung am weitesten aus sich herausgeht. Das ist gewiss eine therapeutische Chance. Gerät er aber nicht über den kritischen Punkt zur befreienden Einsicht, dann entsteht Angst in ihm und damit Gefährdung seiner Alphaposition. Man spürt das daran, dass die Gruppe ihm nicht mehr nachgeht, Rivalitätskämpfe zwischen Betas auftreten, die Gruppenstruktur undeutlicher wird. Es ist dann nicht mehr damit zu rechnen, dass Alpha noch seine Einsicht (in analytischem Sinn) zu finden vermag, denn der Absturz aus seiner guten Gruppenposition treibt ihn noch stärker in die Angst, es bildet sich für ihn ein Circulus vitiosus der Verunsicherung. Agierende Gruppen, etwa politische, befreien sich in solcher Situation von seinem Anspruch, indem sie ihn preisgeben, ja auch ermorden oder hinrichten lassen. Auch therapeutische Gruppen suchen nach seiner Schuld und bisweilen verlässt er auch die Gruppe mit mehr oder minder großer Opfergeste. Aber er ist nicht im gleichen Maße gefährdet wie Omega. Denn für ihn wird der Ausstieg aus der Gruppe zur Entlastung von der Angst, in die er in der Gruppe geraten ist. Beharrt aber der Therapeut aus einer G-Position weiter auf seinem Thema, dann lässt er die Entwicklung eines neuen Alpha nicht zu und die Gefahr wird akut, dass sich die Gruppe auflöst oder unter der Initiative eines anderen Alpha aus dem therapeutischen Rahmen herausbegibt, etwa sich einer Sekte anschließt.

T: Deckt sich nicht die Funktion des Gruppenleiters mit der Position des Gruppenalpha? Nein, das trifft nur dann zu, wenn die Gruppe eben aus der Alphaposition geleitet wird, es ist das also ein Spezialfall. Er tritt aber immer dann ein, wenn der Gruppenleiter meint, er müsse alles aus seiner Initiative gestalten, die Gruppe mit seiner Begeisterung mitreißen. Er wird dann mehr und mehr zu einem »Hordenführer« und die Gruppe widerspiegelt sein eigenes Unbewusstsein, wird also analytisch gesehen nur für ihn selbst ergiebig. Häufiger ist allerdings die Gruppenleitung aus der G-Position, weil sie die meiste Macht anbietet. Er hat ja auch die Gruppe zusammengerufen, bietet sich als ihr erstes Ziel an. Wer diese Position allerdings auf Dauer beibehält, muss sich klar sein, dass sich nur Omega mit ihm identifiziert und dass er gezwungen ist ständig Druck auszuüben.

Mit mehr Sicherheit des Therapeuten kommt es häufig zu einer Bevorzugung der Beta-Position in der Rolle eines Sachverständigen oder eines unbeteiligten Moderators. Das gibt die größte Unabhängigkeit, schränkt aber das Gewicht deutlich ein, bisweilen hat man Schwierigkeiten, überhaupt zu Wort zu kommen. Es gibt aber gute Möglichkeit, Zurückhaltung zu üben, die Eigenentwicklung der Gruppe freizugeben, in sachdienlich beschränkter Weise hilfreich zu sein, Missverständnisse aufzugreifen, Verständnis zu fördern, Deutungen als unbelastendes Angebot zur Verfügung zu stellen. In Gamma-Position leitet man tatsächlich nicht, sondern ruht sich im Mitgehen aus. Aber auch aus der Omega-Position kann man Gruppen leiten. Man erhält dann freilich die Aggression der Gruppe, übernimmt aber auch die Ableitung der Missgefühle und Ambivalenz. Die Gruppe fühlt sich in solcher Leitung allerdings sehr unsicher, ruft nach »starken Führern« und verrät in den dabei entworfenen Rollenbildern ihre unbewussten Tendenzen.

Der Wechsel der Gruppenposition gehört zu den strukturalen Möglichkeiten seiner Intervention, die man von den inhaltlichen Interventionsmöglichkeiten abheben kann. Sie ist für kritische Situationen die meist wirkungsvollere.

Aber bleiben wir systematisch. Was kann der Gruppenleiter in kritischer Situation tun, welches sind seine kritischen Interventionstechniken?

Zunächst inhaltlich: Er kann die große Anspannung eines Gruppenmitglieds – besonders gefährdet sind diesbezüglich die in Alpha und Omega stehenden Teilnehmer – im Prozess entlasten, indem er das Tempo der Infragestellungen durch Ablenkung auf ein anderes Thema oder auf ein anderes Gruppenmitglied oder Verschiebung des Problems nach außerhalb der Gruppe auf ein abstraktes Niveau, durch Formalisierung, durch Regelbildung usw., praktisch durch Unterstützung der Abwehrtendenzen, lenkt. Allzu leicht werden solche Begrenzungen allerdings als Tabuisierungen verstanden, die nicht überschritten werden dürfen und er macht sich damit zukünftige Entwicklungen oft selber schwer.

Strukturale Interventionen verändern die Gruppengestalt, entweder durch einen Wechsel der Bewegungsrichtung oder durch Positionswechsel, aus der die Leitungsfunktion ausgeübt wird oder auch einer bestimmten Übertragungsfigur. Wir wollen uns auf die beiden ersteren Möglichkeiten beschränken, um nicht kompliziert zu werden. Das einfachste Verfahren für eine Notbremsung im Gruppengeschehen ist natürlich, die Gruppenrichtung umzukehren. Im Beispiel der Bergsteiger hieße das, zu sagen: »Jetzt sind wir schon allzu müde, es ist nicht mehr sinnvoll, die Besteigung fortzusetzen, drehen wir um!« Aber es ist klar, dass ein solches Signal nur aus der Alpha-Position wirklich ankommt, ich muss sie vorher besetzen. Das bedeutet, dass ich mich für die Gruppe engagiere und meine Erklärung auch nonverbal gleichsinnig zum Ausdruck bringe. Die Umkehrung lässt die Letzten die Ersten werden und fängt damit das nachhängende Omega für die Gruppe wieder ein. Sie kann aber auch zur Lähmung jeder Bewegung werden, wie etwa bei folgendem Beispiel einer Familie, die ich gestern in meiner Ordination sah:

Ein junges Ehepaar mit einem Baby und einem Hund – sie arbeitet für den Unterhalt, den Haushalt und das Kind, er hat Schulden gemacht und alles hingeschmissen, betreut den Hund und wünscht sich von der Frau ein Auto, da er sich ohne solches um keine Stelle bewerben könne. Sie bedrohen sich gegenseitig mit dem Hinauswurf des Mitläufer des Anderen, also er: »Das Kind muss weggegeben werden, sonst können wir nicht beide arbeiten gehen!« Und sie: »Der Hund muss weg, er ist unhygienisch und wird, indem er unsere gereizten Stimmungen übernimmt, gefährlich!« Aber immer, bevor es zur Abstoßung eines der vorgeschlagenen Sündenböcke kommt, erfolgt die Richtungsumkehr. Bei unserer letzten Begegnung hatte sich der Hund eine Blöße gegeben und das Kind gefährlich angeknurrt, sein Schicksal schien besiegelt. Gestern berichtete sie entspannt, wie sie die gefährliche Situation gelöst hätte: »Es gäbe nun zwei Hunde ...«

Man sollte also die Umkehr nur bei wirklichen Notfällen und sparsam zur Anwendung bringen.

Eine andere strukturale Sicherung des Omega besteht einfach darin, dass sich der Gruppenleiter selbst in diese Letzt-Position zurückfallen lässt und sie besetzt, ich nenne das Omega-Rochade. Da nur einer der Letzte sein kann, zwingt er damit das bisherige Omega in eine ranghöhere Position, zumeist Gamma, er entlastet es damit von der Ambivalenzspannung, die es zu überwältigen drohte.

T: Könnten Sie uns einige Beispiele geben, wie man das macht?

Gerne! Ich denke da z. B. an schizophrene Patienten, die in einer sie erwürgenden Abhängigkeit von ihren Eltern leben. Ich habe da vor etwa 30 Jahren für solche Patienten mit großer Ich-Schwäche ein familientherapeutisches Schema entwickelt, die sogenannte »bifokale Familientherapie«. Da arbeitet der gleiche Therapeut mit zwei Gruppen – einer Patientengruppe von etwa sieben Teilnehmern und einer zweiten Gruppe mit deren Eltern und/oder wesentlichen Angehörigen. In einer ersten Phase arbeiten beide Gruppen ziemlich unabhängig und da entwickelt sich beim Alpha der Patientengruppe allmählich ein Emanzipationsbedürfnis, aus dem überbesorgten Leben mit den Eltern auszusteigen, etwas selbstständig zu unternehmen. Das führt regelmäßig zu einer kritischen Situation in der Familiengruppe und die Eltern wenden sich mit einer Klage über die neueste Verrücktheit ihres Kindes an den Therapeuten. Anfänglich habe ich mich in dieser Frage mit den Eltern konfrontiert und mich mit meiner therapeutischen Autorität hinter den Wunsch des Patienten gestellt, also G-Position in der Elterngruppe eingenommen. Das ging regelmäßig schief: Die Eltern akzeptierten zwar scheinbar meine ärztliche Überzeugung, aber nach kurzer Zeit nahmen die Patienten ihre Absicht zurück, offenkundig resignierten sie unter dem Druck ihrer Angehörigen. Dann entwickelte ich die Omega-Rochade und sie hat seither einen festen Platz in meiner Technik bekommen. Wiederum gehe ich also auf das Ansinnen der Eltern – sie gegen die neueste Verrücktheit ihres Kindes zu unterstützen – nicht ein, zeige mich erstaunt, warum der selbstständige Plan des Patienten nicht realisierbar sei, ich bleibe schwach und überzeugungslos. Da werden die Eltern richtig böse, finden das zynisch und unverantwortlich und haben sich eigentlich von der Medizin schon was anderes vorgestellt. Und dann stimmen dem auch noch andere Eltern zu, finden das »wirklich gefährlich« und äußern sich besorgt. Einmal wollte eine Patientin nur schlicht einen Skikurs ohne Eltern besuchen und die ganze Gruppe der Eltern fiel über mich her und bot mir an, dann auch die Alimente für die unzähligen unehelichen Kinder zu übernehmen, die die Patientin dort empfangen würde. Es ist sehr lehrreich, eine solche Situation wehrlos auszuhalten, man spürt die ganze gewaltige Last der Ambivalenz, der der Patient ausgesetzt ist und man entlastet ihn gleichzeitig davon – denn jetzt triumphieren die Eltern über den »wahren Gegner«, den Arzt, und merken gar nicht, wie inzwischen die emanzipatorische Entscheidung im Patienten reift und sich festigt. Und während die Eltern alle ihre schlechten Erfahrungen auffahren, bleibt mir nur das Vertrauen in meine Theorie, die besagt, dass, wenn die Patientin aus der Gamma-Position ihrer Familiengruppe in den Skikurs fährt, sie schon aus Gründen der Identifikation mit dem elterlichen

Alpha dort sich nicht gefährden werde. In 150 Fällen, die ich nachuntersucht habe, hat die Theorie funktioniert.

T: Kommt da bei den Eltern auch Einsicht zustande oder ist es nur ein Helfen?
Zunächst ist es nur Helfen, das heißt den angestrebten Freiheitsraum des Patienten zur Bewährungsmöglichkeit offenhalten. Aber der Prozess geht ja weiter und allmählich manipulieren sich die betroffenen Eltern in der Elterngruppe durch ihre einseitigen Übertreibungen in eine Isolierung. Dann ist der Zeitpunkt für den Therapeuten, aus der Omega-Position herauszutreten und sich vor diese Eltern zu stellen, die Kritik der Gruppe an Ihnen mit seinem Verständnis für sie ihnen abzunehmen. Dann entsteht plötzlich Einsicht dafür, wie die Angst um das Kind sich aus den Elementen der eigenen Lebenserfahrung und Aggressivität aufbaut und es ist wieder möglich, über die Bewältigung ihrer eigenen Not und der eigenen Enttäuschung zu reden.

T: Hier geht es um psychotische Patienten. Gilt diese Technik auch für sogenannte »Normalpersonen«, etwa in gruppendynamischen Trainings?
Auch im gruppendynamischen Training gibt es die Konfrontation des Trainers mit den Emanzipationswünschen der Gruppe. Vielfach kommt es dabei zum Hinausschmiss des Trainers aus der Gruppe in mehr oder weniger zeitbegrenzter Form. Die Trainer haben gelernt, das zu akzeptieren und betrachten es als einen wichtigen Schritt für die Befreiung der Gruppe aus Dependenz und Konterdependenzen. Obwohl sie sich konfrontieren könnten, lassen sie sich in die Schwäche fallen und nehmen den Hinauswurf an. Das ist ebenfalls Omega-Rochade. Und wie schwer es ihnen dabei wird, kann man bei Gesprächen an der Theke oder im Trainerteam beobachten, wenn sie bemüht sind, ihr Selbstgefühl durch Fantasien über die »eigentliche Abhängigkeit« der gerade selbstständig arbeitenden Gruppe wieder aufzubauen. Sie sollten sich dabei ruhig Zeit – und auch der Gruppe – lassen, die sich bei der Rückkehr umso kreativer um sie bemühen wird, je weniger sie sich in G-Position hineinsteigern.

T: Für die Anfangsphasen von Gruppenprozessen scheinen mir Deine Interventionstechniken nicht zu greifen. Da gibt es doch noch gar keine solchen Positionen, alle sind mehr oder minder hilflose Omegas?
Das ist völlig richtig. Die Gruppenstruktur bildet sich erst über Vorstadien hinaus. Zunächst sind die im Raum versammelten Teilnehmer einer beabsichtigten Gruppe nur eine lose Menge von Leuten, die sich jeweils als Einzelne einer Überzahl ausgesetzt fühlen und demgemäß angsterfüllt und misstrauisch sind. Erst

das Hinzutreten äußerer Elemente, etwa das Nachrücken Zuspätkommender, schließt die schon Anwesenden zu einem Wir-Gefühl gegenüber dem Neuling zusammen, eine G-Position bildet sich. In dieser, wie ich schon sagte »Prägruppalen Phase« besteht noch keine innere Rangordnung und Jeder rivalisiert mit Jedem um die zukünftige Alpha-Position. Kinder zeigen dabei ein ungehemmtes Imponierverhalten, Erwachsene suchen meist, sich keine Blößen zu geben und lassen die aufkommenden Initiativen verhungern.

Ich bin nicht ganz sicher, wie weit sich dieses Stadium mit dem von Bion beschriebenen Stadium des »fight and flight« deckt. Jedenfalls kann auch eine entwickelte Gruppe mit voller Rangstruktur immer wieder regressiv in prägruppales Verhalten zurückfallen, vor allem, wenn Alpha in Angst gerät.

T: Ist Krise überhaupt etwas Schlechtes?
Gewiss nicht. Sie ist eigentlich die Voraussetzung für Veränderung. Es kommt therapeutisch aber darauf an, solche Veränderungen im Ausmaß und Zeitablauf so einzugrenzen, dass sie für Gruppe und Individuum tragbar sind. Die Gefahr liegt ja in den irrealen Verallgemeinerungen und Verabsolutierungen, die als Lösungsmöglichkeit nur die totale Eliminierung zulassen. Natürlich ist auch der Tod eine Krisenbewältigung, aber wir wollen uns damit doch bis ans Lebensende Zeit nehmen.

T: Ist die schizophrene, psychotische Entgleisung eines Gruppenteilnehmers überhaupt vorhersehbar und vermeidbar?
Die Vorhersehbarkeit hat gewiss ihre Grenzen, weil wir ja keine ausreichende Vorinformation über die Teilnehmer – etwa bei gruppendynamischen Trainings – haben. Juristische Absicherungen, etwa die unterschriebene Vorwarnung, dass das Training auf eigene Gefahr ablaufe, helfen da sicher nichts. Tests, die sich als Vorscreening eignen würden, sind viel zu unhandlich und vermutlich auch nicht verlässlich. Die meisten Ärzte fühlen sich auch ziemlich hilflos und können sich vielfach auch unter einem gruppendynamischen Training nicht viel vorstellen. Es gibt aber vorhersehbare Krisensituationen, nämlich dann, wenn ein schizophrener Patient in aufkommender Wahnstimmung an ein Training reist in der Erwartung, dort das Gefühl des Besonderen, das ihn erfüllt, bestätigt zu bekommen. Er dekompensiert gewöhnlich am zweiten Tag. Denn, während am ersten Tag die Gruppe sein Engagement häufig aneifernd erlebt und bestätigt, zieht sie sich dann zurück wenn sie merkt, dass seine Fantasien ins Irreale hinausgreifen und unser Teilnehmer das ganze Gruppengeschehen an sich zu reißen bestrebt ist.

Wie weit sich der Ausbruch der pathologischen Krisenentwicklung durch verantwortungsbewusstes und gekonntes Trainerverhalten vermeiden lässt, ist schwierig nachzuweisen. Ich glaube aber, dass der Gruppenleiter hier doch viel vermag. Natürlich denkt man da immer an Einzelfälle. Mir ist z.B. da immer ein offensichtlich paranoider Arzt vor Augen, der sich während eines wissenschaftlichen Kongresses in Deutschland an einer der über mehrere Sitzungen zusammenbleibenden Untergruppen beteiligte. Erst war sein Engagement für Randgruppenpatienten für die beratende Gruppe belebend und die bestätigenden Feed-Backs gaben ihm eine gute Position. Aber am zweiten Tag wollte er die Gruppe nur mehr mit skurrilen Meinungen dominieren und die Teilnehmer rückten von ihm ab. Im selben Maß nahm die Irrealität seiner Behauptungen und die starre Forderung nach Bestätigung zu, ja bekam drohende Form, sodass der Vorsitzende der Gruppe, der nicht in unwissenschaftliche Polemik geraten wollte, nahe daran war, ihn hinauszuwerfen. Ich setzte mich dann in der Pause mit ihm an einen Tisch, er war hochgradig gespannt, fühlte sich auch im Hotel vom Vorsitzenden beschattet. Er gewann etwas Vertrauen zu mir und ich habe darauf die wissenschaftliche Diskussionsgruppe in eine Art Selbsterfahrungsgruppe umfunktioniert, indem ich die Vorgänge in unserer Gruppe als prototypisch für die Probleme unseres Themas erklärte. Ich achtete während der weiteren Sitzungen darauf, dass unser Kollege jedesmal zu Wort kam, lenkte aber immer dann, wenn er sich anschickte, alle Aufmerksamkeit zu beanspruchen, ab, indem ich den Vorgang als ein Problem des Vorsitzenden erklärte. So kamen wir letztlich alle ganz befriedigt über die Runden und er begann, sich auch in seinem Hotel wohler zu fühlen. Ich bin überzeugt, dass es andersrum zu einer Dekompensation der paranoiden Vorstellungen und zu einem Auftritt entweder im Hotel oder im Plenarbereich der Tagung gekommen wäre. Ob es letztendlich für ihn besser gewesen wäre, dadurch in Behandlung zu kommen, das weiß ich nicht. Aber die Dekompensation der Psychose durch und während des Gruppenablaufes erwies sich jedenfalls vermeidbar.

Wir machen jetzt eine Pause. Nachher versuchen wir nach Anleitung des Vortragenden folgendes Experiment:

Wir bilden drei Gruppen. Jede Gruppe hat die Aufgabe, mit Konsens einen Gruppenleiter zu wählen. Nachdem das gelungen ist, gibt Schindler in jeder Gruppe die zweite Aufgabe bekannt: Jede Gruppe soll wiederum mit Konsens einen Teilnehmer an die jeweilig nächste Gruppe abgeben. Für jede Aufgabe stehen 20 Minuten zur Verfügung. Dann treffen wir uns wieder im Plenum und jede Gruppe berichtet.

Jede der drei Gruppen hatte Widerwillen, die gestellte Aufgabe zu erfüllen. Sie begrüßten es, in Kleingruppen zu sein, wollten sich aber gegen das Oktroy einer Aufgabe zur Wehr setzen. Hätten sie sich aber dazu hinter einem Alpha geeinigt, so hätten sie gerade die gestellte Aufgabe erfüllt, wozu kein potenzieller Alpha bereit war. So waren sie gezwungen, als ihren Gruppenleiter einen zu wählen, der sich mit der Stellung der Aufgabe identifizieren konnte, also einen Omega.

Das war in Gruppe I ein Umstrittener, in Gruppe II einer, der eigentlich hatte weggehen wollen (sich als Omega empfand), dann aber seine Chance mit großem Eifer ergriff und sich auch gleich selbst zum Berichterstatter der Gruppe machte. In Gruppe III wollte man längere Zeit den Aufgabensteller (Schindler – der sich aber aus allen Gruppen heraushielt) zum Leiter machen und einigte sich dann auf eine Frau. Diese bot sich dann gleich selbst zum Opfer der zweiten Aufgabe an, nämlich, aus der Gruppe auszuscheiden und die Gruppe schien zu diesem »Damenopfer« bereit. Die beiden anderen Gruppen konnten sich auf keine Opfer einigen, die Angst, zu kränken, belastete sie zu schwer.

Die hier zusammengefasste Diskussion dieses »Omega-Erlebnis-Experiments« beleuchtete auch streifend die gesellschaftliche Bedeutung, dass die Opfersuche unserer Gruppen am ehesten noch zu einem »Damenopfer« finden hatte können.

Schindler dankt abschließend und betont, dass Gruppe II sich in der Diskussion am meisten beteiligt hatte. Ihr war es gelungen, durch ihre Wahl die resignative Krise eines Teilnehmers in Befreiung aufzulösen.

Literatur

Argelander, H. (1972). *Gruppenprozesse.* Hamburg: RoRoRo/TB-Verlag.

Girard, R. (1972). *La violence le sacré.* In R. Girard, De la violence à la divinité (S. 293–699). Paris: Grasset.

Heigl-Evers, A. & Heigl, F. (1983). Zum Interventionsstil in der analytischen Gruppenpsychotherapie. *Gruppenpsychotherapie und Gruppendynamik, 19*(1), 2–19.

Schindler, R. (1959). Der sozialdynamische Aspekt in der bifokalen Gruppentherapie. *Acta psychotherapeutica, psychosomatica et orthopädagogica, 7*(2–3), 207–220.

Schindler, R. (1960). Über den wechselseitigen Einfluss von Gesprächsinhalt, Gruppenposition und Ichgestalt in der analytischen Gruppentherapie. *Psyche, 14*(2), 381–392.

Schindler, R. (1961). Der Gruppentherapeut und seine Position in der Gruppe. *Praxis der Psychotherapie, 6*(1), 1–8.

Schindler, R. (1968.). Dynamische Prozesse in der Gruppenpsychotherapie. *Gruppenpsychotherapie und Gruppendynamik, 2,* 9–20.

Schindler, R. (1971). Das Suizidthema in der analytischen Gruppe. *Dynamische Psychiatrie, 4*(13), 333–339.

Schindler, R. (1977). Störungen der Selbstfindung in der Gruppe Behinderungen und Widerstände. *Praxis der Psychotherapie, 22*, 159–164,.

Schmidbauer, W. (1974). *Emanzipation in der Gruppe.* München: Piper.

Schwager, R. (1978). *Brauchen wir einen Sündenbock?* München: Kösel.

II.5 Lehren und Weitergeben: Vermächtnis (2002–2008)

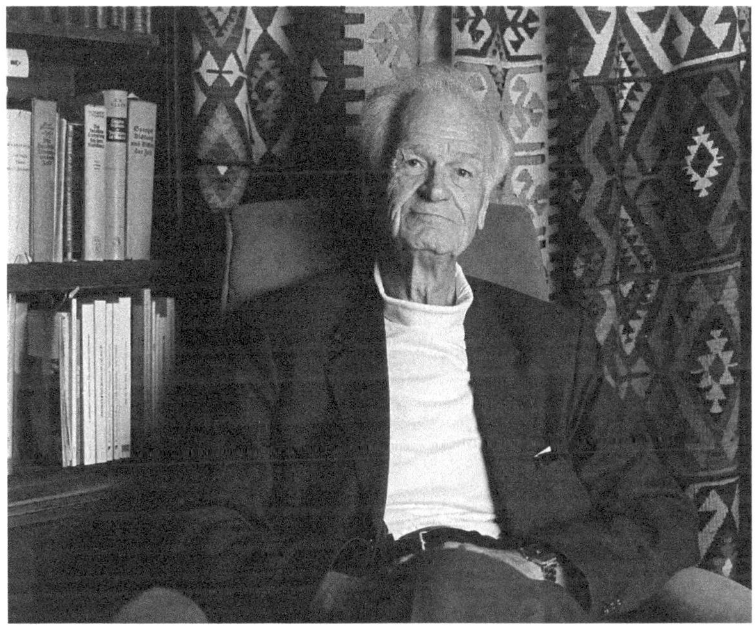

Raoul Schindler 2003 in seiner Praxis in der Bennogasse 8 (Foto © Susanne Jakszus)

In den drei folgenden Gesprächen blickt Schindler zurück, sieht die Gegenwart kritisch und formuliert Bilder zukünftiger Entwicklungen. Er hat die Orte seines Wirkens zu Brennpunkten der Veränderung gemacht, einer Veränderung, die er als nie abgeschlossen betrachtet. Nachdrücklich fordert er zum Bedenken und zur Mitgestaltung gesellschaftlicher Prozesse auf.

Konkret nennt er die Nutzung von Gruppensettings, die im psychotherapeutischen Kontext eine Gegenwirklichkeit schaffen, die es ermöglicht, soziale Realität in Auseinandersetzungen anzueignen und persönliche Entwicklungen anzustoßen. Er fordert dazu auf, das *Mehr* der Gruppe für therapeutisches Arbeiten anzuerkennen, zu fördern und zu nützen. Kommunikation und Begegnung sind ihm unverzichtbar für menschliches Wohlergehen, auch jene Kommunikationssituationen, die in der Nicht-Übereinstimmung als Konflikt erlebt werden.

Im zweiten Gespräch kreiert er den Begriff der *Kontaktmangelkrankheit*, weil Isolation und Vereinsamung krank machen. Demgegenüber gilt ihm *Gesellschaftlichkeit* als Therapie, die es ermöglicht, ein gestörtes Gleichgewicht wieder herzustellen. Diese Überzeugung war für Schindler leitend bei seinem psychosozialen Engagement, im Besonderen bei der Gründung von pro mente. Passend dazu benennt er im letzten hier publizierten Gespräch noch einmal die Bedeutung der Omegaposition. Er verweist auf das Herausfordernde im Umgang mit Personen, die in dieser Rangposition fixiert sind, und fordert, ein modernes Verhältnis zu diesen zu finden. Denn: »Mit dem Omega sind wir ja auch heutzutage noch nicht gut beisammen.«

Dynamische Gruppenpsychotherapie im Prozess der Psychiatriereform[1]

Ein Gespräch von Bernhard Dolleschka mit Raoul Schindler

Bernhard Dolleschka: Zuerst, lieber Raoul, herzlichen Dank dafür, dass du bereit bist, uns zu unserem nächsten Band von »Visionen und Wege« mit dem Arbeitstitel »Gruppenkompetenz und Einzelarbeit« einen Beitrag zu geben. Bei meiner Anfrage dafür hast du die Absicht geäußert, uns zu ermutigen, unsere besondere Kompetenz – nämlich zur Gruppenarbeit – wieder mehr zu nutzen und nicht einfach den scheinbaren Gegebenheiten des »Psychotherapiemarktes« nachzugeben.

Was willst du uns auf den weiteren Weg geben?

Raoul Schindler: Zuvor will ich dir herzlich danken, dass du mich in den Kreis deiner Autoren überhaupt hineinnimmst und mir so ermöglichst, meine Kritik an der gegenwärtigen Situation auch auszuführen. Diese richtet sich gegen die Neigung mancher Psychotherapeuten, sich in ihrer Praxis mehr der Einzelpsychotherapie zu widmen und so gewissermaßen ihre »Spezifität« preiszugeben. Wenn du das »ermutigen« nennst, so ist es mir recht und trifft vielleicht auch den Kern der Sache.

Nach meiner Einschätzung handelt es sich dabei nämlich um eine Erscheinung, die nicht dem Nutzen, sondern dem Widerstand des Patienten entspricht und deren Anerkennung einem Minderwertigkeitsgefühl der Gruppentherapeuten in ihrem Metier gleichkommt. Die Gruppentherapie wird da gewissermaßen gespalten wahrgenommen: in einen »therapeutischen Anteil«, der dann traditionell als Konflikt-Bewältigung gesehen wird, und in »die Gruppe«, die damit

1 Dolleschka, B. (2002). Dynamische Gruppenpsychotherapie im Prozess der Psychiatrie-Reform. Ein Gespräch mit Doz. Dr. Raoul Schindler. In B. Dolleschka (Hrsg.), *Gruppenkompetenz und Einzelarbeit* (S. 49–60). Wien: Krammer. Abdruck mit freundlicher Genehmigung des Verlags Krammer, Wien.

auf das gesellschaftliche Ereignis reduziert wird. Ich denke, eine solche Selbsteinschätzung haben wir als Gruppenpsychotherapeuten nicht nötig, obwohl sie uns vielleicht willkommen erscheinen mag. Aber Gruppentherapie ist ein ganzheitlicher Prozess und keine Addition.

Die Krankenkassen, ganz besonders in Deutschland, haben die Richtung ja umgedreht (Heinzel et al., 1998, 136). Sie verpflichten die Psychotherapeuten zu viel schwierigeren Modalitäten bei Therapiegruppen. Einzeltherapie scheint leichter organisierbar zu sein und wird mit einem höheren Honorarsatz vergütet. Der Trend wird auch durch den Markt gegeben – nicht nur aus einem scheinbaren Minderwertigkeitsgefühl der Psychotherapeuten heraus.

Der Trend des Marktes wird immer vom Widerstand gegen Aufklärung diktiert werden. Gesucht wird die möglichst billige Harmonie mit dem Ganzen, der Familie, den Bezugsgruppen, der Gesellschaft. Vergessen oder unterdrückt wird die dafür notwendige Voraussetzung: die Harmonie mit sich, dem eigenen Selbst, in dem sich die Welt, der ich mich öffne, spiegelt und das zugleich diese Welt mit seiner Deutung organisiert und begrenzt. »Du gleichst der Welt, die du begreifst, nicht mir«, sagt der Erdgeist zu Faust, der diesen zu beschwören sucht, also zur Realität seines gleichnishaften Schwärmens machen will. Aber die Realität ist eben nicht tot und starr, sondern Prozess und Kampf zwischen den Deutungen. Man kann diesen Kampf beenden, indem man auf nur eine Seite hin reduziert, die oder das Andere auslässt (bis zur physischen Auslöschung!) oder entwertet, machtlos macht bis zum Vergessen oder sich abgrenzt bis zur Beziehungslosigkeit. Dann ist man unbezogen, autistisch auf sich selbst orientiert oder eben einsam. Das beendet zwar den Kampf, aber ist unerträglich und macht orientierungslos. Die gesamte Psychotherapie besteht aus Stationen unvollkommener Ansätze in diesen Richtungen, die ungleichgewichtig festgefahren scheinen: aus affektiven Spannungen, die sich zu Krisen aufschaukeln können und die wir dann als »krank« und das Zusammenspiel gefährdend wahrnehmen. Wir können solche Spannungen als Versuche deuten, sich loszureißen, um Harmonie zu erzwingen. Die Gruppenpsychotherapie stellt für diese Bemühungen ein überschaubares Medium zur Verfügung, nämlich die Gruppe und ihren Therapeuten, der diese zusammenhält und in ihrer Entwicklung reflektiert. Der Therapeut sollte aber nicht dazu gedrängt werden, die Gruppe zu befrieden, gewissermaßen Harmonie über sie und ihre Welt zu stülpen. Das würde dem gleichen Trugschluss folgen wie die Zwangsharmonie in der Familie. Ein solches Programm legt sich lähmend über alles und nimmt der Artikulation der Konflikte die Worte. Die multiplen Themen verdichten sich dann zum regressiven Beziehungskonflikt, zum Trennungs- und Todeswunsch und dessen Hemmung. Aus dieser labilen Ambivalenz führt kein konstruktiver Ausweg, sondern ein Aufschaukeln der Macht bis zur Erregungskrise und Verlagerung des Problems in die Psychiatrie. Dort wiederholt sich der Vorgang.

Wie meinst du das?
Die Aufnahme an einer psychiatrischen Station erfolgt nicht wegen der Krankheit, sondern dann, wenn die Beziehungspartner, Patient/Familie – oder übertragene Bezugsgruppen, wie Arbeitsgruppe oder Nachbarschaftsgruppe – ihre konflikthafte Beziehung als unerträglich empfinden und gegeneinander richten. Die Psychiatrie übernimmt dann den Patienten und entlastet so die gescheiterten Konfliktpartner, die in gegenseitigen Schuldzuweisungen zunächst die eigene Potenz wiederherzustellen versuchen. Sie finden sie, indem sie die Schuld alsbald bei der gemeinsamen Konkurrenz abladen. Dann überträgt sich das Feindbild auf die neue »Unterbringung«, der Konflikt auf die »Anhaltung«. Durch Auslagerung der Verantwortung an die Justiz ist der Konflikt nur scheinbar gelöst, er ist nur aus der beiderseitigen Zuständigkeit genommen.

Meiner Wahrnehmung nach beschreibst du da einen kollektiven Verdrängungsmechanismus?
Ja, eine Organisation der Schuldlosigkeit gegenüber der Aggression an sich. Man kann Aggression da nicht mehr »anwenden«, man kann sie nur mehr »auflösen«. Seit dem Ende des letzten Weltkrieges steht die Aufklärung vor dem Problem der Globalisierung, der Ganzmachung der runden Welt ohne Grenzen, über die nichts mehr abgeschoben werden kann. Das Störende ist nun nicht mehr böse, sondern unangepasst. Dafür kann aber von beiden Seiten der Begegnung Veränderung angesetzt werden. Es geht nicht mehr um die Berechtigung dazu, sondern eigentlich nur darum, wem es leichter fällt, (sich) zu verändern: dem Mächtigen oder dem Schwachen, dem Gesunden oder dem Verletzlichen. Die Pathologie liegt nicht im Anspruch, sondern in der Ungeduld. Je drängender der Anspruch, desto mehr Zerfall in Nationalismen und Asyl-Welten. Die Psychiatrie ist eine Asyl-Welt im Sinne von Goffman (1961; Anm. d. Hrsg.).

Die letzte Psychiatriereform, eingebettet in den Schwung der »68er-Beweglichkeit«, hat die Spaltung in stationäre Psychiatrie und offene Gesellschaft thematisiert aber nicht bewältigt. Ihre Größenideen waren Abschaffung der psychiatrischen Station durch Kommunikation einerseits und Abschaffung der Geisteskrankheit durch Liebe und neuroleptische Medizin andererseits.

Wir befinden uns derzeit im Stadium der Kritik und wissen, dass beide Ansprüche gescheitert sind. Wir brauchen Stationen, weil die aggressiven Affekte, die die Realität bis zur Selbstzerstörung bewegen können, sich aufschaukeln, und wir brauchen neuroleptische Medikamente für die Verkürzung der Kriseninterventio, bis das Zerstörungsrisiko wieder verhandelbar wird. Der so erreichbare einfache Kommunikationsraum reduziert die Gefahr, die nach dem Gesetz eine Anhaltung auch gegen den Willen des Betroffenen zulässig erscheinen lässt; er eröffnet aber kaum eine Zeitperspektive. Kontakt ist in zwei bis fünf Tagen aufnehmbar, und die weitere Anhaltung liegt im Deutungsbereich der sogenannten Gerichtskommission und nicht im Einsichtsbereich des Patienten bzw. im Spielraum seiner Ressourcen. Müsste das Vertrauen in die Entlassbarkeit durch Erfahrungen miteinander neu aufgebaut werden, so wäre der Bedarf für die überleitende »Spiel-Zeit« wohl ziemlich lang zu bemessen. Paradoxerweise wird die notwendige Zeit durch trügerische Vertrauensangebote von Patient, Bezugsgruppe (meist Familie) und Betreuung (meist Psychiatrie-Team) verkürzt. Wir können davon ausgehen, dass diese Angebote umso brüchiger sind, je mehr ihre Motivation von Konfliktvermeidung bestimmt ist. Es besteht ein Wettbewerb um Vertrauen, den jeder der drei »Anbieter« mit Größenideen zu überbieten versucht: Der Patient versucht sein Selbstbewusstsein als autonom und nicht mehr provozierbar zu betonen, die Familie ihre schützende Bindung und Toleranz, das Psychiatrie-Team sein Verständnis der Zusammenhänge. Und jeder »Anbieter« kontrolliert seine jeweils zwei Konkurrenten misstrauisch – eben kritisch.

Es ist vielleicht unerheblich für die gesellschaftliche Gefahr, wann der Patient aus der Ausweichsituation der Station entlassen wird, aber bedeutungsvoll für die Beurteilung seiner weiteren Therapie: braucht er eine, noch eine oder keine Therapie – so lange er nur nicht rückfällig wird.

Hier stockt die Reform. Denn es zeigt sich, dass »rückfällig« eigentlich »störfällig« bedeutet und hinausgeschoben werden kann, wenn der Patient sich aus konfliktreichen Kommunikationen zurückzieht oder aber sich unterwirft. Nichts fällt dann auf. Wohl aber, wenn der Patient sich Konfliktmöglichkeiten aussetzt, sich in Beziehungen exponiert, an- und erregen lässt. Es geht dabei um »soziale Harmonie« – nicht um »Gesundheit« – und die lässt sich erzwingen, gegebenenfalls auch durch neuroleptische Erregungsbegrenzung ...

... die aber eigentlich ihre Indikation in der Krisenzeit hat, wenn ich richtig verstanden habe.

Ganz richtig! Und jetzt befinden wir uns in der Rehabilitation, also nach der Krise und haben die Aufgabe der Rückfallprophylaxe. Es hängt also alles an der

Deutung auftretender Affekte und kritischer Drohgebärden mit Einschluss des Rückzuges in wahnhafte Fixierungen. Je nachdem werden wir von einer neuen Krise ausgehen oder von Versuchen, sich zu exponieren. Versuchen, deren Erfolg Stärkung des Selbstvertrauens und Minderung von Überempfindlichkeiten bringt. Das ist nur hintergründig ein Problem der Grunderkrankung, vordergründig jedoch eine Frage, wie damit umgegangen wird – also der sozialen Einbindung und Kommunikation. Es ist offen, ob wir den Ängsten der Patienten oder ihrer Bezugsgruppen – einschließlich der Ärzte und Psychotherapeuten – folgen.

In all diesen Phasen bildet also die Einbindung des Patienten in Bezugsgruppen eine wichtige Voraussetzung für eine günstige Prognose. Müssen es professionelle Psychotherapiegruppen sein oder sind Kontaktgruppen von Betroffenen ausreichend?
Beides ist wichtig, wird aber von verschiedenen Patienten-Schichten unterschiedlich in Anspruch genommen. Schon im Verlauf der Vorgeschichte – der Alarmkette von Einrichtungen und Kontakten, die angesprochen werden können – sind zwei Typen zu unterscheiden:

- Solche, die Hilfe suchen in offenen Praxen und Beratungsstellen oder auch in Selbsthilfegruppen – sie werden späterhin die Ebene der einsichtigen Patienten bilden.
- Andere, die sich rasch aus Kontakten zurückziehen. Sie meiden Auseinandersetzungen, sind offenbar allzu verletzlich und in Abwehr neuer Einsichten zu rasch erregbar, sodass sie lieber gleich aufgeben. Ihnen drängt sich die Welt in Krisen dann eben auf – sie bilden die Ebene der stationär behandelten Patienten. Früher mit der Tendenz zu chronischem Verlauf, heute intermittierend mit passiver sozialer Freiheit. Diese Patienten organisieren sich soziale Nischen, eigentlich Gegenwelten, die bisweilen untereinander in Konkurrenz stehen.

Wir verbinden Kommunikation gerne mit der Vorstellung von Übereinstimmung, lustvoll, ermächtigend, freilich auch gefährdet in der größeren Macht aufzugehen. Aber Kommunikation organisiert soziale Realität auch bei Nicht-Übereinstimmung, eben als Konflikt erlebt, als Widerstand gegen die Erweiterung von Macht. Das verursacht Ärger. Während der psychotherapeutische Fachmann die Erregungen in sich als Phänomen seiner Gegenübertragung wahrzunehmen und zu kontrollieren lernt, setzt der Laie sie gewöhnlich zum Durchsetzen seiner Meinung ein, weil er sie eben für richtig hält. Das ergibt eine kritische Entwicklung, die gerade dort kulminiert, wo Aggression als »böse« wahrgenommen und unterdrückt wird. Deshalb ist hier professionelle Gruppenpsychotherapie nicht nur vorzuziehen, sondern von entscheidender Wichtigkeit.

Du unterscheidest zwei Kategorien von Klienten gruppenpsychotherapeutischer Arbeit: einsichtige Patienten, die das Gruppenangebot in freier Praxis von sich aus oder über Beratung aufsuchen und andererseits Patienten in und nach stationärer Krisenintervention. Wir nehmen die überwiegende Zahl der laufenden Therapie-Gruppen stationär wahr; in der freien Praxis wird es immer schwieriger, Gruppen zustande zu bringen. Ich wünsche mir, dass auf der Station Motivationsarbeit geleistet und in der freien Praxis die Therapie fortgeführt und vertieft werden könnte, ein Anliegen ist, in der freien Praxis wieder mehr Gruppenpsychotherapie anzubieten.
Das ist auch ein logisches Konzept. Denn faktisch kann eine Klärung der Grundkonflikte auf der Station nicht erwartet werden, weil die Zeit der Anhaltung dafür zu kurz und auch bei gewonnener Einsicht für die Patienten nicht nachvollziehbar ist, warum für Psychotherapie noch stationärer Schutz in Anspruch genommen werden soll. So erweist sich der Erfolg der Psychiatriereform, der den stationären Bettenbedarf um fast 80% zu reduzieren erlaubt hat, als kontraproduktiv für die weitere Motivation zu einer ausreichenden Psychotherapie. Hingegen potenzieren sich die Widerstände:

- Die Umstellung der psychiatrischen Station auf Krisenintervention ist solange nicht gelungen, als die Verhaltensänderung dort als die eigentliche Heilung der Grundkrankheit gilt. Das drückt sich ganz deutlich darin aus, dass Rückfälle in die Rolle des Kranken an der Zahl der Inanspruchnahmen der Station statistisch erfasst und gewertet werden, und die dann angewandte Therapie sich an die Erfolgsrezepte der Krisenintervention hält, nämlich neuroleptische Medikation. Eventuell zu dieser Zeit noch laufende Psychotherapie wird meist unterbrochen, ja oft tendenziell für den Rückfall verantwortlich gemacht.
- Die Zusammenarbeit von medikamentöser Psychiatrie und Psychotherapie ist nur auf bewusster Ebene einigermaßen intendiert. Praktisch versagt sie, weil sich auf emotioneller Ebene noch immer zwei Ausbildungskulturen als Konkurrenten gegenüberstehen. Die Begegnung von Psychotherapie und Medizin ist nur bis zur Toleranz fortgeschritten, kaum zu verstehender Begegnung.

Die derzeit vorherrschende Struktur schafft zwischen stationärer und nichtstationärer Betreuung in freier Praxis eine Kluft, an der die emanzipative Entwicklung aus der Krankheitsrolle vielfach scheitert. Auch das inzwischen aufgebaute Netz der Beratungsstellen entwickelt sich zu einem autonomen, neuen Angebot ohne weitergehende Vermittlungstendenz zur Psychotherapie. Es schiene mir naheliegend, die Betreuungsstruktur zu ändern und die Therapie extramural anzubieten, etwa nach Art eines Belegspitals.

Wenn wir das Angebot von therapeutischen Gruppen wieder vermehrt wahrnehmen bzw. fortführen wollen, welche Erfahrungen sprechen dafür und welche Empfehlungen möchtest du uns dazu geben?
Aus unserem Gespräch ergibt sich schon, wie ich glaube, deutlich, dass der Patient seit jeher im Leben bessere Chancen hat, wenn er über Gruppenangebote aktiv verfügt. Je mehr er sich aus ihnen zurückzieht, desto ärmer wird seine Lebensqualität; er organisiert sich dann eine Schonwelt. Als letzte natürliche Gruppenbeziehung erweist sich auch heute noch die Familiengruppe. Der Aufdringlichkeitscharakter, der dieser Beziehung aber anhaftet, hat Symptomwert. Dieser definiert den Rückzugsprozess als Störung oder Belastung, die behandelt und nicht durch Vorwürfe abgewehrt werden sollte. Da gehört der Patient in die Hände von Spezialisten, die gelernt haben. Aggression anzunehmen. Wir wissen noch nicht, in welchem Prozentsatz es psychotherapeutisch gelingt, den regressiven Isolationsprozess zu wenden, aber es gibt genug positive Kasuistik.

In den letzten 50 Jahren haben wir den größten Fortschritt erzielt, indem wir den Schonraum »Station« vom Verständnis der dem Patienten angepassten Gegenwelt zu einer Übergangseinrichtung verwandelt haben – das ist der Sinn der Psychiatriereform nach dem Zweiten Weltkrieg, die aber in den letzten Jahren, vielleicht wegen der zu hoch gesteckten Ziele, fast zum Stillstand gekommen ist. Der Erfolg der Neuroleptika bei der Akut-Behandlung hat uns ungeduldig gemacht, und wir sind wieder zum Ausbau von Schonräumen übergegangen, klein und in der sozialen Vielfalt versteckt – wir sprechen von sozialpsychiatrischer Rehabilitation. Darin liegt ein resignativer Zug zur Bescheidung, der auch für manchen Verlauf seine Weisheit hat. Für allzu viele aber bedeutet das den Verzicht auf weiterführende Dynamik. Meine Empfehlung wendet sich gegen das zu frühe Resignieren auf »Defekt-Niveau« – um mit einem eigentlich überholten Begriff der Kraepelin'schen Psychiatrie wachzurütteln (Emil Kraepelin 1856–1926; Anm. d. Hrsg.). Rehabilitation ist kritisch zu hinterfragen: meinen wir damit Verzicht auf experimentierenden Fortschritt, weil wir mit den klassischen Theorien anstoßen oder das Geld der Weiterbehandlung sparen wollen und möchten wir uns von der Schuld entlasten, den Familien ungelöste Probleme nur neuroleptisch abgeschwächt zurückgegeben zu haben? Wenn nicht, dann müssen wir auch Hilfe nach der stationären Behandlung in Form experimentierender

Gruppen anbieten, in denen Patienten, Familien und Therapeuten sich ihren Konflikten in gemeinsamer Aktion stellen. Das nenne ich Dynamische Gruppenpsychotherapie. Der Psychotherapeut nimmt dabei – angepasst an den Verlauf des Prozesses – wechselnde Positionen ein, stellt die Gruppengebilde variabel zusammen, verweist auf heranzuziehende Spezialisten, z.B. »ärztlich-medikamentöse« Teammitglieder in Beta-Position, erfahrene Betroffene, denen es besser geht und die Mut ausstrahlen in schonender Gamma-Position, wenn es gelungen ist, sie aus der gewohnten Omega-Position zu befreien, manchmal mit Mut zum Gegenüber (Schindler, 1957; Anm.d.Hrsg.). Der Psychotherapeut wechselt Position und Methode, streut psychodramatische Episoden ein als Regisseur einer Szene, stellt analytische Deutungen zur Verfügung aus Beta, exponiert Fragestellungen aus dem Gegenüber oder aus Omega, führt Untergruppen ein, etwa nach bifokaler Technik, und vermittelt Gruppen-Begegnungen. Zeitweise könnte man die Funktion des Psychotherapeuten mit dem modernen Begriff eines »Managers« deuten, da er vieles anregt, ohne selbst die Durchführung zu übernehmen. Dies suggeriert Macht, über die er jedoch erst verfügt, wenn es allen gut geht. Vielleicht würde besser das Bild eines »trouble-shooters« aus Omega passen, da er verstehen sollte, Konflikte anzusprechen und zu seiner Sache zu machen.

Hier ist doch auch an die »Einzelarbeit mit Gruppenkompetenz« – also unter Berücksichtigung der »abwesenden« Bezugsgruppen des Patienten zu arbeiten – zu denken. Nicht zuletzt als Konstrukt, um den Patienten nicht total in abwehrenden Autismus versinken zu lassen.

Natürlich sind dyadische Sitzungen sinnvoll, sei es, um etwas zu verdeutlichen oder Kontakt zu finden. Sie bekommen umso höheres Gewicht, je seltener sie eingesetzt werden. Sie sollten nicht zur ausschließlichen Einzelpsychotherapie entarten, denn das würde das methodische Spektrum wiederum verengen und die Freiheit des Gebrauchs der Methoden dem Verdacht des Etikettenschwindels aussetzen. Die grenzenlose Begegnung führt zur »folie à deux«, dem induzierten Wahn des Therapeuten. Sozial gesehen hilft das schon, Gleichgewichte auszubalancieren und Krisen zu vermeiden, aber es ist eine unendliche Therapie. Mein eigener Weg hat mich damals von der Einzeltherapie zur Gruppe geführt, weil diese ihre Öffentlichkeit in Gestalt der Gamma-Position enthält.

Du siehst uns also in einer gesellschaftlichen Übergangssituation und hältst die Psychiatriereform noch nicht für abgeschlossen. Was empfiehlst du dem niedergelassenen Psychotherapeuten, der ja nicht warten kann, bis die gesellschaftliche Entwicklung nachgekommen ist oder überhaupt andere Wege geht?

Die Liebe zum Konflikt, denn dieser ist der Motor aller Veränderungen, und er stellt den Psychotherapeuten neben seinen Patienten. Unter dem gesellschaftlichen Aspekt schrumpft der Widerstand zum persönlichen Erlebnis, zur Verantwortung des Psychotherapeuten in der Omega-Position gegenüber dem Trend seiner Kollegen-Gruppe. Die Pionier-Generation jeder Entwicklung fühlt ihren Gegner und stärkt ihren Zusammenhalt an dessen Macht. Der Filial-Generation geht der Gegner mit dessen Anerkennung verloren. Sie wird versuchen, sich zu institutionalisieren und gewinnt ihre Energie aus der Rivalität, dem Markt. Wen das nicht reizt, der wird sich nicht versorgt fühlen.

Das spezifische Problem unserer Zeit liegt aber im Begrenzen des Tempos. Denn alle Gestaltungsmacht wird maligne, destruktiv, wenn der Letzte nicht mehr mitkommt. Dann reißt das Netzwerk der Gruppe und organisiert das Böse, das Klammernde, Beklemmende, Würgende und Spaltende. Jeder Gruppendynamiker kennt diese Kräfte und fürchtet sie. Aber er weicht ihnen nicht aus, er studiert sie und macht sie zu seinem Problem.

Wenn dieses Problem in der Gruppe ersichtlich ist, nimmt der Psychotherapeut es seinen Patienten ab?
Das wäre eine veraltete Zielvorstellung, die kraftlos macht, abhängig. Abhängig von überprotektiven Müttern, despotischen Vätern, allgütigen »Harmonikern«. Denn das ist ja immer eine systemische Situation, in der beide Teile etwas beitragen müssen – die müssen zueinander passen. Wenn diese Passung eine völlig einseitige ist, dann sprechen wir eben von der »folie à deux«, während andere – die übliche Umwelt – die etwaige Störung nicht mittragen und sich entziehen.

Das heißt also, dass es nicht darauf ankommt, dass Psychotherapeuten und Patienten zueinander passen, sondern dass bei der Konstruktion des Lebensraumes, in den der Patient wieder zurückgeht, um mit Glasersfeld (1981) zu reden, viable Wege zu suchen sind – also Passung mit Mitgliedern seines Lebensraumes, mit Heimatgruppen.
Es ist eine unter den therapeutischen Bedingungen künstliche Übergangsbeziehung, die das Erfordernis, auf den Patienten einzugehen, über den natürlich sich anbietenden Rahmen hinaus ausdehnt und zugänglich macht.

Ich möchte den Themenfaden umlenken und dich fragen, auf welche tiefenpsychologischen bzw. psychoanalytischen Aspekte du uns aufmerksam machen willst im Hinblick auf die Lewin'sche Theorie der Entwicklung der Person und des Verhaltens – also auf die Feldtheorie.

Gegenüber dem Denkansatz Lewins, der sich sehr physikalisch in seinen Gleichnissen ausdrückt und gewissermaßen Gravitationslinien beschreibt, bietet die systemische Sicht eine Fortsetzung der Lewin'schen Grundannahmen, wie wir unsere Beziehungen in einem Feld von Beziehungen wahrnehmen und sehen. Wir versuchen, diese Beziehungslinien nach Betonungslinien zu ordnen. Wir können Beziehungen in der optischen, in der haptischen Ebene, in der sexuellen Attraktionsebene etc. wahrnehmen. Und wir können diese Ebenen zusammenfügen zu einer Gestalt und erleben dann eine Person. Das ist mehr als eine Addition dieser Erfahrungen, es ist eine Ganzheit, die wir sehen können, an der wir uns orientieren, die aber eben das Vernetztsein in einem Beziehungsraum deutlich erleben lässt. Einzelne Personen machen sich das ja nicht so bewusst, sondern nehmen die Welt eben so wahr, als wäre sie eine objektive Gegebenheit und entstünde nicht erst im eigenen Niederschlag der Reflexion, wo sie zusammengefasst wird. Sie wird auch zusammengefasst in der Erfahrung der Person, im Mitnehmen von Lebenserfahrungen, die mit Erfolg gelaufen sind – oder aber auch gescheitert sind und damit die Spur verundeutlichen, sich also belasten mit Bemühungen des Nicht-daran-denken-Müssens, des Ausgrenzens dieser Erfahrungen, mit Figuren der Vermeidung. Diese Zwangslinien werden in der Regel von dem naiv mitlebenden Milieu mitgespielt und damit auch verstärkt und fixiert. Auf der therapeutischen Ebene gibt sich der Psychotherapeut dem nicht hin und versucht, diese Zwänge durch Betonung sichtbar zu machen und gleichzeitig den Kontakt nicht aufzugeben. Nicht professionelles, sondern laienhaftes Verhalten führt – sobald wahrgenommen wird, dass der Kontakt mit einer anderen Person schwierig ist und eingreifende Unstimmigkeiten mit sich bringt, das Aufnehmen anderer Wahrnehmung große Mühen macht (z. B. die Zeit zur Verfügung zu stellen) oder andere Wahrnehmung gelten zu lassen – meistens dahin, dass wir dann einfach auseinander gehen und die Begegnung abbrechen. Dann werden die Patienten eben einsam.

Damit sprichst du eine weitere Motivation für extramurale Begleitung von belasteten Menschen aus.

Ja, und vermutlich sind wir wieder am Anfang unseres Gespräches, dem Appell, den Gegenwind anzunehmen und als produktive Energie nutzbar zu sehen. Aber nicht nur als Ermutigung an sich und ohne Grenzen, sondern mit dem Gefühl für die Freude an der spezifischen Schwere, die das Leben hier und jetzt ausmacht und über virtuelle Vorstellbarkeit erhebt.

Ich danke dir vielmals, lieber Raoul.

Literatur

Glasersfeld, E.v. (1981). Einführung in den radikalen Konstruktivismus. In P. Watzlawick (Hrsg.), *Die erfundene Wirklichkeit* (S. 19–24). München: Piper.

Goffman, E. (1973 [1961]). *Über die soziale Situation psychiatrischer Patienten und anderer Insassen.* Frankfurt: Suhrkamp.

Heinzel, R., Breyer, F. & Klein, T. (1998). Ambulante analytische Einzel- und Gruppenpsychotherapie in einer bundesweiten katamnestischen Evaluationsstudie. *Gruppenpsychotherapie und Gruppendynamik, 34*(2), 136

Schindler, R. (1957). Grundprinzipien der Psychodynamik in der Gruppe. *Psyche, 11*(5), 308–314.

Die Wurzeln der Psychiatriereform[1]

Ein Gespräch von Peter Pawlowsky mit Raoul Schindler, dem Gründer von pro mente

Peter Pawlowsky: Wie sah es in der Psychiatrie aus, als Sie als junger Arzt damit zu tun bekommen haben?
Raoul Schindler: Ich war in der Kriegszeit Student, habe das Glück gehabt, nicht einrücken zu müssen. Bei der Assentierung konnte ich ohne Sitzgelegenheit nicht so lange stehen, bin ohnmächtig geworden, das EKG war nicht in Ordnung. 1946 habe ich das Doktorat fertig gemacht. Kauders hat mich gefragt, ob ich nicht bei ihm mitarbeiten will, und das habe ich natürlich gern angenommen. Besonders wichtig war mir mein Aufenthalt in der Schweiz. Ich war zwei oder drei Monate als Austauschassistent bei Manfred Bleuler, dem Leiter des Burghölzli bei Zürich – übrigens ein Sohn jenes Eugen Bleuler, der mit Sigmund Freud in Verbindung war.

Was war Ihr Eindruck im Vergleich zwischen Zürich und Wien?
Mich hat der Zustand der Psychiatrie in Österreich sehr deprimiert. Die Wiener Psychiatrie hatte sich praktisch völlig abgesperrt. Psychisch Kranke hat man einfach aus dem normalen sozialen Leben heraus- und in die Station hereingenommen und hier behandelt, vor allem mit Schocks – das war wirksam, mit der Insulin-Therapie, die eigentlich die Wiener Schule berühmt gemacht hat. Aber da gab es überhaupt keine kurativen Möglichkeiten für scheinbar nicht behandelbare Krankheiten. Im Krieg waren ja psychisch Kranke nur als Last angesehen worden, und nach dem Krieg war das ganze Feld der Psychiatrie unter den Ver-

1 Erstveröffentlichung: Pawlowsky, P. (2007). Die Wurzeln der Psychiatriereform. Ein Gespräch mit Raoul Schindler dem Begründer von pro mente. In P. Pawlowsky (Hrsg.), *Orientierungen im Labyrinth der Seele. Vier Jahrzehnte im Dienst der psychischen Gesundheit* (S. 37–45). Linz: Edition pro mente. Abdruck mit freundlicher Genehmigung von pro mente OÖ, Prof. Univ. Doz. Dr. Werner Schöny.

dacht des Euthanasiedenkens gestellt. Ich hatte mich schon in der Kriegszeit auf der Psychiatrie umgeschaut. Die Klinik hat die Diagnose Schizophrenie nicht gestellt, um den Eingriff nazistischer Kollegen in Richtung Euthanasie hintanzuhalten. Es ist nie dazu gekommen, dass die Klinik Patienten oder Patientinnen abgestellt hat. Mir ist jedenfalls nichts davon zur Kenntnis gekommen.

Nach 1945 gab es kein Geld zum Renovieren (es hat ja zum Teil sogar in die Pavillons hereingeregnet), und die ganze wissenschaftliche Mentalität war eine geschlossene. Man wollte sich von außen nicht hineinschauen lassen, weil ein begreifliches großes Misstrauen herrschte. Die Heimlichkeit diente nicht zum Schutz des Patienten, sondern zum Schutz mancher der Ärzte. Denken Sie an den Psychiater Gross, der am Steinhof ja lange Zeit mein Kollege war …

Gab es in der Schweiz mehr Offenheit und eine größere Freiheit für die PatientInnen?
Die Schweiz hat Vorteile gehabt. Sie hatte kleinere Anstalten, in der Größenordnung von einigen 100 Patienten. Die deutschen Kliniken, auch die Wiener Klinik, waren mit bis zu 2.000 Patienten belegt – wenn auch bereits nach dem Pavillonprinzip als Folge einer englischen Psychiatriereform im 19. Jahrhundert. Das war schon eine Öffnung, die als Impuls um die Welt gegangen, aber im Ersten Weltkrieg wieder untergegangen ist.

Auch gab es im deutschen Sprachraum eine große Distanz zwischen neurologischen Psychiatern und denen, die tiefenpsychologisch dachten. Die Psychiatrie war vom 19. Jahrhundert her ganz somatisch eingestellt, man verstand sie als Hirnkrankheit. Man wollte die Psychiatrie auf eine exakte naturwissenschaftliche Grundlage stellen. Damit hat jenes wissenschaftliche Denken begonnen, das die Wiener Schule hochgebracht hat. Ich habe mich immer um eine Verknüpfung von Psychiatrie und Psychotherapie bemüht. Ich habe meine psychoanalytische Ausbildung knapp nach dem Krieg begonnen, war mit Igor Caruso in Kontakt, bin praktisch sein Nachfolger geworden und habe seinen Arbeitskreis weiter geführt. Von da an war die Psychoanalyse Grundlage meines Denkens, ich habe auch in meiner wissenschaftlichen Arbeit versucht, jene therapeutischen Entwicklungen zu fördern, die sich außerhalb der Medikamente und der Schocktherapie bewegt haben.

Wie erklären Sie den Umschwung in der Auffassung psychiatrischer Krankheiten und ihrer Behandlung?
Ursprünglich hat man sich vor den Geisteskranken gefürchtet, weil man sie als Gefährdung betrachtet hat. Nach dem Ersten Weltkrieg ist das gewissermaßen umgeschlagen, und man hat die Kranken vor der überfordernden Gesellschaft zu

schützen versucht. Aber die trennende Mauer ist geblieben. Nach dem Zweiten Weltkrieg ist eine Tendenz aufgekommen, diese Mauer aufzulösen und einfach das, was da hinter der Mauer geschieht, als eine Vergewaltigung der Kranken zu verdächtigen: Das war die Antipsychiatrie als Bewegung.

Ich komme nicht von der Antipsychiatrie, sondern von der Psychiatrie, allerdings auf psychoanalytischer Grundlage. Nun hat sich aber Krankheit als Begriff gewandelt. Man hat Krankheit immer mehr als etwas Natürliches im Leben betrachtet, als Versuche der Wiederherstellung eines gestörten Gleichgewichts.

Wenn man sich mit den Geisteskrankheiten, wie man sie auf einer Station vorfindet, psychotherapeutisch auseinandersetzt, dann zeigt sich auch die psychotisch gestörte Persönlichkeit als durchaus sinnvoll. Eine ganze Menge von Heiligengeschichten sind ja Psychosengeschichten, und ich habe nie Schwierigkeiten, mit religiösen Menschen über solche Heiligengeschichten zu reden, denn das ist nur eine andere Definition, wenn Sie so wollen. Was ein Psychiater Halluzinationen nennt, wird ein religiöser Mensch eine Vision nennen. Es kommt auf die soziale Rezeption und Interpretation eines Phänomens an.

Die entscheidende Frage für eine offene Psychiatrie ist doch, ob ein psychisch kranker Mensch eine Gefahr für seine Umgebung darstellt oder nicht. Kann die Psychiatrie darüber verlässliche Aussagen machen?

Man kann durchaus unterscheiden, ob es sich um Menschen handelt, die auch anderen gefährlich werden können – deshalb sperrt man sie ein –, oder ob sie eine verständliche andere, selbstschützende Interpretation ihrer Erfahrungen haben. Das ist die Aufgabe der klinischen Psychiater. Gefährlich werden vor allem Menschen, die enthemmende unterschwellige Suchtdosen nehmen, nicht diejenigen, die schon am Boden liegen. Wer am Beginn des Rausches steht, der seine Kleinheit durch Übergröße verstärkt sieht und sich in seinen Wünschen nicht anzupassen vermag, kann gefährlich werden. So ein Mensch entspricht dem Kleinkind, das im Grunde in derselben Situation ist. Unsere Kindheit ist ja ständig ein Überforderungsvorgang. Das Kind sieht sich plötzlich einer Komplexität von Welt ausgesetzt, die wir irgendwie reduziert auf das Vermögen, das dem Alter entspricht, wahrnehmen, und das geht bis ins Erwachsenenbild hinein. Wir haben doch das Gefühl, dass wir alles verstünden, verstehen aber bei Weitem nicht alles.

Welche Erfahrungen haben Sie gemacht, als Sie tatsächlich lange Zeit stationär gebundene PatientInnen aus der »Psychiatrie-Haft« entlassen haben?

Ich habe also begonnen die Psychiatrie zu öffnen und die Patienten hinauszulassen und dadurch auch erreicht, dass ich ständig freie Betten und einen schnelleren

Durchsatz hatte; damit verändert sich der Aspekt, wie man die Patienten zu behandeln hat. Aber zugleich entstand ein neues Problem: Die Mauem auf den Stationen wurden eingerissen, aber draußen sind die Patienten auf neue Mauern gestoßen, weil die Gesellschaft sie noch nicht akzeptieren konnte, sodass manche wieder zurückgekommen sind – die Station entlässt sie, und die Umwelt wirft sie wieder zurück.

Nun gab es nach dem Ende des Zweiten Weltkriegs in der ganzen kultivierten Welt eine Menge von Ansätzen, die Frage der Geisteskrankheiten psychologisch anzugehen. Einer dieser Ansätze ist die Gruppentherapie, die Gruppendynamik. Wir Menschen sind Gemeinschaftstiere, das hat schon Aristoteles gewusst. Wenn wir keinen Kontakt haben, geraten wir in eine ungeheure Selbstunsicherheit und Einsamkeit, in vielen Formen, die praktisch Störungsmomente darstellen. Daher ist es naheliegend, dass man Gesellschaftlichkeit als Therapie anbietet. Bis zum Zweiten Weltkrieg bestand Psychotherapie darin, dass sich jemand aufdringlich dicht mit dem Klienten beschäftigt. Dabei macht man die Erfahrung, dass andere Personen aus der Umgebung eigentlich stören. Freud hat den Familien seiner Patienten verboten, mit ihnen über das zu reden, was er mit ihnen redet. Aus unserer heutigen Einsicht entsteht so eine andere Form von Einsamkeit. Wenn man als Einzelpsychotherapeut arbeitet, dann entsteht eine Abhängigkeit des Patienten, die Patienten werden krankhaft fixiert. Die Patienten verlieben sich gewissermaßen in den Therapeuten. Als therapeutisches Instrument ist das eine zeitlich begrenzte technische Nähe. Der Therapeut muss sehr darauf achten, damit es nicht zu einem Wahnsystem kommt. Das hat ja auch etwas Verführerisches. Daraus kommt auch der häufige Vorwurf, die Psychoanalytiker seien eigentlich so was wie gehemmte Liebende, die ihre eigene Krankheit mit ihren Patienten addieren. Da ist was dran.

Die Sozialbegleiter von pro mente sind keine Therapeuten. Können Sie etwas gegen die Einsamkeit der Patientinnen ausrichten? War es die Absicht, ihnen eine Art Bewährungshilfe zu geben, um ihnen über die Zeit ihrer Unangepasstheit und ihrer Verwirrung hinwegzuhelfen, wenn sie wieder unter Leuten sind?
Ich bin sehr früh zur sogenannten Familientherapie übergegangen, eine Entwicklung, die man damals als den Luxus einer amerikanischen Idee angesehen hat. Meine Antwort auf das Problem war: Bauen wir eine therapeutische Öffentlichkeit auf, die kleine Gruppe. Dazu sind die Erfahrungen gekommen, die die Gruppendynamik bietet, wonach man mit Kleingruppen sehr intensive Persönlichkeitsentwicklungen machen kann, die sehr tiefgreifend wirken.

Pro mente ist eigentlich eine solche kleine Öffentlichkeit. Als ich als Primarius nach Steinhof berufen wurde und dort eine Abteilung übernommen habe, war mir klar: Ich brauchte Mitarbeiter, die die Patienten auch außerhalb der Station betreuen können. Dabei sind mir Leute wie Basaglia und die ganze antipsychiatrische Bewegung sehr zu Hilfe gekommen. Wir haben mit ihnen verkehrt, Basaglia hab ich nach Wien eingeladen, um eine nützliche Unruhe zu stiften.

Entsprechende therapeutische Hilfspositionen außerhalb der Klinik aufzubauen, hatte mehrere Wurzeln. Die eine war, dass ich die Gruppenpsychiatrie eingeführt und die Kleingruppe als therapeutisches Instrument eingesetzt habe. Ich habe versucht, zwei Gruppen zu bilden – eine Gruppe von bis zu sieben Patienten und eine zweite Gruppe von Angehörigen dieser Patienten. Und ich habe diese Angehörigen eingeladen, sich ebenso regelmäßig zusammenzusetzen wie die Patientengruppe. Das nannte ich meine bifokale Methode. Ich habe damals das sogenannte Referat Psychohygiene als eigene Abteilung im Gesundheitsamt aufgebaut, das ist heute der Psychosoziale Dienst. Das war amtlich mit Fachleuten, Psychiatern, Psychologen, Fürsorgern besetzt.

Für das zweite System konnte ich die Antipsychiatrie als ein politisches Motiv benutzen. Von dieser Seite wurde ja mit der Auflösung der ganzen Behandlungsweise und der Stationen gedroht, man müsse die Menschen bloß unter Menschen führen, um sie wieder liebesfähig zu machen. Dafür, habe ich mir gedacht, sind aufgeklärte Laien sehr viel geeigneter – Fachleute haben lauter Widerstände. Es ist zu viel Arbeit, sie kriegen zu wenig Geld, sie haben keine Freizeit, die Diskretion ... – alles spricht dagegen. Aber Laien können sich alles erlauben. Da hab ich mich an die Laien gewandt und gesagt, wir machen eine Laienbewegung, nicht eine, die die Psychiatrie einreißt, sondern eine, die selbst versucht, mit den Kranken ein Verständnis herzustellen.

Trotzdem brauchen auch Laien eine Ausbildung, sonst werden sie zu Dilettanten und Kurpfuschern.

Um das zu vermeiden, haben wir begonnen, Kurse anzubieten, zuerst in der Urania, dann auch auf anderen Volkshochschulen: Eine Einführung, wie die Psychiatrie heutzutage die Situation der psychisch Kranken sieht, und wie es möglich ist, die Patienten aus der Psychiatrie zu entlassen und in das freie Feld der Gesellschaft zu führen, und zwar so, dass die Gesellschaft sie auch aufnehmen kann. Ich habe in diesem Kurs den Leuten angeboten, sie durch Fachleute zu begleiten, ihnen die Entwicklung der Krankheiten verständlich nahe zu bringen und ihnen Angstmomente wegzunehmen. So ist das System der Sozialbegleiter – damals hießen sie Pflegschaftshelfer – aufgebaut worden.

Man muss sich vor Augen halten, dass es sogar eine Krankheit gibt, die nur von solchen Laienhelfern therapiert wird, die sogenannte Kontaktmangelkrankheit.

Menschen, die keine Ansprache mehr haben und allein in ihrer Wohnung leben, kriegen paranoide Erlebnisse und beginnen zu halluzinieren. Sie führen Selbstgespräche, deuten Geräusche als gefährliche Vorgänge. Das können sie überwinden, wenn man mit ihnen in regelmäßiger Weise einen Kontakt aufbaut. Es braucht nichts Anderes, als sich zweimal in der Woche mit dem Patienten zu treffen. Da entsteht ein Zustandsbild, das praktisch normal ist, aber gleichzeitig den Wahn wie eine Reserve mit sich herumträgt. Ich habe auch im Referat Psychohygiene einen Kontaktdienst zu gefährlichen »geisteskranken« Müttern eingerichtet, die neugeborene wehrlose Wesen pflegen wollen. Die sind natürlich sehr labil, Mütter nehmen ja auch ihre Kinder oft in den Selbstmord mit.

Wie sehen sie die Situation heute? Ist im Wesentlichen das erreicht worden, was Sie sich vorgestellt haben, oder braucht es noch eine Psychiatriereform?
Langsam hat sich das Konzept durchgesetzt. Man hat auch Subventionen bekommen und dazu eine Gesellschaft gebraucht, die die Subventionen übernimmt. Das war die »Gesellschaft pro mente infirmis«. Das Wort »infirmis« haben wir später abgestoßen, weil es als kränkend verstanden werden kann. Eine andere Folge unserer Vorgangsweise war, dass sich die ganze Gruppe der Psychotherapeuten, die nicht Ärzte waren, zusammengeschlossen hat. Ich habe das Psychotherapiegesetz ganz wesentlich initiiert. Führende Psychotherapeuten, die auch Ärzte waren, habe ich dann zusammengerufen, übernommen haben das Pakesch und Strotzka und ich habe das dann praktisch zum Gesetz geführt. Dadurch haben wir einen Stand von Psychotherapeuten einführen können, der ein politisches Bild bekommt. Da stehen wir jetzt, der Stand kämpft um seine Anerkennung. Er hat z. B. die Verpflichtung, in Spitälern wirksam zu werden; die Patienten haben einen Anspruch je nach Stationsgröße, einen Psychotherapeuten angeboten zu bekommen – aber das funktioniert noch nicht wirklich. Die Psychiatrie ist von diesen Errungenschaften ausgeschlossen, die Wissenschaft greift die Patienten nur stationär auf, und was dann mit den Patienten geschieht, gilt weitgehend als unwissenschaftlich.

Man kann sagen, dass ein nächster Schritt schon im Gang ist, aber ausgebaut werden muss. Er besteht darin, die Psychotherapie zu verallgemeinern, hinauszutragen aus den Kliniken zu den praktischen Ärzten und in die Krankenhäuser hinein. Ich habe immer viele Kontakte zur Laienwelt gehabt. Dasselbe muss man auf die Gesellschaft übertragen. Wir nehmen in wachsendem Maß auch Anteil an schwierigen Menschen, aber es gibt auch mehr Störungszonen. Was man aus der Psychotherapie lernen kann, muss ohne billige Popularisierung Allgemeingut werden.

»Mit dem Omega sind wir ja auch heut' zutage noch nicht gut beisammen!«[1]

Am 14. Oktober 2008 hat Wolfgang Knopf Raoul Schindler in seiner Praxis getroffen und in einer spannenden Begegnung Reflexionen zur Gruppendynamik, zur Supervision und natürlich zum »Omega« angestellt. Ein Gespräch über die Bedeutung der Gruppe in einer dynamischen Gesellschaft.

Wolfgang Knopf: Lasse ich meine Erfahrungen mit Gruppen, als Mitglied, als Trainer und als Supervisor Revue passieren, bemerke ich einen Wandel. Das Interesse, Gruppen zu verstehen, wurde tendenziell vom Interesse, Gruppen persönlich wie organisatorisch zu nutzen, abgelöst. Einige meinen auch feststellen zu können, dass die Bedeutung von Gruppen an sich abgenommen habe und sie nur mehr instrumentell betrachtet werden.

Raoul Schindler: Die Bedeutung von Gruppen hat nicht abgenommen, sondern ist vielmehr Alltag geworden und hebt sich dadurch nicht so deutlich in den Vordergrund. Wir sind jetzt eine dynamische Gesellschaft, bei der Gruppe ist aber auch Supervision etwas Selbstverständliches geworden. Supervidieren hat nicht mehr mit dem Gefühl der Autorität, des Hinaufschauens zu lauter Vorbildern zu tun, sondern Supervision ist eine alltägliche Möglichkeit mit der Welt umzugehen, etwas was wir brauchen. Heute ist Supervision eigentlich auch etwas, das mit der Ordnung unserer Welt zu tun hat, aber die Ordnung ist jetzt lebendig geworden.

1 Erstveröffentlichung: Knopf, W. (2008). »Mit dem Omega sind wir ja auch heut' zutage noch nicht gut beisammen!« *ÖVS news*, [Sondernummer] 6–8. Abdruck mit freundlicher Genehmigung durch den ÖVS, Dr. Wolfgang Knopf, Wien.

Lebendiger heißt das auch, dass es flexibler geworden ist?
Ja, es ist auch flexibler geworden. In der Supervision gehen wir mit den Bemühungen des *miteinander Leben* um. Das Gefühl, das *miteinander Leben*, ist ein Entwicklungsvorgang, bei dem eigentlich der Entwickler vor uns steht, der uns sein Vorbild aufdrängt und wir uns mit dem auseinandersetzen um es zu erreichen, um es zu benützen. Das hat sich gewandelt. Der Supervisor ist eigentlich nicht unbedingt ein Vorbild, er sieht vielleicht hinein in das Leben und wie es eben ist, und wie man mit ihm umgehen kann. In Supervisionsgruppen sprechen wir eigentlich über unsere Schwierigkeiten, die wir haben, und bei denen halt das Gegenüber das Objekt ist, das uns diese Schwierigkeiten auch macht. Diese Schwierigkeiten sind nicht mehr nur ein Gegenstand den wir überwinden müssen, sondern es ist ein natürlicher Gegenstand, an dem wir uns schulen und gleichzeitig auch ordnen. Also Schulung ist eigentlich eine Art der Ordnung geworden und daher auch eine Art der Selbstverständlichkeit, des *miteinander Lebens*. Wir haben das Bedürfnis, dass wir so Ordnungsbilder um uns haben.

Nun bieten Gruppen eine mögliche Ordnung an. Jetzt habe ich aber oft den Eindruck, die Gruppe wird als Mittel zum Zweck – welcher immer er sei – gesehen und die Gruppe als Lernfeld, als Lernmöglichkeit, wird ungern wahrgenommen.
Das sehe ich als eine Art des Widerstands. Die Gruppen suchen uns auf, um uns mit ihren Schwierigkeiten zu begegnen. Das ist in Ordnung und dass sie Schwierigkeiten haben ist etwas, was zur natürlichen Welt gehört. An diesen Schwierigkeiten wachsen wir, durch diese Schwierigkeiten kommen wir überhaupt erst in das Sich-Auseinandersetzen im Lebensvorgang, natürlich auch im Bildungsvorgang. Der gehört zu uns dazu. Die Bildung ist etwas, was unser Leben ausmacht. Wir hören auch nicht auf zu bilden und uns zu bilden. Also wenn ich jetzt 85 bin, so bin ich nicht am Zielpunkt meines Lebens, ich möchte ja noch immer leben und dort wo die Supervision fühlbar wird, ist sie eigentlich am Problem angelangt und das Problem lässt uns leben.

Das heißt der Widerstand, der sich letztendlich am Problem reibt, ist das Leben oder noch klarer – im Widerstand zeigt sich Leben?
Wir haben das Gefühl gehabt, wir müssen unser Leben überwinden. Wir müssen mehr sein als das Leben, das wir leben. Heutzutage sind wir eigentlich überzeugt, dass das Leben im Widerstand auch besteht. Wir analysieren nicht mehr – zu Freuds Zeiten war es noch der Sinn des therapeutischen Bemühens –, um irgendeinen Widerstand zu überwinden, damit er weg ist. Während wir jetzt in einem Prozess drinnen stehen, haben wir das Gefühl, wir werden eigentlich immer wie-

der vor einem Problem stehen. Diese Probleme machen uns leben. Widerstand ist nicht mehr ein Phänomen, das wir überwinden müssen, sondern mit dem wir gut leben müssen. Das durchdringt unser ganzes Leben. Unser ganzes Leben hat sich dahingehend verändert. Früher hat der Widerstand zum Krieg geführt, das war das letzte Mittel, sich mit diesem Widerstand auseinanderzusetzen. Und mit dem Sieg, den wir errungen haben, hatten wir ein klares Gefühl, jetzt sind wir am Ziel des Lebens. Dann begannen erste Schwierigkeiten, wie man jetzt leben soll. Weil früher hat man das Gefühl gehabt, durch das Abschaffen des Feindes kann man das Leben erreichen. Heute haben wir das Gefühl, wenn man sich mit dem Feind irgendwie findet, wird das Leben erst lebenswert.

Das spiegelt sich ja Ihre Rangdynamik wieder, diese Korrespondenz zwischen Omega und Alpha!
Die Welt kann ja nicht nur aus lauter Alphas bestehen. Wenn es nur Alphas gäbe, wären wir einsam, das werden wir auch zum Teil. Das ist irgendwie das Scheitern.

Aber ist nicht gerade das wieder so ein Phänomen? Dieser Individualismus, diese individualistische Prägnanz des Individuums auch in Gruppen?
Sie sagen Prägnanz dazu, nicht wahr? Das schildert einen Zustand in dem alles seinen Ort und seine Funktion hat. Wo wir unsere Interventionen ableiten und glauben damit, dieser Handgriff muss der Wichtigste sein. Das gibt uns Befriedigung. Aber in Wirklichkeit ist das nur ein Bewältigen eines Unterschieds, dem wir einen Titel geben, nämlich dass hier ein Besserer und ein Schlechterer sich begegnen und den wir damit nicht abschaffen müssen, sondern er wird um uns sein. So haben wir ein Gefühl, wir leben eigentlich einsam und sind in diese Begegnung geworfen.

Ja und auch zugleich auf sich selbst zurück geworfen letztendlich ...
Letztlich in der Vollkommenheit auf sich selbst geworfen. Narzisstisch – ich will dort hin, woher ich gekommen bin und zugleich aber aus der Einsamkeit heraus.

Also die Verknüpfung des Narzisstischen mit dem Alpha-Typen ist ja eigentlich eine, wie soll ich sagen ...
Der Alpha-Typ ist ein Narzisst. In den Gruppen, in denen sie sich begegnen, begegnen sie sich immer in dem Vorbild: Wer ist der Alpha. Das wird immer gesucht. Einer meiner wichtigsten Wirkungen, die ich erreicht habe, ist die eigentliche Bewertung des Omega. Der Omega hat ungefähr die gleiche Bedeutung wie der Alpha.

Ja, wenn er nicht sogar wichtiger ist, weil er das nicht Wahrgenommene, das Unbewusste, das Tabuisierte einer Gruppe auch darstellt.
Ja! Man kann es auch viel leichter beschreiben als den Alpha.

Weil es sich als Produktionsfläche auch für Feind, Gegnerschaft besser anbietet.
Wir glauben es ist sehr einfach, wir müssen damit so umgehen indem wir ihn abschaffen. Ich wollte ihn nicht haben, »ich habe ihn getötet!«. Wie gehen wir mit dem Omega um? Das ist die eigentliche Frage, die wir uns auch philosophisch stellen und die eigentlich nicht gelöst werden darf. Weil wenn sie gelöst ist, zerreißt es die Gruppe. Wir müssen immer einen Omega finden.

Aber der Omega hat wenig Sympathien?
Keiner möchte Omega sein! Das ist irgendwie etwas, das mir in meinem Lebensschicksal auch geblieben ist. Ich bin eigentlich ganz gern Omega gewesen.

Was war das Faszinierende für Sie aus dieser Position heraus, weil das ist ja eine subtil mächtige.
Eine subtil mächtige, wie Sie sagen. Mit dem Omega treffen wir auf jemanden der eigentlich die Lebensrichtung der Gruppe mehr beschreibt und leichter öffnet als das Alpha. Das Alpha will, dass wir ihm nachlaufen.

Das ist aber interessant, weil in der Rezeption Ihrer Theorie grad immer der Alpha als der Mächtige, diese Glanzfigur präsentiert und interpretiert wird.
Genau. Damit wird der Versuch gemacht, Omega abzuschaffen. Wir machen eine Gruppe ohne Omega. Wir haben uns ja so gern.

Sie meinen damit das Bedürfnis nach Harmonie in einer Gruppe?
Das wäre quasi eine Zwangsposition. Hassen ist ja nur eine Form der Begegnung und die ist nicht rangbasierend, dem Omega gehörend. Also wenn ich mich mit dem Omega auseinandersetzen will ohne ihn zu töten, muss ich ihn eigentlich nicht hassen, ich muss ihn auch nicht lieben, sondern ich muss ein modernes Verhältnis zu ihm finden.

Er bietet uns doch die Möglichkeit der eigenen Erkenntnis an, ein Selbsterkennen im Angesicht des Omega.
Er beschreibt unser Problem.

Er beschreibt das Problem und die Situation möglicherweise auch. Weil das ist ja gerade in der Supervision das Spannende, weil gerade über diese Position ereignet sich erst das, was relevant ist für die Supervision, sich oft widerspiegelt.
Das moderne Verhältnis zum Omega, die moderne Art, damit umzugehen, ist eben das Anerkennen, dass es eben Omegas geben muss. Ich kann keine Rangordnung finden, wenn ich nicht mit dem Omega umgehen will, mich um die Omegas sorge, auch kümmere. Aber auch die Sorge in mir wiederfinde. Denn ansonsten werden wir fremd werden. Dann gibt es kein Wir-Verhältnis. Wir haben am Schicksal des Alpha viel gelernt. Am Schicksal des Omega haben wir sehr ungern gelernt. Mit dem Omega sind wir ja auch heut zutage noch nicht gut beisammen!

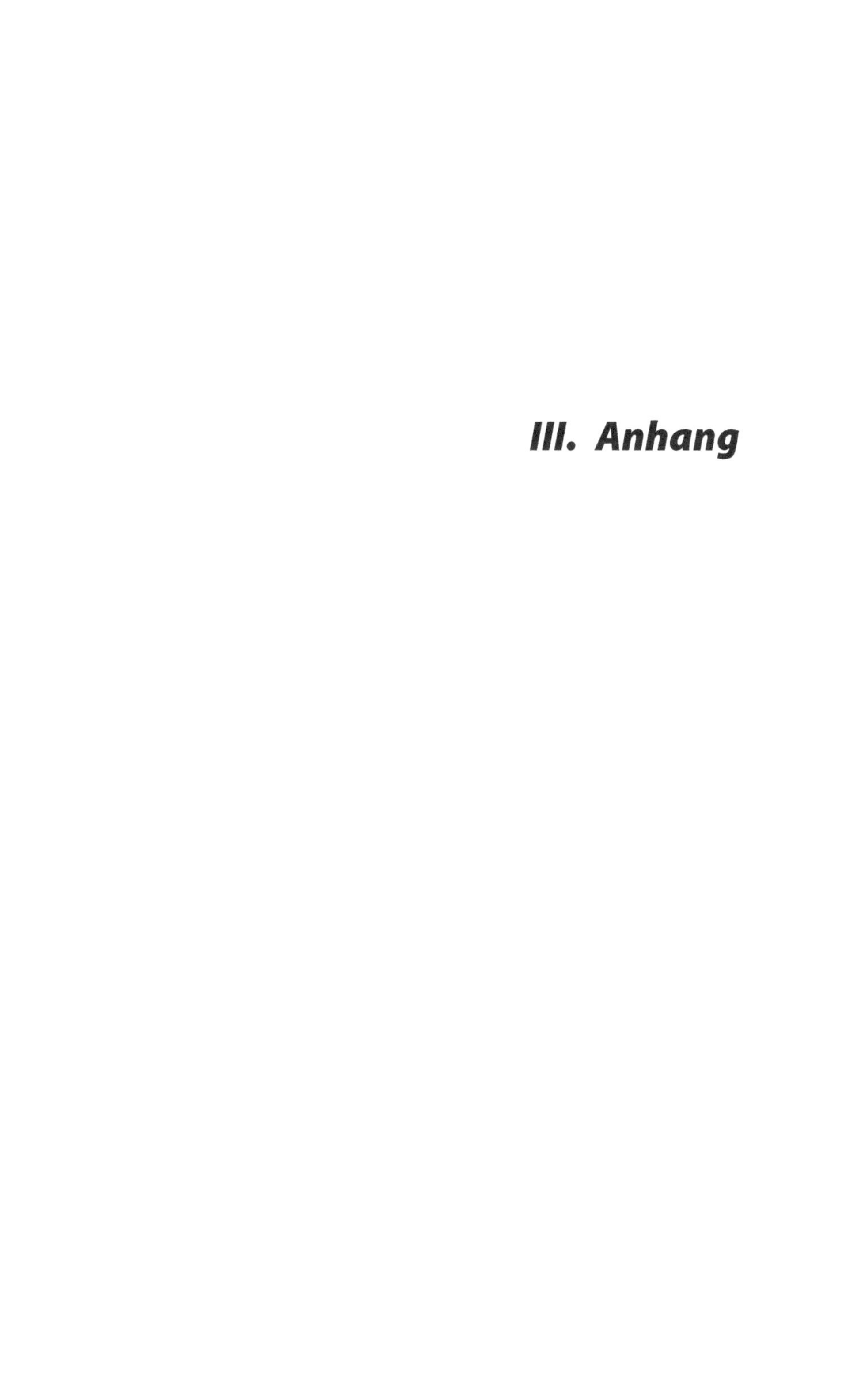

III. Anhang

Glossar zur Theorie der Rangdynamik

Das Glossar erklärt die wichtigsten von Raoul Schindler verwendeten Begriffe. So weit als möglich wird der von ihm gewählte Wortlaut verwendet und unter Anführungszeichen gesetzt bzw. wird – basierend auf Originalaussagen – von den Herausgeber_innen neu formuliert.

Bifokale Familientherapie bzw. Bifokale Gruppentherapie
»ist eine spezifische Behandlungsform des Patienten in Zusammenhang mit seiner Familie. Es wird versucht, dadurch die besonderen Schwierigkeiten aus dem Narzissmus der Schizophrenen gewissermaßen zu umgehen, indem wir uns der primärsten affektiven Bindungen, nämlich der zu den Eltern, therapeutisch bedienen. Gleichzeitig wird eine Neuformierung des sogenannten ›Familiengleichgewichts‹ angestrebt und damit eine der bedeutsamsten Entwicklungshemmungen gelöst« (Schindler, 1959c, S. 207).

Familiengleichgewicht
Eine allseits für akzeptabel gefundene Rollenverteilung, ein affektives Gleichgewicht, »dessen Struktur aber nicht auf *ein* Individuum beziehbar ist, sondern das eine Gesamtlösung innerhalb der affektiv aneinander gebundenen Sozietät darstellt« (Schindler, 1955, S. 620).

Großgruppen
»sind Organisationseinheiten von Kleingruppen (Untergruppen) in freier Dynamik. Ihre Strukturmerkmale treten ab 21 (3x7) Teilnehmern hervor und werden ab 49 (7x7) Teilnehmern vorherrschend. Die personale Durchsicht nach außen (Umwelt) weicht der szenischen Dramatik der Protagonisten (Ideenträger), die

Identitätsmacht beanspruchen, ihre Beleuchtung aber aus dem Chor der selbst machtlosen Zurufer erhalten, die den Protagonisten als Widerhall der Umwelt erscheinen, deren Thematik sie mit ihrer Darstellung einspiegeln. Je deutlicher die Protagonisten hervortreten, desto klarer wird ihre Macht, je mehr die Zurufer vorherrschen, desto chaotischer, undurchsichtiger, Angst-erfüllter und zur Innovation drängender wird die Szene« (Schindler, 1992d, S. 2).

Gruppe

»meint das Aufnehmen einer gemeinsamen Handlungsbewegung, gekennzeichnet durch Anerkennung einer Schwerpunktsetzung nach außen (Gegner, Ziel der Machtentfaltung) und einer Rangordnung nach innen« (Schindler, 1992d, S. 1).

»Das Phänomen ›Gruppe‹ entsteht, wenn mehr als 2 Menschen sich gegenüber einem gemeinsamen Ziel zu einem Aktionswillen zusammenschließen« (Schindler, 1957b, S. 227).

Identität der Gruppe

»Was immer für eine Aktivität sie [die Gruppe; Anm. d. Hrsg.] erfüllt, immer dient sie der Ausformung einer Gruppenidentität, ja, ich möchte diese Leistung geradezu als die Lebensaufgabe der Gruppe kennzeichnen. Eine Gruppe arbeitet eigentlich ständig daran, sich zu definieren und sich dadurch aus der Allgemeinheit der offenen Gesellschaft abzuheben. Darum habe ich die Gruppe eine ›personale Formung der Gesellschaft im Raum der Gesellschaft‹ genannt« (Schindler, 1968d, S. 45).

Innovation

»nennt man Richtungsänderungen der Gruppe durch Neudefinition der Gruppenziele (des Gegners). Sie erfolgt evolutionär durch Veränderung oder Anstoß des Alpha, oder revolutionär, durch Austausch des Alpha (Tod oder Entmachtung über Gamma-Verschiebungen)« (Schindler, 1992d, S. 1).

Institution

»reduziert die Merkmale der Gruppe auf äußere Kennzeichen (z. B. der Rangordnung, die damit hierarchisch wird) und Regeln, deren Einhaltung zu ihrem Intimitätsproblem wird. Sie bindet damit die ›freie‹ (chaotische/kreative) Dynamik der Gruppen und macht die Überschaubarkeit von der Zahl unabhängig. Institutionen ›alter Art‹ strebten nach voller Fixierung der Dynamik zu ›ewiger Wiederkehr‹ unter der Idee absoluter Werte, Institutionen ›neuer Art‹ streben nach einem Spielraum autopoietischer Erneuerung in Anpassung an eine sich verändernde Umwelt« (Schindler, 1992d, S. 2).

Kleingruppe
»kleinste Organisationseinheit einer kollektiven Ganzheit (Kollektiv-Person). Kennzeichen sind: Identitäts-Bewusstsein (›Wir-Gefuhl‹), personale Überschaubarkeit (›face to face‹), gemeinsame Intimität und Geschichte. Sie umfasst im Kern 3 – 7 Mitglieder, bei zunehmender Größe nimmt die personale Distanz in Stufen nach den Vielfachen von 7 zu, die Überschaubarkeit entsprechend ab, die intime Geschichte gerinnt zu Zeremonien und Ich-Werten (Garanten der Identität)« (Schindler, 1992d, S. 2).

Krankheit
»Krankheit ist nicht die Abwesenheit von Gesundheit oder Wohlbefinden, noch eine einfache, reparaturbedürftige Regelstörung, sondern die Definition einer sozialen Rolle« (Schindler, 1992c, S. 21).

»Kranksein als eine unter vielen möglichen Ausdrucksformen, die dieser [Mensch; Anm. d. Hrsg.] seinem Leben gibt. [...] der Ausdruck einer Verweigerung, möglicherweise einer Teilverweigerung gegenüber vorherrschenden Ansprüchen« (ebd., S. 23).

»Gesund ist nicht irgendein Zustand, sondern die Inanspruchnahme der persönlichen Selbstregelung oder [...] die Nicht-Inanspruchnahme der Krankheitsrolle« (ebd.).

Masse
»bezeichnet die regressive Form einer Großgruppe auf das Niveau der Menge. Sie agiert in autistischer Fühllosigkeit für ihr Objekt zur Abfuhr hoher Angstspannung, sei es im Versuch seiner Vernichtung oder seiner Verherrlichung, an der sie in symbiotischer Allmacht-Fantasie Anteil hat. Regressionsstadien in der Nähe der Wir-Beziehung spalten isolierte Ich-Anteile (Untergruppen) ab und erleben sich in paranoider Weise von ihnen manipuliert. Massen artikulieren nicht Macht, sondern Gewalt und geraten in den Zwiespalt von totaler Aggression oder Nicht-Handeln (Raptus oder Stupor)« (Schindler, 1992d, S. 2).

Menge
»meint das unorganisierte Beisammensein vieler Menschen. Diese kommunizieren bereits durch Interesse oder Abwehr von Interesse, können aber die Komple-

xität nicht auflösen. Der Einzelne erlebt daher Angst und fühlt sich ausgesetzt gegenüber der Mehrheit« (ebd., S. 1).

Omega-Rochade
»Eine andere strukturale Sicherung des Omega besteht einfach darin, dass sich der Gruppenleiter selbst in die Letzt-Position zurückfallen lässt und sie besetzt, ich nenne das Omega-Rochade. Da nur eine Person letzte sein kann, zwingt er das bisherige Omega in eine ranghöhere Position, zumeist Gamma, er entlastet es damit vor der Ambivalenzspannung, die es zu überwältigen drohte« (Schindler, 1993c, S. 108).

Oder auch Alpha-Omega-Rochade genannt: Der Leiter/die Leiterin lässt sich aus der Alpha-Position in die Omega-Position fallen und bringt dadurch – wie auch oben genannt – die bis dahin in Omega-Position befindliche Person in eine entlastende Gammaposition.

Personalisationsformen von Gruppen
Um von Personalisationsformen zu sprechen wird Gruppe nicht im soziologischen Sinn gebraucht, sondern im Sinne eines psychologischen Tatbestands, »der sich unter bestimmten Bedingungen zwischen einer Mehrzahl von Menschen herstellt, sie umschließt, abgrenzt und vereinigt und der sich ebenso, wie er sich aufgebaut hat, wieder verliert oder in andere psychologische Zustände überleitet« (Schindler, 1964b, S. 68).

Prägruppale Bezogenheit bzw. Wir-Beziehung
»kennzeichnet die Grenzziehung nach außen (Umwelt), aber noch keine Struktur nach innen. Der Suche nach einem Thema (Angriffspunkt zur Auflösung der Komplexität) entspricht nach innen die Rivalität um Anerkennung einer gemeinsamen Initiative. Es herrscht Spannung vor, Imponieren und Widerstand, ›fight and flight‹ (Bion)« (Schindler, 1992d, S. 1).

Rangdynamik
»beschreibt die durch die Rangordnungs-Struktur sich ergebende innere Motivationsregel: Die durch Gamma repräsentierte Gruppen-Leistung motiviert sich durch die Identifikation mit Alpha und stellt sich als Überwindung des Omega in seiner Identifikation mit dem Gruppen-Gegner dar. Daher handelt Gamma innerhalb der Gruppenscene so, wie es träumt (wünscht), dass Alpha mit dem Gegner verfahren sollte« (ebd.).

Rangordnung
»Alpha-Position repräsentiert die Einheit in der Initiative, also die Identität der Gruppe. Alpha und Gegner der Gruppe definieren ihre Macht aneinander, sie befinden sich im Machtgleichgewicht. In Beta-Position definieren sich Einzelne randständig, sie befassen sich auch mit anderen potenziellen Gruppenzielen. Dadurch vergrößern sie die Umweltauflösung (Spezifikation und Problematisierung) und bilden das Realitätsprinzip der Gruppe. In Gamma-Position reihen sich alle diejenigen, die die Bewegungsrichtung des Alpha durch ihre Resonanz mittragen und so zur gemeinsamen machen. In Omega-Position definiert sich der Letzte, in der Bewegungsrichtung Zurückbleibende. Er repräsentiert die potentielle Gegenbewegung (Widerstand), die Ohnmacht (Schwäche) der Gruppe. Da er aber doch mitmacht, übernimmt er Ambivalenz und Angst der Gruppe« (ebd.).

Rolle
»Die inhaltliche Gestaltung der Rangposition also die Rolle, die jeder Teilnehmer in der Gruppe spielt, ist jeweils ein Kompromiss aus den Ansprüchen der individuellen Persönlichkeit und den Bedürfnissen der Gruppe. Aber es ist der je individuelle oder je kollektive Anteil in diesem Anspruch nicht immer gleich vertreten. Es gibt typische Rollen, die mehr Auskunft über den Zustand der Gruppe vermitteln als über den des Individuums, das diese Rolle trägt. Zum Beispiel die Rolle des ›*Sündenbocks*‹« (Schindler, 1970b, S. 227).

Sündenbock-Prinzip
»nennt man das Ausstoßen des Omega zur (vorübergehenden) Entlastung der Gruppe von inneren Widerständen« (Schindler, 1992d, S. 1).

»Die Gruppe vermeint stärker zu sein, an Tempo zu gewinnen, wenn sie mit Omega das Symbol ihrer Schwäche abstößt. Das nennen wir das *Sündenbock-Prinzip*. Die ›Erleichterung‹ solcher Abstoßung und der ›Stolz‹ solcher Siege erhöht die Motivation der Gruppe zu sich (Selbst-Bewusstsein) und ihrem Weg« (Schindler, 1999b, S. 274).

Übertragung
»Der tiefenpsychologische Begriff ›Übertragung‹ besagt, dass im Erlebnisvollzug der menschlichen Seele Stimmungsgehalte, sogenannte Affekte, von einem Objekt des Erlebens auf ein anderes verschoben, eben ›übertragen‹, werden« (Schindler, 1955, S. 616). »Es ist nun ein Gemeinsames aller psychotherapeutischen Schulen, dass sie dem Patienten ermöglichen, dem Therapeuten einen massiven Übertragungseffekt [sic] zuzuwenden, ohne dass dieser davon ›Ge-

brauch‹ macht. [...] Der Therapeut ist [...] imstande, den Übertragungsaffekt ›auszuhalten‹« (Schindler, 1955, S. 618) und somit eine Gegenübertragung zu vermeiden.

Lebenslauf

1923	11. März. Geboren in Wien Volksschule, Theresianum und Bundesrealgymnasium Albertgasse
1941–1946	Medizinstudium in Wien
1946–1960	Arzt an der Wiener Psychiatrischen Universitätsklinik zuerst als klinischer Hilfsarzt, ab 1956 Assistent an der psychiatrisch-neurologischen Universitätsklinik und betraut mit dem Aufbau und der Leitung einer Ambulanz für Psychotherapie
1946–1950	Sieben Semester Psychologiestudium
1946–1953	Ausbildung in Psychoanalyse zuerst bei August Aichhorn, Robert Hans Jokl, Otto Fleischmann (Wiener Psychoanalytischen Vereinigung) und später bei Igor Caruso (Wiener Arbeitskreis für Tiefenpsychologie)
1947	Er beginnt zusammen mit Kolleg_innen die Bifokale Familientherapie zu entwickeln
1949	Zwei Monate Austauschassistenzarzt bei Manfred Bleuler an der Psychiatrischen Universitätsklinik Burghölzli Heirat mit Jutta Pflanzl (1921–2002); 4 Kinder: Judith (1951), Johannes (1953), Rene (1954), Ruth (1961)
1954	Abschluss der Facharztausbildung für Psychiatrie und Neurologie

1953	Gründungsmitglied des Wiener Arbeitskreises für Tiefenpsychologie und ordentliches Mitglied desselben
1954	Abschluss der Facharztausbildung für Psychiatrie und Neurologie Begegnung mit Jakob Levi Moreno Ab dieser Zeit Lehrtätigkeit an zahlreichen Institutionen u.a. an der Akademie für Sozialarbeit der Stadt Wien (bis 1978)
1959	Gründung des ÖAGG und Generalsekretär desselben bis 1991
1960	Verlassen der Wiener Universitätsklinik Verstärkt in der privaten Ordination tätig Bestellung zum ständig beeideten gerichtlichen Sachverständigen für Psychiatrie Engagement in gruppendynamischen Seminaren, vorzugsweise in Zusammenarbeit mit der Vereinigung Österreichischer Erzieher.
1961	Übernimmt nach dem Ausscheiden von Hans Rotter am 1. August die Gesamtleitung des Referats »Psychohygiene« am Gesundheitsamt der Stadt Wien und organisierte die extramurale Nachbetreuung der psychisch Kranken für Wien Aufbau des Psychosozialen Dienstes der Stadt Wien Teilnahme an der Vorbereitung der Psychiatriereform
1963–1988	Vorstand der VII. Abteilung des Psychiatrischen Krankenhauses der Stadt Wien (Pavillons 24–26) bis zu seinem Ruhestand Einrichtung von Patientenparlamenten (»Hausparlamente«) Eröffnung gemischtgeschlechtlicher Tagräume Begegnungen und Ermöglichung von Unternehmungen zwischen Student_innen und Patient_innen Einführung der Psychotherapie in den stationären Behandlungsplan Aufbau des Zentrums 24, eines selbstverwalteten Patientencafé im Pavillon 24 und des Zentrums 25, aus dem sich der Verein Regenbogen entwickelte (heute: Psychosoziales Zentrum Regenbogen)
1965	Initiation der Gesellschaft pro mente infirmis (heute: pro mente)
1967	Das erste Alpbach-Seminar, dem jährlich weitere folgten

1968	Organisiert er in seiner Funktion als Direktor der International Association for Group Psychotherapy (IAGP, die er mitbegründet hatte) den IV. Internationalen Kongress für Gruppenpsychotherapie in Wien
1969–1973	Geschäftsführender Leiter des Wiener Arbeitskreises für Tiefenpsychologie
1973–1985	Leiter dieses Arbeitskreises
1979	Habilitation
1980–1982	Mitwirken am Entstehen eines Dachverbandes österreichischer Psychotherapeutischer Vereinigungen, dessen Vorsitz er hatte
1988	Ausscheiden aus seiner Funktion als Primarius
1991	Mitarbeit bei der Entwicklung des Psychotherapiegesetzes, das mit 1. Januar 1991 in Kraft trat
1992	Verleihung des Goldenen Ehrenzeichens für Verdienste um die Republik Österreich
2007	Zunehmender Rückzug aus der Öffentlichkeit
2014	Gestorben am 15. Mai 2014 in Wien

Werkverzeichnis

Diese Sammlung entspricht dem Wissenstand von Februar 2016. Texte, die Raoul Schindler als Ko-Autor oder als Interview-Partner ausweisen, sind entsprechend der zeitlichen Abfolge ohne Berücksichtigung des Namens des Erstautors in das Werkverzeichnis eingeordnet.

Schindler, R. (1947). Hypnoexperimenteller Beitrag zur Frage des Konversionsmechanismus. *Wiener Zeitschrift für Nervenheilkunde u. d. Grenzgebiete, 1*, 262–273.

Schindler, R. (1948). Zur präfrontalen Lobotomie. *Wiener Zeitschrift für Nervenheilkunde u. d. Grenzgebiete, 2*, 320–348.

Schindler, R. (1949). Zur Narkoanalyse 1: Phänomenologische Untersuchung. *Wiener klinische Wochenschrift, 61*, 1–18.

Schindler, R. (1950). Zur Narkoanalyse 2: Diskussion, Kritik, Indikation. *Wiener klinische Wochenschrift, 62*, 1–20.

Arnold, O.H. & Schindler, R. (1952). Bifokale Gruppentherapie bei Schizophrenen. *Wiener Zeitschrift für Nervenheilkunde u. d. Grenzgebiete, 5*, 155–174.

Gloning, K., Schindler, R. & Weingarten, K. (1953). Halluzinationen im nicht-hemianopischen Gesichtsfeld. *Wiener Zeitschrift für Nervenheilkunde u. d. Grenzgebiete, 7*, 349–353.

Schindler, R. (1953a). Die psychischen Faktoren der senilen Dekompensation. *Wiener Zeitschrift für Nervenheilkunde u. d. Grenzgebiete, 6*, 185–204.

Schindler, R. (1953b). Das Traumleben der Leukotomierten. *Wiener Zeitschrift für Nervenheilkunde u. d. Grenzgebiete, 6*, 330–334.

Schindler, R. (1954). Über gesetzmäßige Beziehungen vom Erlebnisinhalt zur Erlebnisform in der Schizophrenie. *Wiener Zeitschrift für Nervenheilkunde u. d. Grenzgebiete, 10*, 195–230.

Schindler, R. (1955). Übertragungsbildung und Übertragungsführung in der Psychotherapie mit Schizophrenen. *Acta psychotherapeutica, psychosomatica et orthopädagogica, 3*, Suppl. 1 (Sonderheft zum Int. Kongress für Psychotherapie in Zürich, 1954), 337–344.

Hoff, H. & Schindler, R. (1956). Die psychohygienische Aufgabe im Heimkehrerproblem. *Wiener Medizinische Wochenschrift, 106*, 895–898.

Schindler, R. (1956). The Development of Psychotherapy in Austria since 1945. In J.L. Moreno & Fromm-Reichmann (Hrsg.), *Progress in Psychotherapy I* (S. 267–276). New York: Grune & Stratton.

Schindler, R. (1957a). Grundprinzipien der Psychodynamik in der Gruppe. *Psyche, 11*(5), 308–314.

Schindler, R. (1957b). Soziodynamik der Krankenstation. *Zeitschrift für diagnostische Psychologie und Persönlichkeitsforschung, 5*, 227–236.

Schindler, R. (1957c). Über die grundsätzliche Stellung der Psychotherapie bei Psychosen. *Acta psychotherapeutica, psychosomatica et orthopädagogica, 5*, 147–155.

Berner, P., Hoff, H. & Schindler, R. (1958). Psychotherapie im Dienste der Unfallverhütung. *Zeitschrift für Verkehrssicherheit, 4*, 299–321.

Chermak, I., Kohlmann, Th. & Schindler, R. (1958). Vorläufige Mitteilung über ein neuartiges Stimulans mit flacher Erregungskurve. *Wiener Medizinische Wochenschrift, 108*, 243–245.

Hoff, H. & Schindler, R. (1958). Prinzipien der psychologischen und psychiatrischen Beurteilung der Verkehrsteilnehmer. *Wiener klinische Wochenschrift, 70*, 73–76.

Schindler, R. (1958a). Bifocal Group Therapy. In J.H. Massermann & J.L. Moreno (Hrsg.), *Progress in Psychotherapy III* (S. 176–186). New York: Grune & Stratton.

Schindler, R. (1958b). Ergebnisse und Erfolge der Gruppenpsychotherapie mit Schizophrenen nach den Methoden der Wiener Klinik. *Wiener Zeitschrift für Nervenheilkunde u. d. Grenzgebiete, 15*, 250–261.

Berner, P. & Schindler, R. (1959). Der Symbolauftrag in der Kurzpsychotherapie. *Wiener Zeitschrift für Nervenheilkunde u. d. Grenzgebiete, 16*, 375–387.

Schindler, R. (1959a). The Analysis of a Case of Declining Vision. In A. Burton (Hrsg.), *Case Studies in Counselling and Psychotherapy* (S. 141–167). New York: Prentice-Hall.

Schindler, R. (1959b). Sinn, Zweck und Aufbau des Österreichischen Arbeitskreises für Gruppentherapie und Gruppendynamik (ÖAGG). *Wiener Medizinische Wochenschrift, 109*, 1004–1009.

Schindler, R. (1959c). Der soziodynamische Aspekt in der »Bifokalen Gruppentherapie«. *Acta psychotherapeutica, psychosomatica et orthopädagogica, 7*, 207–220.

Schindler, R. (1959d). Symposium Delay: »Le milieu familial des schizophrènes«. In W.A. Stoll (Hrsg.), *Congress Report 2. Internationaler Kongress für Psychiatrie, Zürich September 1957* (S. 56–58). Zürich: Orell Füssli.

Schindler, R. (1959e). Zehn Jahre bifokale Gruppentherapie. In W.A. Stoll (Hrsg.), *Congress Report 2. Internationaler Kongress für Psychiatrie, Zürich September 1957* (S. 379–386). Zürich: Orell Füssli.

Kaiser, G., Schindler, R. & Tschabitscher, H. (1960). Fortschritte in der Betrachtung und Behandlung der senilen Erkrankungen. In H. Hoff (Hrsg.), *Therapeutische Fortschritte in der Neurologie und Psychiatrie* (S. 251–261). Wien: Urban & Schwarzenberg.

Schindler, R. (1960a). Fortschritte der Psychochirurgie. I. Klinischer Teil. In H. Hoff (Hrsg.), *Therapeutische Fortschritte in der Neurologie und Psychiatrie* (S. 470–481). Wien: Urban & Schwarzenberg.

Schindler, R. (1960b). Fortschritte der Psychotherapie. In H. Hoff (Hrsg.), *Therapeutische Fortschritte in der Neurologie und Psychiatrie* (S. 341–364). Wien: Urban & Schwarzenberg.

Schindler, R. (1960c). Klinische Psychotherapie von Psychosen. In H. Hoff (Hrsg.), *Therapeutische Fortschritte in der Neurologie und Psychiatrie* (S. 378–396). Wien: Urban & Schwarzenberg.

Schindler, R. (1960d). Das psychodynamische Problem beim sogenannten schizophrenen Defekt. In G. Benedetti & C. Müller (Hrsg.), *Report des 2. Internationalen Symposiums über die Psychotherapie der Schizophrenie, 2* (S. 276–290). Basel: Karger.

Schindler, R. (1960e). Über den wechselseitigen Einfluss von Gesprächsinhalt, Gruppenposition u. Ichgestalt in der analytischen Gruppentherapie. *Psyche, 14*, 382–392.

Chermak, I., Kohlmann, T. & Schindler, R. (1961). Psychotone Eigenschaften des 2-Äthylamino 3-phenylnorcamphans (Reactiven) und seine Einsatzmöglichkeiten in der Psychotherapie. *Münchner medizinische Wochenschrift, 27*, 1343–1347.

Gastager, H. & Schindler, R. (1961). Rehabilitationstherapie bei Schizophrenen. *Nervenarzt, 32*, 368–374.

Schindler, R. (1961). Der Gruppentherapeut und seine Position in der Gruppe. *Praxis der Psychotherapie, 6*, 1-8.

Schindler, R. (1962a). Psychologische Grundlagen von Musik und Bewegung. In W. Thomas & W. Götze (Hrsg.), *Orff-Institut Jahrbuch 1962* (S. 92–100). Mainz: Schott.

Schindler, R. (1962b). Rangordnung, Rolle, Funktionswert und dynamische Position in der Gruppe. In *Tagungsbericht der Studientagung für Gruppendynamik vom 7. bis 12. Mai 1962 in Baden bei Wien* (S. 1–3) [Unveröffentlichtes Mansukript].

Caruso, I. A. & Schindler, R. (1963). Das Team in der Behandlung neurotischer Kinder und die spezifische Funktion des Psychiaters. *A Crianca Portuguesa, 23*, 211–221.

Gastager, H. & Schindler, R. (1963). Psychotherapie und Rehabilitationstherapie bei der Behandlung schizophrener Psychosen. *Topical problems of Psychotherapy, 4*, 109–116.

Schindler, R. (1963a). Aufbau und erste Erfahrungen mit der Nachbetreuung von Psychosen durch den öffentlichen Gesundheitsdienst in Wien. *Wiener Zeitschrift für Nervenheilkunde u. d. Grenzgebiete, 21*, 70–78.

Schindler, R. (1963b). Psychothérapie de Groupe bifocal. *Annales médico-psychologiques, 121*, 19–30 [Dieser Text ist eine Übersetzung von Schindler (1958a)].

Schindler, R. (1963c). Psychothérapie didactique de groupe avec des psychoanalystes. In P. B. Schneider (Hrsg.), *Practique de la Psychothérapie de groupe* (S. 150–158). Paris: Presses universitaires de France.

Schindler, R. (1963d). Structure du groupe et positions au sein du groupe. *Bulletin AAEET-ANEJI, 6*, 14–17.

Schindler, R. (1964a). Die Dynamik der schizophrenen Persönlichkeitsabwandlung. In *Referate der Gütersloher Fortbildungswoche 1964* (S. 71–87). Münster: Landschaftsverband Westfalen-Lippe.

Schindler, R. (1964b). Personalisation der Gruppe. In M. L. Edelweiss, R. Tanco-Duque & S. Schindler (Hrsg.), *Personalisation* (S. 67–78). Wien: Herder.

Schindler, R. (1964c). Zum Problem der Nebenanalysen. In L. Salzmann, W. Schwidder & W. J. Westermann Holstijn (Hrsg.), *Fortschritte der Psychoanalyse I* (S. 202–211). Göttingen: Hogrefe.

Schindler, R. (1965a). Die psychische Dekompensation des alten Menschen und die entsprechenden Vorbeugungsmaßnahmen. *Schweizer medizinische Wochenschrift, 95*, 995–1001.

Schindler, R. (1965b). Psycoterapia didactica de grupo con psicoanalistas. *Archivos de Estudios psycoanaliticos y de Psicologia medica, 2*, 100–106.

Schindler, R. (1965c). Weitere Betrachtungen zur Psychodynamik schizophrener Persönlichkeitsabwandlung. In G. Benedetti & C. Müller (Hrsg.), *Report des 3. Internationalen Symposiums über die Psychotherapie der Schizophrenie in Lausanne 1964* (S. 131–142). Basel: Karger.

Schindler, R. (1966a). Die Bedeutung der Angst für die Entwicklung. In L. Salzmann, W. Schwidder & W. J. Westermann Holstijn (Hrsg.), *Fortschritte der Psychoanalyse II* (S. 201–210). Göttingen: Hogrefe.

Schindler, R. (1966b). Familientherapie in offener Gruppe im Rahmen einer Angehörigenberatungsstelle. In J. L. Moreno (Hrsg.), *The International Handbook of Group Psychotherapy* (S. 217–224). New York: Philosoph. Library.

Schindler, R. (1966c). Der pseudodement-euphorische Abwandlungstyp der Schizophrenie. *Wiener Zeitschrift für Nervenheilkunde u. d. Grenzgebiete, 24*, 70–74.

Schindler, R. (1966d). Wie belastet die Öffnung der Anstalt Patient und Personal? In *Wissenschaftliche Tagung der österr. Nervenärzte und Psychiater in Bad Goisern, 24. bis 26. Mai 1966* (S. 87–94). Wien: Wiener Medizinische Akademie.

Schindler, R. (1966e). Zur Pathologie der fixierten Gruppenposition. Excerpta *Medica International Congress Series, 150*, 2781–2784.

Schindler, R. Steininger, E. & Waitusch, A. (1966). Antidepressive Therapie im Alter. In *Proceedings of the 7th International Congress of Gerontology, Vienna/Austria, June 26–July 2, 1966* (S. 395–398). Wien: Wiener Medizinische Akademie.

Schindler, R. & Waitusch, A. (1966). Erfolge und Misserfolge bei der Rehabilitation psychiatrischer Altersfälle. In *Proceedings of the 7th International Congress of Gerontology, Vienna/Austria, June 26–July 2, 1966* (S. 59–64). Wien: Wiener Medizinische Akademie.

Schindler, R. (1967a). Die Bedeutung der Soziodynamik für die Gruppenpsychotherapie. In K. Höck (Hrsg.), *Gruppenpsychotherapie in Klinik und Praxis* (S. 79–85). Jena: VEB Gustav Fischer.

Schindler, R. (1967b). Erfahrungen mit einem Hausparlament im psychiatrischen Krankenhaus. In *Gütersloher Fortbildungswoche 1967* (S. 233–244). Münster: Landschaftsverband Westfalen-Lippe.

Schindler, R. (1968a). Dynamische Prozesse in der Gruppenpsychotherapie. *Gruppenpsychotherapie und Gruppendynamik, 2*, 9–21.

Schindler, R. (1968b). Der Österreichische Arbeitskreis für Gruppentherapie und Gruppendynamik. *Gruppenpsychotherapie und Gruppendynamik, 1*, 115–118.

Schindler, R. (1968c). Die Rangordnungsdynamik im Aspekt der Wiener Forschungen. *Medical Tribune (Ausgabe für Deutschland), 3*, Beiheft 45, 9–10.

Schindler, R. (1968d). Was lehrt uns die Gruppenerfahrung für das Verständnis der Psychodynamik bei schizophrenen Psychosen? *Gruppenpsychotherapie und Gruppendynamik, 1*, 41–51.

Schindler, R. & Steininger, E. (1968). Erfahrungen mit einem Hausparlament im psychiatrischen Krankenhaus. *Psychotherapy and Psychosomatics, 16*(1–3), 128–139 [Ein erweiterter Nachdruck von Schindler (1967b)].

Schindler, R., Steininger, E. & Waitusch, A. (1968). Noverilbehandlung von psychiatrischen Alterspatienten. *Wiener klinische Wochenschrift, 118*, 368–370.

Schindler, R. (1969a). Festrede zur Enthüllung einer Gedenktafel für J. L. Moreno in Bad Vöslau. *Group Psychotherapy, 21*, 31–35.

Schindler, R. (1969b). Praktische Fragen der Psychohygiene. *Mitteilungen der Österreichischen Sanitätsverwaltung, 70*, 1–8.

Schindler, R. (1969c). Das Verhältnis von Soziometrie und Rangordnungsdynamik. *Gruppenpsychotherapie und Gruppendynamik, 3*, 30–36.

Schindler, R. (1969d). *St. Sigfrieds Sjukhus, Växjö: Weiterbildungskurs in Psychiatrie* (S. 1–31) [Unveröffentlichtes Vorlesungs- und Diskussionsprotokoll].

Schindler, R. (1970a). Drei-Tage-Training Alpbach. Sensitivity Training als zielgerichtete Fortbildung. *Gruppenpsychotherapie und Gruppendynamik, 3*, 260–265.

Schindler, R. (1970b). »Pars pro Toto« als Funktion in Gruppendynamischer Sicht. In U. Derbolowsky (Hrsg.), *Gruppe, Gesellschaft und Individuum im Feld der Psychotherapie* (S. 225–231). Hamburg: H. Christians.

Schindler, R. (1971a). Krise der Gruppe - Beratung durch die Gruppe. In W. Bitter (Hrsg.), *Lebenskrisen, Ursachen und Beratung. Ein Tagungsbericht* (S. 38–48). Stuttgart: Klett.

Schindler, R. (1971b). Die Soziodynamik in der therapeutischen Gruppe. In A. Heigl-Evers (Hrsg.), *Psychoanalyse und Gruppe* (S. 21–33). Göttingen: Vandenhoeck & Ruprecht [Dieser Text ist ein Nachdruck von Schindler (1968a)].

Schindler, R. (1971c). Das Suizidthema in der analytischen Gruppe. *Dynamische Psychiatrie, 4*(4), 333–339.

Schindler, R. (1971d). Tätigkeitsbericht aus den Arbeitskreisen. *Gruppenpsychotherapie und Gruppendynamik, 4*(3), 300–301.

Schindler, R. (1972a). Diskussion zur Arbeit von A. Waitusch & E. Adrian »Zwei psychotische Familiensysteme«. *Gruppenpsychotherapie und Gruppendynamik, 5*, 286–289.

Schindler, R. (1972b). Schizophrene Persönlichkeitsabwandlung unter neuroleptischer Langzeittherapie. Sozialpsychiatrie und Psychopharmakologie in ihrer Verflechtung. *Janssen Symposien, 10*, 41–50.

Schindler, R. (1972c). Die Verwendung des Tonbands für Hypnoanalyse. In D. Langen (Hrsg.), *Hypnose und psychosomatische Medizin* (S. 91–93). Stuttgart: Hippokrates.

Schindler, R. (1973a). Psychologische Grundlagen von Musik und Bewegung. In K. Pahlen (Hrsg.), *Musiktherapie* (S. 107–117). München: Wilhelm Heyne [Dieser Text ist ein Nachdruck von Schindler (1962a)].

Schindler, R. (1973b). Stichworte: Behaviorismus (S. 57), Integrieren (S. 268), Motivation (S. 344), Rehabilitation (S. 428), Sozialpsychiatrie (S. 475), Soziogramm (S. 477). In C. Müller (Hrsg.), *Lexikon der Psychiatrie. Gesammelte Abhandlungen der gebräuchlichsten psychopathologischen Begriffe*. Berlin: Springer.

Schindler, R. (1973c). Das Verhältnis von Soziometrie und Rangordnungsdynamik. In A. Heigl-Evers (Hrsg.), *Gruppendynamik* (S. 30–37). Göttingen: Vandenhoeck & Ruprecht. [Dieser Text ist ein Nachdruck von Schindler (1969d)].

Schindler, R. (1973d, 24. März). Keine Ghettos für psychisch Kranke. *Arbeiter-Zeitung*, 47–48.

Schindler, R. (1974a). Bifokale Gruppentherapie und Familientherapie. In E. Pakesch (Hrsg.), *Die Familie als Patient* (S. 143–151). Graz: Akademische Verlagsanstalt.

Schindler, R. (1974b). Fluphenazin-Decanoat (Dapotum D) in der psychiatrischen Nachbetreuung. In A. Uchtenhagen & H. Heimann (Hrsg.), *Fluphenazin-Decanoat. Davoser Symposium* (S. 15–20). München: Schwarzeck.

Hevers, H., Kothbauer, P. & Schindler, R. (1975). Erfahrungen in der Überleitung schizophrener Psychosen in die Langzeittherapie mit Pluphenazin-Decanoat. *Der praktische Arzt – Österreichische Zeitschrift für den Allgemeinmediziner und den Facharzt in der Praxis, 333*, 227–232.

Schindler, R. (1975a). Das »Endogene« in psychodynamischer Deutung. *Therapiewoche, 25*, 143–149.

Schindler, R. (1975b). Grenzformen der Schizophrenie. In W. Müller-Thalheim (Hrsg.), Gedanken zum Psychosebegriff. Beiträge *zur qualitativen und quantitativen Bestimmung des Psychosebegriffes. Arbeitsgemeinschaft praktizierender Nervenärzte, Wissenschaftliche Tagung, Salzburg, 24. April 1974* (S. 7–15). Wien: Pharmazeutika Wander.

Schindler, R. (1975c). Gruppenpsychotherapie. In H. Gastager (Hrsg.), *Praktisches Wörterbuch der Pastoral Antropologie. Sorge um den Menschen* (S. 442–446). Wien: Herder.

Schindler, R. (1975d). Der Trend zur Aktivität in der Gruppentherapie. *Journal für Autogenes Training und allgemeine Psychotherapie, 2*, 203–209.

Schindler, R. (1976a). Bifokale Familientherapie. In H. E. Richter, H. Strotzka & J. Willi (Hrsg.), *Familie und seelische Krankheit* (S. 216–235). Hamburg: Rowohlt.

Schindler, R. (1976b). Groß- und Kleingruppenverschränkung an psychiatrischen Stationen. *Gruppenpsychotherapie und Gruppendynamik, 10*, 20–24.

Schindler, R. (1976c). Rezidivverhütung im Zeitalter von Depotneuroleptika und sozialer Psychiatrie. *Nervenarzt, 47*, 347–350.

Schindler, R. (1976d). Zehn Jahre gruppendynamische Seminare Alpbach. In *Jubiläumsschrift des Österreichischen Arbeitskreises für Gruppentherapie und Gruppendynamik* (S. 1–6). Wien: ÖAGG.

Schindler, R. (1977a). Die von Österreich ausgegangenen Impulse auf dem Gebiet der Gruppentherapie und Gruppendynamik. In *Aussendungen zum Symposium »Die Wiener Schule der Psychotherapie – Psychotherapie in Yugoslawien«*. Zagreb: Österreichisches Kulturinstitut.

Schindler, R. (1977b). Störungen der Selbstfindung in der Gruppe – Behinderungen und Widerstände. *Praxis der Psychotherapie, 22*, 159–164.

Schindler, R. & Waitusch, A. (1977). Krisenintervention bei psychotischen Erkrankungen. 15 Jahre Erfahrungen des Psychohygienischen Dienstes Wien. *Sozialarbeit in Österreich, 34*, 20–23.

Schindler, R. (1978a). Gruppenpsychotherapie an psychiatrisch-klinischen Stationen oder vom Kurhaus zur Gegenfamilie. In A. Heigl-Evers (Hrsg.), *Die Psychologie des XX. Jahrhunderts, Bd. 8: Lewin und die Folgen* (S. 938–944). Zürich: Kindler.

Schindler, R. (1978b). Psychotherapy for late-manifesting schizophrenics. *Excerpta medica, 464*, 39–45.

Deiser, R. & Schindler, R. (1980). Das Verlaufsbild langjähriger Behandlungen mit Fluphenazindekanoat (Dapotum D). *Psychiatria Clinica, 13*, 193–205.

Schindler, R. (1980a). Ein psychoanalytischer Arbeitskreis und die soziale Herausforderung. In H. Gastager, W. Huber, A. Rubner, E. Rubner & S. Schindler (Hrsg.), *Psychoanalyse als Herausforderung* (S. 35–40). Wien: Verband der Wissenschaftlichen Gesellschaften Österreichs.

Schindler, R. (1980b). Über Chronifikation der chronischen Patienten aus dem Gesichtspunkt der Interaktion im medizinischen Behandlungssystem. *Schweizer Archiv für Neurologie, Neurochirurgie und Psychiatrie, 126*(2), 313–320.

Schindler, R. (1980c). Die Veränderung psychotischer Langzeitverläufe nach Psychotherapie. *Psychiatria Clinica, 13*, 206–216.

Schindler, R. (1981). Das Verhältnis von Soziometrie und Rangordnungsdynamik. In P. Kutter (Hrsg.), *Gruppendynamik der Gegenwart* (S. 166–173). Darmstadt: Wissenschaftliche Buchgesellschaft [Dieser Text ist ein Nachdruck von Schindler (1969d)].

Schindler, R. & Simon, F. (1981). *Interaktionelle Faktoren schizophrener Ich-Strukturierung im Modellversuch.* Beitrag zur Festschrift zum 60. Geburtstag von C. Müller [Unveröffnetlichtes Manuskript].

Schindler, R. (1982a). Ergebnisse und Verlaufsbilder langjähriger depotneuroleptischer Behandlungen. In K. Kryspin-Exner, H. Hinterhuber & H. Schubert (Hrsg.), *Ergebnisse der psychiatrischen Therapieforschung. 3. Alpenländisches Psychiatrie-Symposium, Seefeld-Tirol, 19. und 20. September 1980* (S. 181–191). Stuttgart: F. K. Schattauer.

Schindler, R. (1982b). Erwartungen an einen psychoanalytischen Arbeitskreis aus dem Aspekt der psychosozialen Versorgung. In R. Danzinger, G. Lyon & W. Pieringer (Hrsg.), *Psychoanalyse und Institution. Vorträge des Symposions über die Funktion der Psychoanalyse in der psychosozialen Versorgung, Graz 1980* (S. 23–30). Wien: Verband der Wissenschaftlichen Gesellschaften Österreichs.

Schindler, R. (1982c). Methodenvielfalt in der Psychoanalyse. *Texte zur Theorie und Praxis der Psychoanalyse, 2*(2), 49–57.

Schindler, R. (1983). Die soziale Vision der Psychoanalyse. In R. Larcher (Hrsg.), *Psychoanalyse heute, Revision oder Re-Vision Freuds? Tradition und Erneuerung zwischen Dogma und Diviation. Bericht über den 4. Kongress der Internationalen Föderation der Arbeitskreise für Tiefenpsychologie, Igls/Tirol 1981* (S. 26–36). Wien: Literas-Verlag.

Schindler, R. (1985a). Gruppentherapie - Eine Standortbestimmung. *Neurologia et Psychiatria, 126*(2), 49–54.

Schindler, R. (1985b). Statt eines Vorworts. In Wiener Arbeitskreis für Tiefenpsychologie (Hrsg.), *Adalbert Wegeler: Schriften zur Psychoanalyse* (S. 13–15). Wien: Wiener Arbeitskreis für Tiefenpsychologie.

Schindler, R. (1986a). Aspekte der Tiefenpsychologie zur Menschwerdung. In M. Benedikt & R. Potz (Hrsg.), *Zygote Fötus Mensch. Zur Antropologie des werdenden Lebens* (S. 37–45). Wien: Jugend und Volk.

Schindler, R. (1986b). Früheinstellung auf Depotneuroleptika. In K. Heinrich & S. Sieberns (Hrsg.), *Internationales Fluanxol-Depot-Kolloquium* am 26. u. 27. April 1985 in Madrid (S. 51–63). Köln: Troponwerke.

Schindler, R. (1986c). Klinische Gruppenarbeit mit psychiatrischen Patienten. In H. Petzold & R. Frühmann (Hrsg.), *Modelle der Gruppe in Psychotherapie und psychosozialer Arbeit, 2* (S. 289–308). Paderborn: Junfermann.

Schindler, R. (1986d). Macht in der Organisation psychoanalytischen Wissens. In G.F. Zeillinger (Hrsg.), *Psychoanalyse und Macht* (S. 17–34). Wien: Literas Universitätsverlag.

Schindler, R. (1986e). Der Wandel des Gruppenverständnisses – an Hand 20 Jahre Internationale Trainingsseminare in Alpbach. *9. Kongress International Association Group Psychotherapy, Zagreb* [Unveröffentlichtes Vortragsmanuskript].

Schindler, R. (1987). Der Traum vom ÖAGG – Konzept eines Rückblicks. *Gruppenpsychotherapie und Gruppendynamik, 22*, 232–237.

Schindler, R. (1989a). Über den Narzissmus der Gruppen. In R. Battegay (Hrsg.), *Narzissmus beim Einzelnen und in der Gruppe* (S. 67–73). Bern: Hans Huber.

Schindler, R. (1989b). Zur Tiefenstruktur des handelnden Menschen. In H.G. Zapotoczky (Hrsg.), *Menschliches Handeln – biologische, psychologische und ethische Dimensionen* (S. 69–77). Wien: Niederösterreichisches Pressehaus.

Schindler, R. (1991). Zur Optimierung des Chaos. *Gruppenpsychotherapie und Gruppendynamik, 27*, 50–68.

Schindler, R. (1992a). Analytische Gruppenpsychotherapie: Ich-Psychologie und Gruppenorganisation. In M. Hochgerner & E. Wildberger (Hrsg.), *Frühe Schädigungen – Späte Störungen: Beiträge aus der Sicht acht psychotherapeutischer Methoden* (S. 89–94). Wien: Fakultas Universitätsverlag.

Schindler, R. (1992b). Die Bedeutung der Rangdynamik für die pubertäre Entwicklung. *gruppenanalyse, 2*, 107–113.

Schindler, R. (1992c). Wieviel Krankheit braucht die Psychotherapie? *Imagination* (Zeitschrift der ÖGATAP), *4*, 20–28.

Schindler, R. (1992d). *Zum Vokabular von Gruppenorganisation und Rangdynamik. Beiblatt zu einem Vortrag anlässlich der ÖAGG-Tagung in Goldegg 1992* [Unveröffnetlichte Tagungsunterlage].

Strotzka, H. & Schindler, R. (1992). Gutachtliche Stellungnahme zur Frage der selbständigen Diagnostik von Psychotherapeuten. *Psychotherapie Forum, 0*, 10–12.

Ruhs, A. & Schindler, R. (1993). Psychoanalyse und Psychose. In B. Grossmann-Garger & W. Parth (Hrsg.), *Heilt die Psychoanalyse* (S. 139–154). Wien: Orac.

Schindler, R. (1993a). Die Entwicklung eines Menschen gehört ihm selbst. Interview. In D. Hosemann, J. Kriz, & A.J. von Schlippe (Hrsg.), *Familientherapeuten im Gespräch* (S. 109–121). Freiburg im Breisgau: Lambertus.

Schindler, R. (1993b). *Familie in Reparatur. Festvortrag zum 2. Todestag von H. Gastager am 25.01.1993 in Salzburg, Residenz* [Unveröffentliches Manuskript].

Schindler, R. (1993c). Interventionen in kritischen Situationen. In M. Ertl, R. Fliedl & U. Margreiter (Hrsg.), *Gruppenarbeit* (S. 97–115). Wien: ÖAGG.

Schindler, R. (1993d). Der Wandel im Therapeutenverhalten. *Matrix Sonderheft »25 Jahre DAGG«*, 58–63.

Schindler, R. (1994a). Dynamische Gruppenpsychotherapie. In G. Stumm & B. Wirth (Hrsg.), *Psychotherapie: Schulen und Methoden* (S. 252–255). Wien: Falter Verlag.

Schindler, R. (1994b). Geleitwort. In R. Hutterer-Krisch (Hrsg.), *Psychotherapie mit psychotischen Menschen* (S. VII-IX). Wien: Springer.

Schindler, R. (1994c). Gruppe und Indikation. In M. Hochgerner & E. Wildberger (Hrsg.), *Die Gruppe in der Psychotherapie* (S. 22–30). Wien: Facultas Universitätsverlag.

Schindler, R. (1994d). Die Lehranalyse im Lichte der schulischen Entwicklung der Psychotherapie. In H. Petzold & R. Frühmann (Hrsg.), *Lehrjahre der Seele. Lehranalyse, Selbsterfahrung, Eigentherapie in den psychotherapeutischen Schulen* (S. 27–41). Paderborn: Junfermann.

Schindler, R. (1994e.). Schizophrene Persönlichkeitsabwandlung als Schicksal? Therapieziel oder Herausforderung. In T. Meißel, R. Gross & W. Brosch (Hrsg.), *Betreuungskontinuität in der Psychiatrie. Festschrift für Alois Marksteiner* (S. 65–70). Wien: Springer.

Schindler, R. (1994f). Von den 80ern in die 90er oder von den GD-Tagen zur Forschungswerkstatt. *Feedback, 171*(12), 3–5.

Svoboda, W. (1994). *Das Modell der Rangdynamik. Ein Interview mit Raoul Schindler.* Wien [Unveröffentlichtes Manuskript].

Schindler, R. (1995). Rückblick an den Anfang. *pro mente nachrichten, 0/95.*

Schindler, R. (1996a). Bemerkungen eines Reform-Psychiaters zum »psychiatrischen Testament«. In R. Hutterer-Krisch (Hrsg.), *Psychotherapie mit psychotischen Menschen* (S. 848–852). Wien: Springer.

Schindler, R. (1996b). Dreissig Jahre pro mente Wien. In M. Ertl, F. Heindl & E. Muschik (Hrsg.), *Übergänge: dasein–beistehen–mitgehen* (S. 1–5). Linz: Edition pro mente.

Schindler, R. (1996c). *Freud – Dialogische Wissenschaft als Therapie* [Unveröffentlichtes Manuskript].

Schindler, R. (1996d). Grundlagen ethischer Beziehungen in der interdisziplinären Zusammenarbeit aus dem Aspekt der Psychotherapie. In R. Hutterer-Krisch (Hrsg.), *Fragen der Ethik in der Psychotherapie* (S. 209–215). Wien: Springer.

Schindler, R. (1996e). Gruppendynamik der Aggression. In *Tagungsbericht der 43. Arbeitstagung österreichischer Jugendamtspsychologen der MA 11* (S. 1–10). Wien: Psychologischer Dienst.

Schindler, R. (1996f). J.L. Moreno durchbricht einen depressiven Stupor. In B. Farkas-Erlacher & C. Jorda (Hrsg.), *Monodrama. Heilende Begegnung. Vom Psychodrama zum Monodrama* (S. 7–10). Wien: Springer.

Schindler, R. (1997b). Psychotherapie der Schizophrenie – mit oder entgegen den primären Selbst-Therapie-Tendenzen. *Dynamische Psychiatrie, 30*(1–4), 57–65.

Schindler, R. (1999a). Psychotherapie und Gruppendynamik: Visionen einer mündigen Gesellschaft? In R. Fliedl, D. Kölbl, W. Dolanski-Lenz & L. Lehner (Hrsg.), Visionen und Wege. *Symposium zum 75. Geburtstag von Raoul Schindler. Psychotherapie und Gruppendynamik: Visionen einer mündigen Gesellschaft* (S. 25–31). Innsbruck: StudienVerlag.

Schindler, R. (1999b). Rangdynamik in Anwendung. In M. Majce-Egger (Hrsg.), *Gruppentherapie und Gruppendynamik - Dynamische Gruppenpsychotherapie* (S. 271–286). Wien: Facultas Universitätsverlag.

Dolleschka, B. (2002). Dynamische Gruppenpsychotherapie im Prozess der Psychiatrie-Reform. Ein Gespräch mit Doz. Dr. Raoul Schindler. In B. Dolleschka (Hrsg.), *Gruppenkompetenz und Einzelarbeit* (S. 49–60). Wien: Krammer.

Schindler, R. (2004a). Beginn in Österreich. In G.R. Gfäller & G. Leutz (Hrsg.), *Gruppenanalyse, Gruppendynamik, Psychodrama. Quellen und Traditionen – Zeitzeugen berichten* (S. 211–212). Heidelberg: Mattes.

Schindler, R. (2004b). Komm24 und die Psychiatrie-Reform. In *Festschrift zum 25. Jahrestag des Komm24 auf Pavillion 24.* Wien: Edition pro mente.

Schindler, R. (2004c). Österreichs Impulse zur Gruppenpsychotherapie in der ersten Hälfte des 20. Jhdt. In G.R. Gfäller & G. Leutz (Hrsg.), *Gruppenanalyse, Gruppendynamik, Psychodrama. Quellen und Traditionen – Zeitzeugen berichten* (S. 68–72). Heidelberg: Mattes.

Pawlowsky, P. (2007). Die Wurzeln der Psychiatriereform. Ein Gespräch mit Raoul Schindler dem Begründer von pro mente. In P. Pawlowsky (Hrsg.), *Orientierungen im Labyrinth der Seele. Vier Jahrzehnte im Dienst der psychischen Gesundheit* (S. 37–45). Linz: Edition pro mente.

Schindler, R. (2007). Rückblick an den Anfang. In P. Pawlowsky (Hrsg.), *Orientierungen im Labyrinth der Seele. Vier Jahrzehnte im Dienst der psychischen Gesundheit* (S. 23–26). Linz: Edition pro mente.

Knopf, W. (2008). »Mit dem Omega sind wir ja auch heut' zutage noch nicht gut beisammen!« *ÖVS news,* [Sondernummer] 6–8.

Majce-Egger, M. (2008). Ein Gespräch mit Raoul Schindler. *Gruppenpsychotherapie und Gruppendynamik, 44*(1), 25–32.

Konrad Wirnschimmel

Herausgeber_innen

Prim. Dr. Michael Ertl (1957), Gruppendynamiktrainer, Gruppenpsychoanalytiker und Lehrgruppenpsychoanalytiker im ÖAGG, Psychiater und Vorstand der Vierten Psychiatrischen Abteilung des Otto-Wagner-Spitals Wien.

Dr. Ingrid Krafft-Ebing (1940), Psychologin, Psychoanalytikerin, Lehrgruppenanalytikerin, Gruppendynamiktrainerin, Supervisorin und Coach, Mitbegründerin der Fachsektion Gruppenanalyse im ÖAGG und Mitentwicklerin der Psychotherapiewoche in Bad Gleichenberg, einige Jahre in der Leitung der internationalen Gruppendynamiktrainings Alpbach und Generalsekretärin im ÖAGG.

DSA Judith Lamatsch, geb. Schindler (1951), Diplomierte Sozialarbeiterin und Psychotherapeutin, ältere Tochter von Raoul und Jutta Schindler, Präsidentin des Council of International Fellowship Austria (CIFA).

Prof. Dr. Ursula Margreiter (1941), Klinische, Gesundheits- und Wirtschaftspsychologin, Sozialwissenschaftlerin, Lehrtherapeutin, Psychodramaleiterin und Gesprächstherapeutin, Gruppendynamiktrainerin, Lehrsupervisorin und Mediatorin, Entwicklung und wissenschaftliche Leiterin des Propädeutikums im ÖAGG (1991–2014).

Dr. Christina Spaller (1966), Theologin, Gruppendynamiktrainerin im ÖAGG, lehrt an der Pädagogischen Hochschule Oberösterreich und ist an gruppendynamischen Prozessen in Schule und Theoriebildung im Feld interessiert.

Andrea Tippe M.Sc (1963), Gruppendynamiktrainerin und Lehrsupervisiorin im ÖAGG, Vorsitzende des Ausbildungskomitees Gruppendynamik der Fachsektion GD.DG, Personal- und Organisationsentwicklerin (DUK) und Geschäftsführung OE 263 Organisationsberatung.

Konrad Wirnschimmel (1945), Psychotherapeut in eigener Praxis, Lehrtherapeut der Dynamischen Gruppenpsychotherapie, Berater bei »147-Rat auf Draht«, dem Notruf für Kinder und Jugendliche.